泰顺常见药用植物图鉴

刘 西 雷祖培 周双付 潘向东 主编

清华大学出版社
北京

内 容 简 介

本书介绍了"浙南明珠"——泰顺县329种常见中草药的学名、地方名、形态特征、药用部分、采制加工、性味功效和主治应用，并匹配精美的彩图，帮助读者通过看图识药，由易到难，由简到繁，快速入门中草药学，将中草药知识科学合理地应用到生活和生产中。本书图文并茂，资料翔实，独具地方特色，是学习中草药不可多得的参考书，也可以作为中草药爱好者和科研人员了解中草药、野外识别中草药的指导手册。

本书封面贴有清华大学出版社防伪标签，无标签者不得销售。
版权所有，侵权必究。举报：010-62782989，beiqinquan@tup.tsinghua.edu.cn。

图书在版编目（CIP）数据

泰顺常见药用植物图鉴 / 刘西等主编 . — 北京：清华大学出版社，2024.4
ISBN 978-7-302-66190-0

Ⅰ.①泰… Ⅱ.①刘… Ⅲ.①药用植物—泰顺县—图集 Ⅳ.① R282.71-64

中国国家版本馆 CIP 数据核字（2024）第 086516 号

责任编辑：辛瑞瑞
封面设计：钟　达
责任校对：李建庄
责任印制：杨　艳

出版发行：清华大学出版社
　　　网　　址：https://www.tup.com.cn，https://www.wqxuetang.com
　　　地　　址：北京清华大学学研大厦 A 座　　邮　　编：100084
　　　社 总 机：010-83470000　　邮　　购：010-62786544
　　　投稿与读者服务：010-62776969，c-service@tup.tsinghua.edu.cn
　　　质量反馈：010-62772015，zhiliang@tup.tsinghua.edu.cn
印 装 者：三河市龙大印装有限公司
经　　销：全国新华书店
开　　本：210mm×285mm　　印　张：23　　字　数：452 千字
版　　次：2024 年 4 月第 1 版　　印　次：2024 年 4 月第 1 次印刷
定　　价：228.00 元

产品编号：099364-01

主编简介

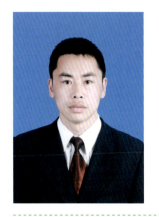

刘西，男，1985年出生，动物学硕士，林业高级工程师，浙江省植物学会理事，温州市第十三届和第十四届人大代表，任浙江乌岩岭国家级自然保护区管理中心黄桥保护站站长，长期从事野生动植物分类、调查和保育工作，先后主持或参与蛛网萼、山豆根、台闽苣苔、毛果青冈、浙江雪胆、泰顺杜鹃、黄腹角雉、毛冠鹿等珍稀濒危动植物保护项目，建有包含1800个种的浙江乌岩岭国家级自然保护区维管植物数据库。在核心期刊发表科研论文18篇，出版专著8部。

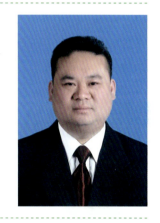

雷祖培，男，畲族，1967年出生，本科学历，正高级工程师，博士生导师。长期从事保护区科研与保护管理工作，具有扎实系统理论知识和丰富的实践经验，能独立或带领团队解决保护区科研与管理工作中遇到的难题，在浙江省林业系统享有较高的影响力。先后主持科技与专业项目30项，参与40项，荣获省部级奖项4项，授权专利21项，参与制定浙江省地方标准3项，编著专著9部，发表科研论文50余篇。兼任第九届和第十届泰顺县政协委员。

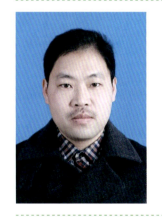

周双付，男，1981年出生，本科学历，副主任中药师，温州市中医药学会中药专业委员会第四届委员，现就职于温州市泰顺县中医院药剂科，长期从事医院中药学全链条工作，擅长中药鉴定、中药炮制、中药饮片质量控制、药用植物识别、临床中药学等，具有扎实的中药学实践经验和理论知识。参编《浙派中医·温州卷》。

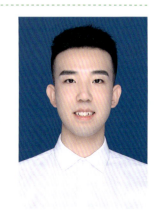

潘向东，男，1995年出生，资源利用与植物保护专业硕士，现就职于浙江乌岩岭国家级自然保护区管理中心科研宣教处，主要从事珍稀濒危植物保护、利用与科普宣教工作。先后参与完成浙江雪胆和泰顺杜鹃的种群扩繁和野外调查，山豆根、台闽苣苔、毛果青冈等珍稀濒危植物的濒危机制及资源保育研究，乌岩岭保护区综合科考，乌岩岭9公顷森林动态样地复查等工作。发表学术论文9篇，其中SCI收录1篇。

编写委员会

顾　　问　李根有　陈征海
主　　任　毛晓忠
副 主 任　陶翠玲　蓝锋生　蓝道远　赖圣化
主　　编　刘　西　雷祖培　周双付　潘向东
副 主 编　夏守文　严沛元　王　盼　康华靖　郑方东　蓝秀星
编　　委　（按姓氏笔画排序）
　　　　　王军峰　韦博良　毛海澄　叶喜阳　仲　磊　刘敏慧
　　　　　刘雷雷　吴东浩　吴裕额　何向武　张友仲　张书润
　　　　　张来谡　张奕准　陈丽群　陈景峰　林莉斯　林瑞峰
　　　　　项婷婷　胡叙如　钟建平　夏帮许　翁迪兰　陶兆平
　　　　　陶英坤　黄满好　章书声　舒方成　谢文远　蓝玉聪
　　　　　蓝家仁　赖小连　雷成和　潘长冬　潘成秋　潘虎仁
摄　　影　刘　西　钟建平　王军峰　叶喜阳　李根有　吴东浩
　　　　　谢文远
编写单位　浙江乌岩岭国家级自然保护区管理中心

序 一

泰顺，历史悠久，民风淳朴；山清水秀，人杰地灵；是廊桥之乡，美食之地；其自然资源丰富，地域特色鲜明。

我对泰顺可谓情有独钟。从20世纪80年代起，我在学生实习、资源调查、参观开会、专题考察、科普培训等过程中，到过泰顺很多次，几乎跑遍了全县的每个地方。我也结识了众多朋友，观赏了很多美景，采集了不少标本，拍摄了大量照片。岁月如梭，一晃已过去了近40年，人生中不少相遇、事件、地点、风景已然淡忘，但在泰顺目睹或接触过的许多事物、场景却依然历历在目，印象深刻；罗阳、司前、竹里、仕阳、雅阳、三魁、垟溪、龟湖、百丈、黄桥、筱村、南浦、氡泉、交溪等大小地名至今仍熟稔于心。

泰顺最吸引我的无疑是这里丰富的植物资源和大量的珍奇种类。对此我曾经有个评价：泰顺是浙江植物资源的一大宝库，也是蕨类植物的乐园、兰科植物的天堂、珍稀植物的富集区，也是植物工作者必去的圣地之一。记得有次在垟溪考察植物时，被带到一个偏远的山民家中吃饭，好客的主人端上了一盘从未见过的菜肴招待我们，味道特殊且鲜美，当被告知这是用棕榈花序制做的，令我们感到十分新奇和惊讶。回来查阅资料后方知，早在宋朝时，它便是一道多地盛行的佳肴美味，称为"棕笋"，且是苏东坡等文人墨客之最爱。然而随着时间的流逝，这道历史名菜却被世人逐渐遗忘了！后来我们专门将它编入了《浙江野菜100种精选图谱》的书中，期待它能重现于我们的餐桌。这些得以留存至今的民间乡土文化是弥足珍贵的，若不及时加以发掘和抢救，将如很多民间传统文化一样，很快被淹没在无情的时光河流之中。

主编刘西邀请我为《泰顺常见药用植物图鉴》作序，本想推托，因觉得作序是件很高端的事情，而我只是一介布衣，且已退休多年，学识不高，地位偏低，资格差得太远。然而架不住他的诚心恳求，无奈之下只得勉强应允。认真拜读了全书后，留给我的主要印象是：

1. 工作扎实，调查深入

众所周知，要编好一部全县范围的药用植物专著并非易事，必须要有比较深厚的分类功底、丰富的野外经验和专业的拍摄技术，才能找到它们并拍出种类无误、特征精准的照片。野外工作完成后，还要查阅大量的文献资料，进行药材市场的访问调查。加上文字的撰写、校对，内容的编排，图片的鉴定和选取等等，无疑是一项极为繁琐而艰辛的工程。从人员组成上可看出，团队里面拥有各路人才。

2. 立足本土，内容丰富

本书选取的329种药用植物均为本地所产，且属常见种类。每种植物都写有中名、地方名、拉丁学名、形态特征、生境、药用部分、采收加工方法、性味功效、主治应用及附注等内容。这为指导本地乡民有目的地采集应用开辟了捷径，对周边地区也具有重要的参考价值。

3. 图文并茂，科学实用

书中所附图片清晰美观，种类鉴定准确，特征选取到位，让人易于野外对照识别，性味功效和主治应用方面则有中医专家专门把关，尽量避免了错采误用。文字表达科学严谨。全书内容实用性较强。

本书的编撰付梓，从现实来看，是一项非常重要的成果；对后人而言，是一套相当珍贵的资料。对于振兴本土中草药事业，助力山区经济发展，抢救民间药食文化，提升泰顺知名度等方面均具有重要的意义。读完全书，感慨不已。我为省内一大批基层植物学工作者的迅速成长而欣喜，希望他们再接再厉，取得更大成绩，做出更大贡献。

以此絮语，权充为序。

草于浙江农林大学暨阳学院

2023 年 12 月 20 日

序 二

泰顺县地处浙闽边界，山清水秀，气候温润，中草药资源种类丰富，同时也是浙南地区民间中草药知识传承与应用的主要地域。《浙江民间常用草药》《浙南本草新编》《浙江药用植物志》等就记载了许多泰顺产的中草药及其用法。

民间中草药的识别分类与应用大多是经过当地草药郎中的口述相传、文字记述等流传下来，并形成具有地域特色的中草药使用习惯。这其中存在两个问题应引起我们的重视：一是对独具特色的地域中草药种类需要加以甄别、挖掘与推广；二是对独具特色的地域中草药独特的效用（使用习惯与方法）等需要进一步验证，这一工作涉及面广，工作量大。

可喜的是以刘西、周双付、潘向东等为代表的泰顺年轻一代植物保护工作者，正着手解决泰顺中草药分类学问题。民间中草药分类看似简单，但这一任务的工作量大。当地民间中草药的药名与通用植物名并不一定相同，民间中草药与通用植物名存在很多"同物异名"和"同名异物"现象。例如中药山豆根的来源植物是越南槐（*Sophora tonkinensis*），而不是植物山豆根（*Euchresta japonica*）。随着植物分类学的不断进步，20世纪70年代编写的中草药专著已很难适应现在的需求，药书中的植物名、拉丁名早已发生了变化（归并或更改）。

本书是由植物分类学专家与临床中药师携手合作，第一主编刘西在浙江乌岩岭国家级自然保护区研究植物分类长达10年之久，对当地植物种类如数家珍。另一作者周双付在泰顺中医院长期研究中草药，对中草药制作和功效非常专业。在此基础上，团队走访调查泰顺民间草药铺，对饮片一一进行采样，再与当地植物进行精准匹配。他们一共收集了329种泰顺常见中草药，准确描述了它们的学名、地方名、形态特征、生境特征、药用部分、采制加工、性味功效和主治应用，并附上具有识别特征的花、果、枝叶等照片。上述工作量极其巨大，但意义也极其非凡——图文并茂地解决了泰顺常见中草药的分类学问题，进而厘清泰顺本地中草药种类以及用药习惯，为将来泰顺中草药开发利用奠定了坚实的分类学基础。

本人作为一名中医临床工作者，心有所感，乐见其成，故为之序。

2024年3月3日

前 言

泰顺县位于中国东南低矮丘陵地区，历史上的大部分时间这座小城都与世隔绝，生活在这里的百姓过着自给自足的农耕生活。自唐朝开始，这里逐渐成为中原达官贵族躲避战乱的"桃花源"。由于山区生产力落后，交通极其不便利，因此商业不发达，人员流动很少。3000年的农耕生活，让生活在这里的人们学会了与自然和谐相处，娴熟地掌握了如何向这片"九山半水半分田"的贫瘠土地"讨要"生活的技能。

正因为山区物资匮乏，这里的人特别懂得有节有度地利用自然资源。物资，特别是能够治病救命的中草药，是大自然馈赠给人类最珍贵的礼物，老百姓更是对其爱护有加。在泰顺，传统的采药人有许多严苛的规矩："挖草本草药时要挖大留小""种子播回到泥土中""砍掉一棵药用的树后得补植一棵"。在西医、西药未普及以前，不管老百姓扭伤摔伤、伤风感冒，还是女性"做月子"，都靠山上的中草药来治疗或保养。经过3000多年的经验积累，泰顺传承下来了一整套中草药诊疗理论和方法，这些理论和方法为30万泰顺人生生不息做出了不可磨灭的贡献。

然而，近二十年以来，泰顺本土的中草药快速没落，甚至已经成为"非遗"保护的对象。曾经非常繁华的泰顺"草药一条街"也日渐冷清。泰顺本土中草药行业的衰落引起了不少有识之士的关注，许多人尝试着开发豆腐柴、大青、铜锤玉带草、积雪草、白苞蒿等中草药作为蔬菜，并获得了市场的认可。为助力泰顺本土中草药的复兴和开发，在乌岩岭保护区植物分类专家、泰顺县中医院中草药学专家和"草药一条街"老郎中们的共同努力下，在《浙江植物志（新编）》总主编李根有和陈征海两位教授的指导下，编者无数趟往返于野外和草药店铺之间，克服重重困难，编写成了《泰顺常见中草药图鉴》。

本书描述了329种泰顺县常见中草药的学名、地方名、形态特征、药用部分、采制加工、性味功效和主治应用，并配有精美的形态特征和饮片电子照片，帮助读者通过看图识药，由易到难，由简到繁地快速入门中草药学，进而对中草药资源的开发和利用产生兴趣，并投身于中医药资源的保护和开发工作中来。

本书的主要价值定位于中草药的植物分类，目的在于厘清泰顺常见中草药的原植物，鉴于植物分类学的不断更新演变，加上中药学科研的不断发展，以及受限于编写者的水平、民间内容收集等因素，本书难免存在不足之处，请各位同道和读者提出宝贵的意见建议，以便再版时予以完善。

刘西

2023年12月

目 录

总论	1	30 侧柏	32
1 石松	3	31 凹叶厚朴	33
2 深绿卷柏	4	32 紫玉兰	34
3 江南卷柏	5	33 香樟	35
4 卷柏	6	34 毛山鸡椒	36
5 翠云草	7	35 山胡椒	37
6 节节草	8	36 红果乌药	38
7 阴地蕨	9	37 草珊瑚	39
8 福建观音座莲	10	38 宽叶金粟兰	40
9 紫萁	11	39 三白草	41
10 海金沙	12	40 蕺菜	42
11 金毛狗	13	41 山蒟	43
12 乌蕨	14	42 马蹄细辛	44
13 井栏边草	15	43 管花马兜铃	45
14 凤了蕨	16	44 披针叶茴香	46
15 虎尾铁角蕨	17	45 南五味子	47
16 铁角蕨	18	46 大蕊	48
17 狗脊	19	47 短萼黄连	49
18 贯众	20	48 山木通	50
19 肾蕨	21	49 单叶铁线莲	51
20 杯盖阴石蕨	22	50 毛茛	52
21 水龙骨	23	51 天台小檗	53
22 抱石莲	24	52 小果十大功劳	54
23 石韦	25	53 六角莲	55
24 金鸡脚	26	54 黔岭淫羊藿	56
25 江南星蕨	27	55 大血藤	57
26 槲蕨	28	56 木通	58
27 蘋	29	57 尾叶那藤	59
28 满江红	30	58 金线吊乌龟	60
29 银杏	31	59 小花黄堇	61

60	枫香树	62
61	檵木	63
62	杜仲	64
63	榔榆	65
64	葎草	66
65	桑	67
66	藤葡蟠	68
67	葨芝	69
68	天仙果	70
69	全叶榕	71
70	粗叶榕	72
71	薜荔	73
72	珍珠莲	74
73	赤车	75
74	苎麻	76
75	紫茉莉	77
76	鸡冠花	78
77	红柳叶牛膝	79
78	千日红	80
79	马齿苋	81
80	土人参	82
81	孩儿参	83
82	萹蓄	84
83	荭草	85
84	水蓼	86
85	火炭母	87
86	杠板归	88
87	何首乌	89
88	虎杖	90
89	野荞麦	91
90	羊蹄	92
91	对萼猕猴桃	93
92	毛花猕猴桃	94
93	中华猕猴桃	95
94	金丝梅	96
95	地耳草	97
96	梧桐	98
97	梵天花	99
98	木芙蓉	100
99	木槿	101
100	中国旌节花	102
101	紫花地丁	103
102	蔓茎堇菜	104
103	堇菜	105
104	丝瓜	106
105	栝楼	107
106	歙县绞股蓝	108
107	荠	109
108	刺毛杜鹃	110
109	映山红	111
110	乌饭树	112
111	普通鹿蹄草	113
112	老鸦柿	114
113	山矾	115
114	百两金	116
115	矮茎紫金牛	117
116	九节龙	118
117	紫金牛	119
118	点腺过路黄	120
119	星宿菜	121
120	崖花海桐	122
121	圆锥绣球	123
122	冠盖藤	124
123	八宝	125
124	费菜	126
125	垂盆草	127
126	虎耳草	128
127	石楠	129
128	枇杷	130
129	石斑木	131
130	茅莓	132
131	蓬蘽	133

132	山莓	134	168	金锦香	170
133	掌叶覆盆子	135	169	朝天罐	171
134	高粱泡	136	170	八角枫	172
135	蛇含委陵菜	137	171	山茱萸	173
136	蛇莓	138	172	四川寄生	174
137	金樱子	139	173	杯茎蛇菰	175
138	硕苞蔷薇	140	174	扶芳藤	176
139	龙芽草	141	175	大果卫矛	177
140	桃	142	176	卫矛	178
141	云实	143	177	毛冬青	179
142	龙须藤	144	178	秤星树	180
143	粉叶羊蹄甲	145	179	算盘子	181
144	苦参	146	180	白背叶	182
145	藤黄檀	147	181	光叶毛果枳椇	183
146	香花崖豆藤	148	182	多花勾儿茶	184
147	小槐花	149	183	绿爬山虎	185
148	假地豆	150	184	蛇葡萄	186
149	小叶三点金草	151	185	三叶崖爬藤	187
150	蔓茎葫芦茶	152	186	刺葡萄	188
151	白花胡枝子	153	187	香港远志	189
152	中华胡枝子	154	188	野鸦椿	190
153	截叶铁扫帚	155	189	紫果槭	191
154	鸡眼草	156	190	盐肤木	192
155	常春油麻藤	157	191	椿叶花椒	193
156	土圞儿	158	192	竹叶椒	194
157	野葛	159	193	酢浆草	195
158	野豇豆	160	194	野老鹳草	196
159	锦鸡儿	161	195	凤仙花	197
160	农吉利	162	196	通脱木	198
161	蔓胡颓子	163	197	中华常春藤	199
162	圆叶节节菜	164	198	细柱五加	200
163	南岭荛花	165	199	棘茎楤木	201
164	结香	166	200	楤木	202
165	赤楠	167	201	竹节参	203
166	地菍	168	202	天胡荽	204
167	中华野海棠	169	203	积雪草	205

204 异叶茴芹	206
205 隔山香	207
206 华双蝴蝶	208
207 五岭龙胆	209
208 链珠藤	210
209 络石	211
210 柳叶白前	212
211 黑鳗藤	213
212 折冠牛皮消	214
213 枸杞	215
214 少花龙葵	216
215 白英	217
216 马蹄金	218
217 金灯藤	219
218 透骨草	220
219 马鞭草	221
220 尖齿臭茉莉	222
221 大青	223
222 豆腐柴	224
223 金疮小草	225
224 韩信草	226
225 半枝莲	227
226 藿香	228
227 活血丹	229
228 夏枯草	230
229 益母草	231
230 水苏	232
231 鼠尾草	233
232 蔓茎鼠尾草	234
233 薄荷	235
234 紫苏	236
235 小花荠苎	237
236 香薷	238
237 香茶菜	239
238 车前	240
239 驳骨丹	241
240 金钟花	242
241 女贞	243
242 玄参	244
243 腺毛阴行草	245
244 绵毛鹿茸草	246
245 吊石苣苔	247
246 爵床	248
247 少花马蓝	249
248 凌霄	250
249 小花金钱豹	251
250 羊乳	252
251 蓝花参	253
252 铜锤玉带草	254
253 半边莲	255
254 钩藤	256
255 细叶水团花	257
256 风箱树	258
257 白花苦灯笼	259
258 栀子	260
259 虎刺	261
260 白马骨	262
261 鸡屎藤	263
262 白花蛇舌草	264
263 金毛耳草	265
264 东南茜草	266
265 接骨草	267
266 荚蒾	268
267 忍冬	269
268 白花败酱	270
269 一枝黄花	271
270 马兰	272
271 东风菜	273
272 陀螺紫菀	274
273 仙白草	275
274 华泽兰	276
275 千里光	277

276 苍耳	278	303 华重楼	305
277 鬼针草	279	304 天门冬	306
278 腺梗豨莶	280	305 麦冬	307
279 鳢肠	281	306 黄花菜	308
280 野菊	282	307 蜘蛛抱蛋	309
281 奇蒿	283	308 多花黄精	310
282 石胡荽	284	309 野百合	311
283 地胆草	285	310 文殊兰	312
284 杏香兔儿风	286	311 射干	313
285 羊耳菊	287	312 玉簪	314
286 长圆叶艾纳香	288	313 龙舌兰	315
287 细叶鼠麴草	289	314 土茯苓	316
288 蓟	290	315 菝葜	317
289 菖蒲	291	316 黄独	318
290 金钱蒲	292	317 薯莨	319
291 滴水珠	293	318 日本薯蓣	320
292 鸭跖草	294	319 东亚舌唇兰	321
293 裸花水竹叶	295	320 斑叶兰	322
294 谷精草	296	321 金线兰	323
295 灯心草	297	322 绶草	324
296 淡竹叶	298	323 纤叶钗子股	325
297 牛筋草	299	323 春兰	326
298 大白茅	300	325 广东石豆兰	327
299 金丝草	301	326 铁皮石斛	328
300 玉米	302	327 见血青	329
301 芭蕉	303	328 细叶石仙桃	330
302 郁金	304	329 台湾独蒜兰	331

参考文献 ·········· 332

附录Ⅰ 植物中文名索引 ·········· 333

附录Ⅱ 植物学名索引 ·········· 341

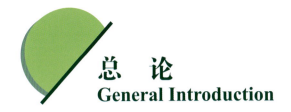

总 论
General Introduction

泰顺县位于浙江南部，隶属温州市，枕山近海，区位独特，东邻苍南县，东南界福鼎市，南界柘荣县，西南、西侧分别与福安市、寿宁县接壤，西北靠景宁县，东北毗文成县。明景泰三年（1452年）置县，取"国泰民安、人心效顺"之意。县域总面积1768平方公里，现辖12镇7乡，截止2022年底，总人口36.8万，其中常住人口26.6万人。县政府驻地罗阳镇，至杭州市区432公里，距温州市区152公里。

泰顺是国家生态县、国家重点生态功能区，县域森林覆盖率达76.1%，生态环境状况指数居全省前列。现存各类桥梁970多座，古廊桥33座，15座古廊桥和"仕水碇步"被列为国家级文保单位，被列入国家和省市非遗名录116项。拥有被誉为"天然生物基因库"和"绿色生态博物馆"的乌岩岭国家级自然保护区，"神水宝地""天下第一氡"盛誉的承天氡泉省级自然保护区。

1. 水文地理

泰顺县地处洞宫山脉（武夷山余脉）东南翼，属低中山区高丘山地地貌，境内峰峦叠嶂，山脉逶迤，有"浙南屋脊"之称。有海拔千米以上高峰179座，其中白云尖海拔1611.3米，为温州市最高峰。大小溪流百余条，纵横密布，呈多干树枝状，分属飞云江、交溪、沙埕港、鳌江四大水系，主要溪流有里光溪、洪口溪、仕阳溪、寿泰溪、彭溪、会甲溪等，泰顺是浙南重要的生态屏障和水源保护地，其中温州的"大水缸"——珊溪水库有2/3水域面积在泰顺县境内。

2. 气候特征

泰顺县属中亚热带海洋季风气候区，四季分明，气候温和，雨量充沛，春夏水热同步，秋冬光热互补，高山云雾弥漫，海拔高低悬殊，地形、地貌复杂，小气候多变明显。冬春季冷空气活动频繁，降温幅度明显，春夏季多阵雨或雷雨，以及短时强降水、台风等灾害性天气。

3. 植物资源

泰顺县植物资源异常丰富。位于泰顺县境内的乌岩岭国家级自然保护区又是泰顺县植物多样性最丰富的地方，是浙江省植物资源最为丰富的地区之一，依据2023年10月最新的综合科考数据，保护区共有维管植物215科958属2518种，其中国家重点保护野生植物有49种，浙江省重点保护野生植物有34种。

4. 常见药用植物和药食文化

泰顺县常见药用植物约500种，日常有使用或草药铺能购买到的药用植物约300种。本书共收录泰顺县常见药用植物329种，包括蕨类28种，种子植物301种，其中部分药用植物资源枯竭，亟待保护，野生个体也被列入国家重点保护名录，例如福建观音座莲、金毛狗、短萼黄连、六角莲、野荞麦、中华猕猴桃、竹节参、华重楼、金线兰、春兰、台湾独蒜兰等。

泰顺县保存着浓厚的药食文化。许多药用植物早已开发成野菜，走上了百姓的日常餐桌，例如大青和白花败酱的嫩叶可炒食或烧汤，豆腐柴的嫩叶可制作绿豆腐，金樱子的花可制作花饼，多花黄精和白花胡枝子的花可炒鸡蛋。许多药用植物已融入到了药膳中，例如大青、中华猕猴桃、毛山鸡椒、南五味子、卫矛属植物、全叶榕、天胡荽等药用植物的根、或茎、或树皮、或全草可炖鸡、炖鸭、炖鹅、炖兔、炖猪、炖羊、炖牛等，起到祛风湿或滋补身体的作用。

1 石松 *Lycopodium japonicum* Thunb.

石松科 Lycopodiaceae   石松属 *Lycopodium*   地方名 老虎垫座、山猫藤

形态特征：匍匐主茎地上生，长可达数米，向下生出根托，向上生出侧枝；侧枝斜升，高 15～30 cm，二回至三回以钝角作广二叉分枝，小枝连叶扁平，宽通常 8～10 mm。叶螺旋状排列，往往向两侧平展，稀疏，线状钻形或针形，长 5～6 mm，顶端具灰白色透明长发丝（往往易脱落），全缘，背面扁平；质薄而软。孢子叶穗 2～6（8）个，生于出自小枝的具疏叶的高总柄顶部，通常有明显的小柄，圆柱形，长 2.5～5 cm；孢子叶为卵状三角形，先端锐尖具长尾，边缘有不规则锯齿。孢子囊肾形。

生境特征：生于光照较好的林缘、灌草丛或林间空地。

药用部分：全草入药，中药名为伸筋草；成熟的孢子入药，中药名为石松子。

采制加工：伸筋草全年可采，晒干后抖净泥沙。小暑后，孢子囊初成熟时，剪取未开裂的孢子囊穗，放在衬纸的竹匾上再覆盖薄纸，置阳光下晒干，揉搓使孢子脱落，筛取孢子即成石松子。

性味功效：1. 伸筋草：微苦、辛，温。祛风除湿，舒筋活络。
2. 石松子：苦，温。收湿，敛疮，止咳，利尿。

主治应用：1. 伸筋草：用于风寒湿痹，关节疼痛，屈伸不利；外治带状疱疹，跌打损伤。
2. 石松子：用于皮肤糜烂，汗疹，咳嗽，高尿酸症。

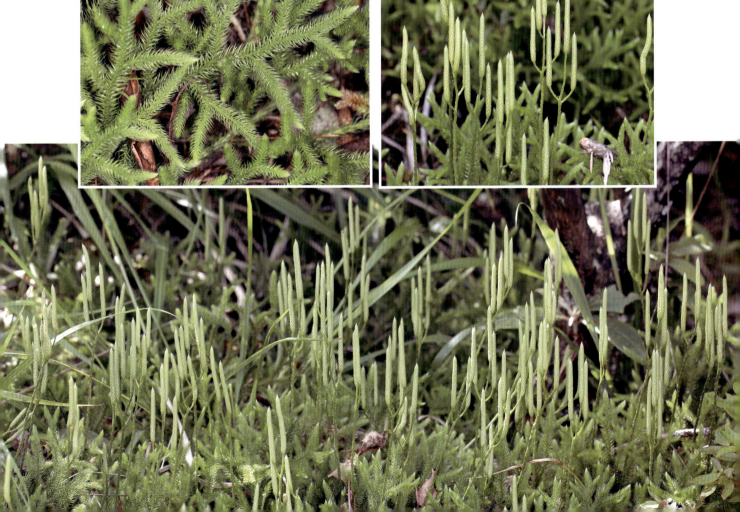

2 深绿卷柏 *Selaginella doederleinii* Hieron.

卷柏科 Selaginellaceae   卷柏属 *Selaginella*   地方名 饼草

形态特征： 主茎有棱，无短粗主干，直立或基部匍匐或斜升，仅下部具根托或基部生根；枝疏生，无毛，不排成莲座状；侧枝密，多回分枝。营养叶上面深绿色，下面灰绿色，二型，背腹各2列；分枝以下的主茎部分的中叶矩圆形，龙骨状，具短刺头，中叶具细齿；侧叶卵状矩圆形，钝头，上缘有微齿，下缘全缘，向枝的两侧斜展，连枝宽5~7 mm。孢子囊穗四棱形，生于枝顶。孢子叶一型，大多为卵形，不同于营养叶。孢子二型。

生境特征： 成片生于林下或溪边阴湿环境中。

药用部分： 全草入药，中药名为石上柏。

采制加工： 全年可采，晒干后抖净泥沙。

性味功效： 苦，寒。清热解毒，利湿。

主治应用： 用于肺热咳喘，咽喉肿痛，目赤肿痛，湿热黄疸，热淋涩痛，乳痈肿痛，风湿热痹，肿瘤。外治水火烫伤。

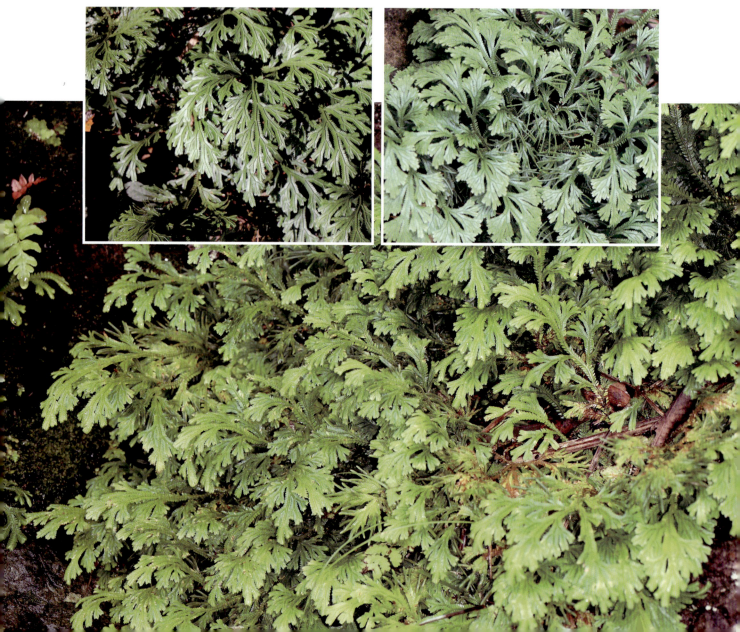

3 江南卷柏 *Selaginella moellendorffii* Hieron.

卷柏科 Selaginellaceae　　卷柏属 *Selaginella*　　地方名 岩柏、饼草

形态特征：主茎直立，或基部匍匐或斜升，仅下部具根托或基部生根；茎圆柱状，主茎中上部羽状分枝，背腹压扁状，无毛。分枝以上主茎上的叶二型，分枝以下主茎上的叶一型，排列稀疏；中叶不具白边。孢子叶穗紧密，四棱柱形，单生于小枝末端；大孢子叶分布于孢子叶穗中部的下侧，一型，大多为卵形，不同于营养叶。大孢子浅黄色，小孢子橘黄色。

生境特征：生于林下、林缘、岩石上、水沟边等。

药用部分：全草入药，中药名为岩柏草。

采制加工：大暑前后拔取全草，晒干后抖净泥沙。

性味功效：微甘，平。清热利湿，活血消肿。

主治应用：用于急性、迁延性肝炎，肝硬化腹水，水肿，湿热腹满，肠炎菌痢，尿路感染，疮疖肿毒，咽喉炎，目赤肿痛。

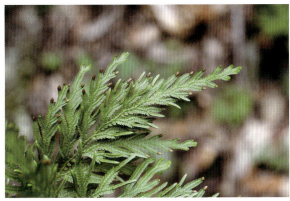
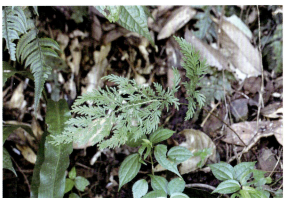
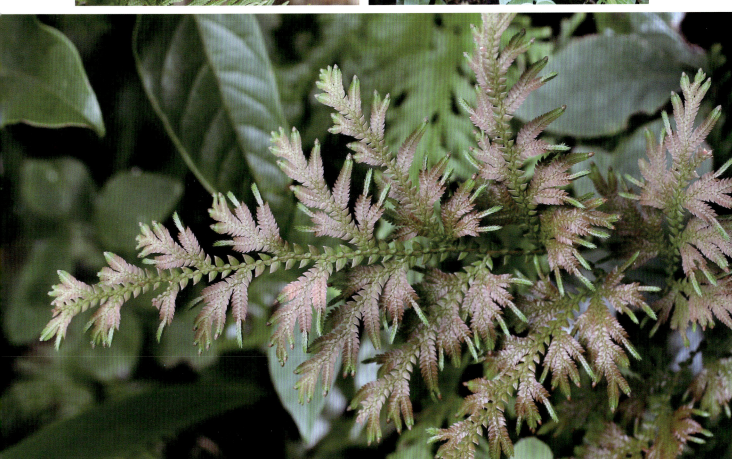

4 卷柏 *Selaginella tamariscina* (P. Beauv.) Spring

卷柏科 Selaginellaceae　　卷柏属 *Selaginella*　　地方名　铁拳头、九死还魂草、岩松

形态特征： 多年生复苏植物。主茎短粗成主干，基部着生多数须根，呈垫状；分枝集生于顶端，上部轮状丛生，多数分枝，枝上再作数次二叉状分枝，排成莲座状，干旱时向内拳曲。叶鳞状，有中叶与侧叶之分，密集覆瓦状排列，中叶两行较侧叶略窄小，表面绿色，叶边具无色膜质缘，先端渐尖，呈无色长芒。孢子叶一型，不同于营养叶。孢子囊单生于孢子叶腋部，雌雄同株，不规则排列；大孢子囊黄色，内有4个黄色大孢子；小孢子囊橘黄色，内含多数橘黄色小孢子。

生境特征： 生于四季旱湿交替、略带薄层腐殖质或岩衣的岩石上。

药用部分： 全草入药。

采制加工： 全年可采，拔取全草，晒干后抖净泥沙。

性味功效： 辛，平。生用活血通经，炭用化瘀止血。

主治应用： 用于血瘀闭经，痛经，癥瘕痞块，跌打损伤；炒炭用于吐血、崩漏、便血等出血症，脱肛。

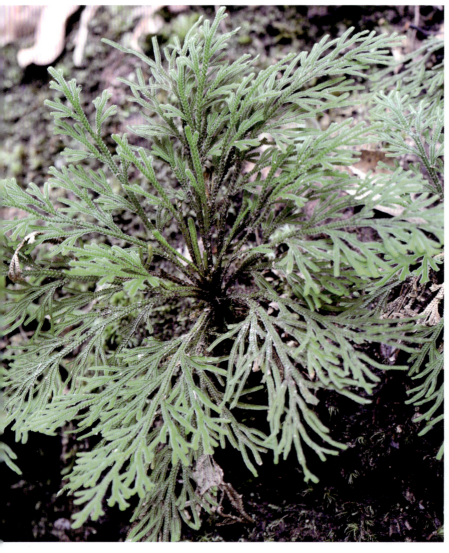
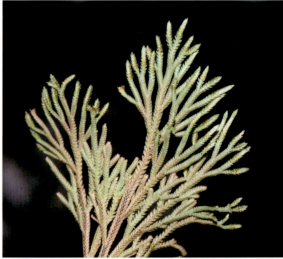
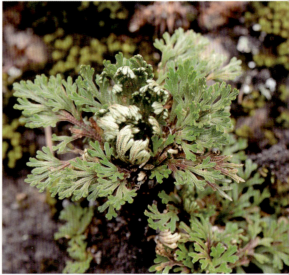

5　翠云草　*Selaginella uncinata* (Desv. ex Poir.) Spring

卷柏科　Selaginellaceae　　卷柏属　*Selaginella*

形态特征： 主茎匍匐地上，分枝处近全具根托或生根；无短粗主干，长可达1m，圆柱状，具沟槽，无毛，维管束1条；自近基部羽状分枝，分枝疏生，不排成莲座状。营养叶二型，背腹各2列；中叶长卵形，侧叶矩圆形，全缘，向两侧平展；中叶全缘不对称，基部非耳形，主茎上的叶明显大于侧枝上的，侧枝上的叶卵圆形；侧叶不对称，主茎上的明显大于侧枝上的。孢子囊穗四棱形；孢子叶一型，大多为卵形，不同于营养叶。大孢子灰白色或暗褐色，小孢子淡黄色。

生境特征： 蔓生于山谷林下多腐殖质土壤或溪边阴湿处。

药用部分： 全草入药。

采制加工： 全年可采，抖净泥沙后鲜用或晒干用。

性味功效： 微苦，凉。清热利湿，收敛止血。

主治应用： 用于黄疸型肝炎，胆囊炎，痢疾，肠炎，咳血，肾炎水肿；鲜用捣烂外敷治创伤出血、竹叶青蛇咬伤、脓疱疮；炒炭后麻油调敷治水火烫伤。

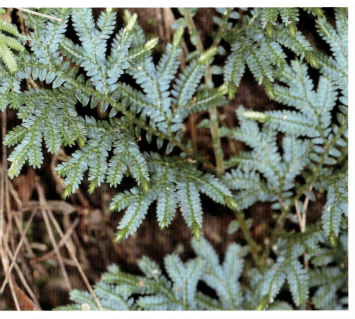
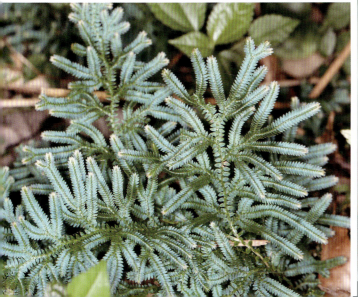
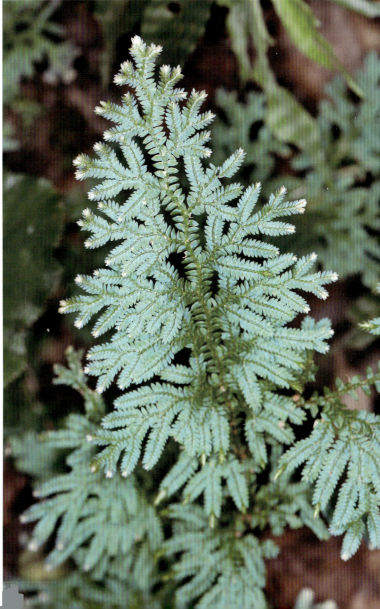

6　节节草　*Equisetum ramosissimum* Desf.

木贼科　Equisetaceae　　　木贼属　*Equisetum*　　　地方名　锅盖草、搓草

形态特征： 植株高 30～60 cm。根状茎横走，在节和根上疏生黄棕色长毛。气生茎多年生，一型，直径 2～3 mm，多在下部分枝。主枝有脊，8～16 条，脊上有 1 行小疣状突起，或有小横纹，沟中有气孔线 1～4 行；鞘筒狭长，略呈漏斗状，顶部有时棕色；鞘齿三角形，边缘薄膜质有时上半部也为薄膜质，背部隆起，部分宿存；侧枝有脊，5～6 条，背部平滑或有小疣状突起，鞘齿三角形，部分宿存。孢子叶穗着生于枝顶端，椭圆形，长约 1 cm，顶端有小尖突，无柄。

生境特征： 生于低海拔的山涧、溪边沙滩上或石堆中。

药用部分： 地上部分入药。

采制加工： 立秋前后齐根割取地上部分，拣净，阴干或晒干后扎成小把切段。

性味功效： 甘、微苦，平。清热利尿，明目退翳，祛痰止咳。

主治应用： 用于目赤翳障，黄疸肝炎，支气管炎，尿路感染。

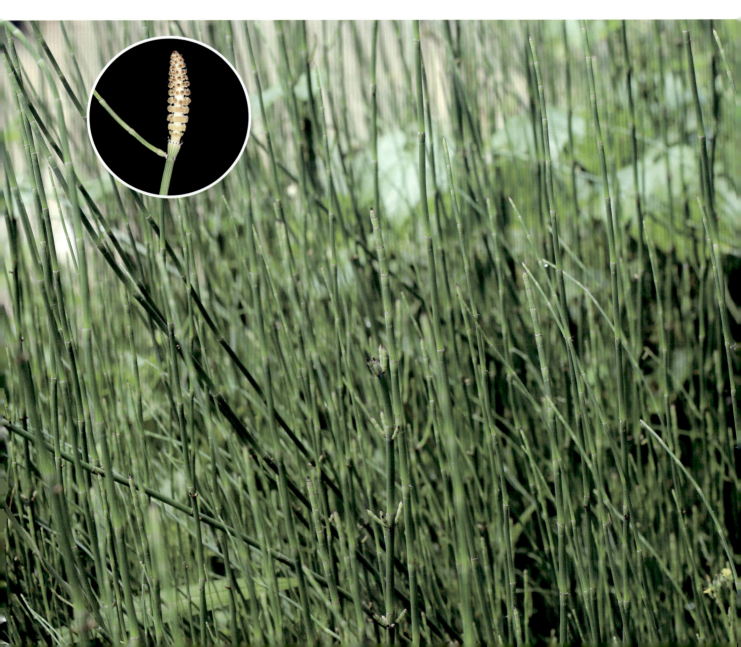

7 阴地蕨 *Sceptridium ternatum* (Thunb.) Lyon

阴地蕨科 Botrychiaceae   阴地蕨属 *Sceptridium*   地方名 蛇不见、独脚（团）苳衣

形态特征： 植株高 18 ~ 60 cm。根状茎短而直立，有 1 簇肉质粗根。总柄长 2 ~ 6 cm，宽 2 ~ 3 mm；不育叶的柄长 3 ~ 14 cm，直径 2 ~ 3 mm，光滑无毛；叶片阔三角形，长 8 ~ 10 cm，宽 10 ~ 15 cm，短尖头，三回羽裂；羽片 3 ~ 4 对，互生或几对生，有柄（长 2 ~ 2.5 cm），略张开，基部 1 对最大，长宽各为 5 ~ 6 cm，阔三角形，短尖头，二回羽裂；小羽片 3 ~ 4 对，有柄，互生或几对生，卵状长圆形或长圆形，一回羽裂；裂片长卵形至卵形，先端急尖，边缘有不整齐的尖锯齿；叶脉不明显；叶片厚草质，表面皱缩不平，无毛；能育叶有长柄，长 12 ~ 40 cm，远高出不育叶。孢子囊为穗圆锥状，长 4 ~ 13 cm，宽 2 ~ 6 cm，二回至三回羽状，无毛。

生境特征： 偶见于林下阴湿处。

药用部分： 全草入药，中药名为小春花。

采制加工： 小雪至次年清明节前掘取带根全草，清除泥沙，晒干。

性味功效： 甘、微苦，凉。清热解毒，散结，止咳化痰。

主治应用： 用于感冒咳嗽，百日咳，小儿高热惊风，小儿支气管肺炎，肺结核咯血，瘰疬，目翳，毒蛇咬伤。

附　注： 野生资源被破坏殆尽，本地阴地蕨药材基本靠外地供应。同属植株华东阴地蕨（*S. japonicum*）和薄叶阴地蕨（*S. daucifolium*），俗称大号独脚苳衣，本地常代替阴地蕨使用。

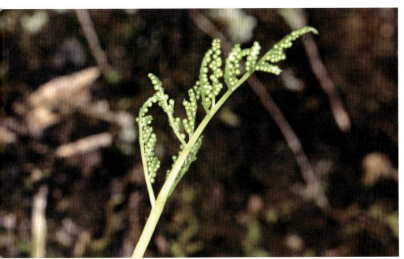
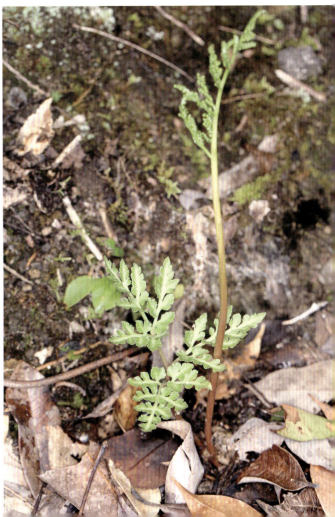
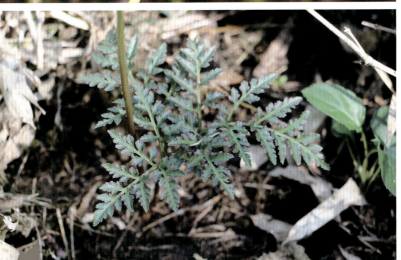

8 福建观音座莲 *Angiopteris fokiensis* Hieron.

观音座莲科 Angiopteridaceae 观音座莲属 *Angiopteris* 地方名 山羊蹄

形态特征：大型蕨类，高 1.5 ~ 2 m。根状茎块状，露出地面。叶簇生；叶柄长 50 ~ 70 cm 或更长，粗 1.5 ~ 2 cm，基部有褐色狭披针形鳞片，腹面有浅纵沟，沟两侧具瘤状突起；叶片阔卵形，长与宽均为 80 cm 以上，二回羽状；羽片 5 ~ 7 对，互生，狭长圆形，长 50 ~ 60 cm，宽 15 ~ 20 cm，基部不缩狭或略缩狭；小羽片 35 ~ 40 对，平展，上部的略斜向上，披针形，长 7 ~ 10 cm，宽 1 ~ 1.3 cm，先端渐尖，基部近截形或圆形，边缘有浅三角形锯齿；叶脉单一或二叉。孢子囊群长圆形，长 1 ~ 2 mm，着生于近叶边处，通常由 8 ~ 10 孢子囊组成。

生境特征：生于湿热的低海拔沟谷两侧。农村房前屋后常有栽培。

药用部分：地下部（粗壮的根状茎及马蹄形的叶柄基部）入药。

采制加工：全年可采，鲜用或切片晒干。

性味功效：微苦，凉。安神宁心，祛风解毒。

主治应用：用于心烦不安，神经衰弱，冠心病，跌打内伤，四肢关节风湿痹痛，功能性子宫出血，捣烂外敷治毒蛇咬伤。

附　注：野生种群数量较少，野生个体已被列为国家二级重点保护野生植物，严禁采挖。

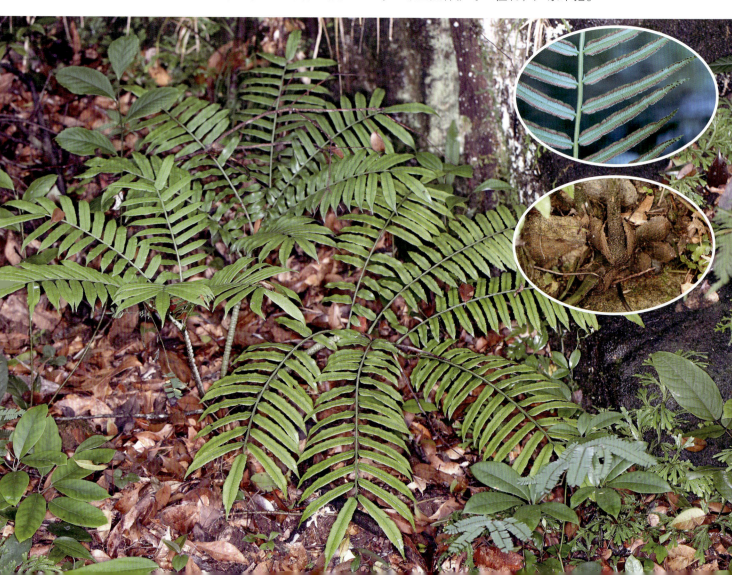

9 紫萁 *Osmunda japonica* Thunb.

紫萁科 Osmundaceae   **紫萁属** *Osmunda*   **地方名** 蕨外舅、水浪荡

形态特征： 植株高可达 1m。根状茎粗短，斜生。叶二型，簇生；不育叶叶柄长 20～50 cm，禾秆色；叶片阔卵形，长 30～50 cm，宽 20～40 cm，二回羽状；羽片 5～7 对，对生，椭圆形，基部 1 对最大，长 15～25 cm，基部宽 8～13 cm，其余向上各对渐小；小羽片无柄，椭圆形或椭圆状披针形，长 4～7 cm，宽 1.5～2 cm，先端钝或短尖，基部圆形或斜截形，边缘密生细齿。侧脉二叉分歧，小脉近平行，直达锯齿；叶片纸质，幼时被绒毛，后变光滑；能育叶二回羽状，小羽片强烈紧缩成条形，长 1.5～2 cm，沿下面中脉两侧密生孢子囊。孢子囊棕色。

生境特征： 生于林缘及林窗下阴湿处。

药用部分： 带叶柄残基的根茎入药，中药名为紫萁贯众。

采制加工： 全年可采，掘取根茎，削去叶柄（仅留残基）和须根，晒干。

性味功效： 苦，微寒；有小毒。清热解毒，止血，杀虫。

主治应用： 用于疫毒感冒，热毒泻痢，痈疮肿毒，腮腺炎，水痘，虫积腹痛；炒炭用于吐血、衄血、便血、功能性子宫出血、外伤出血等各类出血症；可防治麻疹、流行性乙型脑炎、流行性感冒；浸泡于水缸中可预防肠道传染病。

附 注： 中药名为贯众的入药植物较多，除紫萁外，在浙江还有以下植物：1. 狗脊（*Woodwardia japonica*），乌毛蕨科，中药名为贯众，别名狗脊贯众；2. 贯众（*Cyrtomium fortunei*），鳞毛蕨科，中药名为贯众。以上各类中药贯众植物，性味归经与功能主治不尽相同，需鉴别使用。

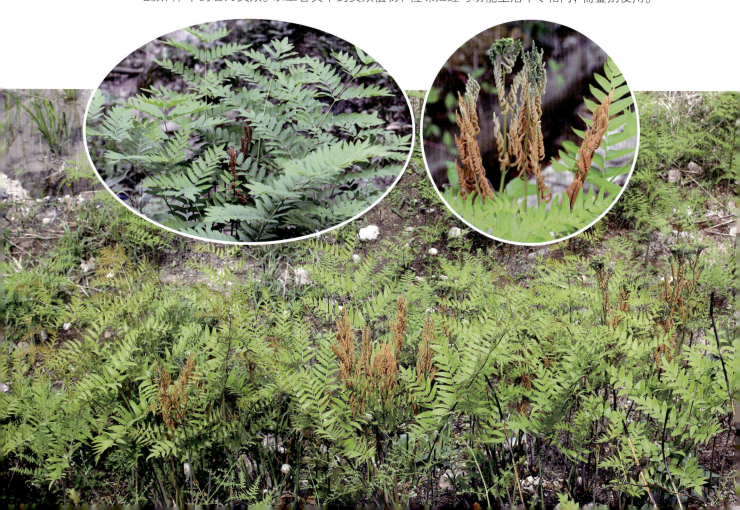

10　海金沙　*Lygodium japonicum* (Thunb.) Sw.

海金沙科　Lygodiaceae　　海金沙属　*Lygodium*　　地方名　犁头青、茶伞藤

形态特征： 植株攀缘，长达 5 m。叶二型，三回羽状，羽片多数，对生于茎上的短枝两侧。不育羽片三角形，长宽几乎相等，10 ~ 18 cm，二回羽状；一回小羽片 2 ~ 4 对，互生，卵圆形，长 5 ~ 11 cm，宽 2 ~ 6 cm；二回小羽片 1 ~ 3 对，互生，卵状三角形，掌状 3 裂，中间裂片短而宽，长 1.5 ~ 3 cm，宽 6 ~ 8 mm，先端钝，基部近心形，边缘有不规则的浅锯齿；主脉明显，侧脉一回至二回二叉分歧，直达锯齿，两面沿中肋及脉上略有短毛；能育羽片卵状三角形，长宽几乎相等，10 ~ 20 cm，二回羽状，在末回小羽片或裂片边缘疏生流苏状的孢子囊穗，穗长 2 ~ 4 mm，暗褐色，无毛。

生境特征： 生于光照较好的林缘、灌草丛中、田头地角及房前屋后。

药用部分： 成熟的孢子入药，中药名为海金沙；全草入药，中药名为海金沙藤；根茎及根入药，中药名为铜丝藤根或海金沙根。

采制加工： 1. 海金沙：秋分前后，当叶背的孢子尚未散落前，于早晨露水未干时，拉取全草，放有衬纸的竹匾中晒干，揉搓使叶子上的孢子脱落，拣去藤叶，筛取孢子。

2. 海金沙藤：夏、秋季可采集全草，鲜用或晒干。

3. 铜丝藤根：秋季采挖根茎及根，晒干。

性味功效： 1. 海金沙：甘、咸，寒。清利湿热，通淋止痛。

2. 海金沙藤：甘，寒。清热解毒，利尿。

3. 铜丝藤根：甘、淡，寒。清热解毒，利湿消肿。

主治应用： 1. 海金沙：用于热淋、石淋、血淋、膏淋等尿路结石及感染。

2. 海金沙藤：用于小便不利，石淋，水肿，腮腺炎，疔疮肿毒，湿热黄疸肝炎，肠炎，菌痢，湿疹，赤白带下；外治带状疱疹，外伤出血。

3. 铜丝藤根：用于小便不利，水湿肿满。

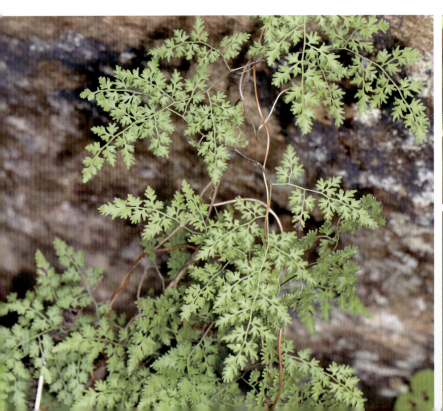
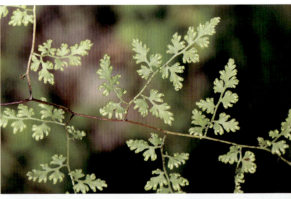
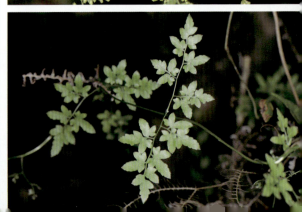

11　金毛狗　*Cibotium barometz* (L.) J. Sm.

蚌壳蕨科 Dicksoniaceae　　**金毛狗属** *Cibotium*　　**地方名** 黄狗头蕨、狗脚骨

形态特征：植株高达数米。根状茎卧生，粗大；顶端生出一丛大叶，基部被有一大丛垫状的金黄色茸毛，有光泽。叶片大，长达180 cm，三回羽裂；中脉两面突出，侧脉两面隆起，斜出，单一，但在不育羽片上分为二叉；叶片薄革质或厚纸质，小羽轴上下两面略有短褐毛疏生。孢子囊群在每一末回能育裂片上1～5对，生于下部的小脉顶端；囊群盖坚硬，棕褐色，成熟时张开如蚌壳，露出孢子囊群。孢子为三角状四面形，透明。

生境特征：生于低海拔湿热沟谷两侧。

药用部分：根茎入药，中药名为狗脊。

采制加工：全年可挖掘，以秋、冬两季地上茎叶枯萎时掘取的质量较好。掘出根茎，除去泥沙、细根、叶柄及金黄色绒毛后，加工如下：

1. 生狗脊条：晒数天，阴干数天，再翻晒至干燥为止。
2. 生狗脊片：阴干数天后，趁软切成薄片晒干。
3. 熟狗脊片：将生狗脊条晒至八成干时，蒸至外黑内心呈棕黑色或黑褐色时，取出切片晒干。

性味功效：苦、甘，温。祛风湿，补肝肾，壮筋骨。

主治应用：用于腰背酸痛，腿痛脚软，风寒湿痹，手足麻木，肾虚带下，遗尿，老人尿频。

附　　注：野生个体已被列为国家二级重点保护野生植物，严禁采挖。中药狗脊（金毛狗）与植物狗脊（*Woodwardia japonica*）为同名异物，详见植物狗脊。

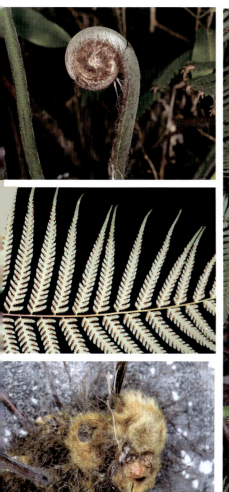

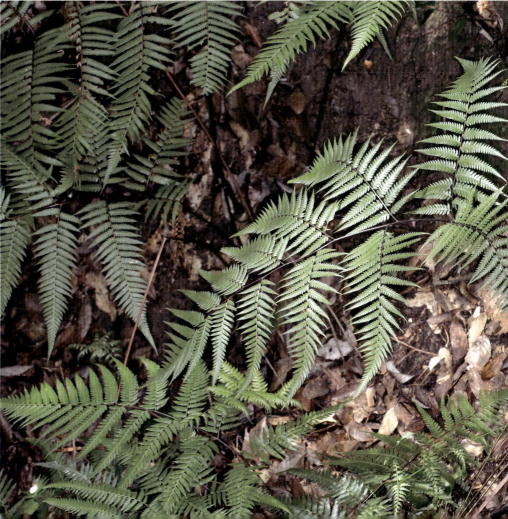

12　乌蕨　*Sphenomeris chinensis* (L.) Maxon

鳞始蕨科　Lindsaeaceae　　乌蕨属　*Sphenomeris*　　地方名　地鸟尾、鸡公尾

形态特征：根状茎短而横走，粗壮，密被赤褐色的钻状鳞片。叶近生；叶柄禾秆色，有光泽，通体光滑；叶片披针形，四回羽状；羽片15～20对，互生，密接；一回小羽片在一回羽状的顶部下有10～15对，连接，有短柄，近菱形，一回羽状或基部二回羽状；二回（或末回）小羽片小，倒披针形，先端截形，有齿牙，基部楔形，下延，其下部小羽片常再分裂成具有1～2条细脉的短而同形的裂片；叶脉下面明显，在小裂片上为二叉分歧。孢子囊群边缘着生，每裂片上1～2枚，顶生于1～2条细脉上；囊群盖呈灰棕色，宿存。

生境特征：生于林缘、路旁、梯田、坡地旁，也有生于林下或灌丛阴湿处。

药用部分：地上部分入药，中药名为乌韭。

采制加工：夏、秋季采集，晒干或鲜用。

性味功效：微苦，寒。清热解毒，利湿，止血。

主治应用：用于肝炎，菌痢，肠炎，乳腺炎，胆道结石，雷公藤中毒；外伤出血，烫伤，皮肤湿疹。

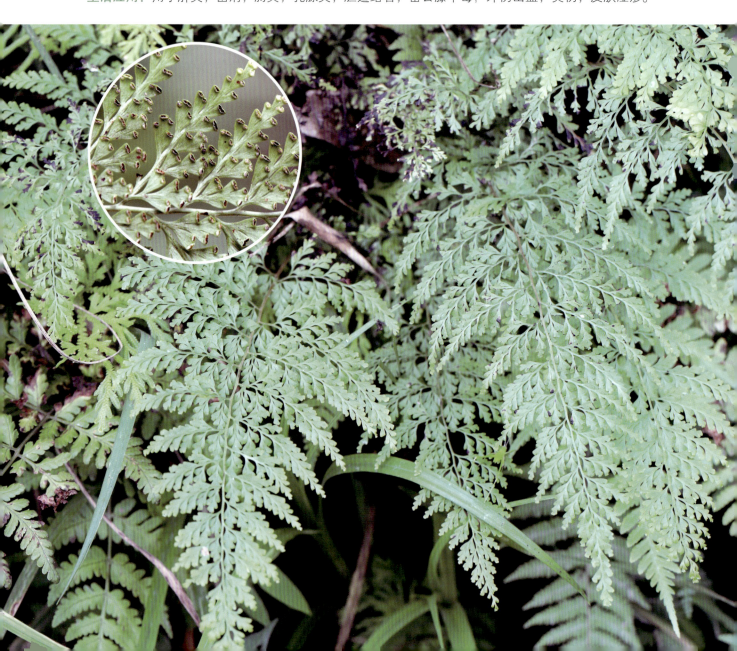

13　井栏边草　*Pteris multifida* Poir.

凤尾蕨科　Pteridaceae　　　**凤尾蕨属**　*Pteris*　　　**地方名**　乌脚鸡

形态特征：植株高可达 70 cm。根状茎短，直立，顶端密被栗褐色线状钻形鳞片。叶簇生，二型；叶柄长可达 30 cm，禾秆色，有 4 棱，光滑，上面有沟；叶片长卵形至长圆形，长 40 cm，宽 20 cm，一回羽状，但下部 1 至数对羽片往往二叉或三叉，不育叶有侧生羽片 2～4 对，无柄，顶生羽片和上部羽片单一，条状披针形或披针形，长 15 cm，宽 2～10 mm，先端短尖或长渐尖，边缘有不整齐的锯齿并有软骨质的边，下部羽片常有 1 或 2 片斜卵形或长倒卵形的小羽片，能育叶有侧生羽片 4～6 对，与顶生羽片同为条形，最长可达 30 cm，宽 3～7 mm，先端长渐尖，全缘，基部数对羽片常二叉至三叉；上部的侧生羽片及顶生羽片的基部下延；叶脉明显，侧脉单一或二叉；不育叶片草质，能育叶片坚纸质，两面无毛，叶轴禾秆色，两侧有由羽片基部下延而成的翅。孢子囊群条形；囊群盖条形，膜质，全缘。

生境特征：生于墙缝、阴湿岩石下、溪涧旁及池井边石缝中。

药用部分：全草入药，中药名为凤尾草。

采制加工：夏至至大暑间拔取全草，抖净泥沙晒干。

性味功效：微苦，凉。清热利湿，凉血止血，消肿解毒。

主治应用：用于菌痢，肠炎，黄疸型肝炎，尿路感染，便血，尿血，胃热吐血，遗精，白带，咽喉肿痛，肺脓肿。

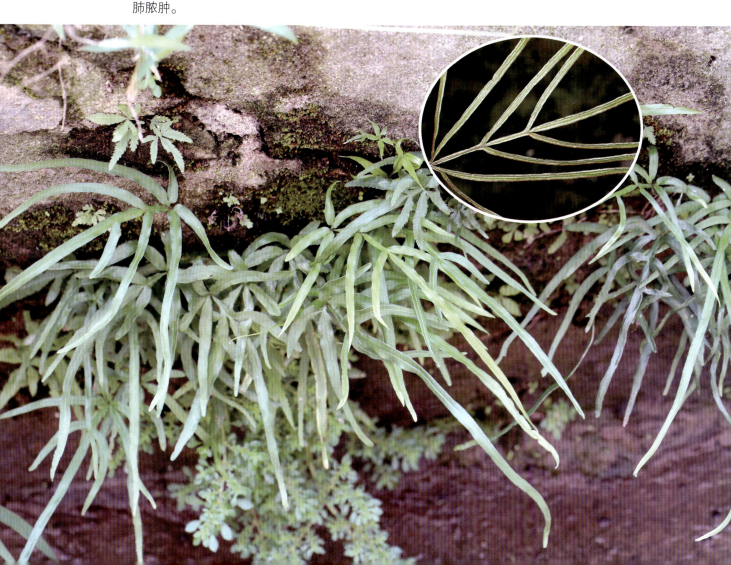

14　凤了蕨　*Coniogramme japonica* (Thunb.) Diels

裸子蕨科　Hemionitidaceae　　凤了蕨属　*Coniogramme*　　地方名　凤凰尾

形态特征：植株高 70 ~ 110 cm。根状茎横走，被棕色披针形鳞片。叶远生；叶柄上面有纵沟，禾秆色，基部疏被鳞片；叶片长圆状三角形，长 35 ~ 60 cm，宽 20 ~ 35 cm，二回奇数羽状；侧生羽片 4 ~ 6 对，互生，基部 1 对最大，柄长 1 ~ 3 cm，卵状长圆形或阔卵形，一回奇数羽状或三出；中部的羽片及小羽片狭长披针形，侧生小羽片 1 ~ 5 对；顶生小羽片与侧生小羽片同型，但远较宽大；第 2 对小羽片三出或单一，向上各对均单一；顶生羽片与侧生羽片同型或略小，单一或偶在基部叉裂出 1 片小羽片；叶脉网状，沿主脉两侧各形成连续的 1 ~ 3 行网眼，网眼外的小脉分离，小脉顶端的水囊纺锤形，不达锯齿基部；叶片草质，两面无毛。孢子囊群沿侧脉延伸到近叶边。

生境特征：生于山坡或林下阴湿处。

药用部分：根茎及全草入药。

采制加工：全年可采，洗净，鲜用或晒干。

性味功效：苦，凉。清热解毒，祛瘀止痛。

主治应用：用于目赤肿痛，各种肿毒初起，闭经，瘀血腹痛，筋骨酸痛。

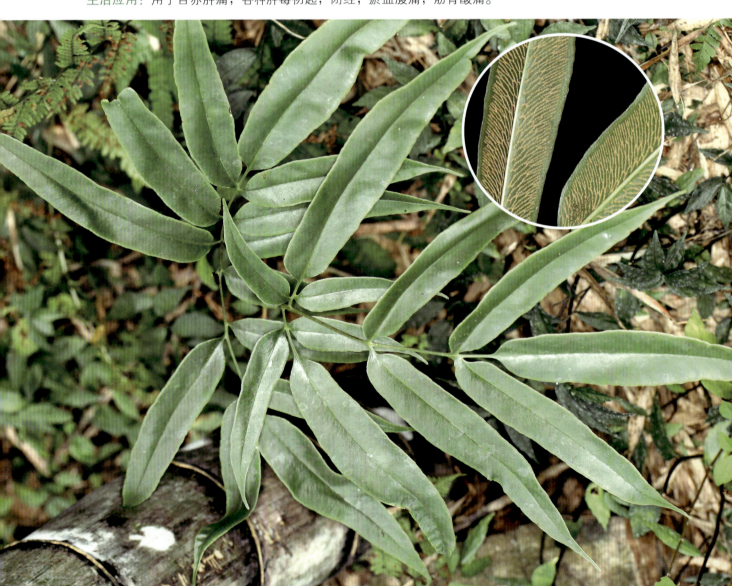

15 虎尾铁角蕨 *Asplenium incisum* Thunb.

铁角蕨科 Aspleniaceae 铁角蕨属 *Asplenium* 地方名 岩洞草、墙莲团、墙蕨

形态特征：根状茎短而直立，顶部被黑褐色狭披针形鳞片。叶簇生；叶柄亮栗色，上面有1纵沟，基部红棕色，疏被鳞片，向上光滑；叶片阔披针形，一回羽状，或二回至三回羽裂；羽片约20对；小羽片密接，下部羽片逐渐短缩（基部的呈小耳形）；叶脉羽状，不隆起，侧脉二叉，不达叶边；叶片薄草质，叶面不呈沟脊状，无毛；叶轴上面绿色，下面常为红棕色；羽片主脉两侧（或上侧）各有1行孢子囊群。孢子囊群长圆形，着生于小脉上侧分枝近基部，靠近中脉；囊群盖长圆形，均开向主脉，膜质，全缘。

生境特征：生于林下阴湿岩石上、背阴岩洞内、溪边、墙角边及园地边。

药用部分：全草入药。

采制加工：全年可采，鲜用或晒干。

性味功效：淡，凉。清热解毒，平肝镇惊，利尿。

主治应用：用于肝炎，小儿惊风，指头炎，小便不利。

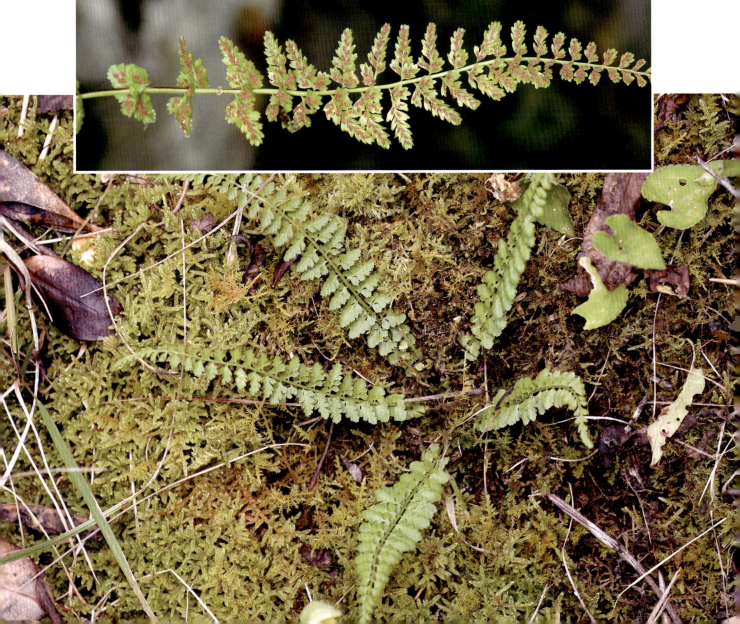

16 铁角蕨 *Asplenium trichomanes* L.

| 铁角蕨科 Aspleniaceae | 铁角蕨属 *Asplenium* | 地方名 铁脚凤尾草 |

形态特征：植株高 5～38 cm。根状茎短，直立，顶部密被黑褐色线状披针形鳞片。叶簇生；叶柄栗褐色，有光泽，基部被鳞片，向上光滑，连同叶轴上面有 1 纵沟，沟的两侧各有 1 条全缘的膜质狭翅；叶片条形，一回羽状；羽片 18～35 对，互生或近对生，平展，长圆形或斜卵形，中部的较大，长达 1 cm，宽约 0.5 cm，先端圆，基部为不对称的圆楔形，边缘具圆齿，下部各对羽片渐缩小，基部 1 对常缩成耳状；叶脉羽状，不明显，侧脉二叉；叶片纸质，无毛，叶面不呈沟脊状；羽片主脉两侧（或上侧）各有 1 行孢子囊群。孢子囊群为长圆形，着生于小脉上侧分枝的中部；囊群盖长圆形，均开向主脉，全缘。

生境特征：生于山地丘陵岩石上。

药用部分：全草入药。

采制加工：全年可采，鲜用或晒干。

性味功效：淡，凉。清热解毒，祛瘀止血。

主治应用：用于小儿高热惊风，中暑，食积腹泻，各种出血，痢疾，月经不调；外治疖肿，无名肿毒，扭挫伤，烫伤。

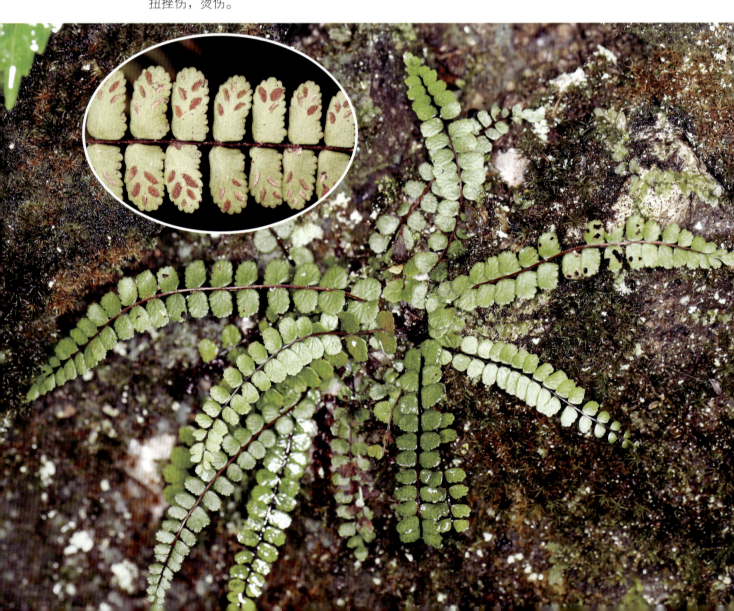

17　狗脊　*Woodwardia japonica* (L. f.) Sm.

乌毛蕨科　Blechnaceae　　狗脊属　*Woodwardia*　　地方名　狗头膜

形态特征： 植株高 50 ~ 120 cm。根状茎粗壮，横卧，深褐色，直径 3 ~ 5 cm，密被鳞片；鳞片深褐色，披针形或条状披针形，长约 1.5 cm，有时纤维状，膜质，全缘。叶柄长 15 ~ 70 cm，基部密被鳞片，叶柄上部和叶轴疏被棕色纤维状鳞片；叶片革质，长卵形，长 25 ~ 80 cm，宽 18 ~ 45 cm，先端渐尖，二回羽裂；侧生羽片 7 ~ 15 对，无柄或近无柄，阔披针形；中部羽片长 12 ~ 25 cm，宽 2 ~ 4 cm，先端长渐尖，基部圆楔形至圆截形，羽状半裂；裂片 11 ~ 16 对，基部 1 对缩小，下侧 1 片为圆形至耳形；叶脉连合成网状，沿羽轴及主脉两侧具 2 ~ 3 行网眼，远离的小脉分离，单一或分叉。孢子囊群条形，先端直指向前，着生于狭长的网眼上，不连续；囊群盖条形，棕褐色。

生境特征： 生于疏林下及溪边阴湿石上。

药用部分： 带叶柄残基的根茎入药，中药名为贯众或狗脊贯众。

采制加工： 全年可采，掘取根茎，削去须根及叶柄（仅留残基），晒干。

性味功效： 苦，微寒；有小毒。清热解毒，驱虫，止血。

主治应用： 用于风热感冒，虫积腹痛。炒炭用于崩漏。

附　　注： 同属植物珠芽狗脊（胎生狗脊）（*W. prolifera*）在本地分布较广，作本种使用。

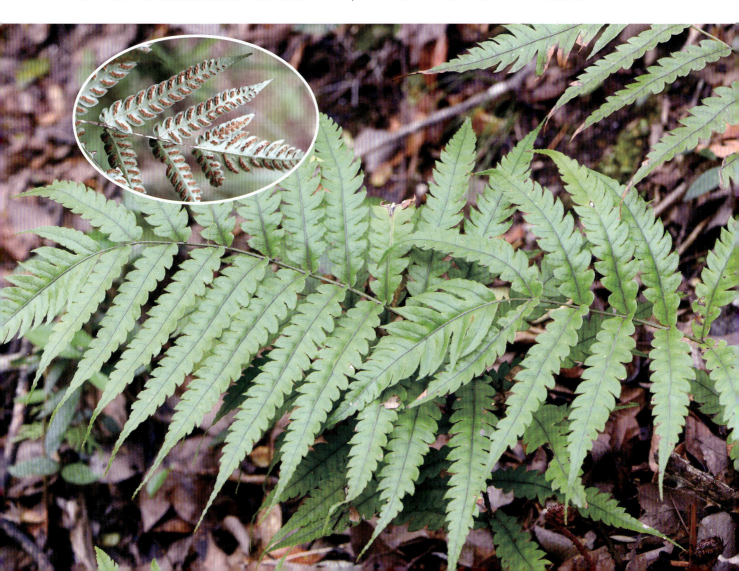

18 贯众 *Cyrtomium fortunei* J. Sm.

鳞毛蕨科 Dryopteridaceae　　贯众属 *Cyrtomium*

形态特征：植株高 25～50 cm。根状茎直立，密被棕色鳞片。叶簇生；叶柄长 12～26 cm，禾秆色，上面有浅纵沟，密生卵形及披针形，棕色，有时中间为深棕色鳞片，鳞片边缘有齿；叶片矩圆状披针形，长 20～42 cm，宽 8～14 cm，先端钝，基部不缩狭或略缩狭，奇数一回羽状；侧生羽片 7～25 对，互生，近平展，柄极短，披针形，或多少上弯成镰状，中部的长 5～8 cm，宽 1.2～2 cm，先端长渐尖，基部不对称，上侧近截形，有时略呈钝耳状突起，下侧楔形，边缘全缘有时有前倾小齿；具网状脉，小脉连接成 2～3 行网眼，上面不明显，下面微突起；顶生羽片狭卵形，下部有时有 1～2 个浅裂片，长 3～6 cm，宽 1.5～3 cm；叶片纸质，两面光滑；叶轴有浅纵沟，疏生披针形及条形、棕色鳞片。孢子囊群遍布羽片下面；囊群盖圆盾形，全缘。

生境特征：生于石缝、路边、溪边、墙缝及阴湿林下。

药用部分：带叶柄残基的根茎入药。

采制加工：全年可采。洗净，晒干。

性味功效：苦，微寒。清热解毒，平肝，止血，杀虫。

主治应用：用于预防流行性感冒，麻疹，流行性脑脊髓膜炎；高血压，肝炎，吐血，痢疾，便血，尿路感染，白带，蛔虫，钩虫，蛲虫，刀伤出血，毒蕈中毒，饮用水消毒。

附　　注：中药贯众详见紫萁（*Osmundace japonica*）和狗脊（*Woodwardia japonica*）。

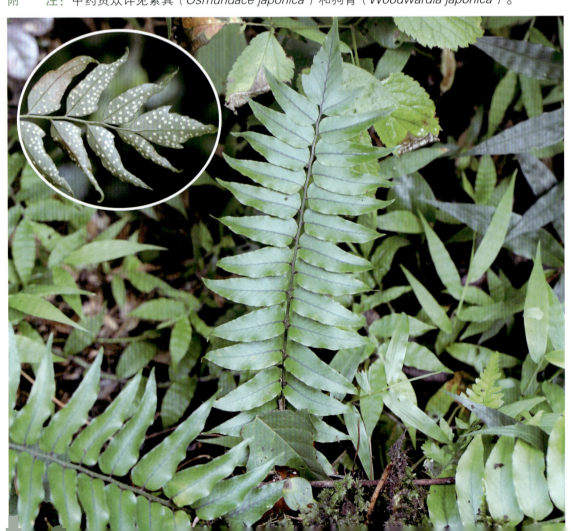

19　肾蕨　*Nephrolepis cordifolia* (L.) C. Presl

肾蕨科　Nephrolepidaceae　　　肾蕨属　*Nephrolepis*　　　地方名　凤凰卵、金鸡孵卵

形态特征：植株高 40 ~ 110 cm。根状茎，直立，被蓬松的淡棕色、狭长钻形鳞片，并生有向四面横走、粗铁丝状的长匍匐茎，茎上除疏被鳞片外，并有纤细的根和近球形的块茎，块茎的直径可达 1 ~ 1.5 cm，也密被鳞片。叶簇生；叶柄长 6 ~ 30 cm，深禾秆色或褐禾秆色，通常密被淡棕色的条形鳞片；叶片狭披针形，长 30 ~ 80 cm，宽 3 ~ 6 cm，先端短尖，基部不缩狭或略缩狭，一回羽状；羽片多数，互生，无柄，以关节着生于叶轴上，常密集呈覆瓦状排列，中部羽片较大，长 2 ~ 3 cm，宽约 8 mm，向基部的渐短，常变成卵状三角形，长不及 1 cm，先端钝圆，基部常不对称，下侧圆形，上侧为三角状耳形，边缘有疏浅的钝锯齿；侧脉纤细，小脉伸达近叶缘处，顶端有 1 个纺锤形的水囊体；叶片草质，两面无毛，也无鳞片，仅叶轴两侧被纤维状鳞片。孢子囊群着生于每组侧脉的上侧小脉顶端，沿中脉两侧各排成 1 行；囊群盖肾形。

生境特征：生于低山丘陵的向阳生境或林下。

药用部分：块茎或全草入药。

采制加工：全年可采，除去鳞片，洗净，晒干或鲜用。

性味功效：甘、淡、凉。疏风清热，消肿散结，利湿止痢，益气升提。

主治应用：用于感冒发热，支气管炎，子宫脱垂，疝气，肠炎，痢疾，疳积，尿路感染，淋巴结炎。

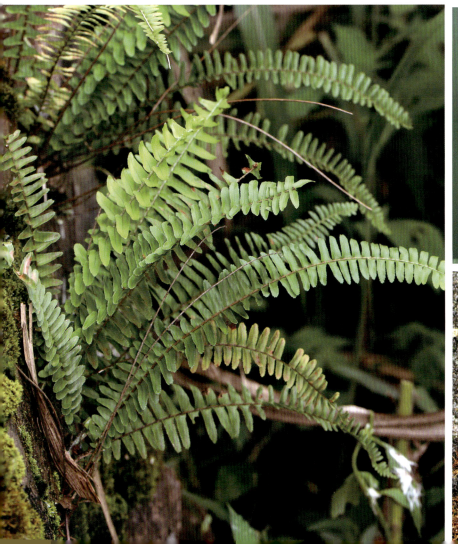
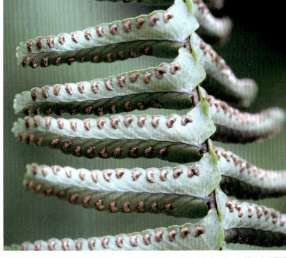
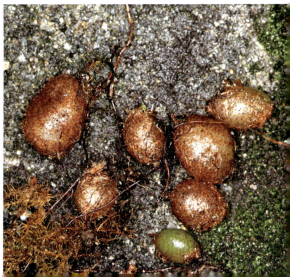

20 杯盖阴石蕨（圆盖阴石蕨） *Humata griffithiana* (Hook.) C. Chr.

骨碎补科 Davalliaceae　　阴石蕨属 *Humata*　　地方名 老鼠尾、石蚯蚓、石豇豆

形态特征：植株高 5 ~ 25 cm。根状茎粗壮，长而横走，密被鳞片；鳞片灰白色或淡棕色，条状披针形，基部圆盾形，盾状伏生。叶疏生；叶柄长 1.5 ~ 12 cm，淡红褐色，仅基部有鳞片，向上光滑；叶片阔卵状五角形，长宽几相等，3.5 ~ 17 cm，顶端渐尖并为羽裂，基部不缩狭，三回至四回羽状深裂；羽片约 10 对或较多，有短柄，基部 1 对最大，三角状披针形，二回至三回羽状深裂，基部下侧小羽片最大，长圆状披针形，二回羽裂，第 2 对以上的羽片远较小，披针形一回羽裂；末回裂片近三角形，先端钝，通常有长短不等的 2 裂或钝齿；叶脉羽状，上面隆起，下面不明显，侧脉单一或分叉；叶片革质，无毛。孢子囊群着生于上侧小脉顶端；囊群盖膜质，长与宽略相等，仅以狭的基部着生。

生境特征：生于溪边阴湿岩石或树干上。

药用部分：根茎入药，中药名为毛石蚕，鲜用者为鲜石蚕。

采制加工：全年可采，拔取带根茎全草，置露天阴湿处，经常洒水保持湿润，以备鲜用；或取根茎，晒干。

性味功效：微苦、甘，平。祛风除湿，活血止血，利尿，解毒。

主治应用：用于风湿痹痛，腰肌劳损，伤筋骨折，关节酸痛，黄疸肝炎，吐血，便血，尿血；外治乳痈、带状疱疹、荨麻疹、疮疖、痔疮。

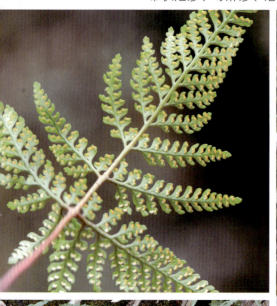
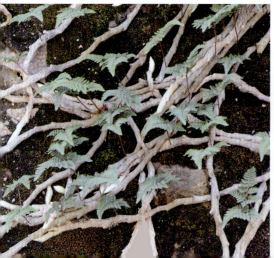
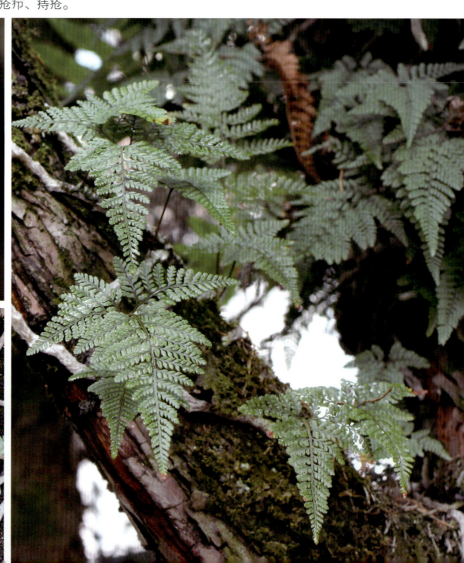

21　水龙骨（日本水龙骨）　*Polypodiodes niponica* (Mett.) Ching

水龙骨科　Polypodiaceae　　　水龙骨属　*Polypodiodes*　　　地方名　石蚕

形态特征： 植株高 20 ~ 55 cm。根状茎，灰绿色，疏被鳞片；鳞片棕褐色，卵圆状披针形，先端渐尖，边缘有细齿。叶远生；叶柄长 5 ~ 20 cm，禾秆色，疏被鳞片，向上光滑；叶片长圆状披针形或披针形，长 14 ~ 40 cm，宽 6.5 ~ 12 cm，先端渐尖，羽状深裂几达叶轴；裂片 15 ~ 30 对，互生或近对生，近平展，披针形，中部的较长，长 3 ~ 5 cm，宽 5 ~ 10 mm，先端钝圆或短尖，全缘，下部 2 ~ 3 对常向后反折，基部 1 对略短缩而不变形；叶脉网状，沿中脉两侧各有 1 行网眼，网眼外的小脉分离；叶片草质，两面密被灰白色短柔毛。孢子囊群圆形，着生于内藏小脉顶端，沿中脉两侧各有 1 行，靠近中脉。

生境特征： 附生于林下阴湿岩石或树干上。

药用部分： 根茎入药，中药名为青石蚕。

采制加工： 全年可采，拔取带根茎全草，清除须根、叶片、杂苔，切成段状，晒干或鲜用。

性味功效： 微苦，凉。清热解毒，祛风通络。

主治应用： 用于风湿痹痛，尿路感染，小儿高热惊风，结膜炎，口腔炎；外治无名肿痛、毒蛇咬伤。

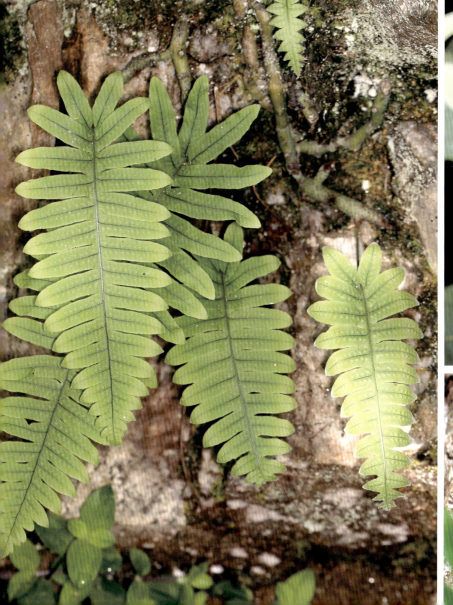
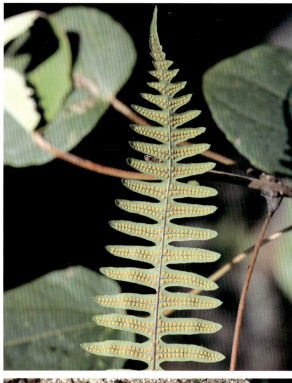
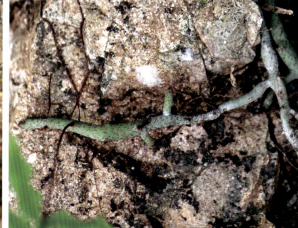

22　抱石莲　*Lepidogrammitis drymoglossoides* (Baker) Ching

水龙骨科　Polypodiaceae　　骨牌蕨属　*Lepidogrammitis*　　地方名　岩瓜子

形态特征：植株高 2 ~ 5 cm。根状茎细长而横走，疏被鳞片；鳞片披针形，棕色，基部近圆形并为星芒状，边缘有不规则细齿。叶远生，二型，近无柄；不育叶圆形、长圆形或倒卵状圆形，长 1 ~ 2 cm，宽 0.7 ~ 1.3 cm，先端圆或钝圆，基部楔形而下延，全缘；能育叶倒披针形或舌形，长 2.5 ~ 6 cm，宽 0.6 ~ 0.8 cm，先端钝圆，基部缩狭，或有时与不育叶同型；叶脉不明显；叶片肉质，干后革质，上面光滑，下面疏被鳞片。孢子囊群圆形，沿中脉两侧各排成 1 行，位于中脉与叶边之间，幼时有盾状隔丝覆盖。

生境特征：生于山谷或溪边阴湿岩石或树干上。

药用部分：全草入药。

采制加工：全年可采，以夏、秋季采收者为好。拔取全草，清除泥沙，晒干或鲜用。

性味功效：甘，寒。清热解毒，祛风化痰，利湿。

主治应用：用于肺痨咳嗽咯血，气管炎，关节酸痛，肾炎水肿，小儿高热惊风，尿路感染，疔疮，瘰疬。

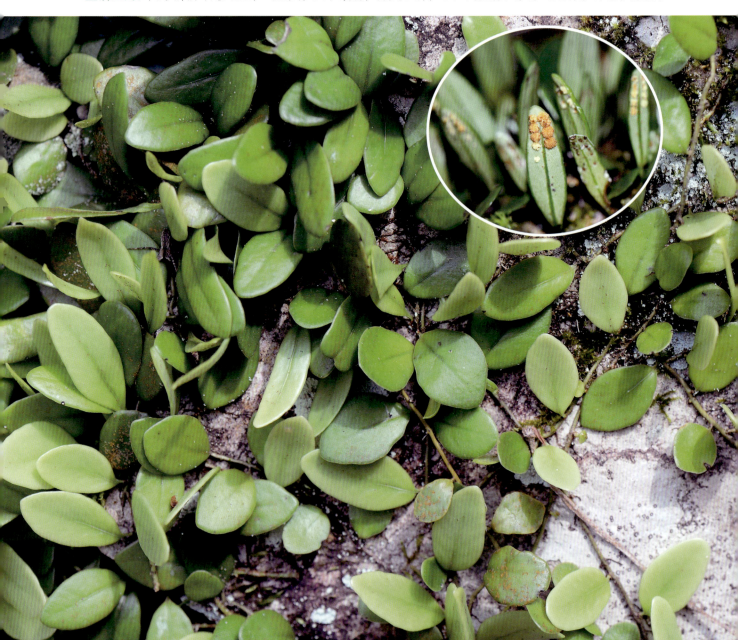

23　石韦　*Pyrrosia lingua* (Thunb.) Farwell

水龙骨科　Polypodiaceae　　石韦属　*Pyrrosia*　　地方名　岩刀

形态特征：植株高 10 ~ 48 cm。根状茎，长而横走，密被盾状着生的鳞片；鳞片中央深褐色，边缘淡棕色，披针形，先端渐尖，边缘有长缘毛。叶远生，近二型；能育叶通常比不育叶长而狭窄；叶柄长 4.5 ~ 27 cm，深棕色，略呈四棱并有浅沟，幼时被星芒状毛，基部密被鳞片，以关节与根状茎相连；叶片披针形至长圆状披针形，长 8.5 ~ 21 cm，宽 1.5 ~ 5 cm，先端渐尖，基部渐狭，楔形，有时略下延，全缘；中脉上面稍下凹，下面隆起，侧脉两面略可见，小脉网状，不明显；叶片厚革质，上面疏被星芒状毛，或老时近无毛，并有小洼点，下面密被灰棕色、具披针形臂的星芒状毛。孢子囊群近椭圆形，满布于叶片下面的全部或上部，幼时密被星芒状毛，成熟时呈砖红色。

生境特征：生于山坡岩石上、溪边石坎上或树上。

药用部分：叶入药。

采制加工：全年可采，拔取全草，除去根茎和根，晒至半干时扎成小把，晒干或阴干。

性味功效：苦、甘，微寒。利尿通淋，清肺止咳，凉血止血。

主治应用：用于肾炎水肿，尿路感染，尿路结石，血尿，慢性支气管炎；外治刀伤出血，烫伤。

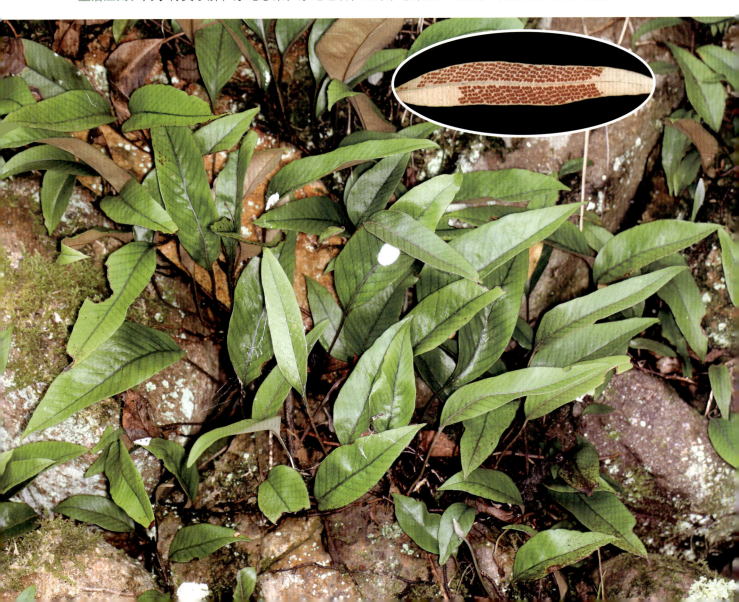

24　金鸡脚　*Phymatopteris hastata* (Thunb.) Pic. Serm.

水龙骨科　Polypodiaceae　　假瘤蕨属　*Phymatopteris*　　地方名　鸭掌灯心

形态特征： 植株高 8～35 cm。根状茎，密被鳞片；鳞片红棕色，狭披针形，先端长渐尖，基部近圆形，边缘略有齿，盾状着生。叶远生；叶柄长 2～20 cm，禾秆色，光滑无毛；叶片形态变化大，卵圆形至长条形，先端不分裂、二叉或指状 3 裂，偶有 5 裂；裂片常呈披针形，长 6～15 cm，宽 1～2 cm，边缘具缺刻（细浅钝齿）或全缘或略呈波状，边缘有软骨质狭边；中脉和侧脉两面均明显，小脉网状，有内藏小脉；叶片厚纸质，两面无毛，下面略呈灰白色。孢子囊群圆形，沿中脉两侧各排成 1 行，位于中脉与叶边之间。孢子表面具刺状突起。

生境特征： 生于林下湿地、溪边或岩石上。

药用部分： 全草入药，中药名为鸭脚草。

采制加工： 小暑后掘取全草，除去须根泥杂，晒干或鲜用。

性味功效： 微苦，平。清热解毒，利湿。

主治应用： 用于小儿惊风，感冒咳嗽，小儿支气管肺炎，咽喉肿痛，脉管炎，肠炎，痢疾，中暑腹痛，湿热痹痛；外治痈疖，毒蛇咬伤。

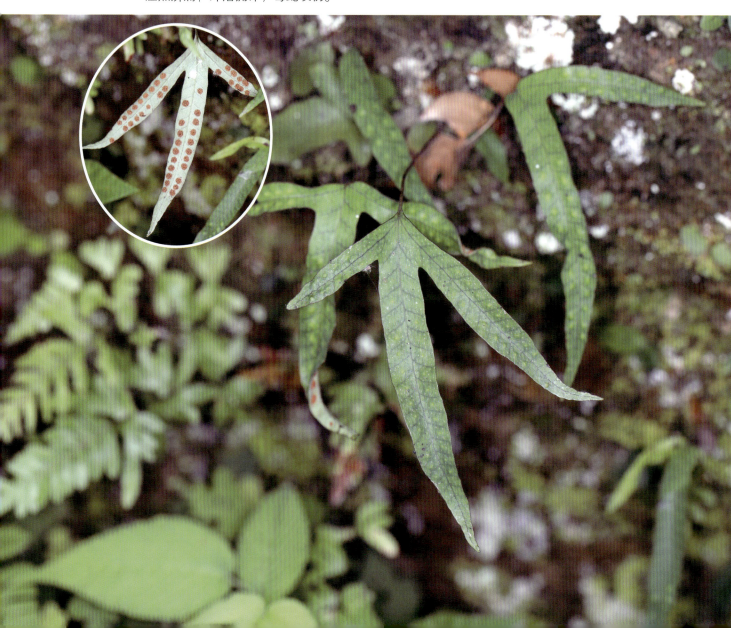

25　江南星蕨　*Microsorum fortunei* (T. Moore) Ching

水龙骨科　Polypodiaceae　　　星蕨属　*Microsorum*　　　地方名　七星剑

形态特征：植株高 30 ~ 80 cm。根状茎，长而横走，顶部被易脱落的盾状鳞片；鳞片棕色，卵形，先端锐尖，基部圆形，全缘，筛孔较密。叶远生；叶柄长 5 ~ 20 cm，淡褐色，上面有纵沟，基部疏被鳞片，向上光滑；叶片条状披针形，长 25 ~ 60 cm，宽 2.5 ~ 7 cm，先端长渐尖，基部渐狭，下延于叶柄成狭翅，全缘而有软骨质的边；中脉两面明显隆起，侧脉不明显，小脉网状，网眼内有分叉的内藏小脉；叶片厚纸质，下面淡绿色或灰绿色，两面无毛。孢子囊群大，圆形，橙黄色，沿中脉两侧排成较整齐的 1 行或有时为不规则的 2 行，靠近中脉；无隔丝。

生境特征：生于低山丘陵的林下湿润处，多附生于岩石上。

药用部分：全草入药，中药名为七星剑。

采制加工：全年可采，鲜用或晒干。

性味功效：淡，凉。清热利湿，凉血解毒，利水通淋。

主治应用：用于小儿惊风，肺痨咯血，黄疸，痢疾，白带过多，尿路感染，结膜炎，流火，湿疹，淋巴结结核，指头炎，毒蛇咬伤。

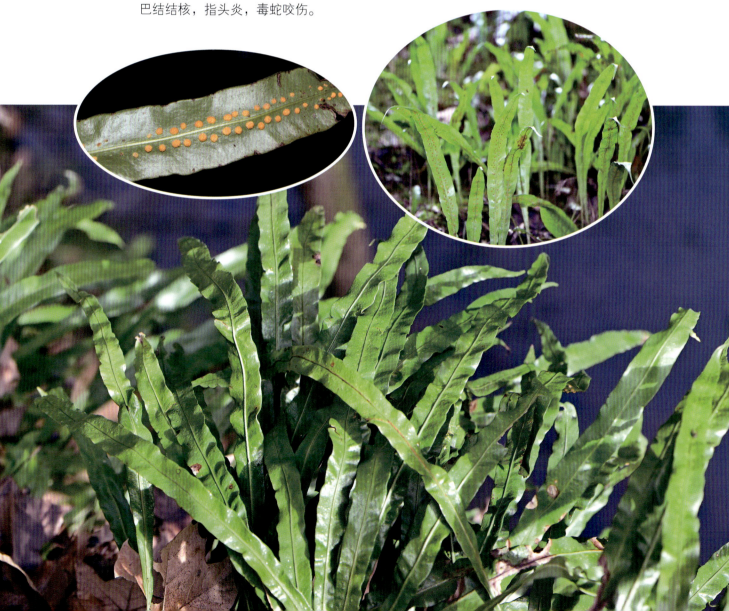

26　槲蕨　*Drynaria roosii* Nakaike

槲蕨科 Drynariaceae　　　**槲蕨属** *Drynaria*　　　**地方名**　猴姜、岩姜

形态特征：附生，匍匐生长。根状茎，肉质，粗壮，横走，密被鳞片；鳞片金黄色，纤细，钻状披针形，有缘毛。叶二型，槲叶状膜质不育叶矮小，无柄，黄绿色，后变枯黄色；正常叶高大，绿色；叶柄长 6～9 cm，两侧有狭翅，基部密被鳞片，叶片长圆状卵形至长圆形，长 22～51 cm，宽 15～25 cm，先端尖，基部缩狭成波状，并下延成有翅的叶柄，羽状深裂，裂片 6～13 对；叶脉网状，两面均明显；叶片纸质，仅上面中脉被短毛。孢子囊群圆形，生于正常叶的内藏小脉的交结点上，沿中脉两侧各排成 2 至数行。

生境特征：附生于岩石或树干上。

药用部分：根茎入药，中药名为骨碎补。

采制加工：全年可采，以冬季采挖者为好，挖来后，加工如下：

　　1. 鲜骨碎补：全株放于阴凉处，防止发热腐烂，用时除去叶、泥土和鳞片。

　　2. 骨碎补片：将鲜骨碎补除去叶、泥土和鳞片后，切成薄片，晒干。

　　3. 骨碎补块：除去叶和泥土，在沸水中焯过或火燎后，晒干，擦去鳞片。

性味功效：苦，温。补肾壮骨，疗伤止痛，祛风除湿；外用消风祛斑。

主治应用：用于肾虚久泻，耳鸣，牙痛，腰肌劳损，风湿痹痛，跌打损伤，筋骨折伤；外治斑秃，白癜风。

附　　注：中药骨碎补（槲蕨）与植物骨碎补（*Davallia trichomanoides*）为同名异物，后者为骨碎补科骨碎补属植物，泰顺不产。

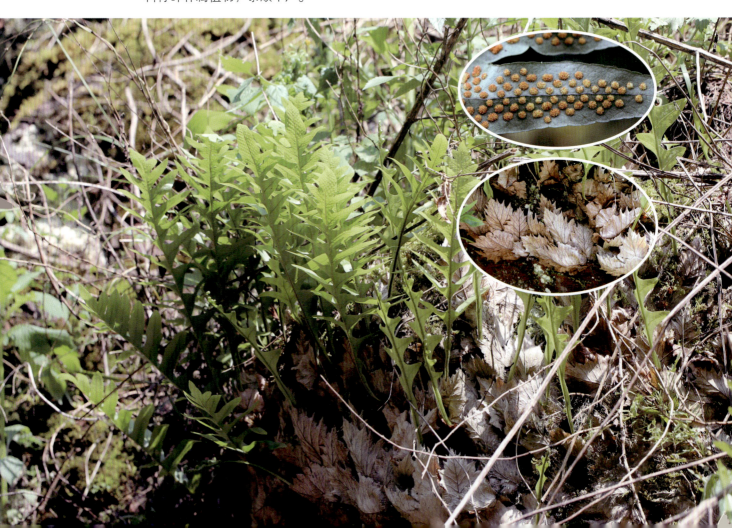

27 蘋（苹） *Marsilea quadrifolia* L.

蘋科 Marsileaceae　　**蘋属** *Marsilea*　　**地方名**　薸、水铜钱、田字草、水根藤

形态特征：多年生浮水植物。植株高 5 ~ 80 cm，植株高度与水深相关，浅水区呈挺水状。根状茎细长而横走，柔软，有分枝。叶柄基部被鳞片；叶片由 4 小叶组成，呈"十"字形生于叶柄顶端；小叶倒三角形，长与宽均为 1 ~ 2 cm，外缘圆弧形，基部楔形，全缘，幼时有毛；叶脉自基部呈放射状分叉，伸向叶缘。孢子果卵圆形或椭圆状肾形，幼时有密毛，长 3 ~ 4 mm，通常 2 ~ 3 枚簇生于长 1 ~ 1.5 cm 的梗上，梗着生于叶柄基部或近叶柄基部的根状茎上，大孢子囊和小孢子囊同生在一个孢子果内，大孢子囊有 1 个大孢子，小孢子囊有多数小孢子。

生境特征：生于溪流、湖泊、池塘、水田或季节性干旱的浅水沟渠中。

药用部分：全草入药。

采制加工：春、夏、秋季采集，鲜用或晒干。

性味功效：甘，寒。清热解毒，利尿消肿。

主治应用：用于感冒发热，小儿肺炎，脚气，疟疾，结膜炎，尿道感染；外治疮疖痈肿，流火，毒蛇咬伤，溃疡瘘管。

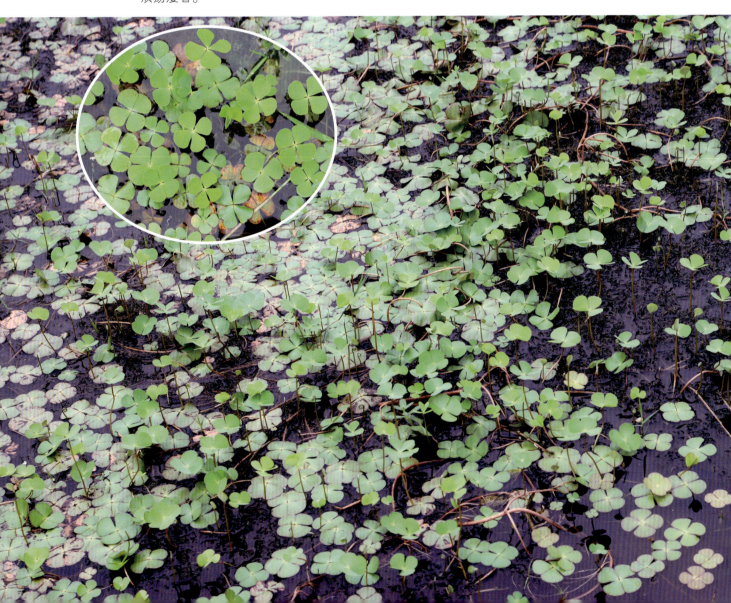

28 满江红 *Azolla pinnata* R. Br. subsp. *asiatica* R.M.K. Saunders et K. Fowler

满江红科 Azollaceae　　满江红属 *Azolla*　　地方名 红藻

形态特征：多年生浮水植物。根状茎，主茎不明显，横走，似二歧状分枝。枝出自叶腋，数目与茎生叶几相等，向下生须根，沉入水中。叶无柄，互生，覆瓦状排列，长约 1 mm，先端圆形或圆截形，基部圆楔形，全缘，通常分裂成上、下 2 片，上（背）裂片肉质，春夏时绿色，秋后呈红色、红紫色，有膜质边缘，浮在水面进行光合作用，表面有乳头状突起，表皮下有空腔，腔内含胶质有蓝藻共生，能固氮；下（腹）裂片膜质，有时呈紫红色，状如鳞片，没入水中吸收水分与无机盐。孢子果成对着生于分枝基部的下裂片上，大孢子果小，长卵形，内含 1 个大孢子囊，囊外有 9 个浮膘，囊内有 1 个大孢子；小孢子果大，球形，内含多数小孢子囊，囊内有着生丝状毛的泡胶块 6 个，共有小孢子 64 个。

生境特征：生于池沼、水沟或水田中，春夏间绿色，秋后红紫色。

药用部分：全草入药。

采制加工：夏、秋季采集，洗净，晒干。

性味功效：辛，寒。疏风解表，透疹，利尿，解毒，治火烫伤。

主治应用：用于风热感冒，麻疹未透，顽癣，小便不利，丹毒；炒炭后菜油调敷治火烫伤。

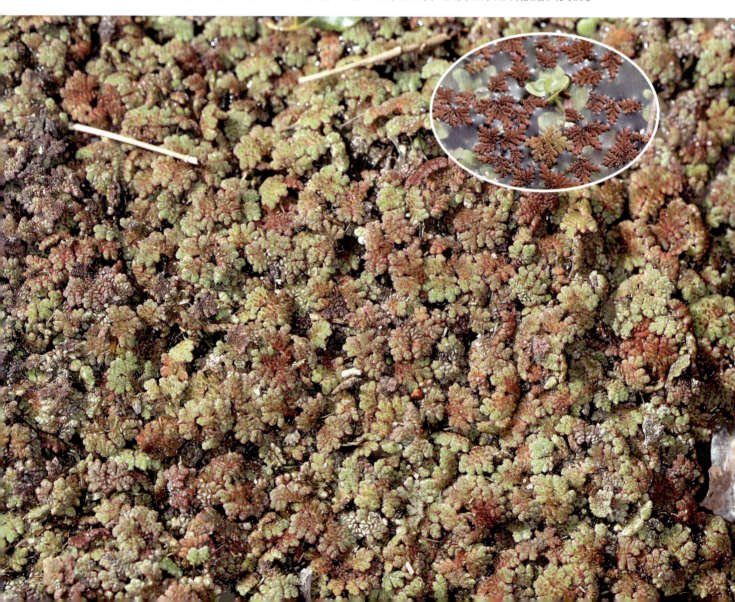

29　银杏　*Ginkgo biloba* L.

银杏科　Ginkgoaceae　　银杏属　*Ginkgo*　　地方名　白果

形态特征：落叶大乔木，高达 40 m。老树树皮灰褐色，深纵裂，粗糙；一年生枝淡黄褐色，二年生枝暗灰色，并有细纵裂纹；短枝密被叶痕，灰黑色；冬芽黄褐色，常卵圆形，先端钝尖。叶片扇形，有长柄，淡绿色，在一年生长枝上螺旋状散生，在短枝上 3～8 枚呈簇生状。雄球花 4～6 枚，柔荑花序状；雌球花具长梗，梗端常 2 叉。种子卵球形、倒卵形或近球形，成熟时呈黄色或橘黄色，被白粉。花期为 3—4 月，种子 9—10 月成熟。

生境特征：生于山坡、沟谷林中。本地普遍有栽培。

药用部分：叶和种仁入药，中药名分别为银杏叶和白果。

采制加工：1. 银杏叶：秋季叶尚绿时采收，及时阴干或晒干。

2. 白果：秋后待外种皮转黄白色时采收，加消石灰拌匀堆积，任其自然发酵，5～6 天后，移入竹箩中，踩踏去肉质外种皮，洗净，晒至中种皮（壳）呈乳白色，放通风处摊贮，不致变质。如晒至过分干燥或旺火烘干，则种仁容易霉变。

性味功效：1. 银杏叶：甘、苦、涩，平。活血化瘀，通络止痛，敛肺平喘，化浊降脂。

2. 白果：甘、苦、涩，平；有毒。敛肺定喘，止带缩尿。

主治应用：1. 银杏叶：用于瘀血阻络，胸痹心痛，中风偏瘫，肺虚咳喘和高脂血症。

2. 白果：用于痰多喘咳，带下白浊，遗尿尿频。

附　注：银杏的种仁有毒，不可生食，熟食宜少量。毒性以绿色的胚为甚，中毒症状严重程度与年龄、所食白果数量及自身抵抗力有关。

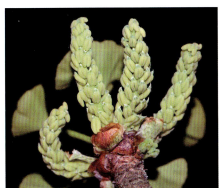
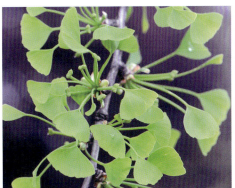
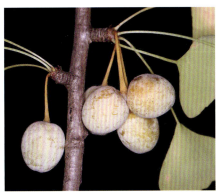
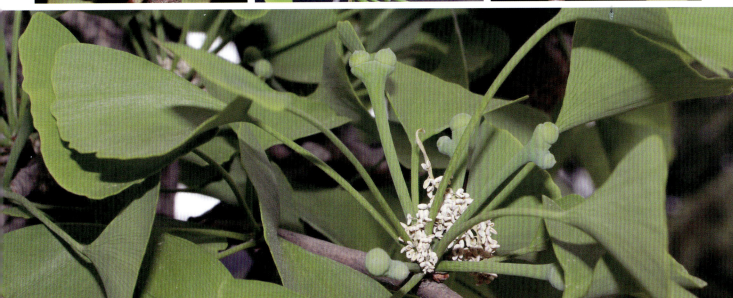

30　侧柏　*Platycladus orientalis* (L.) Franco

柏科　Cupressaceae　　　侧柏属　*Platycladus*　　　地方名　扁柏

形态特征：乔木，高可达 20 m。小枝排成一平面，两面一型（两面无白粉）。鳞叶小，中央鳞叶露出部分呈倒卵状菱形或斜方形，下面中间有条状腺槽，两侧鳞叶舟形，背部尖头的下方有腺点。球果宽卵球形，长 1.5~2.5 cm，成熟前近肉质，蓝绿色，被白粉，成熟后厚木质，红褐色，张开；中间 2 对种鳞背部顶端的下方有 1 向外呈弯钩状的尖头。种子卵圆形或近椭球形，灰褐色或紫褐色，长 5~8 mm，无翅，稍有棱脊。花期为 3—4 月，球果 10—11 月成熟。

生境特征：本地山区丘陵有栽培。

药用部分：带叶的枝梢入药，中药名为侧柏叶；成熟的种仁入药，中药名为柏子仁。

采制加工：1. 侧柏叶：春、夏间剪取带叶的细枝晒干。

2. 柏子仁：立冬前后摘取成熟果实，置竹匾中摊晒至果壳开裂，搓擦使种谷全部脱出，筛取种谷，再浸入水中，撩去上浮秕粒，取其下沉种谷，晒干；将石磨的中柱垫高到距种谷直径微低程度，将种谷磨裂谷壳，筛取种仁，再簸扬去杂屑。

性味功效：1. 侧柏叶：苦、涩，寒。凉血止血，止咳化痰，生发乌发。

2. 柏子仁：甘，平。养心安神，润肠通便，止汗。

主治应用：1. 侧柏叶：用于吐血，衄血，咯血，便血和崩漏下血等各种出血症，肺热咳嗽，慢性气管炎，血热脱发，须发早白。

2. 柏子仁：用于阴血不足，虚烦失眠，心悸怔忡，肠燥便秘，阴虚盗汗。

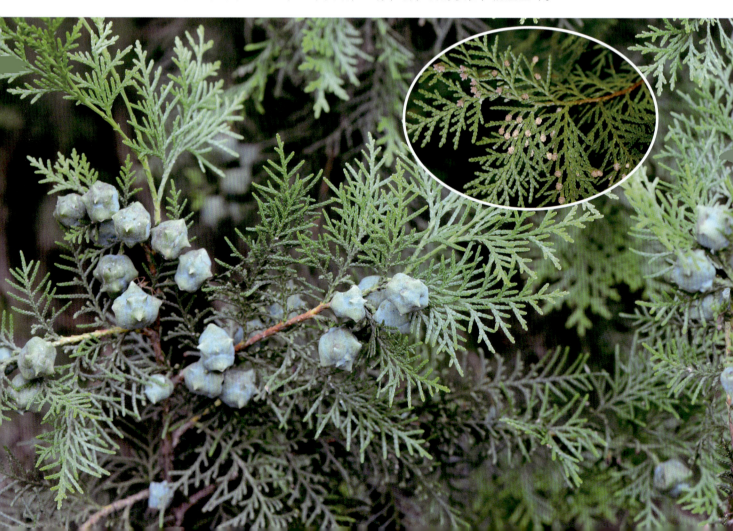

31 凹叶厚朴 *Magnolia officinalis* Rehder et E.H. Wilson subsp. *biloba* (Rehder et E.H. Wilson) Y.W. Law

木兰科 Magnoliaceae　　木兰属 *Magnolia*　　地方名 厚朴

形态特征：落叶乔木，高达 20 m。树皮厚，褐色，不裂，有圆形突起皮孔；小枝粗壮，淡黄色或灰黄色；顶芽大，窄卵状圆锥形，无毛。叶常集生于枝顶而呈轮生状；叶片大，长圆状倒卵形，长 20～30 cm，宽 8～17 cm，先端具明显的凹缺，有时 2 裂状，基部楔形，上面绿色，无毛，下面灰绿色，有白粉，被灰色平伏柔毛，侧脉 15～25 对；叶柄长 2.5～5 cm，粗壮，托叶痕长约为叶柄的 2/3。花大，直径约 15 cm，与叶同放，白色，芳香；花梗粗短，被柔毛；花被片 9～12（17），厚肉质，外轮 3 枚，淡绿色，内 2 轮白色。聚合果长圆状卵形，长 9～15 cm，基部宽圆；蓇葖果具长 3～4 mm 的短喙。花期为 4—5 月，果期为 9—10 月。

生境特征：本地山区丘陵有栽培。

药用部分：树皮、根皮和花蕾入药，皮的中药名通称为厚朴，其树皮名筒朴，其近根的树皮名脑朴或靴筒朴，根皮名根朴，枝皮名枝朴，花蕾的中药名为厚朴花。

采制加工：1. 厚朴：采剥期为立夏至夏至。采剥时先刮去褐色树表皮，量裁长度，用刀逐渐挖剥，挖到人手可插进去时，其朴自落，不使其损伤破裂。在离地 80 cm 以上至树枝分岔处剥筒朴；泥下 10 cm 至泥上 80 cm 剥脑朴；泥下 10 cm 以下剥根朴。厚朴剥落后，卷紧，用麻绳扎好，放置墙边，隔几天上下掉头 1 次，使其"发汗"，在室内阴凉干，使其油足、色紫、味香。切勿用阳光晒，以免色黄破裂，香味走失。

2. 厚朴花：需在春季花未开放时采摘，稍蒸后，低温干燥或晒干。

性味功效：1. 厚朴：苦、辛，温。燥湿化痰，下气除满。

2. 厚朴花：苦，微温。芳香化湿，理气宽中。

主治应用：1. 厚朴：用于湿滞伤中，脘痞吐泻，食积气滞，腹胀便秘，痰湿壅肺，痰饮喘咳。

2. 厚朴花：用于脾胃湿阻气滞，胸脘痞闷胀满，纳谷不香。

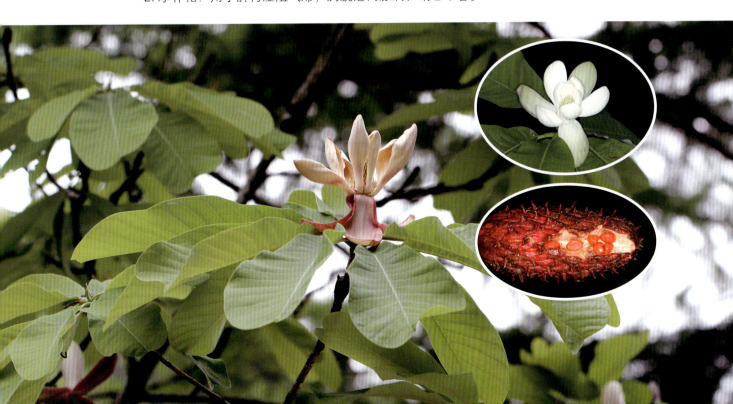

32　紫玉兰　*Magnolia liliiflora* Desr.

木兰科　Magnoliaceae　　木兰属　*Magnolia*　　地方名　碧玉花

形态特征：落叶灌木，高3~4 m。常丛生。二年生枝紫褐色，有明显灰白色皮孔；顶芽卵形，被淡黄色绢毛。叶散生；叶片椭圆状倒卵形或倒卵形，长8~18 cm，宽3~8 cm，先端急尖或渐尖，基部楔形，下延至柄，幼时上面疏生短柔毛，下面沿脉有细柔毛，侧脉8~10对；叶柄长0.8~2 cm，托叶痕长为叶柄的1/2。花直立，与叶同放；花梗粗壮，被毛；花被片9（12），二型，外轮3枚萼片状，淡紫色或绿白色，内2轮花瓣状，外面紫色，内面白色带紫色。聚合果成熟时呈褐色。花期为3—4月，果期为8—9月。

生境特征：栽培于村旁空地及房前屋后。

药用部分：花蕾入药。

采制加工：立春前，在花蕾壮大而未开放前，剪取花蕾，除去梗，用文火烘干或晒干。

性味功效：辛，温。散风寒，通鼻窍。

主治应用：用于风寒头痛，鼻塞流涕，鼻衄，鼻渊。

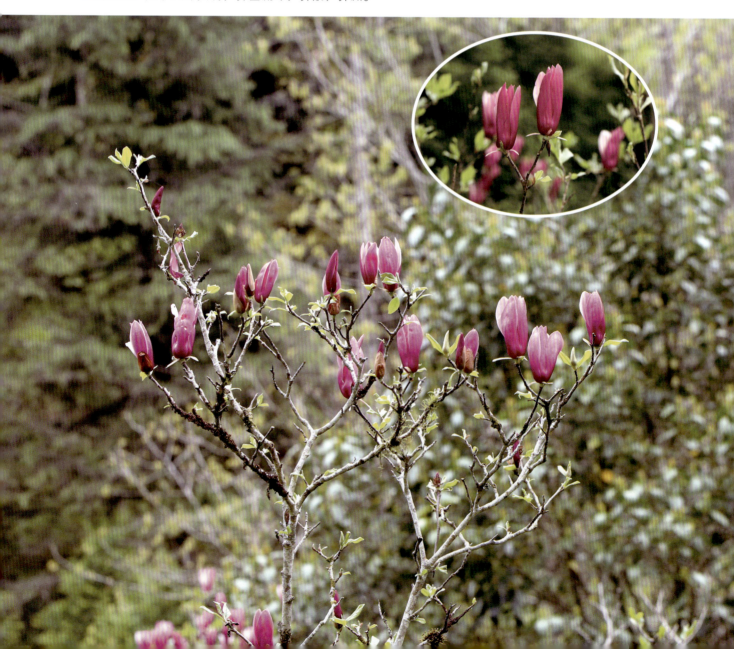

33　香樟（樟树）　*Cinnamomum camphora* (L.) Presl

樟科　Lauraceae　　樟属　*Cinnamomum*

形态特征：大乔木，高达 30 m。小枝光滑无毛。叶互生，不排成 2 列；叶片薄革质，卵形或卵状椭圆形，长 6~12 cm，宽 2.5~5.5 cm，先端急尖，基部宽楔形至近圆形，边缘呈微波状起伏，上面绿色至黄绿色，有光泽，下面灰绿色，薄被白粉，两面无毛或下面幼时略被微柔毛，离基三出脉，上面脉腋有泡状隆起，下面脉腋有腺窝，窝穴内常被微柔毛；叶柄细，长 2~3 cm，无毛。花序生于当年生枝叶腋，长 3.5~7 cm，无毛或在节上被灰白色至黄褐色微柔毛；花淡黄绿色，有清香；花梗长 1~2 mm，无毛；花被裂片椭圆形，长约 2 mm，外面无毛，里面密被短柔毛。果近球形，直径 6~8 mm，成熟时呈紫黑色；果托杯状，高约 5 mm，顶端平截，直径约 4 mm。花期为 4—5 月，果期为 8—11 月。

生境特征：本地山区丘陵有栽培。

药用部分：根、茎的提取物入药，中药名为樟脑；新鲜枝、叶的提取加工品入药，中药名为天然冰片（右旋龙脑）；果实的变异物，中药名为樟梨子；根、树皮、枝、叶亦可入药。

采制加工：1. 樟脑：全年可加工，砍取树干、枝、叶、根，劈成细小薄片，置容器中用水蒸气蒸馏，分取水面上浮的凝结固体及挥发油，滤出挥发油，残留水分另置，即成白色细粒状或粉末状的樟脑。

2. 天然冰片：将樟树的新鲜枝叶，经水蒸气蒸馏、冷凝并收集馏出液、油水分离、冷冻、离心分离、精制等工艺步骤后得到天然冰片。

3. 樟梨子：秋、冬季采集，除去杂质，洗净，晒干。

4. 根、树皮、枝、叶：全年可采，洗净，切碎，鲜用。

性味功效：1. 樟脑：辛，热；有毒。除湿杀虫，散肿止痛，开窍辟秽。

2. 天然冰片：辛、苦，凉。开窍醒神，清热止痛。

3. 樟梨子：辛，温。散寒化滞，行气止痛。

4. 根、树皮、枝、叶：辛，温。祛风散寒，行气止痛。

主治应用：1. 樟脑：用于热病神昏，心腹胀痛，疮疡疥癣，牙痛，跌打损伤。

2. 天然冰片：用于热病神昏，惊厥，中风痰厥，气郁暴厥，中恶昏迷，胸痹心痛，目赤，口疮，咽喉肿痛，耳道流脓。

3. 樟梨子：用于胃脘疼痛，吐泻腹痛；外用于瘀血肿痛。

4. 根、树皮、枝、叶：外感风寒，胃痛，腹痛，痛经，风湿痹痛，跌打损伤，慢性下肢溃疡，皮肤瘙痒，荨麻疹。

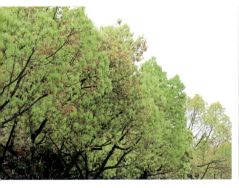
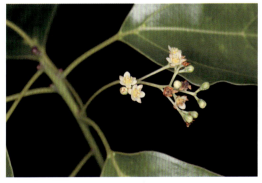
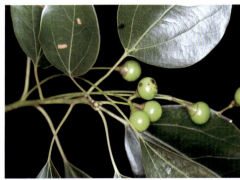

34 毛山鸡椒（毛山苍子） *Litsea cubeba* (Lour.) Pers. var. *formosana* (Nakai) Yen C. Yang et P.H. Huang

樟科　Lauraceae　　木姜子属　*Litsea*　　地方名　山苍子、臭子

形态特征：落叶小乔木，高 3 ~ 6 m。树皮初黄绿色，后渐变灰褐色，较光滑；小枝绿色，嫩时被灰白色短柔毛；枝叶与果实揉碎后具浓烈香气。叶互生；叶片薄纸质，狭长，披针形或长圆状披针形，长 4 ~ 11 cm，宽 1.5 ~ 3 cm，先端渐尖，基部楔形，上面绿色，下面粉绿色，上面无毛，下面被灰白色短柔毛，侧脉 6 ~ 10 对，细弱；叶柄长 0.5 ~ 1.5 cm，微带红色。花蕾秋季形成，于次年早春先于叶开放；伞形花序单生或簇生，发自枝上部叶腋；花序梗长 6 ~ 10 mm；总苞片 4；每花序具 4 ~ 6 花；花为黄白色；花被裂片 6，宽卵形至椭圆形，长约 2 mm；雌花较小。果球形，直径 4 ~ 6.5 mm，成熟时呈紫黑色；果梗长 3 ~ 5 mm，先端稍膨大，疏被毛。花期为 2—3 月，果期为 9—10 月。

生境特征：生于向阳山坡、沟谷疏林下、灌丛中或荒山上。

药用部分：成熟的果实、根和花入药。果实的中药名为荜澄茄。

采制加工：处暑至秋分间，果实成熟香气浓郁时摘取，晒干后筛去果梗杂屑。花在冬末春初时采集，拣去杂质，晒干。根秋冬季采挖，切厚片阴干。

性味功效：辛，温。温中散寒，行气止痛。

主治应用：果实用于胃寒呕逆，脘腹冷痛，寒疝腹痛，寒湿瘀滞，小便浑浊，跌打损伤。花用于夏季暑湿瘀气腹胀。根具有温胃、调味作用，用于食疗，可炖鸡鸭等。

附　　注：毛山鸡椒为山鸡椒（*L. cubeba*）的变种，功效同山鸡椒。泰顺不产山鸡椒，区别特征为后者幼枝、芽、叶片背面及花序均无毛。

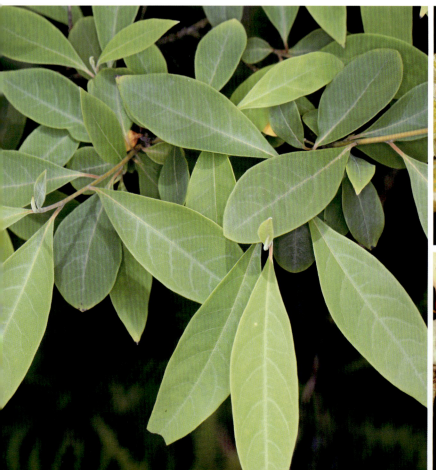
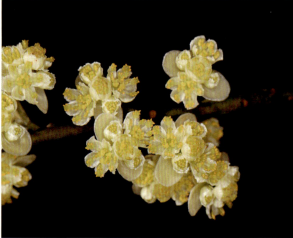
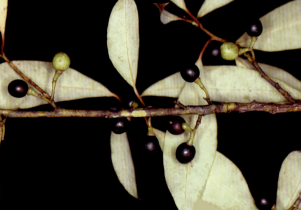

35　山胡椒（假死柴）　*Lindera glauca* (Siebold et Zucc.) Blume

樟科　Lauraceae　　山胡椒属　*Lindera*　　地方名　甲子枫、瓜子枫

形态特征： 落叶灌木至小乔木，高达 8 m。树皮平滑；二年生、三年生枝较粗，灰白色，幼时被褐色柔毛，后变无毛，皮孔不明显；混合芽，冬芽芽鳞无脊。叶互生；叶片厚纸质，揉碎后有鱼腥草气味，冬季常枯而不落，椭圆形、宽椭圆形或倒卵形，长 4～9 cm，宽 2～4 cm，最宽处通常在中部或以下，有时在中部以上，先端急尖，基部楔形，上面深绿色，下面粉绿色，被灰白色柔毛，羽状脉，侧脉 5 或 6 对；叶柄长 3～6 mm，几无毛。伞形花序腋生于新枝下部，与叶同放；花序梗短或不明显，与花梗、花被裂片均被柔毛；每花序具 3～8 花；花梗长 1～1.2 cm；花为黄绿色。果球形，直径 6～7 mm，成熟时呈紫黑色，有光泽，无突起皮孔；果梗长 1.2～1.5 cm。花期为 3—4 月，果期为 8—10 月。

生境特征： 生于山坡灌丛中或疏林下。

药用部分： 果实、根、叶及树皮入药。

采制加工： 秋季采集，晒干；叶鲜用。

性味功效： 1. 果实：辛，热。温中健胃，祛风。

2. 根：辛，温。祛风活络，利湿消肿。

3. 叶：辛、苦，微寒。解毒消疮，祛风止痛，止痒，止血。

4. 树皮：辛、苦，温。祛风，解毒，敛疮。

主治应用： 1. 果实：用于胃痛，气喘。

2. 根：用于风湿痹痛，劳伤脱力，水肿。

3. 叶：用于疮疖，外伤出血。

4. 树皮：用于烫伤。

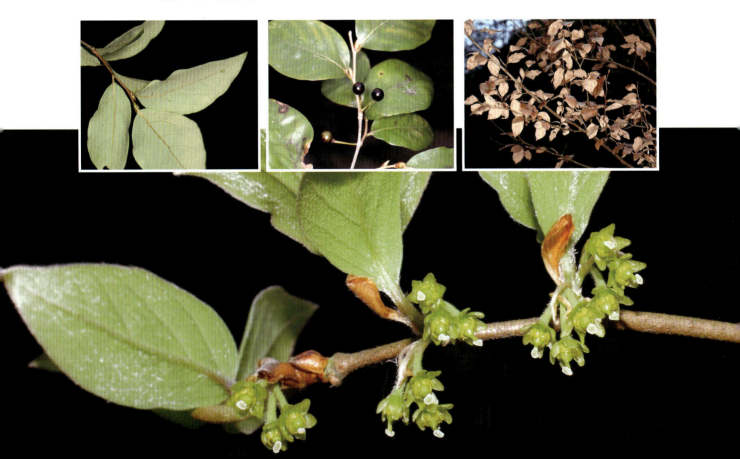

36 红果乌药 *Lindera aggregata* (Sims) Kosterm. form. *rubra* P.L. Chiu ex L.H. Lou et al.

樟科　Lauraceae　　山胡椒属　*Lindera*　　地方名　和哗柴、旁其卵

形态特征：常绿灌木，高可达 4 m。根常膨大成纺锤状，外皮淡紫红色，内皮白色；小枝幼时密被金黄色绢毛，后渐变无毛。叶互生；叶片革质，卵形、卵圆形至近圆形，长 3～5（7）cm，宽 1.5～4 cm，先端尾尖，基部圆形至宽楔形，上面绿色有光泽，下面灰白色，幼时密被灰黄色伏柔毛，后渐脱落，基出三出脉，在上面凹下，在下面隆起；叶柄长 0.5～1 cm，幼时被毛，后渐脱落。伞形花序生于二年生枝叶腋；花序梗极短或无；花梗被柔毛；花黄绿色，雄花较雌花为大；花被裂片，外被白色柔毛，里面无毛。果卵形至椭球形，长 0.6～1 cm，直径 0.4～0.7 cm，成熟时呈鲜红色。花期为 3—4 月，果期为 9—11 月。

生境特征：生于山坡、谷地林下或灌丛中。

药用部分：块根入药，中药名为乌药。质老而不呈纺锤状的直根不可药用。

采制加工：秋、冬季掘取块根，除去茎叶和两端细根，洗净泥土，晒干。

性味功效：辛，温。温肾散寒，行气止痛。

主治应用：用于寒凝气滞，胸腹胀痛，气逆喘急，膀胱虚冷，遗尿尿频，疝气疼痛，经寒腹痛。

附　　注：红果乌药生境与用途同乌药（*L. aggregata*）。

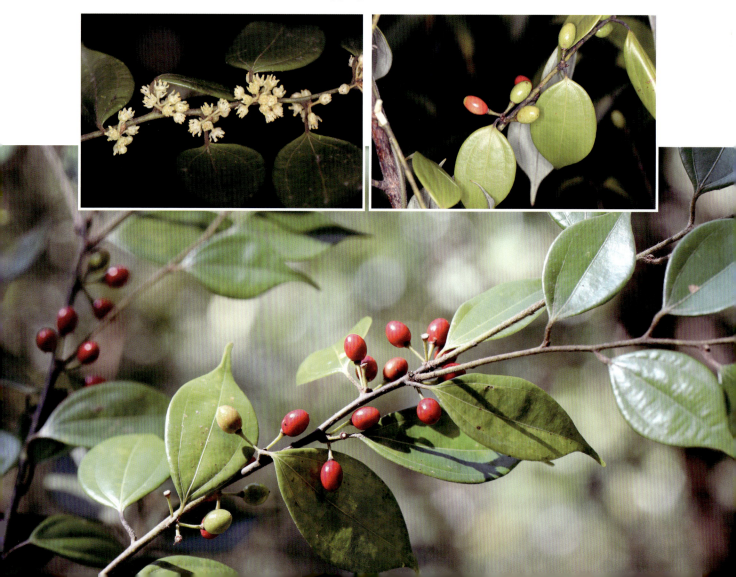

37　草珊瑚　*Sarcandra glabra* (Thunb.) Nakai

金粟兰科　Chloranthaceae　　草珊瑚属　*Sarcandra*　　地方名　九节竹

形态特征：常绿亚灌木，高 50～120 cm。茎与枝均有膨大的节。叶对生；叶片薄革质，椭圆形、卵形至卵状披针形，长 6～17 cm，宽 2～6 cm，先端渐尖，基部尖或楔形，边缘具粗锐锯齿，齿尖有 1 腺体，两面均无毛；叶柄长 0.5～1.5 cm，基部合生成鞘状；托叶钻形。穗状花序顶生，通常有分枝而呈圆锥花序状，连花序梗长 1.5～4 cm；苞片三角形；花为黄绿色；雄蕊 1，肉质，棒状至圆柱状，花药 2 室，生于药隔上部的两侧；子房球形或卵形。核果球形，直径 3～4 mm，成熟时呈亮红色。花期为 6 月，果期为 10 月至次年 2 月。

生境特征：生于山坡、林下阴湿处。

药用部分：全草入药，中药名为肿节风。

采制加工：夏、秋季采收，除去杂质，鲜用或晒干。

性味功效：苦、辛，平。清热凉血，活血消斑，祛风通络。

主治应用：用于血热发斑发疹，风湿痹痛，跌打损伤。

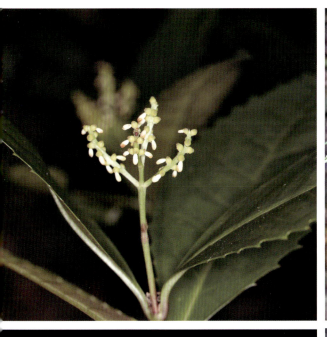
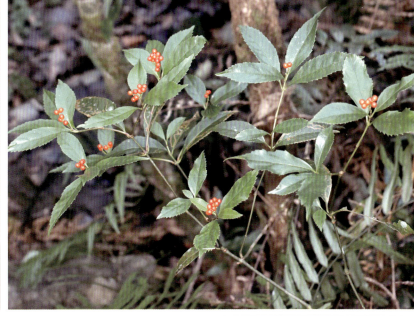
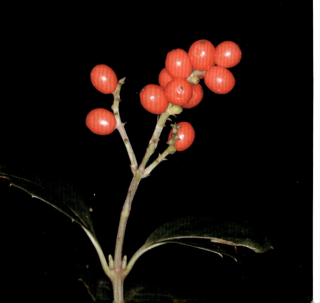
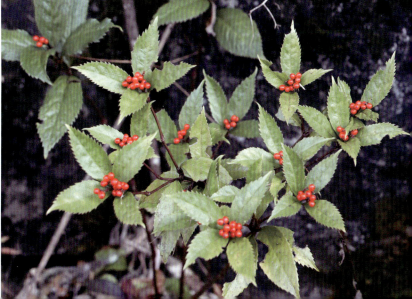

38　宽叶金粟兰　*Chloranthus henryi* Hemsl.

金粟兰科　Chloranthaceae　　金粟兰属　*Chloranthus*　　地方名　四叶对、四天王、四对剪

形态特征：多年生草本，高 40～65 cm。根状茎，粗壮，具多数细长的棕色须根；茎直立，单一或数个丛生，常不分枝，有 6 或 7 个明显的节，节间长 0.5～3 cm，下部节上生 1 对卵状三角形的鳞状叶。叶对生，通常 2 对集生于茎顶；叶片纸质，宽椭圆形、卵状椭圆形或倒卵形，长 9～18 cm，宽 5～9 cm，先端渐尖，基部楔形至宽楔形，边缘具锯齿，齿端有 1 腺体，下面脉上有细小的鳞屑状毛，侧脉 6～8 对；叶柄长 4～12 mm。穗状花序顶生，通常二歧或总状分枝，连花序梗长 10～16 cm；花白色；雄蕊 3，基部几分离，仅内侧稍相连，中央药隔长 3 mm，有 1 枚 2 室的花药，两侧药隔稍短，各有 1 枚 1 室的花药，药室在药隔的基部；子房卵形，无花柱，柱头近头状。核果球形，直径约 3 mm，具短柄。花期为 4—6 月，果期为 7—8 月。

生境特征：生于山坡阴湿林下或路边灌丛中。

药用部分：根或全草入药，中药名为大叶及己。

采制加工：全草在夏、秋季采集，洗净，晒干；或只取根部，晒干或鲜用。

性味功效：辛、苦，温；有毒。活血散瘀，祛风利湿，杀虫止痛。

主治应用：外用为主。用于跌打损伤，风湿痹痛，头癣，皮肤瘙痒，无名肿毒；鲜草捣敷治毒蛇咬伤。不用于开放性损伤。

附　　注：同属植物丝穗金粟兰（*C. fortunei*）和及己（*C. serratus*）泰顺也产，功效同宽叶金粟兰。以上三种全草皆有毒，内服慎用。

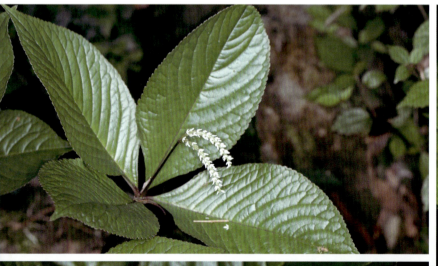
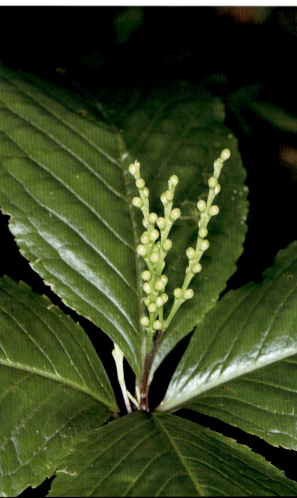
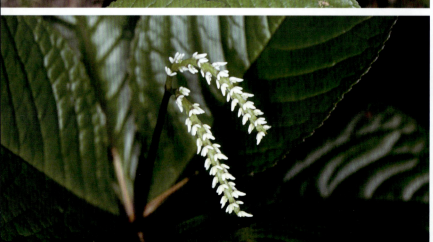

39　三白草　*Saururus chinensis* (Lour.) Baill.

三白草科　Saururaceae　　　三白草属　*Saururus*　　　地方名　田了白

形态特征：多年生草本，高 30 ~ 100 cm。茎粗壮，有纵长粗棱和沟槽，下部根状茎匍匐，白色，节上常生不定根。叶互生；叶片纸质，密生腺点，宽卵形至卵状披针形，长 10 ~ 20 cm，宽 5 ~ 10 cm，先端短尖或渐尖，基部心形或耳状，两面无毛，上部的叶较小，茎顶端的 1 ~ 3 枚花时常全部或部分变为白色花瓣状，基出脉 5；叶柄长 1 ~ 3 cm，基部有托叶合生成鞘状，略抱茎。总状花序生于茎顶，与叶对生；花序轴与花梗密被短柔毛；花小，两性，生于苞腋，有花梗，无花被；苞片微小；雄蕊 6，花药长圆形，纵裂。蒴果裂为 4 个近球形的分果瓣，表面多疣状突起。种子呈球形。花期为 5—7 月，果期为 8—10 月。

生境特征：喜潮湿，常成片生于沟旁溪畔、沼泽等低湿处。

药用部分：地上部分入药；根茎亦可入药。

采制加工：夏、秋季采集地上部分；根茎秋季采挖，洗净，晒干或鲜用。

性味功效：甘、辛，寒。清热解毒，利尿消肿。

主治应用：用于水肿，小便不利，淋沥涩痛，尿路感染，尿路结石，白带过多，支气管炎，黄疸；外治疖肿肿毒，流火（丹毒），湿疹。

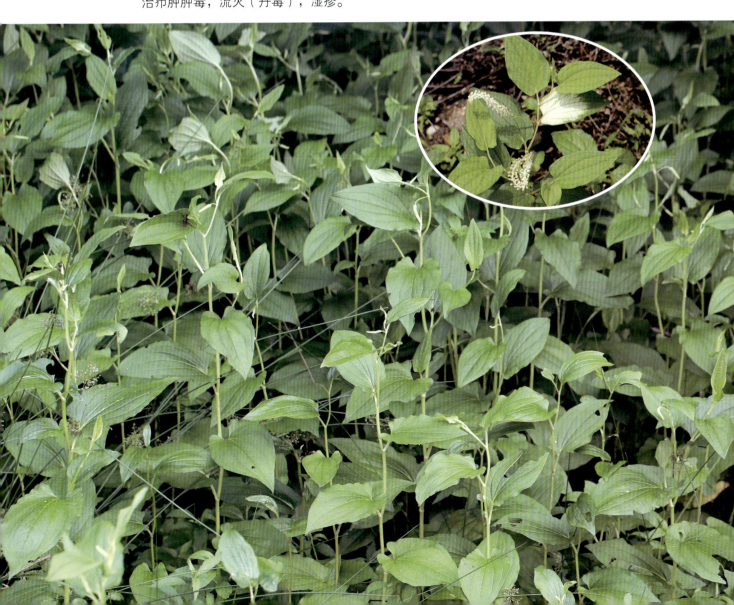

40 蕺菜（鱼腥草） *Houttuynia cordata* Thunb.

三白草科 Saururaceae　　蕺菜属 *Houttuynia*　　地方名 臭益根、牛不食

形态特征： 多年生草本，高 30 ~ 60 cm。全株有浓烈的鱼腥味。地下根状茎，横生，白色，节上生须根，上部茎直立，常紫色。叶互生；叶片薄纸质，有腺点，下面尤密，卵形或宽卵形，长 4 ~ 10 cm，宽 2.5 ~ 6 cm，先端短渐尖，基部心形，下面常呈紫红色，脉上有毛；叶柄长 1 ~ 3.5 cm，无毛；托叶长 1 ~ 2.5 cm，先端钝，下部与叶柄合生成长 8 ~ 20 mm 的鞘。穗状花序长约 2 cm；花序梗长 1.5 ~ 3 cm，无毛；花小，无梗；总苞 4 片，白色，花瓣状，长圆形或倒卵形，先端钝圆；雄蕊长于子房，花丝长约为花药的 3 倍。蒴果长 2 ~ 3 mm，顶端 3 裂，花柱宿存。花期为 4—8 月，果期为 6—10 月。

生境特征： 生于背阴湿地、林缘路边、林下或溪沟边草丛中。

药用部分： 全草入药，中药名为鱼腥草。

采制加工： 夏、秋季割取地上部分，晒干；鲜用全草，全年可采。

性味功效： 辛，微寒。清热解毒，消痈排脓，利尿通淋。

主治应用： 用于上呼吸道感染，支气管炎，肺炎，肺脓疡，胸膜炎，化脓性中耳炎，尿路感染，痈肿疮毒。

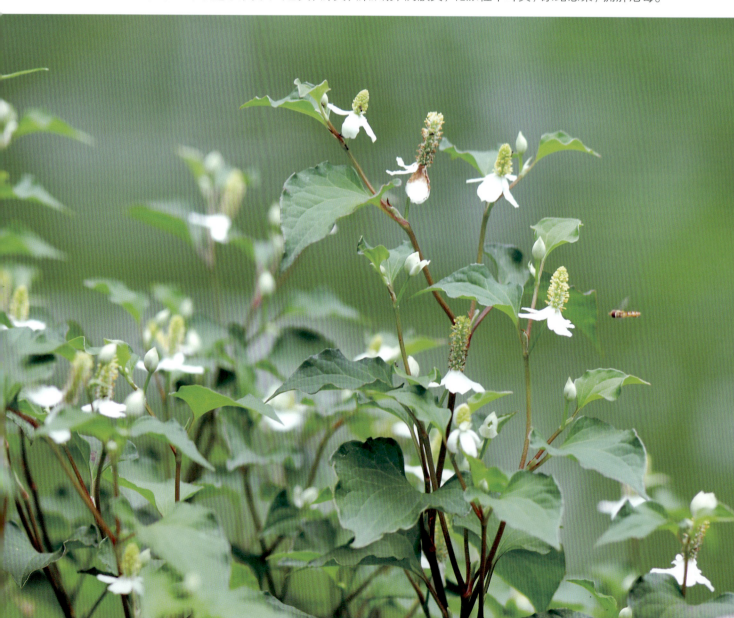

41　山蒟　*Piper hancei* Maxim.

胡椒科　Piperaceae　　胡椒属　*Piper*　　地方名　满坑香

形态特征：攀缘藤本。茎、枝具细纵纹，节上生根。叶片纸质或薄革质，卵状披针形或椭圆形，长6～12 cm，宽2.5～4.5 cm，先端短尖或渐尖，基部渐狭或楔形，有时钝；叶脉5或7，最上1对互生，离基1～3 cm，从中脉发出，弯拱上伸几达叶片顶部，如为7脉时，则最外1对细弱，网状脉通常明显；叶柄长5～12 mm；营养枝叶鞘长约为叶柄的一半，生殖枝则仅基部有叶鞘。花单性，雌雄异株，聚集成与叶对生的穗状花序；雄花序长6～10 cm，直径约2 mm，花序梗与叶柄等长或略长，花序轴被毛，苞片近圆形，盾状，向轴面和柄上被柔毛，雄蕊2，花丝短；雌花序长约3 cm，果时延长，苞片与雄花序相同，但柄略长，子房近球形，离生，柱头4，稀3。浆果球形，黄色，直径2.5～3 mm。花期为5—8月，果期为10月至次年4月。

生境特征：生于林下或溪涧边，常攀缘于岩石或树干上。

药用部分：藤茎入药，中药名为浙海风藤。

采制加工：夏、秋季割取藤茎，除净叶和根，截成长段，晒干，剔除直径小于1 mm以下者，扎成小把；或采集藤茎鲜用。

性味功效：辛、苦，微温。祛风湿，通经络，解暑止痛。

主治应用：用于风寒湿痹，肢节疼痛，筋脉拘挛，关节不利，暑湿腹痛。

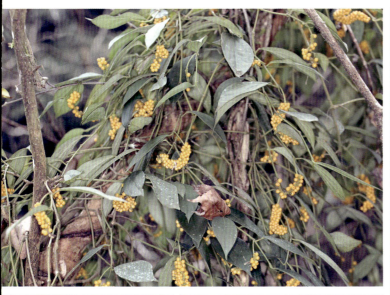
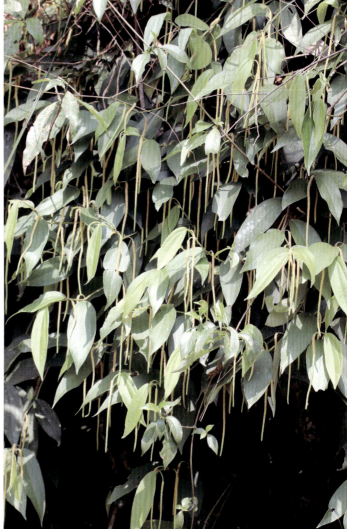
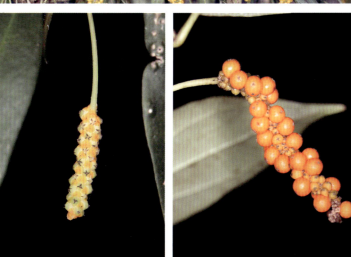

42 马蹄细辛 *Asarum ichangense* C.Y. Cheng et C.S. Yang

马兜铃科 Aristolochiaceae   细辛属 *Asarum*   地方名 土细辛、马蹄香

形态特征：多年生草本。根状茎短；须根肉质，微具辛辣味。叶1～3片；叶片纸质，圆心形或卵状心形，长4～9 cm，宽3～8 cm，先端圆钝或急尖，基部心形，上面有时具云斑，近边缘处被微毛，下面幼时带紫红色，无毛；叶柄长3～15 cm，无毛；鳞片叶椭圆形，长约1 cm，边缘有睫毛。花单生于叶腋；花梗长约1 cm，常弯垂；花被在子房以上合生，花被筒卵球形，无毛，直径约1 cm，内侧具突起的网格，喉部缢缩，具宽约1 mm的膜环，花被裂片三角状卵形，长1～1.4 cm，宽0.8～1 cm，平展，近喉部有乳突状横褶区；雄蕊12，花丝极短，药隔稍伸出；子房半下位，花柱6，离生，先端不分裂，柱头顶生。蒴果卵球形，直径约1.8 cm。花期为4—5月，果期为6—7月。

生境特征：生于山坡林下阴湿处。

药用部分：全草入药。

采制加工：夏、秋季采集，去净泥杂，晒干。

性味功效：辛，温；有小毒。祛寒开窍，行气止痛。

主治应用：用于外感风寒，头痛鼻塞，寒凝胃痛，支气管炎，中暑发痧，慢性鼻炎，副鼻窦炎；外用捣敷治龋齿、甲沟炎。

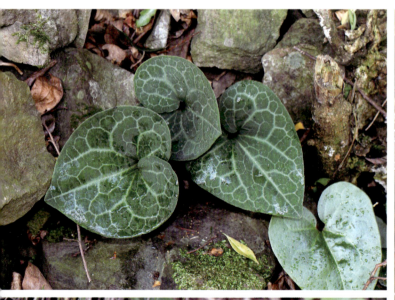

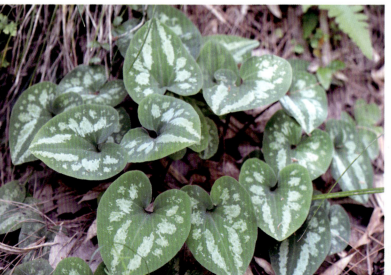

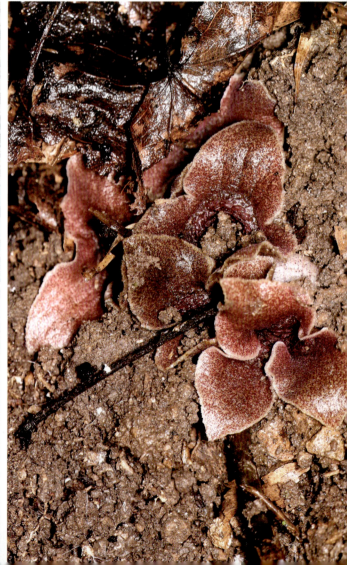

43　管花马兜铃　*Aristolochia tubiflora* Dunn

马兜铃科　Aristolochiaceae　　　马兜铃属　*Aristolochia*　　　地方名　一条鞭

形态特征：草质藤本。植株各部无毛。根圆柱形，细长，黄褐色，内面白色；嫩枝、叶柄折断后渗出微红色汁液。叶片纸质，卵状心形或圆心形，长与宽近相等，均为 3.5～15 cm，先端钝或急尖，基部心形，下面有时具白粉，油点明显，基出脉 7，叶脉干后呈红色，网脉不明显或稍明显；叶柄长 2～10 cm。花单生于叶腋或 2～3 朵排成腋生总状花序；花梗长 1～2 cm，近基部处有 1 枚小的叶状苞片；花被筒长 1.5～2.5 cm，直或稍弯，为黄绿色且稍带紫色，基部膨大成球形，喉部带紫色，檐部一侧极短，一侧延伸成三角状披针形的长舌片，先端圆钝或微凹；雄蕊 6；花柱先端 6 裂。蒴果圆柱形或倒卵形，长 2.5～3 cm，直径约 1.5 cm，成熟时开裂成提篮状。种子倒卵状盾形，先端近平截，背面散生疣状斑点，腹面微凹，中间具种脊。花期为 4—8 月，果期为 10—12 月。

生境特征：生于山坡林下或灌丛中。

药用部分：根入药，中药名为青木香；带叶藤茎入药，中药名为天仙藤；成熟的蒴果入药，中药名为马兜铃。

采制加工：1. 青木香：立冬前后，当地上茎叶初萎时，掘取根部，洗净泥沙，晒干。

2. 天仙藤：立夏前后，当植株尚未开花前，割取地上部分，拣去杂草，晒至半干时，扎成小把再晒干。

3. 马兜铃：白露前后趁果实未开裂前连果梗摘取，晒干。

性味功效：1. 青木香：苦、辛，寒。理气，止痛，解毒。

2. 天仙藤：苦，温。理气活血，利尿止痛。

3. 马兜铃：苦、微辛，寒。清肺降气，止咳平喘。

主治应用：1. 青木香：用于胸腹胀痛，高血压病；外治湿疹溃烂，疔肿。

2. 天仙藤：用于妊娠水肿，胸腹胀痛。

3. 马兜铃：用于肺热咳喘，肠热痔疮。

附　注：本种有小毒，内服需谨慎，不宜长期和大剂量使用。同属植物马兜铃（*A. debilis*）泰顺不产。

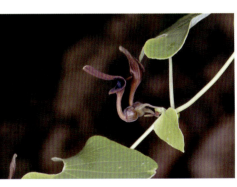
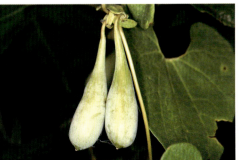
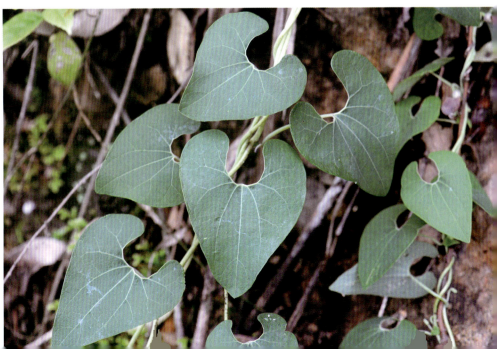

44　披针叶茴香（红毒茴、莽草）　*Illicium lanceolatum* A.C. Smith

八角科　Illiciaceae　　八角属　*Illicium*　　地方名　木蟹柴、山木蟹

形态特征：常绿小乔木或灌木，高 3 ~ 10 m。树皮灰褐色至灰白色。叶片披针形或倒披针形，长 5 ~ 15 cm，宽 1.5 ~ 4.5 cm，先端渐尖或尾尖，基部窄楔形，中脉在上面微凹，在下面稍隆起，侧脉、网脉不明显；叶柄纤细，长 5 ~ 20 mm。花腋生或近顶生，红色或深红色；花梗纤细，长 1.5 ~ 5 cm；花被 10 ~ 15 片；雄蕊 6 ~ 11；心皮 10 ~ 14。聚合果直径 3.4 ~ 4 cm；蓇葖果 10 ~ 14 个，先端具长 3 ~ 7 mm 的内弯尖头；果梗长可达 5.5 ~ 8 cm。花期为 5—6 月，果期为 8—10 月。

生境特征：生于阴湿的溪谷两旁杂木林中。

药用部分：根皮和茎皮入药，中药名为红茴香。

采制加工：全年可采，洗净，切片，晒干或鲜用。

性味功效：苦、辛，温；有大毒。祛风除湿，舒筋活血，散瘀止痛。

主治应用：用于跌打损伤，腰肌劳损，关节、肌肉或韧带的新旧伤痛，风湿痹痛，痈疽，无名肿痛，外伤出血，骨折，断指再植。

附　注：根、果均有毒，内服需谨慎。果实外观类似无毒的八角茴香（*Illicium verum*）（本地不产），应注意鉴别使用。本品的蓇葖果 10 ~ 13 个，形状细瘦，先端尖，向下弯钩；八角茴香的蓇葖果 8 ~ 9 个，形状粗壮，先端钝，平直无钩。

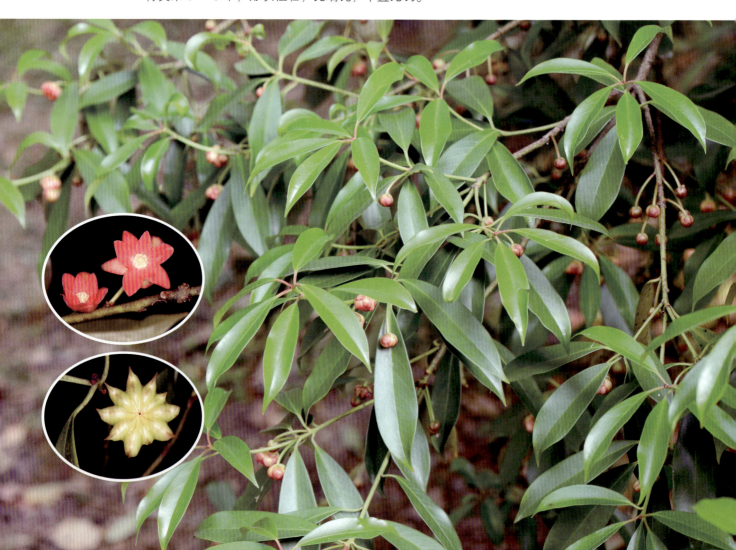

45　南五味子　*Kadsura japonica* (L.) Dunal

五味子科　Schisandraceae　　　南五味子属　*Kadsura*　　　地方名　冷饭丸、饭团根

形态特征： 常绿藤本，全株无毛。小枝圆柱形，疏生皮孔。叶片椭圆形或椭圆状披针形，长 5～13 cm，宽 2～6 cm，先端渐尖或尖，基部楔形，边缘有疏齿，侧脉每边 5～7；叶柄长 0.6～2.5 cm。花单生于叶腋，雌雄异株；花被 8～17 片，淡黄色或粉红色，有香气；雄花花梗长 1～4.5 cm，雌花花梗长 3～15 cm。聚合果球形，直径 3～5 cm，成熟时呈深红色或暗紫色。种子肾形。花期为 6—9 月，果期为 9—12 月。

生境特征： 生于山坡山麓及山谷溪边、路旁杂木林中及林缘，常攀援于其他树上。

药用部分： 根入药，中药名为红木香；根皮入药，中药名为紫金皮；茎入药，中药名为大活血；成熟果实也可入药，中药名为冷饭团。

采制加工： 秋、冬季掘取茎藤和地下根，洗净泥沙，加工如下：

1. 红木香：选取粗壮均匀的地下根，修除细根泥沙，斩成长段，晒干；
2. 紫金皮：取地下根，以木棒敲击，使木芯分离，剥取根皮，晒干；
3. 大活血：取地上茎，修除细枝残叶，斩成长段，晒干；
4. 冷饭团：10 月采后蒸熟，晒干。

性味功效：
1. 红木香：辛，温。行气开膈，活血止痛。
2. 紫金皮：辛，温。行气，活血，止痛。
3. 大活血：微辛，温。行气，活血。
4. 冷饭团：甘、酸，微温。补心肾，宁神，敛汗固精。

主治应用：
1. 红木香用于胃溃疡，肠胃炎，风湿痹痛，中暑腹痛。
2. 紫金皮用于气滞腹胀痛，胃痛，筋骨疼痛，月经痛，跌打损伤，无名肿毒。
3. 大活血用于风寒湿痹，关节酸痛，跌扑损伤。
4. 冷饭团：用于阳痿、滑精。

附　　注： 本种与中药南五味子为同名异物，中药南五味子的原植物为华中五味子（*Schizandra sphenanthera*），本地有产，注意鉴别使用。

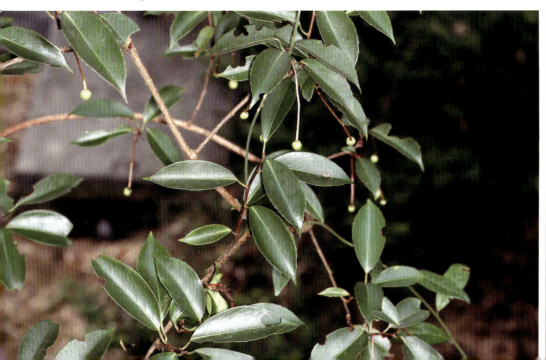
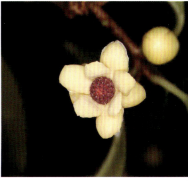
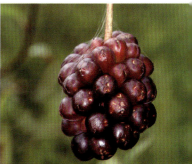

46 天葵 *Semiaquilegia adoxoides* (DC.) Makino

毛茛科 Ranunculaceae　　天葵属 *Semiaquilegia*　　地方名 老鼠屎

形态特征：多年生草本，高 10 ～ 30 cm。茎被稀疏的白色柔毛。块根长 1 ～ 2 cm，直径 3 ～ 6 mm，外皮呈棕黑色。基生叶多数，掌状三出复叶，叶片卵圆形至肾形，长 1.2 ～ 3 cm，小叶片扇状菱形或倒卵状菱形，3 深裂，裂片又有 2 或 3 小裂片，下面常呈紫色，叶柄长 3 ～ 12 cm，基部扩大成鞘状；茎生叶与基生叶相似，但较小。花小，直径 4 ～ 6 mm；苞片倒披针形至倒卵圆形，不裂或 3 深裂；花梗纤细，长 1 ～ 2.5 cm，被伸展的白色短柔毛；萼片白色，常带淡紫色，狭椭圆形，长 4 ～ 6 mm，宽 1.2 ～ 2.5 mm，先端急、尖；花瓣匙形，长 2.5 ～ 3.5 mm，先端近截形，基部突起成囊状；退化雄蕊条状披针形，与花丝近等长。蓇葖果卵状长椭圆形，长 6 ～ 7 mm，宽约 2 mm，表面具突起的横向脉纹。种子卵状椭圆形，褐色至黑褐色，长约 1 mm，表面密生小瘤突。花期为 2—3 月，果期为 4—5 月。

生境特征：生于山坡林缘、路旁、沟边或山谷较阴处。

药用部分：块根入药，中药名为天葵子；地上部分入药，中药名为天葵草。

采制加工：1. 天葵子：立春至清明间，将全株掘起，剪除地上茎叶，取根部，清理泥沙，修去须根晒干。

2. 天葵草：春季采收，清除杂草，洗净，扎小把，晒干。

性味功效：1. 天葵子：甘、苦，寒。清热解毒，消肿散结。

2. 天葵草：甘、苦，寒。清热解毒，利尿排石。

主治应用：1. 天葵子：用于瘰疬，疔疮痈肿，乳痈，跌打损伤，蛇虫咬伤。

2. 天葵草：用于乳痈肿痛，尿路感染，石淋，疔疮痈疖。

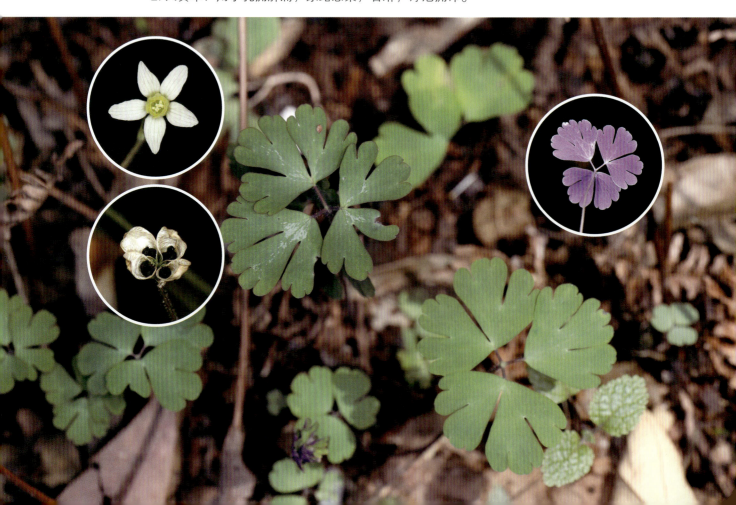

47　短萼黄连（浙黄连）　*Coptis chinensis* Franch. var. *brevisepala* W.T. Wang et Hsiao

毛茛科　Ranunculaceae　　黄连属　*Coptis*　　地方名　土黄连、水黄连

形态特征： 常绿草本。根状茎黄色，常分枝，密生多数须根，味极苦。叶片稍带革质，卵状三角形，宽达 12 cm，3 全裂，中裂片具长 0.8 ~ 1.8 cm 的柄，卵状菱形，长 3 ~ 8 cm，宽 2 ~ 4 cm，先端急尖，具 3 或 5 对羽状裂片，边缘具细刺尖状的锐锯齿，侧裂片具长 1.5 ~ 5 mm 的柄，斜卵形，不等 2 深裂，两面叶脉均隆起，上面沿脉被短柔毛；叶柄长 5 ~ 12 cm，无毛。花葶 1 或 2，高 12 ~ 25 cm；二歧或多歧聚伞花序，具 3 ~ 8 花；苞片披针形，3 ~ 5 羽状深裂；萼片黄绿色，长椭圆状卵形，长约 6.5 mm；花瓣条形或条状披针形，长 5 ~ 6.5 mm，先端渐尖，中央有蜜槽；雄蕊 12 ~ 20，花药长约 1 mm，花丝长 2 ~ 5 mm；心皮 8 ~ 12，花柱微外弯。蓇葖果长 6 ~ 8 mm，具长柄。种子 7 或 8，长椭球形，长约 2 mm，褐色。花期为 2—3 月，果期为 4—6 月。

生境特征： 生于沟谷林下阴湿处或栽培于屋后阴湿地。

药用部分： 根状茎入药，中药名为浙黄连。

采制加工： 秋冬季采挖，洗净泥沙，剪去地上残茎，晒干或用文火烘干，再修去芦头和根须。

性味功效： 苦，寒。泻火解毒，清热燥湿。

主治应用： 用于湿热黄疸，胃热呕吐，热痢，腹痛，血热，吐血，衄血，目赤肿痛，口舌生疮；外用研粉麻油调敷治热毒疮疡和火烫伤。

附　　注： 野生个体已被列为国家二级重点保护野生植物，严禁采挖。

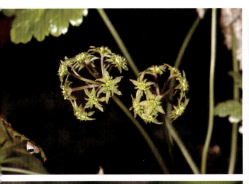
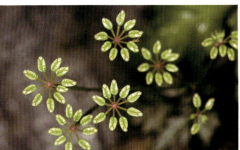
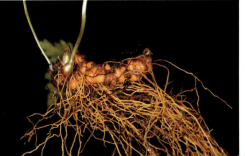
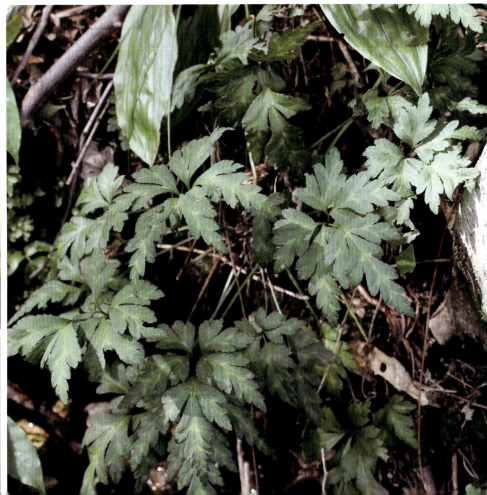

48　山木通　*Clematis finetiana* H. Lév. et Vaniot

毛茛科　Ranunculaceae　　　铁线莲属　*Clematis*　　　地方名　九里火

形态特征：常绿木质藤本。茎圆柱形，无毛，有纵条纹，小枝有棱，无毛。三出复叶，茎下部有时为单叶；小叶片薄革质，卵状披针形、狭卵形至卵形，长3～9（16）cm，宽1.5～3.5（6.5）cm，先端锐尖至渐尖，基部圆形、浅心形或斜肾形，全缘，两面无毛。花常单生，或为聚伞花序、总状聚伞花序，腋生或顶生，具1～3（7）花，少数具花7朵以上而呈圆锥状聚伞花序，通常比叶长或与叶近等长；花序基部常有多数长三角形至三角形的宿存芽鳞，长5～8 mm；下部苞片为宽条形至三角状披针形，先端3裂，上部苞片小，钻形；花梗无毛；萼片4（6），平展，白色，狭椭圆形，长1～2 cm，外面边缘密生短绒毛，不向外延展成翅；雄蕊无毛，花药条形，顶端具短尖头。瘦果镰刀状狭卵形，长约5 mm，具柔毛，宿存花柱长达3 cm。花期为4—6月，果期为7—11月。

生境特征：生于山坡疏林下、溪边、路旁灌丛中及山谷石缝中。

药用部分：根及根茎入药，中药名为浙威灵仙。

采制加工：立秋前后掘取根及根茎，除去茎叶，洗净，晒干。

性味功效：辛、咸，温。祛风湿，通经络，止痹痛，消骨鲠。

主治应用：用于风寒湿痹，肢体麻木，筋脉拘挛，屈伸不利，癥瘕积聚；醋浸液能软化鱼骨鲠喉。

附　　注：同属植物威灵仙（*C. chinensis*）泰顺不产。

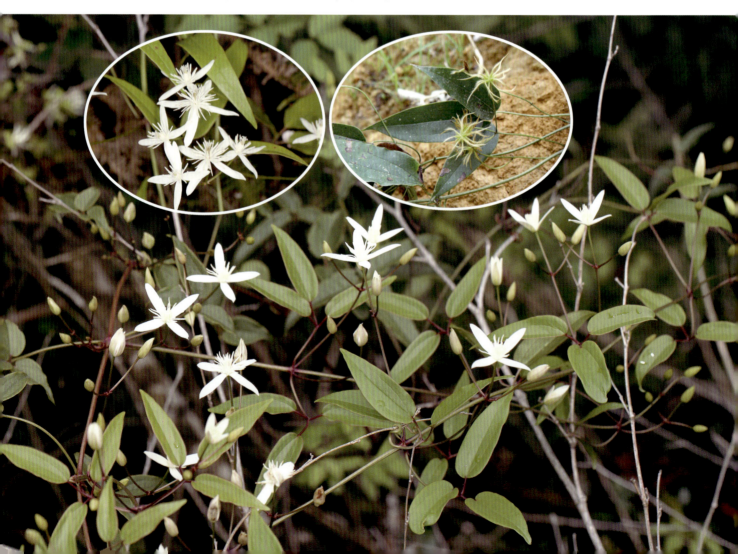

49　单叶铁线莲　*Clematis henryi* Oliv

毛茛科　Ranunculaceae　　铁线莲属　*Clematis*　　地方名　雪里开

形态特征：常绿木质藤本。纺锤状块根直径约 2 cm。单叶；叶片卵状披针形，长 10～15 cm，宽 3～7.5 cm，先端渐尖，基部浅心形，边缘具刺头状的浅齿，两面无毛或幼时被紧贴的绒毛，基出脉 3 或 5，网脉明显；叶柄长 2～6 cm，幼时被毛，后脱落。聚伞花序腋生，常仅具 1 花，稀具 2 或 3 花；花序梗细瘦，与叶柄近等长，下部有 2～4 对条状苞片，交互对生；花钟状，直径 2～2.5 cm；萼片 4，直立或上部多少反卷，较肥厚，花蕾时呈绿色，开放后呈淡黄绿色、白色或下部多少带紫红色，卵圆形或长卵圆形，长 1.5～2.2 cm，宽 7～12 mm，先端钝尖，外面疏生紧贴的绒毛，边缘具白色绒毛，内面无毛，两侧不向外延展成翅；雄蕊有毛，长 1～1.2 cm。瘦果狭卵形，长约 3 mm，被短柔毛，宿存花柱长达 4.5 cm。花期为 11 月至次年 2 月，果期为次年 4—6 月。

生境特征：生于溪边、山谷中、阴湿坡地上、林下及灌丛中。

药用部分：块根入药，药名为雪里开。

采制加工：秋、冬季采集，洗净，切片，晒干。

性味功效：甘、辛，微温。祛痰镇咳，解痉止痛，散结解毒。

主治应用：用于高热惊厥，急、慢性气管炎，小儿疳积，头痛，关节痛，咽喉肿痛，胃痉挛痛；外用以醋磨汁治疖疮痈疽初起。

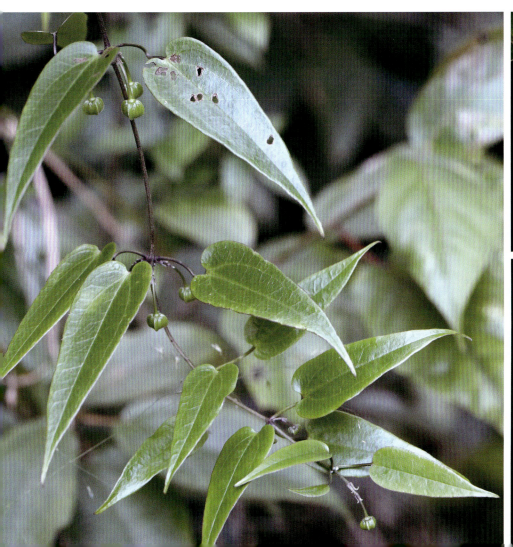

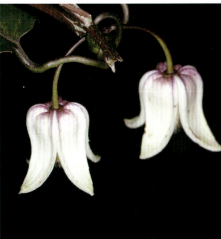

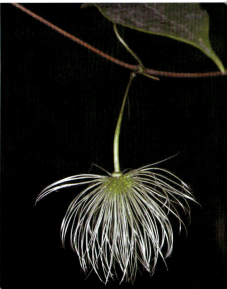

50　毛茛　*Ranunculus japonicus* Thunb.

毛茛科　Ranunculaceae　　　毛茛属　*Ranunculus*　　　地方名　老虎脚迹、狗脚迹

形态特征：多年生草本，高30～70 cm。须根多数簇生。茎直立，具分枝，被开展或伏贴的柔毛。基生叶为单叶，多数，叶片圆心形或五角形，长及宽为3～10 cm，基部心形或截形，通常3深裂，中裂片倒卵状楔形、宽卵圆形或菱形，3浅裂，边缘有粗齿或缺刻，侧裂片不等2裂，两面贴生柔毛，叶柄长达15 cm，被开展柔毛；下部叶与基生叶相似，叶片较小，3深裂，裂片披针形，具尖牙齿或再分裂；最上部叶条形，全缘，无柄。聚伞花序具多花，疏散；花直径1.5～2.2 cm；花梗长达8 cm，贴生柔毛；萼片椭圆形，长4～6 mm，被白色柔毛；花瓣5片，黄色，倒卵状圆形，长6～11 mm，宽4～8 mm，基部具爪，蜜槽鳞片长1～2 mm；花药长约1.5 mm；花托无毛。聚合果近球形，直径6～8 mm；瘦果扁平，长2～2.5 mm，无毛，喙短直或外弯，长约0.5 mm。花、果期为4—6月。

生境特征：生于郊野、路边、田边、沟边及山坡草丛中。

药用部分：全草入药。

采制加工：夏、秋季采集，洗净，鲜用。

性味功效：辛，温；有毒，外用。引赤发泡，活血消肿，止痛，截疟，退黄疸，杀虫。

主治应用：用于黄疸，水肿，结膜炎，哮喘，疟疾，胃痛，牙痛，风湿性关节炎。

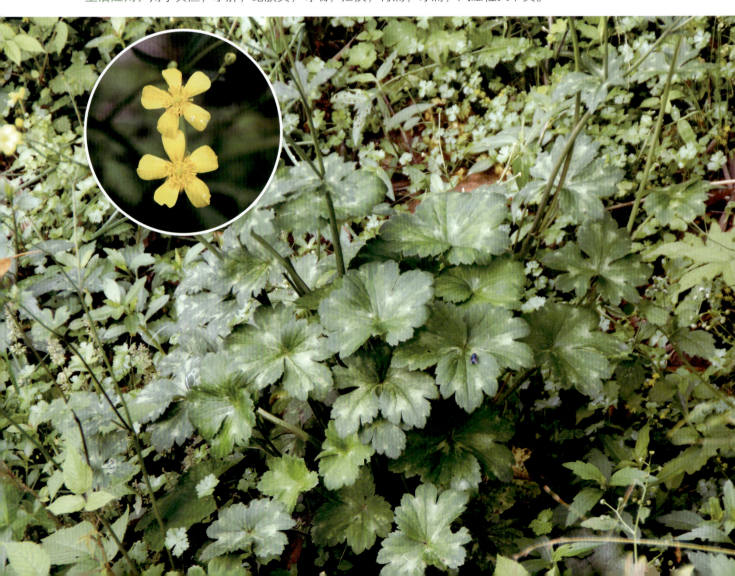

51 天台小檗（长柱小檗） *Berberis lempergiana* Ahrendt

小檗科 Berberidaceae　　小檗属 *Berberis*　　地方名 土黄芩

形态特征： 常绿灌木，高 1～2 m。针刺 3 分叉，粗壮，长 1～3 cm，近圆柱形。叶片革质，长圆状椭圆形或披针形，长 3.5～8 cm，宽 1～2.5 cm，先端渐尖，基部楔形，上面深亮绿色，中脉凹陷，侧脉、网脉均不清晰，下面淡绿色，干后呈褐色且稍有光泽，中脉明显隆起，侧脉和网脉不明显，无白粉，每边细小刺齿 5～12 个，刺齿靠近叶缘，齿间叶缘平直；叶柄长 1～5 mm。花 3～7 朵簇生；花为黄色；萼片 9，3 轮；花瓣长圆状倒卵形，长约 6 mm，宽约 4 mm，先端具缺裂，裂片先端圆形，基部楔形，具 2 枚邻接的腺体；雄蕊长约 5 mm，药隔先端明显延伸，平截；子房具 2 或 3 胚珠。浆果长椭球形或椭球形，长 7～10 mm，直径 5～5.5 mm，成熟时呈紫黑色，顶端具长约 1 mm 的宿存花柱。花期为 3—4 月，果期为 8—11 月。

生境特征： 生于山坡、沟谷林下、林缘或灌丛中、栽培于房前屋后。

药用部分： 根入药，中药名为三颗针。

采制加工： 立秋后挖取根，斩去地上茎叶和须根，洗净，晒干。

性味功效： 苦，寒；有毒。清热燥湿，泻火解毒。

主治应用： 用于湿热泻痢，黄疸，湿疹，咽痛目赤，聤耳流脓，痈肿疮毒，急性结膜炎，口腔炎，咽喉炎，急性肝炎，胆囊炎，痢疾，肠炎，尿道炎，疮疖，预防流行性脑脊髓膜炎。

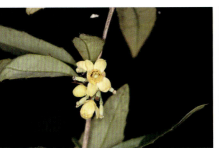
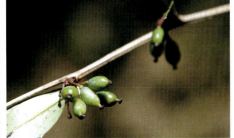
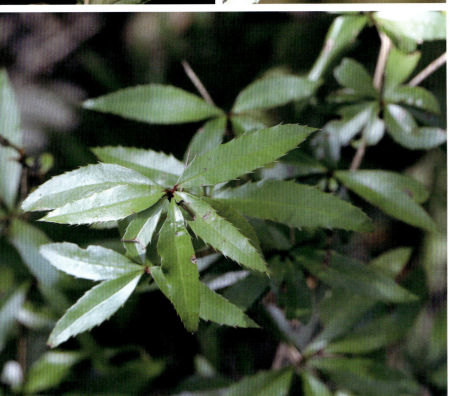
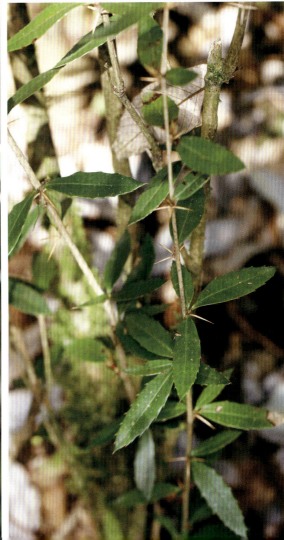

52　小果十大功劳　*Mahonia bodinieri* Gagnep.

小檗科　Berberidaceae　　　十大功劳属　*Mahonia*　　　地方名　黄柏

形态特征：常绿灌木，高 1～4 m。全体无毛。羽状复叶长 40～80 cm，具 13～23 小叶，最下 1 对小叶生于叶柄基部；小叶片疏离，革质，卵状长圆形至宽披针形，较狭长，顶生小叶长 5～15 cm，宽 1.5～5.5 cm，先端渐尖或骤尖并具锐刺，基部斜截形至近圆形，每边具 2～8 粗大刺齿，上面深绿色，有光泽，叶脉下陷，下面淡绿色，中脉较粗壮，细脉明显，网结并隆起；侧生小叶无柄。总状花序不分枝，8～20 个簇生，长 8～20 cm；花梗长 1.5～5 mm；花黄色；萼片 9，3 轮；花瓣 6，2 轮，长圆形，长 4.5～5 mm，先端具缺裂或微凹，基部腺体 3，不明显；雄蕊 6，药隔不延伸；花柱不明显。浆果近球形，直径 4～5 mm，密集，成熟时呈粉蓝色。花期 7—10 月，果期 10 月至次年 1 月。

生境特征：生于山坡、沟谷林下阴湿处或栽培于房前屋后。

药用部分：叶及茎入药。

采制加工：芒种后摘取叶片，拣净杂质，晒干；茎全年可采，除去枝叶，截成长段，晒干。

性味功效：叶：苦，凉。滋阴清热，止咳化痰。茎：苦，凉。清热燥湿，泻火解毒。

主治应用：1. 叶：用于肺结核潮热，口干津少，咳嗽，支气管炎，感冒。

　　　　　　2. 茎：用于湿热泻痢，黄疸，目赤肿痛，胃火牙痛，疮疖痈肿，肠炎，痢疾，肝炎；外治眼结膜炎，湿疹，疮毒，烫伤。

附　　注：本地野生及房前屋后栽培者几乎均为本种，民间习惯将其作为阔叶十大功劳（*M. bealei*）入药。

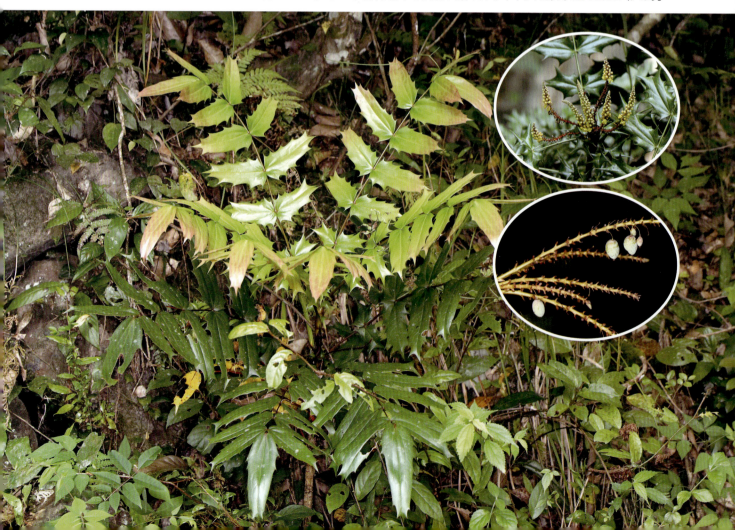

53　六角莲　*Dysosma pleiantha* (Hance) Woodson

小檗科　Berberidaceae　　　八角莲属（鬼臼属）　*Dysosma*　　　地方名　山荷叶、八角冰盘

形态特征： 多年生草本，高 20～80 cm。根状茎粗壮，结节状。茎直立，淡绿色或粉绿色，无毛。茎生叶常 2，对生，盾状，近圆形，直径 12～40 cm，5～9 浅裂或呈浅波状，边缘具细密小齿，两面无毛，放射脉直达裂片先端。花深红色或紫红色，5～14 朵簇生于两叶柄交叉处，下垂；花梗纤细，无毛；萼片 6，粉绿色，两面无毛，早落；花瓣 6 片，长圆形至倒卵状椭圆形，长 3～4 cm；雄蕊 6，长 2～2.3 cm，药隔稍隆起；子房近椭球形，柱头头状。浆果近球形至卵圆形，长约 3 cm，直径 1～2.5 cm，成熟时呈紫黑色，具多数种子。花期为 3—5 月，果期为 8—9 月。

生境特征： 生于山坡沟谷林下或阴湿溪谷草丛中。

药用部分： 根茎入药，中药名为八角莲。

采制加工： 夏、秋季采挖，除净须根，洗净，晒干或鲜用。

性味功效： 甘、微辛，温；有毒。化痰镇惊，祛瘀散结，消痈解毒。

主治应用： 用于跌打损伤，半身不遂，关节酸痛，疔疮疖肿，小儿支气管炎，支气管肺炎，中耳炎，骨髓炎，尿路感染，毒蛇咬伤。

附　　注： 野生个体已被列为国家二级重点保护野生植物，严禁采挖。同属植物八角莲（*D. versipellis*）的根茎也入药通用，本地不产。

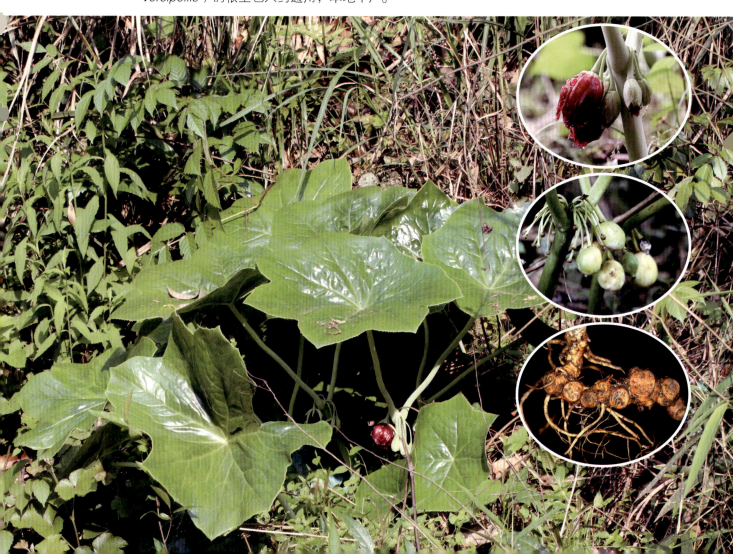

54　黔岭淫羊藿　*Epimedium leptorrhizum* Stearn

小檗科　Berberidaceae　　淫羊藿属　*Epimedium*

形态特征：多年生常绿草本，高 12～30 cm。根状茎细长横走，直径 2～4 mm，不呈结节状。一回三出复叶，叶柄及小叶柄着生处被褐色柔毛；小叶 3 片，薄革质，长卵形、卵形或卵圆形，长 3～10 cm，宽 2～5 cm，先端渐尖或骤尾尖，基部深心形；顶生小叶片基部裂片近等大，相互靠近；侧生小叶片，基部裂片不等大，极偏斜，裂片尾端圆形，上面亮绿色，无毛，下面粉白色，沿主脉被棕色柔毛，边缘具睫毛状细齿。总状花序长 8～20 cm，具 3～8 花；花梗长 1～2.5 cm，疏被腺毛；花大，直径约 4 cm；萼片 2 轮，外萼片卵状长圆形，长 3～4 mm，早落，内萼片狭椭圆形，长 11～16 mm，白色；距状花瓣淡紫色或紫红色，长于内萼片，达 2 cm，基部无瓣片；雄蕊长约 4 mm，花药瓣裂，裂片外卷。蒴果长纺锤形，长约 15 mm，宿存花柱喙状。花期为 3—4 月，果期为 5—6 月。

生境特征：生于阔叶林、毛竹林下或灌丛中。

药用部分：地上部分或根茎入药。

采制加工：地上部分夏、秋季掘取全草，拣去杂草，斩去根茎，扎成小把，晒干；将斩下的根茎，除去泥杂、须根，晒干。

性味功效：辛、甘，温。补肾阳，强筋骨，祛风湿。

主治应用：用于肾阳虚衰，阳痿遗精，筋骨痿软，风湿痹痛，麻木拘挛。

附　　注：淫羊藿属植物本地仅黔岭淫羊藿有少量分布，野生个体已被列为浙江省重点保护野生植物，严禁采挖。

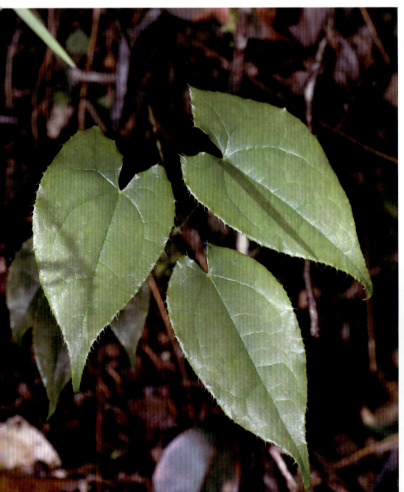
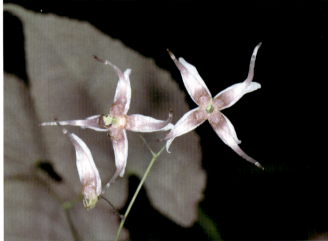
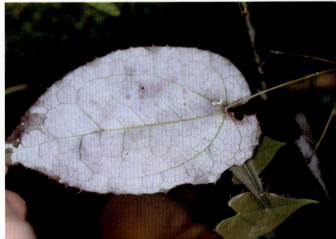

55 大血藤 *Sargentodoxa cuneata* (Oliv.) Rehder et E.H. Wilson

大血藤科 Sargentodoxaceae　　　大血藤属 *Sargentodoxa*　　　地方名 黄爽藤、红藤

形态特征：落叶藤本，长达 15 m，直径达 10 cm。全株无毛。当年生枝条暗红色，茎砍断时有红色汁液流出，断面髓射线放射状。三出复叶，苗期常为单叶；顶生小叶片近菱状倒卵圆形，长 4 ~ 12.5 cm，宽 3 ~ 9 cm，先端急尖，基部渐狭成 6 ~ 15 mm 的短柄，全缘；侧生小叶片较大，斜卵形，先端急尖，基部内侧楔形，外侧截形或圆形，无柄；叶柄长 3 ~ 12 cm。总状花序长 6 ~ 12 cm，雌雄同序或异序，同序时，雄花生于下部；花梗细，长 2 ~ 5 cm；萼片花瓣状，白色或淡绿色。聚合浆果，直径 3 ~ 4.5 cm，小浆果直径约 1 cm，成熟时呈蓝黑色，小果柄红色。种子长约 5 mm，基部截形，种皮黑亮、平滑，种脐显著。花期为 4—5 月，果期为 7—9 月。

生境特征：生于山坡、沟谷灌丛中、疏林下或林缘。

药用部分：藤茎入药。

采制加工：全年可采，砍取较粗的茎，除去侧枝，切片，晒干。

性味功效：苦，平。清热解毒，消痈散结，活血，祛风止痛。

主治应用：用于肠痈腹痛，热毒疮疡，经闭，痛经，跌打肿痛，风湿痹痛。

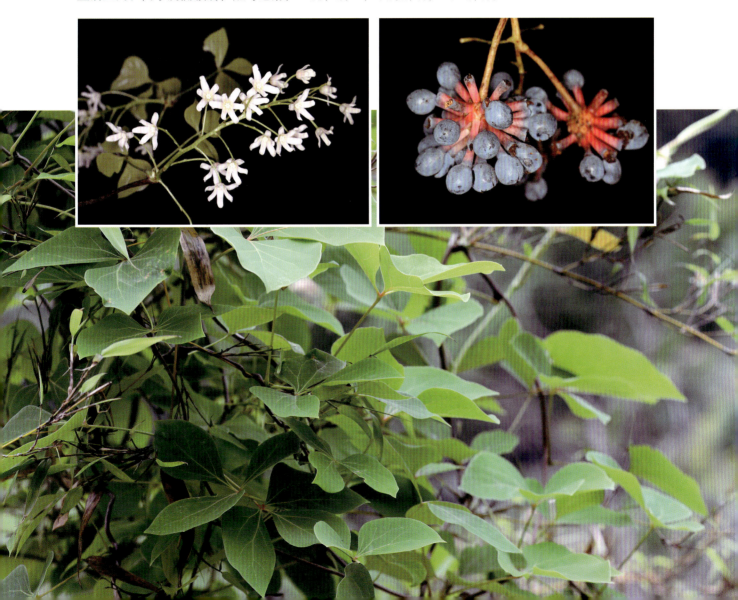

56　木通　*Akebia quinata* (Houtt.) Decne.

木通科　Lardizabalaceae　　木通属　*Akebia*　　地方名　探挪

形态特征： 落叶或半常绿木质藤本。掌状复叶，具5小叶；小叶片倒卵形或椭圆形，长2～6 cm，宽1～3.5 cm，先端微凹，凹缺处有由中脉延伸的小尖头，基部宽楔形或圆形，全缘，上面深绿色，下面淡绿色，中脉在上面平，在下面略突起；小叶柄长8～15 mm，顶生小叶柄稍长。总状花序长4.5～10 cm；花梗长3～5 mm；花为暗紫色或紫红色，偶有黄绿色、淡紫色或乳白色，雄花较雌花小。肉质蓇葖果单生或多个聚生，长椭球形或圆柱形，长6～8 cm，直径2～4 cm，成熟时呈黄褐色、暗紫色或淡紫色，沿腹缝线开裂，露出白色果肉和黑色种子。花期为3—4月，果期为9—10月。

生境特征： 生于山坡路旁、溪边疏林中。

药用部分： 近成熟果实入药，中药名为预知子或八月札；藤茎入药，中药名为木通。

采制加工： 1.预知子：立秋前后果实绿黄时采收，切片晒干，或沸水焯过后切片晒干，或文火焙干后切片。

　　　　　　2.木通：藤茎秋季采收，切段，除去细枝，阴干。

性味功效： 1.预知子：苦，寒。疏肝理气，活血止痛，散结，利尿。

　　　　　　2.木通：苦，寒。利尿通淋，清心除烦，通经下乳。

主治应用： 1.预知子：用于脘胁胀痛等各种痛症，痛经经闭，月经不调，痰核痞块，小便不利。

　　　　　　2.木通：用于淋症，水肿，心烦尿赤，口舌生疮，经闭乳少，湿热痹痛。

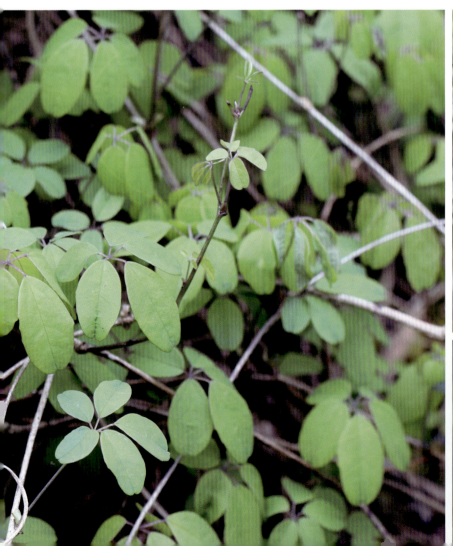
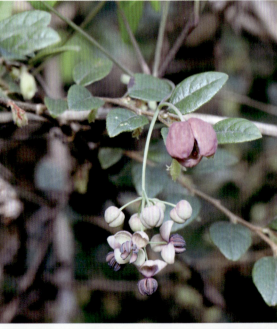
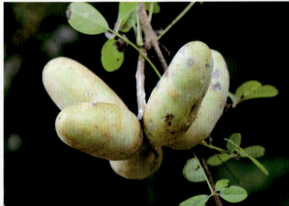

57 尾叶挪藤 *Stauntonia obovatifoliola* Hayata subsp. *urophylla* (Hand.-Mazz.) H.N. Qin

木通科 Lardizabalaceae　　野木瓜属 *Stauntonia*　　地方名 七叶莲、挪藤

形态特征：常绿缠绕藤本。掌状复叶具 5 ~ 7 小叶；叶柄长 3 ~ 8 cm；小叶片革质，倒卵形或宽匙形，长 9 ~ 13 cm，宽 4.5 ~ 6.5 cm，先端具长 1.5 ~ 2.5 cm 的长尾尖，基部钝或圆，中脉在上面凹陷，在下面突起，侧脉在两面均微突起，下面网脉细密，隔成细小而清晰的灰白色斑点。雌雄同株；花序数个簇生于当年生小枝基部或叶腋；花序梗和花梗纤细；雄花萼片淡黄绿色，内面稍呈紫红色，外轮 3 枚卵状披针形，内轮 3 枚条状披针形，雄蕊长 7 ~ 8 mm，花丝合生成管，花药顶端具长 1 ~ 1.5 mm 的尖突；雌花萼片与雄花相似但稍大，心皮 3，呈瓶状圆柱形，多少内弯，有退化雄蕊。浆果椭球形，长 4 ~ 9 cm，直径 3 ~ 5 cm。花期为 4—5 月，果期为 9—11 月。

生境特征：生于沟谷、山坡林中，常攀援于其他树上。

药用部分：带叶的藤茎入药。

采制加工：全年可采，洗净，鲜用或切片晒干。

性味功效：甘，温。散瘀止痛，利尿消肿，舒筋活络，解毒，调经。

主治应用：用于风湿性关节炎，跌打损伤，水肿，脚气，痈肿，天疱疮，小便不利，月经不调。

附　　注：亚种五指挪藤（*S. obovatifoliola* subsp. *intermedia*）常作本种入药，区别为前者叶柄长 5 ~ 10 cm，小叶片匙形，长约为宽的 3 倍，先端短尾尖。

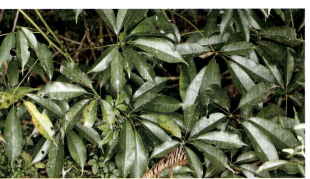
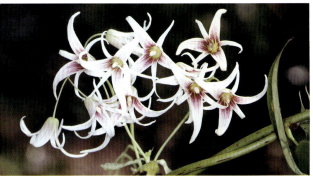
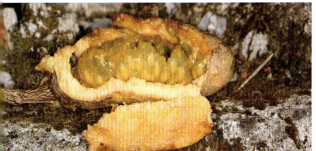
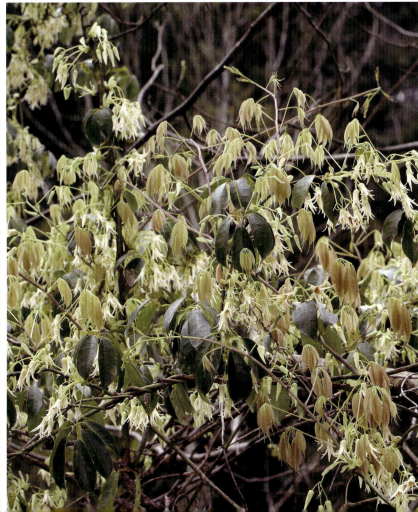

58　金线吊乌龟　*Stephania cephalantha* Hayata

防己科　Menispermaceae　　　**千金藤属**　*Stephania*　　　**地方名**　巴掌搭

形态特征：草质缠绕藤本。全体无毛。块根椭球形或近球形，粗壮，表皮黄褐色。小枝圆柱形，细弱，有细沟纹。叶片明显盾状着生，三角状扁圆形、近圆形至扁椭圆形，长2～6 cm，宽2.5～6.5 cm，通常宽稍大于长，先端圆钝，基部近截形或向内微凹，全缘或微波状，上面深绿色，下面粉白色，两面无毛，掌状脉5～9；叶柄长5～11 cm。头状聚伞花序再组成总状，具18～20花，腋生；花序梗长1～2 cm；花小，淡绿色；雄花萼片4～6，匙形，花瓣3～5片，近圆形，无腺体，雄蕊6，聚药雄蕊；雌花萼片3～5，花瓣3～5片，无退化雄蕊，柱头3～5裂。核果近球形，成熟时呈紫红色，直径约6 mm；果核扁平，马蹄形，背部两侧各有10～12条小横肋状雕纹。花期为6—7月，果期为9—11月。

生境特征：生于山坡、沟谷林缘、路旁及溪边灌丛中。

药用部分：块根入药，中药名为白药脂。

采制加工：秋、冬季掘取块根，除去茎叶和须根，洗净泥沙，切片，晒干。

性味功效：苦，寒。清热解毒，凉血止血，散瘀消肿，祛风止痛。

主治应用：用于痈疽肿毒，腮腺炎，各种出血症，风湿痹痛，跌扑肿痛，毒蛇咬伤。

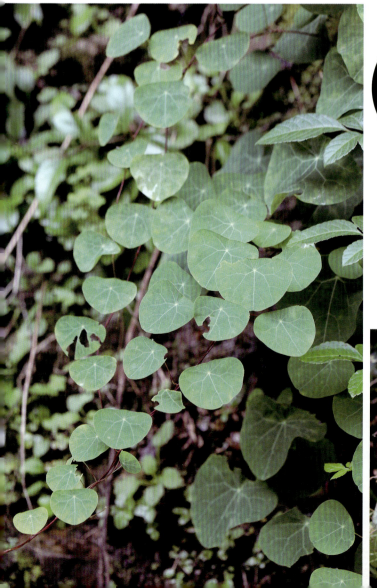

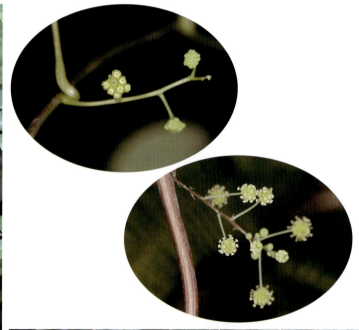

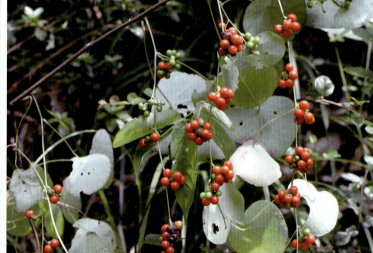

59　小花黄堇　*Corydalis racemosa* (Thunb.) Pers.

紫堇科 Fumariaceae　　**紫堇属** *Corydalis*　　**地方名** 尿壶霜、尿桶草

形态特征： 一年生草本，高 30 ~ 50 cm。具细长主根。茎下部无鳞片，有棱，具分枝。叶基生与茎生；叶片三角形，二回或三回羽状全裂，一回羽片 3 对或 4 对，二回羽片 1 对或 2 对，裂片卵圆形至宽卵圆形，通常二回 3 深裂，末回裂片圆钝。总状花序长 3 ~ 10 cm，具 3 ~ 12 花；苞片为披针形至钻形，渐尖至具短尖，与花梗近等长；花梗长 3 ~ 5 mm；花淡黄色；上花瓣连距长 6 ~ 9 mm，距较粗短，短囊状，长 1 ~ 2 mm，蜜腺体长约 1 mm；子房厚条形，近扭曲，与花柱等长，柱头具 4 乳突，顶生 2 枚呈广角状叉开，侧生的先下弯再弧形向上伸展。蒴果厚条形，长 2 ~ 3.5 cm，宽 1.5 ~ 1.8 mm，具 1 列种子。种子近肾形，黑色，具短刺状突起，种阜三角形，子叶 2。花期为 3—4 月，果期为 4—5 月。

生境特征： 生于路边石裂隙中、墙缝中、荒地乱石中、水沟边或阴湿林下。

药用部分： 全草入药。

采制加工： 春、秋季采集，鲜用或晒干。

性味功效： 微苦，凉。清热利湿，止痢，止血。

主治应用： 用于暑热腹泻，痢疾，湿热黄疸，咯血，高热惊风，目赤肿痛，流火（丹毒），毒蛇咬伤，疮毒肿痛。

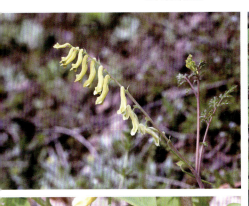

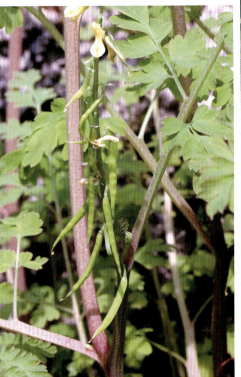

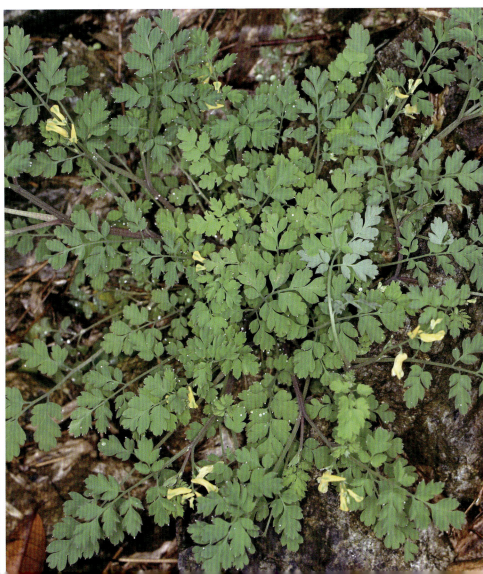

60 枫香树 *Liquidambar formosana* Hance

金缕梅科 Hamamelidaceae　　枫香树属 *Liquidambar*　　地方名　枫柴

形态特征：落叶大乔木，高可达 40 m。树干通直，树皮灰褐色，不规则深纵裂；小枝有毛，大枝无木栓翅；芽卵形，长约 1 cm，芽鳞有树脂，具光泽。叶片扁卵形，长 6～12 cm，宽 9～17 cm，常掌状 3 浅裂至中裂（萌生枝上的叶常 5 或 7 裂），中裂片较长，先端尾状渐尖，基部心形或平截，下面有短毛或仅在脉腋有毛，掌状脉通常 3；叶柄长 3～10 cm；托叶长 1～2 cm。短穗状雄花序多个排成总状，雄蕊多数，花丝不等长；雌花 24～43 朵，排成头状花序，萼齿 4～7，针形，花后伸长。果序球形，直径 3～4 cm；蒴果木质，具细长花柱和多数长而尖的刺状萼齿。花期为 3—4 月，果期为 9—11 月。

生境特征：生于湿润肥沃的山坡杂木林中、郊野溪边或路旁。

药用部分：成熟的果序入药，中药名为路路通；树脂入药，中药名为枫香脂；根和叶亦可入药，名枫树根和枫树叶。

采制加工：1. 路路通：秋分后摘取或集取自落果序，理除果梗杂屑，晒干。

2. 枫香脂：立秋前后选取 10 年以上的大树，离地面 167～200 cm 处，每隔 16.7～20 cm 交错凿开外皮呈 "L" 形洞，使树脂流出，凝结成块粒状，立冬后至次年清明节间收取树脂。将树脂用石灰拌和，由其自然干燥，干后色黄亮，类似松树脂。

性味功效：1. 路路通：苦，平。祛风通络，利水，通经。

2. 枫香脂：微苦、辛，平。活血止痛，解毒生肌，凉血止血。

3. 枫树根：苦，温。祛风止痛。

4. 枫树叶：苦，平。祛风除湿，行气止痛。

主治应用：1. 路路通：用于关节痹痛，麻木拘挛，水肿胀满，乳少，乳中结块，乳汁不通，小便不利，经闭，月经不调，荨麻疹。

2. 枫香脂：用于跌打损伤，痈疽肿痛，外伤出血，吐血，咯血，衄血。

3. 枫树根：用于风湿性关节炎，牙痛。

4. 枫树叶：用于痢疾，肠炎，消化不良，胃痛。

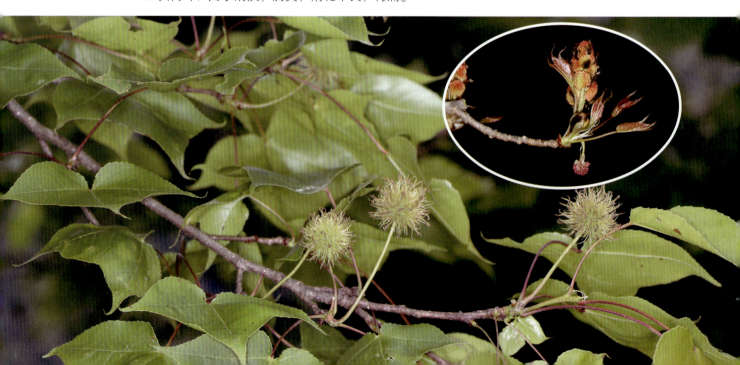

61 檵木 *Loropetalum chinense* (R. Brown) Oliv.

金缕梅科　Hamamelidaceae　　　檵木属　*Loropetalum*　　　地方名　石榴楸

形态特征：常绿灌木，稀为小乔木，高 1 ~ 8 m。多分枝，小枝有锈色星状毛。叶互生；叶片卵形，长 1.5 ~ 5 cm，宽 1 ~ 2.5 cm，先端急尖或钝，基部圆钝或微心形，偏斜，全缘，上面粗糙，略有粗毛或秃净，下面沿脉密生星状毛，稍带灰白色，细脉明显；叶柄被星状毛。花两性；花 3 ~ 8 朵簇生成头状花序；花序梗长约 1 cm，被毛；花瓣 4，白色或淡黄色，条形，长 1 ~ 2 cm，宽 1 ~ 1.5 mm；雄蕊 4，花丝极短，花药卵形。蒴果近卵球形，长约 1 cm，被黄褐色星状毛；萼筒包至蒴果的上部。花期为 3—4 月，果期为 8—10 月。

生境特征：生于向阳山坡、沟谷林缘、林下及山脊岗地灌丛中。

药用部分：根入药，中药名为坚七扭；叶入药，中药名为檵木叶；花入药，中药名为檵木花。

采制加工：根、叶全年可采，花清明前后采集。根洗净，切片，晒干或鲜用；叶晒干或鲜用；花采集后，拣去杂质，阴干。

性味功效：1. 坚七扭：苦、涩，微温。止血，通经活络，健脾化湿。

2. 檵木叶：苦、涩，凉。清热解毒，收敛止血。

3. 檵木花：甘、涩，平。清暑解热，止咳，止血。

主治应用：1. 坚七扭：用于痔疮，崩漏，产后宫缩不良，恶露不畅，肺结核咯血，便血，衄血，牙龈肿痛，白带，遗精，淋巴结结核。

2. 檵木叶：用于外伤出血，便血，感冒，中暑。

3. 檵木花：用于感冒，衄血，外伤出血，咳血，烧伤，痢疾。

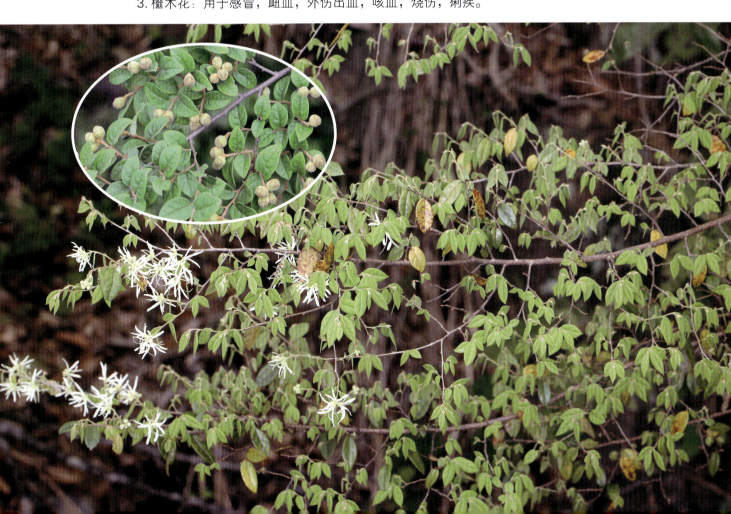

62 杜仲 *Eucommia ulmoides* Oliv.

杜仲科 Eucommiaceae   杜仲属 *Eucommia*   地方名 杜仲

形态特征： 落叶乔木，高达 20 m。树皮灰褐色，纵裂，与根皮、枝皮、叶片、果实均含杜仲橡胶，折断有白色细丝相连；嫩枝有黄褐色柔毛，后脱落变无毛，老枝有明显的皮孔。叶互生；叶片椭圆形至椭圆状卵形，长 6～16 cm，宽 4～9 cm，先端渐尖，基部宽楔形或近圆形，边缘有细锯齿，上面暗绿色，下面淡绿色，初有褐色柔毛，后仅沿脉有毛，侧、网脉在上面下陷，在下面隆起；叶柄长 1～2 cm，散生柔毛。花单性异株；雄花簇生，花梗长约 3 mm，苞片倒卵状匙形，长 6～8 mm，雄蕊 5～10，花药厚条形，长约 1 cm，药隔突出，花丝极短；雌花单生，花梗长约 8 mm，苞片倒卵形，子房无毛，先端 2 裂。翅果扁平，长椭圆形，长 3～3.5 cm，宽 1～1.3 cm，种子位于中央。种子呈扁圆柱形。花期为 3—4 月，果期为 9—11 月。

生境特征： 生于山坡、沟谷林中。本地山区丘陵有栽培。

药用部分： 树皮入药，中药名为杜仲；叶入药，中药名为杜仲叶。

采制加工： 1. 杜仲：4—6 月立夏前后，选树围 50 cm 以上的树干，剥取半周的树皮，待剥过处重生新皮时，再剥另一半周，以保护资源。剥时根据长短要求，将半周树皮锯开，用钩刀划一直线，剥下树皮，裁好一定大小的块，以内皮相对层层叠放在稻草垫底的平地上，周围上下用稻草盖好压紧（如太阳好可不盖稻草），6～7 天后即可发汗，待内皮呈黑褐色时，取出用木板条在四周夹住晒干，再刨去表面粗皮。

2. 杜仲叶：夏、秋季枝叶茂盛时采收，晒干或低温烘干。

性味功效： 1. 杜仲：甘，温。补肝肾，强筋骨，安胎。

2. 杜仲叶：微辛，温。补肝肾，强筋骨，降血压。

主治应用： 1. 杜仲：用于肝肾不足，腰膝酸痛，筋骨无力，头晕目眩，胎动不安，妊娠漏血，肾虚阳痿，小便频数。

2. 杜仲叶：用于肝肾不足，头晕目眩，腰膝酸痛，筋骨痿软，高血压病。

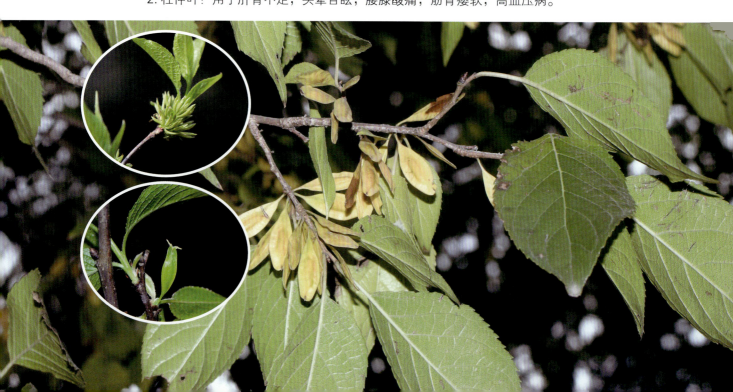

63 榔榆　*Ulmus parvifolia* Jacq.

榆科　Ulmaceae　　榆属　*Ulmus*　　地方名　榆树、牛皮韧

形态特征：落叶乔木，高达 25 m。树干常不通直，树皮灰褐色，不规则鳞片状剥落，露出红褐色内皮，密生突起皮孔；小枝红褐色，被柔毛。叶片厚纸质，窄椭圆形、卵形或倒卵形，长 1.5 ~ 5.5 cm，宽 1 ~ 3 cm，先端短尖或略钝，基部偏斜，边缘具单锯齿（但幼树及萌生枝上的叶有重锯齿），侧脉 10 ~ 15 对，上面无毛，有光泽，下面仅幼时被毛；叶柄长 2 ~ 6 mm。花秋季开放，3 ~ 6 朵在叶腋簇生或排成簇状聚伞花序；花萼 4 裂至基部或近基部。翅果椭圆形或卵形，长 9 ~ 12 mm，果核位于翅果中央，除顶端缺口处外，其余均无毛；果梗长 3 ~ 4 mm。花期为 9 月，果期为 10—11 月。

生境特征：生于路边、溪边、沟谷或山坡上。

药用部分：根皮和树皮、茎、叶皆可入药。

采制加工：根皮、树皮、茎全年可采，秋季剥取，晒干或鲜用，根皮需刮去外皮；夏、秋季采集小树的嫩叶，鲜用或晒干。

性味功效：1. 皮：甘、微苦，寒。清热利水，解毒消肿，凉血止血。

2. 茎：甘、微苦，寒。通络止痛。

3. 叶：甘、微苦，寒。清热解毒，消肿止痛。

主治应用：1. 皮：用于热淋，小便不利，疮疡肿毒，乳痈，水火烫伤，痢疾，腰背酸痛，胃肠出血，痔血，尿血，创伤出血。

2. 茎：用于腰肌劳损，腰背酸痛。

3. 叶：用于热毒疮疡，牙痛。

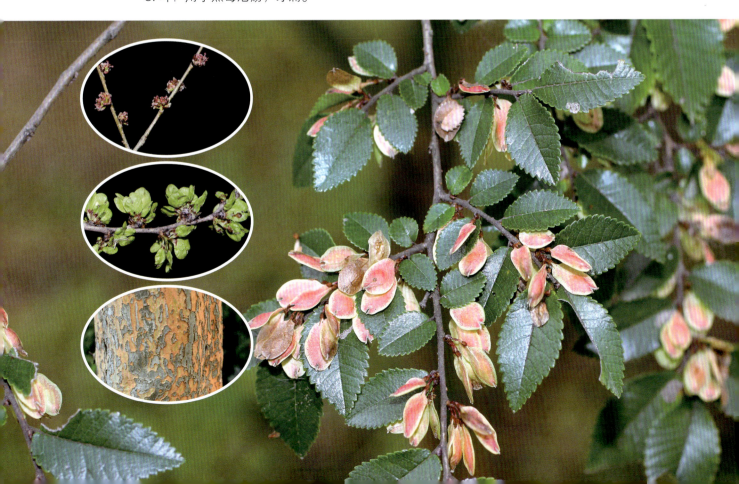

64 葎草 *Humulus scandens* (Lour.) Merr.

大麻科 Cannabaceae   葎草属 *Humulus*   地方名 五爪龙

形态特征：一年生，草质缠绕藤本。茎长达数米，具纵棱，有倒生小皮刺。叶对生；叶片近圆形，长与宽各为 6~12 cm，基部心形，掌状 5 深裂，稀 3~7 裂，裂片卵形或卵状椭圆形，先端急尖或渐尖，边缘具粗锯齿，上面疏生白色刺毛，下面沿脉被刺毛，其余具柔毛及黄色腺体，掌状 5 出脉；叶柄长 5~20 cm，具小皮刺；托叶三角形。花序腋生或顶生；雄花序为圆锥状，长 6~25 cm，花小，萼片 5，为长椭圆形，呈绿色，具刚毛和黄色腺体，雄蕊 5，与萼片对生，花药顶端孔裂；雌花集成短穗状花序，每朵着生于卵状披针形苞片的腋部，苞片外面具刚毛和黄色腺体，萼片膜质，杯状，紧包雌蕊，花柱 2，红褐色。果穗长 0.5~1.5 cm；瘦果淡黄色，卵圆形，宿存苞片果时增大，有毛。花期为 7—8 月，果期为 9—10 月。

生境特征：蔓生于山坡路边及田野荒地。

药用部分：全草入药。

采制加工：夏、秋季采集，鲜用或切段晒干。

性味功效：甘、苦，寒。清热解毒，利尿消肿，退虚热，健胃。

主治应用：用于肺结核咳嗽，午后潮热，肺热咳嗽，慢性气管炎，急性肾炎，尿路感染，尿路结石，痢疾，胃肠炎，消化不良，疮疖痈肿，蛇虫咬伤，湿疹，皮肤瘙痒，痔疮。

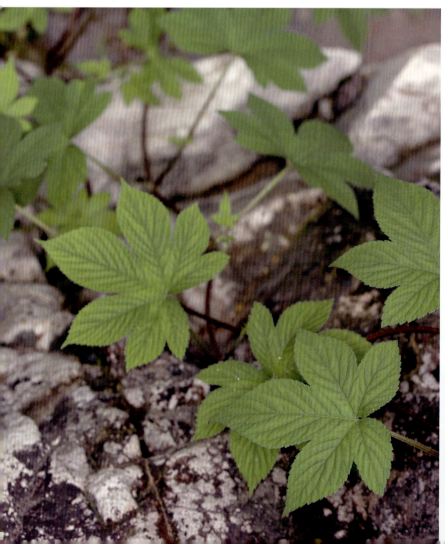
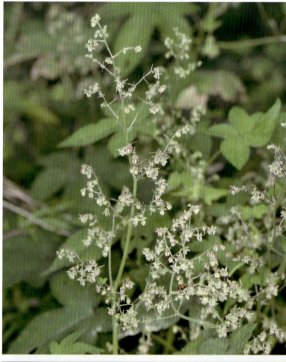
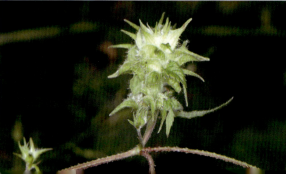

65　桑　*Morus alba* L.

桑科　Moraceae　　桑属　*Morus*　　地方名　蚕柴

形态特征：乔木，高达 15 m，通常因整枝修剪而呈灌木状。树皮灰白色，浅纵裂；小枝有细毛。叶片卵形或宽卵形，不裂或偶有缺裂，长 5～10（20）cm，宽 4～8 cm，先端急尖或钝，基部近心形，边缘有粗锯齿，齿端无芒尖，上面无毛，有光泽，下面脉上有疏毛及脉腋有簇毛；叶柄长 1～2.5 cm，有毛，托叶披针形，长 10～12 mm，早落。雌雄异株；雄花序长 1～3.5 cm，萼片有疏毛；雌花序长 0.5～1 cm，萼片近圆形，无毛，雌蕊无或近无花柱，柱头 2。聚花果长 1.5～3 cm，成熟时呈紫黑色或白色；果序梗有毛。花期为 4—5 月，果期为 5—6 月。

生境特征：栽培于村旁、田间及山坡上。

药用部分：嫩枝入药，中药名为桑枝；叶入药，中药名为桑叶；未成熟或近成熟的聚合果穗入药，中药名为桑椹；根皮入药，中药名为桑白皮。

采制加工：1. 桑枝：春末夏初间剪取均匀细枝条，去叶，截成长段或切成薄的斜片，晒干。

2. 桑叶：霜降后，摘取叶片，剪去叶柄，晒干。

3. 桑椹：小满后，采下未成熟的青果，在沸水中焯过或蒸笼中蒸过，捞出，晒干或烘干，或采集近成熟的果实，晒干。

4. 桑白皮：霜降后掘取粗大树根，去净泥土及须根，刨去外表黄棕色粗皮，见白后，纵向剖开，剥取根白皮，洗净，晒干。

性味功效：1. 桑枝：微苦，平。祛风湿，利关节。

2. 桑叶：苦、甘，寒。疏散风热，清肺润燥，清肝明目。

3. 桑椹：甘、酸，寒。滋阴补血，生津润燥。

4. 桑白皮：甘，寒。泻肺平喘，利水消肿。

主治应用：1. 桑枝：用于风湿热痹，关节肿痛，肩臂四肢酸痛麻木。

2. 桑叶：用于风热感冒，肺热燥咳，头晕头痛，目赤肿痛，迎风流泪。

3. 桑椹：用于肝肾阴虚，眩晕耳鸣，心悸失眠，肾虚腰痛，须发早白，津伤口渴，内热消渴，肠燥便秘。

4. 桑白皮：用于肺热咳喘，面目肌肤水肿，水肿胀满，小便不利。

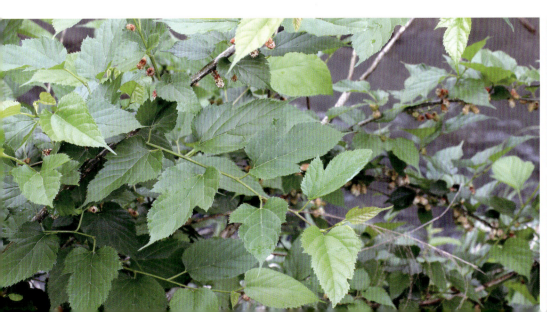
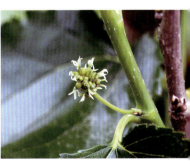
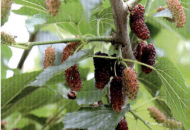

66 藤葡蟠（藤构） *Broussonetia kaempferi* Siebold var. *australis* Suzuki

桑科 Moraceae　　构属 *Broussonetia*　　地方名 黄皮藤、拔脓藤

形态特征：攀缘藤本。小枝纤细，幼时有短柔毛。叶片长卵形或椭圆状长卵形，不裂，长 4 ~ 12 cm，宽 2 ~ 4 cm，先端长渐尖，基部常心形，边缘有细锯齿，上面有疏毛，下面毛较密；叶柄长 0.5 ~ 1 cm，被毛。雌雄异株；雄花序为柔荑花序，长 0.8 ~ 1.8 cm，雄花花萼 3，雄蕊 3，向内对折；雌花序头状，雌花萼齿常 3。聚花果球形，直径 8 ~ 10 mm，红色。花期为 4 月，果期为 5—6 月。

生境特征：生于田边、山坡上、溪谷中、路边、林缘或灌丛中。

药用部分：根入药。

采制加工：夏、秋季掘根切片，晒干；刮取根皮，鲜用。

性味功效：微甘，平。清热利湿，活血消肿。

主治应用：用于传染性黄疸型肝炎，根皮外用治跌打损伤。

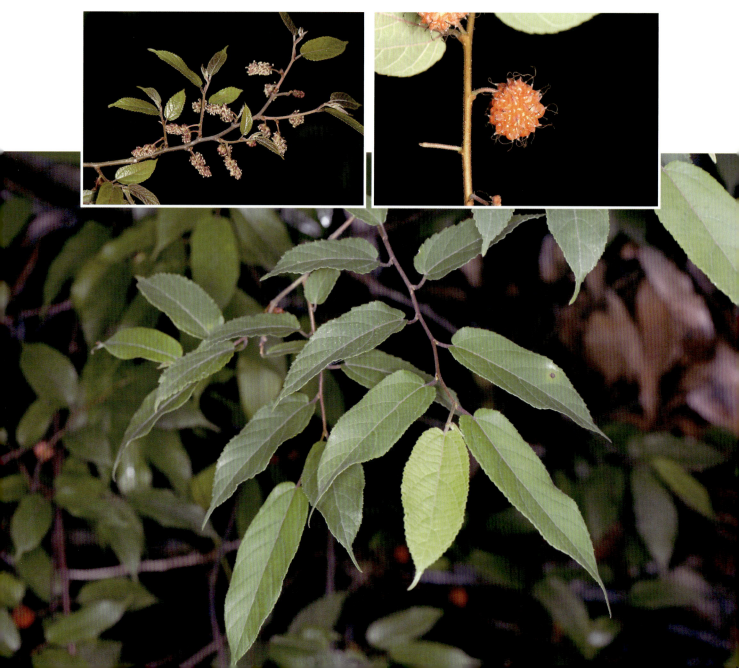

67 葨芝（构棘） *Maclura cochinchinensis* (Lour.) Corner

桑科 Moraceae　　柘属 *Maclura*　　地方名 九重皮

形态特征： 常绿藤本。具粗壮枝刺，刺通直或弯曲，刺长 1～2 cm；小枝无毛。叶片革质，椭圆状披针形或长圆形，长 3～8 cm，宽 2～2.5 cm，先端钝或短渐尖，基部楔形，全缘，两面无毛，侧脉 7～10 对；叶柄长约 1 cm。雌雄异株；雌、雄花序均为头状花序；雄花序直径 6～10 mm；雌花序微被毛，萼片先端厚，基部有 2 个黄色腺体。聚花果肉质，直径 2～3.5 cm，表面微被毛，成熟时呈红色；瘦果卵圆形，褐色，光滑。花期为 4—5 月，果期为 6—7 月。

生境特征： 生于山坡、沟边、溪旁林中或林缘。

药用部分： 根入药，中药名为穿破石；果入药，中药名为葨芝果。

采制加工： 秋后掘取根，斩去细根，洗净泥土，晒干；果实在夏季成熟时采收。

性味功效：　1. 穿破石：微苦，凉。活血，通络，利湿，止咳。
　　　　　　2. 葨芝果：微甘、酸、涩，微温。补肝肾，强筋骨。

主治应用：　1. 穿破石：用于肺痨咳嗽，湿热黄疸，胁肋胀痛，风湿痹痛，跌打损伤，外伤性睾丸肿痛。
　　　　　　2. 葨芝果：用于肾虚腰膝酸痛、耳鸣、遗精。

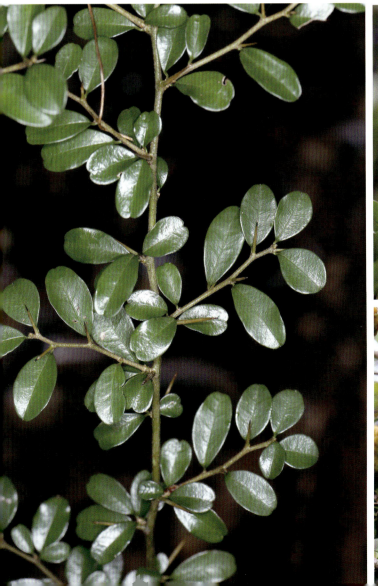
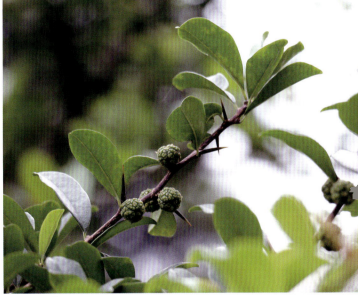
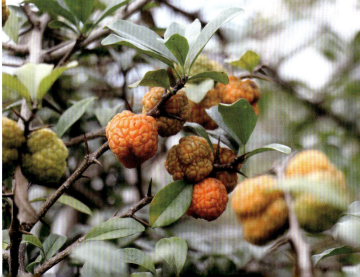

68　天仙果　*Ficus erecta* Thunb. var. *beecheyana* (Hook. et Arn.) King

桑科　Moraceae　　　榕属　*Ficus*　　　地方名　大号牛奶树

形态特征：落叶小乔木或灌木，高 2～6 m。小枝粗壮，幼时被疏或密的毛，疏分枝。叶互生；叶片厚纸质，倒卵形至狭倒卵形，长 7～20 cm，宽 3～9 cm，先端急尖，具短尖头，基部圆形或浅心形，叶两面幼时被疏或密的毛，上面微粗糙，下面近光滑，侧脉 5～7 对，弯拱向上，基生 1 对较长；叶柄长 1.5～7 cm，幼时被疏或密的毛。隐花果单生于叶腋，球形或扁球形，直径 1～1.5 cm，无毛，成熟时呈亮黑色，基部具长 1～2 cm 的细梗。花、果期为 4—12 月。

生境特征：生于山坡林下阴湿处、山谷溪边灌丛和田野沟边。

药用部分：根和果入药。

采制加工：根全年可采，洗净，切片，晒干；8—9 月采集果实，鲜用或晒干。

性味功效：甘、微辛，温。补脾肾，强筋骨，祛风湿，通筋络。

主治应用：用于脾阳不振之慢性腹泻，脱力，肾虚腰痛，风湿痹痛，月经不调，带下，脱肛，跌打损伤，乳汁不足。

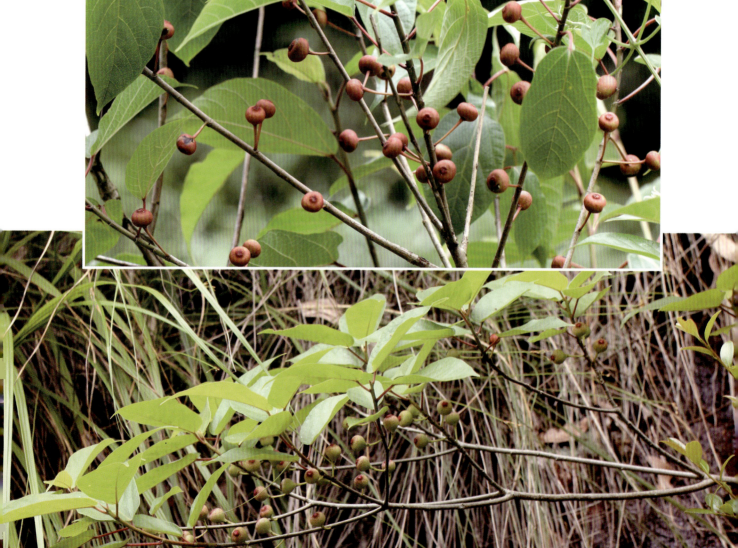

69　全叶榕　*Ficus pandurata* Hance var. *holophylla* Migo

桑科　Moraceae　　榕属　*Ficus*　　地方名　小号牛奶树

形态特征：落叶灌木，高 1～2 m。小枝细瘦，与叶柄均被白色短柔毛。叶互生，倒卵状披针形；叶片纸质，长 5～13 cm，宽 1.5～4 cm，先端渐尖，基部楔形，边缘全缘，两面无毛；羽状脉，侧脉 3～5 对；叶柄长 3～5 mm，疏被糙毛；托叶披针形，无毛，早落。隐花果单生于叶腋，成熟时呈鲜红色，椭球形或球形，直径 6～10 mm，顶部脐状突起，基部不收缩为果颈，具长 4～5 mm 的细梗；花序托被柔毛；基生苞片 3 片，卵形。花期为 6—7 月，果期为 10—11 月。

生境特征：生于低海拔的溪边、山沟或疏林中。

药用部分：全株入药，中药名为小牛奶。

采制加工：整株掘起，洗净泥沙，鲜用或晒干。

性味功效：甘、微辛，温。舒筋通络，活血调经，祛风湿，消肿，解毒。

主治应用：用于腰背酸痛，跌打损伤，闭经，月经不调，乳痈，背痈，疟疾。

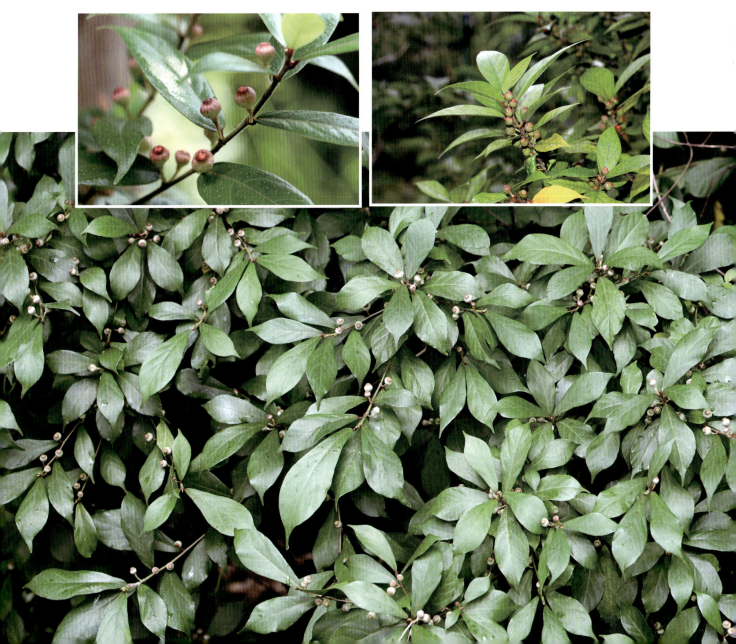

70 粗叶榕 *Ficus hirta* Vahl

桑科 Moraceae　　榕属 *Ficus*　　地方名 五指毛桃

形态特征：落叶灌木或小乔木，高 2～4 m。小枝粗壮，髓心中空，被金黄色开展糙毛。叶互生；叶片纸质，卵形、椭圆形或卵状椭圆形，不呈提琴形，3 条或 5 条掌状深裂，有时不裂，长 11～17.5 cm，宽 5～7.5 cm，先端急尖或渐尖，基部心形，边缘具三角状细小锯齿，上面疏生伏贴粗毛，后脱落变粗糙，下面被柔毛和糙毛，基出脉 3 对或 5 对，侧脉每边 4～7 对；叶柄长 2～8 cm，被糙毛；托叶卵状披针形，长 1～3 cm，膜质，被毛。隐花果无梗，成对腋生或生于无叶的老枝上，近球形，直径 1～1.5 cm，具细小白斑，被黄色开展糙毛。花、果期为 3—11 月。

生境特征：生于低海拔山坡林缘、林下或山沟灌丛中。

药用部分：根和果入药。

采制加工：全年可采，洗净，切片，鲜用或晒干。

性味功效：甘、微苦，平。祛风湿，益气固表。

主治应用：用于风湿痹痛，病后虚弱，肺虚咳嗽，盗汗，慢性肝炎，睾丸肿大，闭经，产后瘀痛，白带，瘰疬。

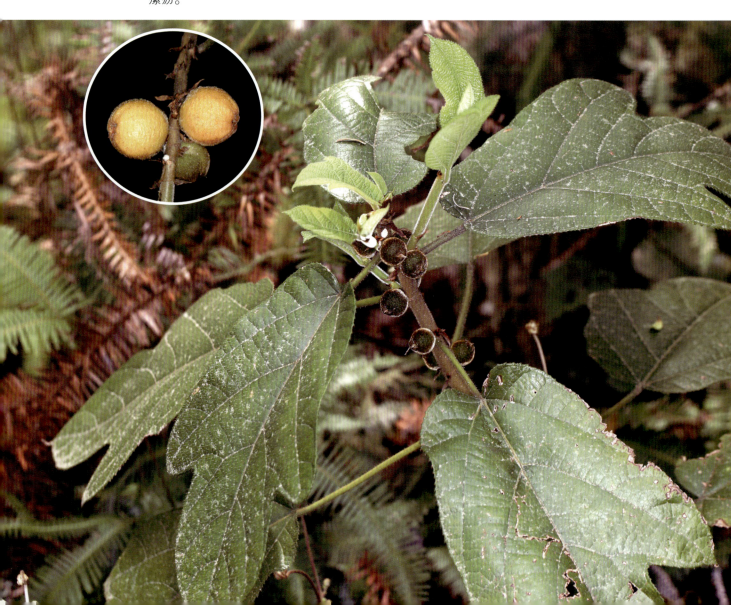

71 薜荔 *Ficus pumila* L.

桑科 Moraceae　　榕属 *Ficus*　　地方名 攀蓬、墙络

形态特征： 常绿攀缘藤本。幼时以不定根攀附于他物。叶二型；营养枝上的叶片小而薄，心状卵形，长约 2.5 cm 或更短；生殖枝上的叶片较大，革质，卵状椭圆形，长 4～10 cm，宽 2～3.5 cm，先端圆钝，全缘，边缘不反卷，下面被短柔毛，网脉突起而呈蜂窝状，侧脉 3～5 对；叶柄粗短。雌雄异株；隐头花序生于叶腋，生有雄花和瘿花者顶端较平坦，成熟时较软，生有雌花者顶端突起而钝圆，成熟时较硬。隐花果梨形或近球形，长 5～6 cm，直径 3～5 cm，成熟时呈紫红色或紫黑色，常有白色或红色细斑，无瘤突，有毛或秃净，内部近干燥，有时开裂，基部具短梗。瘦果近球形或梭形，外面附有果胶。花期为 4—6 月，果期为 8 月至次年 5 月。

生境特征： 生于低海拔的山坡上、沟谷或村边，常攀附于树干、墙面或岩石上。

药用部分： 带叶的不育枝入药，中药名为浙络石藤；不孕花序托入药，中药名为薜荔果；根入药，中药名为薜荔根。

采制加工： 1. 浙络石藤：全年可采，选取具小叶的不育枝藤茎，扎成小把，晒干。

2. 薜荔果：大暑前后，待雄花序托膨大充实呈球状时摘取，剪去短柄，纵剖两半，晒干。

3. 薜荔根：全年可采，抖去泥沙，切片，晒干。

性味功效： 1. 浙络石藤：苦，微寒。祛风通络，凉血消肿。

2. 薜荔果：甘、涩，平。舒经活络，软坚散结，通乳，固精。

3. 薜荔根：苦，寒。清热解毒，活血利尿。

主治应用： 1. 浙络石藤：用于风湿热痹，筋脉拘挛，腰膝酸痛，痈肿疮痛，跌打损伤。

2. 薜荔果：用于肾虚腰痛，症瘕积聚，阳痿遗精，带下，乳少不下，喉痹（咽喉肿痛），痈疽初起。

3. 薜荔根：用于慢性肾炎水肿，慢性肠炎，关节酸痛，腰肌劳损。

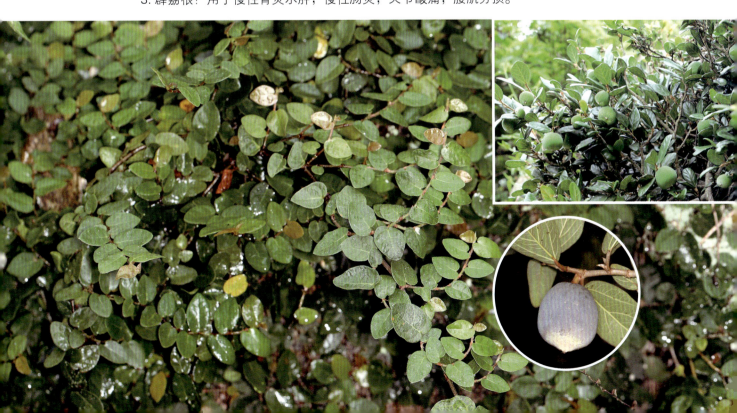

72　珍珠莲　*Ficus sarmentosa* Buch.-Ham. ex Sm. var. *henryi* (King ex Oliv.) Corner

桑科　Moraceae　　榕属　*Ficus*　　地方名　岩枇杷

形态特征：幼枝密被褐色柔毛。叶片厚革质，椭圆形，长6～12 cm，宽3～6 cm，先端渐尖或尾尖，基部圆形或宽楔形，全缘或微波状，下面淡绿色，密被褐色柔毛或长柔毛，网脉隆起而呈蜂窝状，基生脉3对，侧脉5～8对；叶柄长1～2 cm，粗壮，密被毛。隐头花序单生或成对腋生，无梗或有短梗，幼时密被褐色长柔毛，后渐脱落。隐花果卵圆形或圆锥形，直径1～1.5 cm，成熟时呈紫褐色或蓝黑色。花期为4—5月，果期为4—7月。

生境特征：生于山谷、山坡路边或林缘，常攀附于岩石或树干上。

药用部分：根和藤入药，中药名为珍珠莲根；花序托入药，中药名为石彭子。

采制加工：根和藤全年可采，洗净，切段，晒干或鲜用；花序托在秋末冬初采收，对剖，晒干。

性味功效：甘、涩，平。祛风除湿，消肿止痛，止血，杀虫。

主治应用：1.珍珠莲根：用于风湿痹痛，慢性关节痛风，乳腺炎，疮疖，癣。

　　　　　2.石彭子：用于睾丸偏坠，跌打损伤，内痔便血。

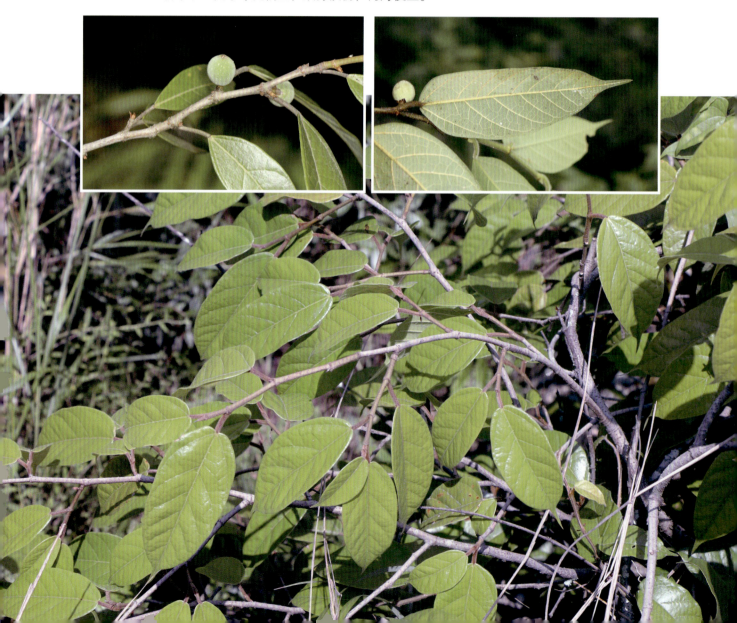

73　赤车　*Pellionia radicans* (Siebold et Zucc.) Wedd.

荨麻科　Urticaceae　　赤车属　*Pellionia*　　地方名　坑冷、坑兰

形态特征：多年生草本。茎下部匍匐，节处生根，上部斜上伸展，长 20～60 cm，常分枝，无毛或被长约 0.1 mm 的毛。叶片狭卵形或狭长椭圆形，长 2.4～5 cm，宽 0.9～2 cm，先端渐尖，基部狭侧钝，宽侧耳形，边缘具浅锯齿，两面近无毛，钟乳体稍明显或不明显，半离基三出脉，侧脉在狭侧 2 条或 3 条，在宽侧 3 条或 4 条；叶柄长 1～4 mm；托叶钻形，长 1～4.2 mm。雌雄异株；雄花序为稀疏的聚伞花序，长 1～5 cm，花被片 5，椭圆形，顶部具长 0.4～0.8 mm 的角状突起，雄蕊 5；雌花序通常有短梗，直径 3～5 mm，有多数密集的花，花被片 5，3 枚较大，舟状长圆形，外面顶部有长约 0.6 mm 的角状突起，2 枚较小，狭长圆形，平，无突起。瘦果近椭球形，长约 0.9 mm，有小瘤状突起。花期为 4—5 月，果期 5—7 月。

生境特征：生于山谷林下、灌丛中阴湿处或溪边。

药用部分：全草入药。

采制加工：夏、秋季采集，洗净，鲜用或晒干。

性味功效：辛、苦，温；有小毒。祛瘀消肿，解毒，止痛。

主治应用：用于扭挫伤血肿，牙痛，带状疱疹，肺结核发热咳嗽，疖肿，毒蛇咬伤。

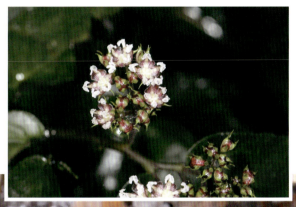
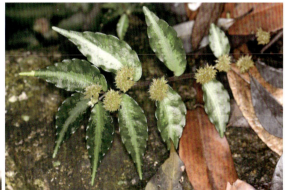
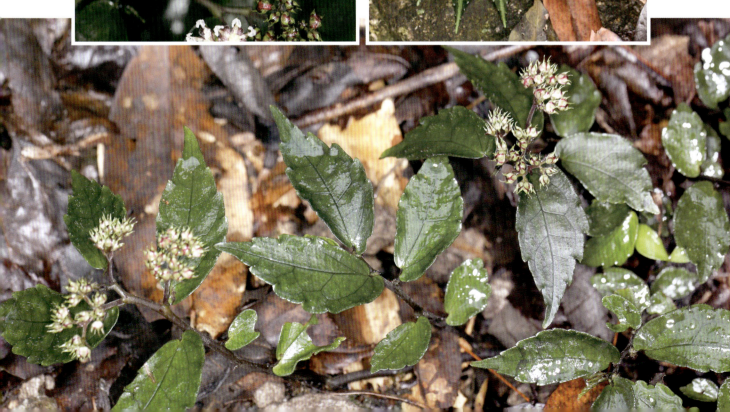

74 苎麻 *Boehmeria nivea* (L.) Gaudich.

荨麻科 Urticaceae　　苎麻属 *Boehmeria*　　地方名 弟麻

形态特征：多年生草本或亚灌木，高 0.5～1.5 m。茎上部与叶柄均密被开展的长硬毛和短糙毛。叶互生；叶片为宽卵形至近圆形，长 6～15 cm，宽 4～11 cm，先端骤尖，基部近截形或宽楔形，边缘具牙齿，上面稍粗糙，疏被短伏毛，下面密被白色毡毛，侧脉约 3 对；叶柄长 2.5～9.5 cm；托叶分生，钻状披针形，长 7～11 mm，被毛。圆锥状团伞花序腋生，花序主轴上无叶；雄花序直径 1～3 mm，有少数雄花，花被片 4，狭椭圆形，合生至中部，雄蕊 4，退化雌蕊狭倒卵球形，长约 0.7 mm；雌花序直径 0.5～2 mm，有多数密集的花，花被管状，顶端有 2～4 个小齿裂，外面有短柔毛，柱头丝状，长 0.5～0.6 mm。瘦果近球形，长约 0.6 mm，光滑，基部具细柄。花、果期为 7—10 月。

生境特征：成片生于山坡、路边、沟边或林下草丛中；曾普遍栽培，现多为逸生状态。

药用部分：根茎及根入药，中药名为苎麻根。

采制加工：立冬前掘取根，修去地上茎叶和须根、细梢、芦头，洗净泥沙，晒干。

性味功效：甘，寒。清热解毒，安胎，止血。

主治应用：用于胎动不安，淋症尿血；外治疮痈初起，蛇虫咬伤。

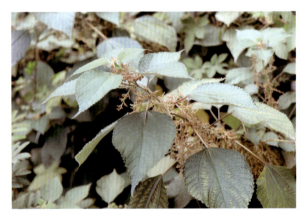
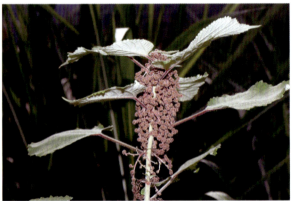
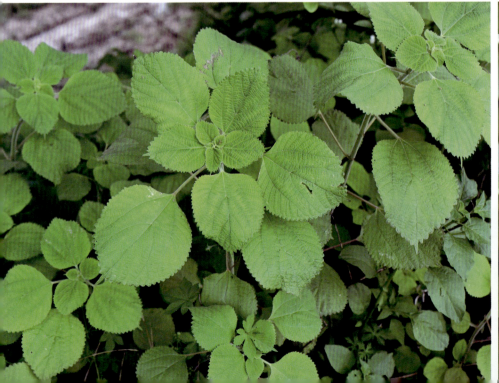
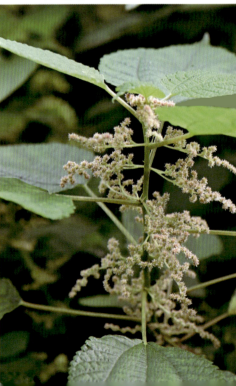

75　紫茉莉　*Mirabilis jalapa* L.

紫茉莉科　Nyctaginaceae　　紫茉莉属　*Mirabilis*　　地方名　白胭脂、红胭脂

形态特征： 一年生或多年生草本。根肥厚，倒圆锥形，深褐色。茎多分枝，无毛或疏被细柔毛，节稍膨大。单叶，对生；叶片卵形或卵状三角形，长 4 ~ 12 cm，宽 2.5 ~ 7 cm，先端渐尖，基部截形或心形，全缘，无毛；叶柄长 2 ~ 6 cm，上部叶几无柄。花簇生于枝顶，每花基部具 1 萼状总苞，长约 1 cm，5 裂，宿存；花被有香气，花色丰富，高脚碟状，筒部长 4 ~ 6 cm，顶部开展，直径 2.5 ~ 3 cm，5 裂；雄蕊 5；花柱单生，柱头微裂；花早、晚开放而中午闭合。瘦果近球形，长约 7 mm，革质，黑色，具皱纹。种子白色。花、果期为 6—11 月。

生境特征： 栽培或逸生于房前屋后。

药用部分： 根和全草入药。

采制加工： 根秋后采挖，洗净，切片，晒干；全草多鲜用。

性味功效： 甘、淡，凉；有小毒。清热解毒，祛风利湿，活血消肿。

主治应用： 用于尿路感染，前列腺炎，白带，糖尿病，扁桃体炎，风湿痹痛，疥疮，荨麻疹，痈肿，跌打损伤。

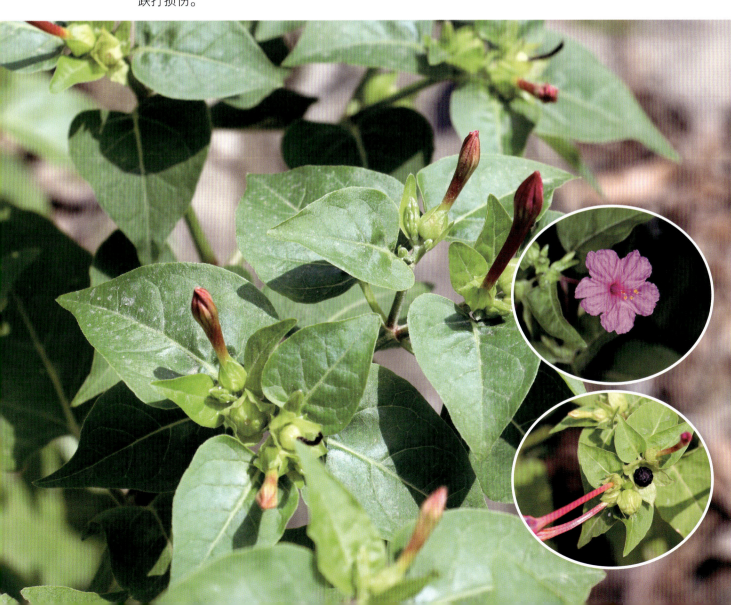

76 鸡冠花 *Celosia cristata* L.

苋科 Amaranthaceae　　青葙属 *Celosia*　　地方名 鸡冠花

形态特征：一年生草本，高 40 ~ 90 cm。全株无毛。茎直立，粗壮，有纵棱。叶片卵形、卵状披针形或披针形，长 6 ~ 13 cm，宽 2 ~ 5 cm，先端渐尖，基部渐狭成柄。穗状花序顶生，有时呈扁平肉质鸡冠状，有时为卷冠状，常有分枝；苞片、小苞片和花被片红色、紫色、黄色或杂色，干膜质，宿存；花的结构和青葙相似。胞果卵形，长约 3 mm，包裹在宿存花被片内。种子扁球形，黑色，有光泽。花、果期为 7—10 月。

生境特征：栽培或逸生于房前屋后。

药用部分：花序入药。

采制加工：秋季花盛开时采收，晒干。

性味功能：甘、涩，凉。收敛止血，止痢，止带。

主治应用：用于吐血，崩漏，便血，痔疮出血，赤白带下，月经过多，久痢不止。

附　　注：本地多采用开白花的鸡冠花入药。

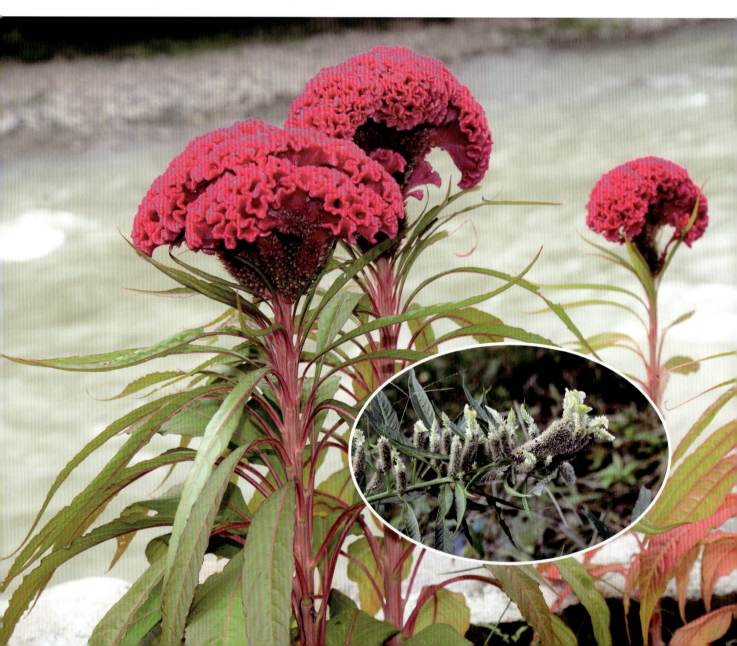

77　红柳叶牛膝　*Achyranthes longifolia* (Makino) Makino form. *rubra* F.C. Ho

苋科　Amaranthaceae　　牛膝属　*Achyranthes*　　地方名　红牛膝、红药

形态特征：多年生草本，高 40 ~ 100 cm。根淡红色至红色；茎披散，多分枝，节稍膨大，疏生柔毛。叶片披针形或宽披针形，长 7 ~ 22 cm，宽 1.5 ~ 5.5 cm，先端长渐尖，基部楔形，两面疏生短柔毛，叶片上面暗绿色，下面紫红色；叶柄长 0.5 ~ 1 cm。穗状花序顶生或腋生，长 2.5 ~ 7 cm，花序带紫红色，花序轴密生柔毛；花开放后开展或反折；苞片卵形，小苞片针状，长约 3.5 mm，基部两侧各有 1 耳状薄片；花被片 5，披针形，长约 3 mm；雄蕊 5，花丝基部合生；退化雄蕊方形，顶端有不明显牙齿。花、果期为 8—11 月。

生境特征：栽培或逸生于林下、林缘及房前屋后。

药用部分：根入药，中药名为红牛膝。

采制加工：全年可采，掘取根，洗净，晒干。

性味功效：涩，温。活血散瘀，祛风止痛。

主治应用：用于妇女经闭，腰脊疼痛，四肢风湿痛。

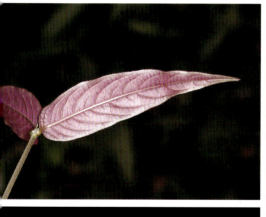
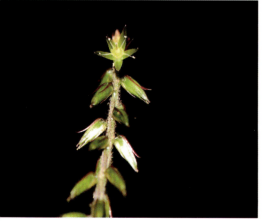
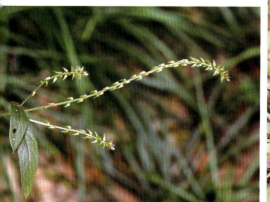
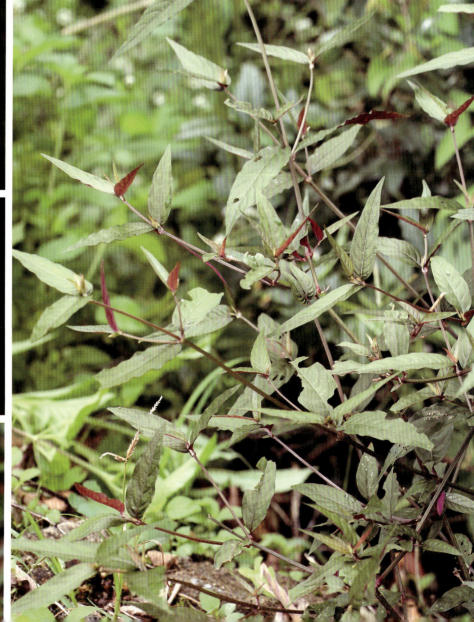

78 千日红 *Gomphrena globosa* L.

苋科　Amaranthaceae　　　千日红属　*Gomphrena*　　　地方名　千年红

形态特征： 一年生草本，高 30 ~ 70 cm。茎直立，粗壮，有分枝，枝略呈四棱形，被灰色糙毛。叶片长圆形或长圆状倒卵形，长 3.5 ~ 10 cm，宽 1.5 ~ 3.5 cm，先端急尖或圆钝，基部渐狭，全缘，两面均被白色长柔毛及缘毛；叶柄短。头状花序球形或长球形，单生或 2 个、3 个生于茎或分枝的顶端，直径 2 ~ 2.5 cm，常为粉红色至紫红色，有时淡紫色或白色，基部具 2 枚绿色、对生的叶状总苞片；苞片卵形，短小，小苞片为三角状披针形，呈紫红色或粉红色，内面凹陷，背棱有细锯齿；花被片披针形，长 5 ~ 6 mm，背面密生白色绵毛；雄蕊 5；花柱条形，柱头 2 裂。胞果近球形，直径 2 ~ 2.5 mm。种子肾形，棕色，有光泽。花、果期为 7—10 月。

生境特征： 常栽培于庭院中。

药用部分： 头状花序入药。

采制加工： 秋季花序开放时采收，除去杂质，晒干。

性味功效： 甘，平。止咳平喘，清肝明目，清肺化痰。

主治应用： 用于急、慢性支气管炎，哮喘，百日咳，头晕目眩，白带。

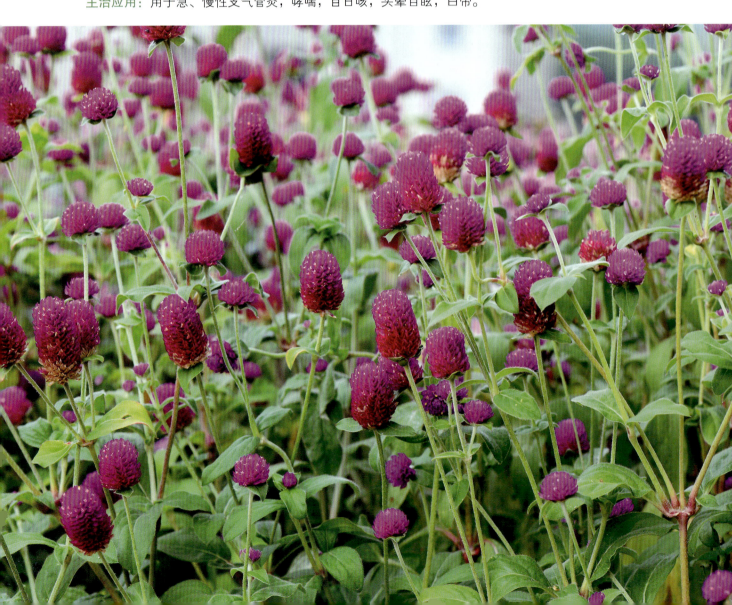

79 马齿苋 *Portulaca oleracea* L.

马齿苋科 Portulacaceae　　马齿苋属 *Portulaca*　　地方名 豆爿苋、面指甲

形态特征：一年生草本，肉质。全株无毛。茎平卧或斜升，多分枝，近圆柱形，下部粗壮，上部渐细，淡绿色或带暗红色，表面光滑无棱。单叶，互生，有时近对生；叶片肥厚多汁，倒卵形或楔状长圆形，形似马齿，长 1～2.5 cm，宽 5～15 mm，先端圆钝或截形，有时微凹，基部楔形，全缘，下面淡绿色或带暗红色，叶腋无毛。花 3～5 朵簇生，直径 0.4～0.5 cm，无梗；总苞片 4 片或 5 片，三角状卵形；萼片 2，盔形，基部与子房合生；花瓣（4）5，黄色，倒卵状长圆形，长 4～5 mm，先端微凹；雄蕊 8～12；柱头 4～6 裂。蒴果卵球形，长约 5 mm，无环翅，盖裂。种子细小，黑色，具小疣状突起。花期为 5—8 月，果期为 6—10 月。

生境特征：生于田间、路旁及沟边。

药用部分：地上部分入药。

采制加工：夏、秋季采集全草，除去残根，洗净，略蒸或置沸水中浸烫后晒干，或全草洗净，鲜用。

性味功效：酸，寒。清热解毒，凉血止血，止痢。

主治应用：用于热痢脓血，疮疡肿毒，湿疹，丹毒，痔血，便血，崩漏下血，蛇虫咬伤。

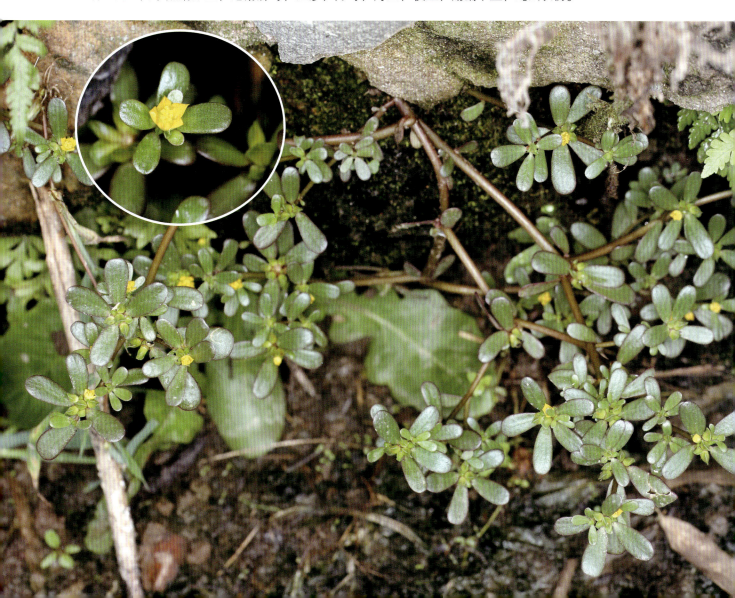

80 土人参 *Talinum paniculatum* (Jacq.) Gaertn.

马齿苋科 Portulacaceae   土人参属 *Talinum*   地方名 土东洋

形态特征：一年生或多年生草本。全株无毛。主根粗壮，圆锥形，具分枝，形状、颜色均如人参。茎直立，肉质，基部稍木质化。单叶，互生或近对生；叶片稍肉质，倒卵形或倒卵状长椭圆形，长 5～7 cm，宽 2～3.5 cm，先端圆钝或急尖，有时微凹，具短尖头，基部渐狭成柄，全缘。圆锥花序常 2 叉状分枝，具长花序梗；小枝和花梗基部均具圆形总苞片；花小，直径约 6 mm；萼片 2，紫红色，早落；花瓣 5，粉红色或淡紫红色。蒴果近球形，直径约 3 mm，3 瓣裂。种子多数，黑色。花期为 5—8 月，果期为 8—10 月。

生境特征：栽培或常逸生于墙脚、路边、溪旁、山麓岩石下。

药用部分：根入药。

采制加工：秋、冬季挖根，洗净，切片，晒干。

性味功效：甘，平。补中益气，润肺生津，健脾止泻。

主治应用：用于病后体虚，劳伤咳嗽，遗尿，自汗，盗汗，咳血，月经不调，脾虚泄泻。

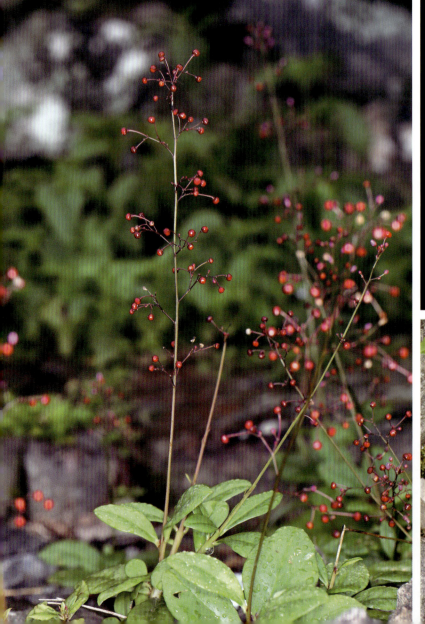
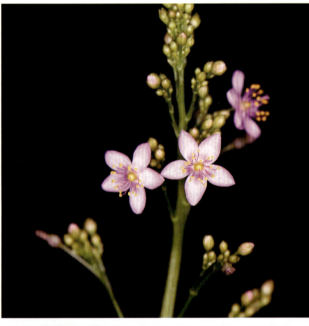
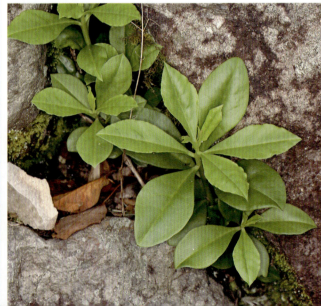

81 孩儿参 *Pseudostellaria heterophylla* (Miq.) Pax

石竹科 Caryophyllaceae　　孩儿参属 *Pseudostellaria*　　地方名 太子参

形态特征： 多年生草本。块根纺锤形，肉质。茎较粗壮，通常单生，直立，基部带紫色，近四方形，上部绿色，具2列白色短柔毛。茎中下部的叶片对生，狭长披针形，茎顶4叶常呈假轮生状；叶片卵状披针形至长卵形，长3~6 cm，宽1~3 cm，先端渐尖，基部宽楔形。花二型，均腋生。开放花：生于茎顶部，较大；花梗细长，长1~2 cm；萼片5，披针形，长约6 mm，基部和外面中脉上被毛；花瓣5，白色，倒卵形，与萼片近等长，先端2或3浅齿裂，基部渐狭或具极短的瓣柄；雄蕊10；花柱3。闭锁花：生于茎下部，较小；萼片4，卵形，被短柔毛；通常无花瓣；雄蕊2；子房卵形，柱头3。蒴果卵球形。种子圆肾形，黑褐色，直径约1.5 mm，表面具疣状突起。花期为4—5月，果期为5—6月。

生境特征： 生于山坡林下阴湿地，本地广泛栽培。

药用部分： 块根入药，中药名为太子参。

采制加工： 大暑前后，待茎叶黄萎，检视根部起粉时，选晴天连根掘取，清除地上茎叶，洗净泥土，装竹篮内放沸水中燎3~5分钟取出，摊薄晒至半干时，搓去须根后，再晒干。

性味功效： 甘、微苦，平。益气健脾，生津润肺。

主治应用： 用于脾虚体倦，食欲不振，病后虚弱，气阴不足，自汗口渴，肺燥干咳。

附　　注： 野生个体已被列为浙江省重点保护野生植物，严禁采挖。

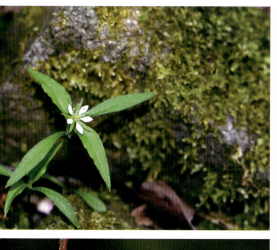

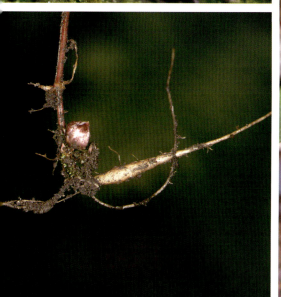

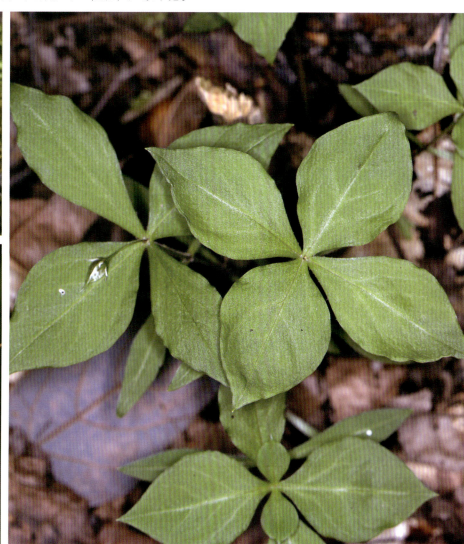

82 萹蓄 *Polygonum aviculare* L.

蓼科 Polygonaceae　　蓼属 *Polygonum*　　地方名 百节草

形态特征： 一年生草本。主根粗壮，具多数褐色须根。茎平卧、上升或直立，高 10 ~ 40 cm，自基部多分枝，具纵棱。叶片椭圆形、狭椭圆形或披针形，长 1 ~ 4 cm，宽 2 ~ 12 mm，先端钝或急尖，基部楔形，边缘全缘，两面无毛，下面侧脉明显；叶柄短，基部具关节；托叶鞘膜质，2 裂，下部褐色，上部白色，顶端撕裂，脉纹明显。花 1 ~ 5 朵簇生于叶腋；苞片薄膜质；花梗顶部具关节；花被 5 深裂，裂片椭圆形，长 2 ~ 3 mm，绿色，边缘白色或淡红色；雄蕊 8；花柱 3。小坚果三棱锥状卵球形，长 2.5 ~ 3 mm，黑褐色，密被由小点组成的细条纹，无光泽，稍超过宿存花被。花期为 5—7 月，果期为 6—8 月。

生境特征： 生于路旁、草地、荒田杂草丛中及沙地上，喜湿润，常成片丛生。

药用部分： 地上部分入药。

采制加工： 夏至至立秋叶茂盛时拔取全草，除去根和泥沙，晒至半干时，扎成小把，再晒干。

性味功效： 苦，微寒。利尿通淋，杀虫，止痒。

主治应用： 用于热淋涩痛，小便短赤，虫积腹痛，湿疹瘙痒，阴痒带下。

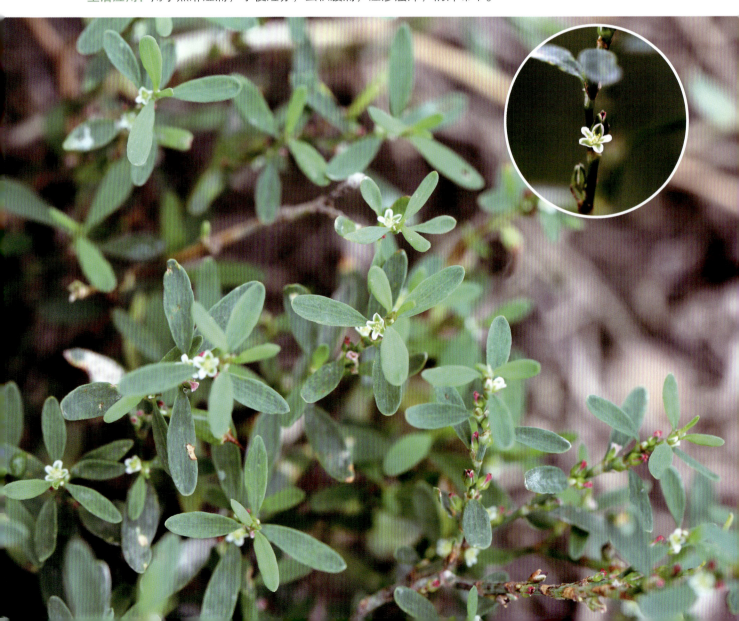

83　荭草（红蓼）　*Polygonum orientale* L.

蓼科　Polygonaceae　　　蓼属　*Polygonum*　　　地方名　大辣蓼、大脚蓼

形态特征：一年生高大草本。无皮刺，无香气。茎直立，粗壮，高 1～2 m，上部多分枝，密被开展长柔毛。叶片宽卵形、宽椭圆形或卵状披针形，长 10～20 cm，宽 5～12 cm，先端渐尖，基部圆形至近心形，微下延，边缘全缘，密生缘毛，两面密生短柔毛；叶柄长 2～10 cm，无关节，具开展长柔毛；托叶鞘筒状，长 1～2 cm，被长柔毛，通常沿顶端具绿色的翅。总状花序呈穗状，顶生或腋生，长 3～7 cm，花紧密，微下垂，数个再组成圆锥状；苞片宽漏斗状，绿色，被短柔毛，边缘具长缘毛，每苞内具 3～5 朵花；花梗比苞片长；花被 5 深裂，淡红色或白色，花被片椭圆形，长 3～4 mm；雄蕊 7，比花被长；花柱 2，比花被长。小坚果近圆球形，双凹镜状，直径 3～3.5 mm，黑褐色，有光泽，包于宿存花被内。花期为 6—9 月，果期为 8—10 月。

生境特征：栽培于村旁宅边、路边或荒田湿地中。

药用部分：成熟的果实入药，中药名为水红花子；全草入药，中药名为荭草。

采制加工：秋分后，待果实成熟呈暗红色时，剪取果序，晒干，打下果实，除去杂质；全草在夏、秋季采集，晒干。

性味功效：1. 水红花子：咸，微寒。散血消癥，消积止痛，利水消肿。

2. 荭草：辛，平；有小毒。祛风湿，利关节，活血消肿。

主治应用：1. 水红花子：用于癥瘕痞块，瘿瘤，食积不消，胃脘腹胀，水肿腹水胃痛。

2. 荭草：用于风湿痹痛，荨麻疹，痢疾。

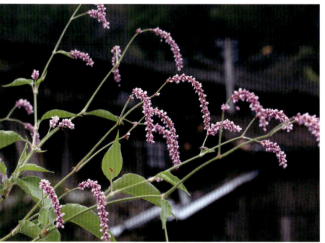
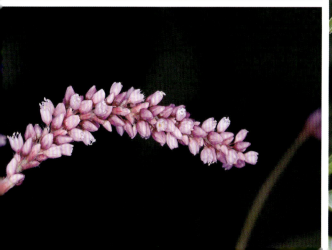
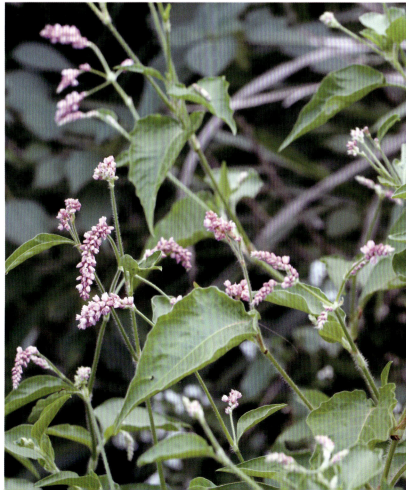

84 水蓼 *Polygonum hydropiper* L.

蓼科 Polygonaceae　　蓼属 *Polygonum*　　地方名 辣蓼

形态特征：一年生草本，高 40 ~ 70 cm。无皮刺。茎直立，多分枝，无毛，节部膨大。叶片披针形或椭圆状披针形，长 4 ~ 8 cm，宽 0.5 ~ 2.5 cm，先端渐尖，基部楔形，边缘全缘，具缘毛，两面无毛，密被腺点，具辛辣味；叶柄长 4 ~ 8 mm，无关节；托叶鞘筒状，褐色，长 1 ~ 1.5 cm，疏生短硬伏毛，顶端截形，具短缘毛，通常托叶鞘内藏有花簇。总状花序呈穗状，顶生或腋生，长 3 ~ 8 cm，通常下垂，花稀疏，下部间断，花序梗无腺毛和腺体；苞片漏斗状，绿色，每苞内具 3 ~ 5 花；花梗比苞片稍长而伸出苞片；花被 5 深裂，稀 4 裂，绿色，上部白色或淡红色，被黄褐色腺点，花被片椭圆形，长 3 ~ 3.5 mm；雄蕊 6，稀 8，比花被短；花柱 2 或 3。小坚果卵球形，长 2 ~ 3 mm，双凸镜状或具 3 棱，密被小点，黑褐色，无光泽，包于宿存花被内。花期为 5—9 月，果期为 6—10 月。

生境特征：生于田边、溪边、沟边、沙滩旁及湿地中。

药用部分：全草入药，中药名为辣蓼。

采制加工：夏、秋季采收，除去杂质，洗净，晒干。

性味功效：辛，温。化湿，行滞，祛风，消肿。

主治应用：用于痧秽腹痛，吐泻转筋，泄泻，痢疾，肠炎，疳积，风湿，脚气，痈肿，湿疹，疥癣，跌打损伤。

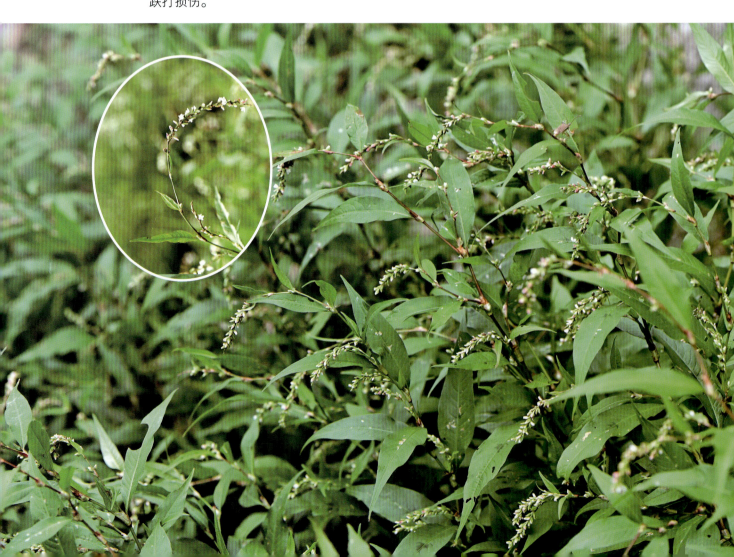

85　火炭母　*Polygonum chinense* L.

蓼科　Polygonaceae　　　蓼属　*Polygonum*　　　地方名　老鸦饭、蜻蜓饭

形态特征：多年生草本。具根状茎。无皮刺。茎直立，多分枝，高 70～100 cm，无毛，具纵棱。叶片卵形或长卵形，长 4～10 cm，宽 2～4 cm，先端短渐尖，基部截形或宽心形，边缘全缘，两面无毛或下面沿叶脉疏生短柔毛；下部叶具叶柄，叶柄长 1～2 cm，无关节，通常基部具叶耳，上部叶近无柄或抱茎；托叶鞘膜质，无毛，长 1.5～2.5 cm，顶端偏斜，无缘毛。花序头状，通常数个排成圆锥状，顶生或腋生，花序梗被腺毛；苞片宽卵形，每苞内具 1～3 花；花被 5 深裂，白色或淡红色，裂片卵形，果时增大，呈肉质，蓝黑色；雄蕊 8，比花被短；花柱 3。小坚果宽卵球形，具 3 棱，长 3～4 mm，黑色，无光泽，包于宿存花被内。花期为 7—9 月，果期为 8—10 月。

生境特征：生于溪谷两岸石缝中、水沟边及山坡路边灌丛中。

药用部分：全草入药，中药名为赤地利。

采制加工：全草夏、秋季采集，晒干或鲜用。

性味功效：酸、涩、平。清热解毒，消肿止痛，明目退翳。

主治应用：用于急性扁桃体炎，急性支气管炎，百日咳，腮腺炎，中耳炎，角膜云翳，急性肠炎，菌痢，宫颈癌引起的白带增多，疖痈，扭伤。

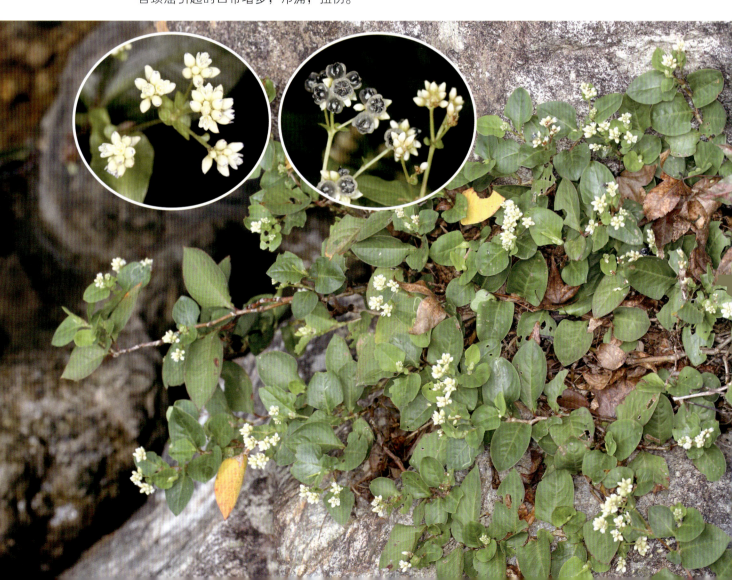

86　杠板归（刺犁头）　*Polygonum perfoliatum* L.

蓼科　Polygonaceae　　　蓼属　*Polygonum*　　　地方名　拦路虎、倒搭刺

形态特征：一年生或多年生草本。茎攀缘，多分枝，长达 2 m 以上。茎、叶柄及叶片下面脉上常具倒生皮刺。叶片三角形，长 3 ~ 7 cm，宽 2 ~ 5 cm，先端钝或急尖，基部截形或微心形；叶柄长 3 ~ 10 cm，盾状着生于叶片近基部，无关节；托叶鞘贯茎，叶状，近圆形，直径 1 ~ 3 cm。总状花序呈短穗状，顶生或腋生，长 1 ~ 3 cm；苞片卵圆形，每苞内具 2 ~ 4 花；花被白色或淡红色，5 深裂，裂片椭圆形，长 2.5 ~ 3 mm，果时增大，肉质，深蓝色；雄蕊 8；花柱 3，中上部合生。小坚果球形，直径 3 ~ 4 mm，黑色，有光泽，包于宿存花被内。花期为 6—8 月，果期为 7—10 月。

生境特征：生于田野、荒地上、路边、沟边及灌丛中。

药用部分：地上部分入药。

采制加工：夏季开花时采割，除去杂质，晒干。

性味功效：酸，凉。清热解毒，利水消肿，止咳，止痒。

主治应用：用于咽喉肿痛，肺热咳嗽，小儿顿咳，百日咳，肾炎水肿尿少，湿热泻痢，带状疱疹，湿疹，疖肿，蛇虫咬伤。

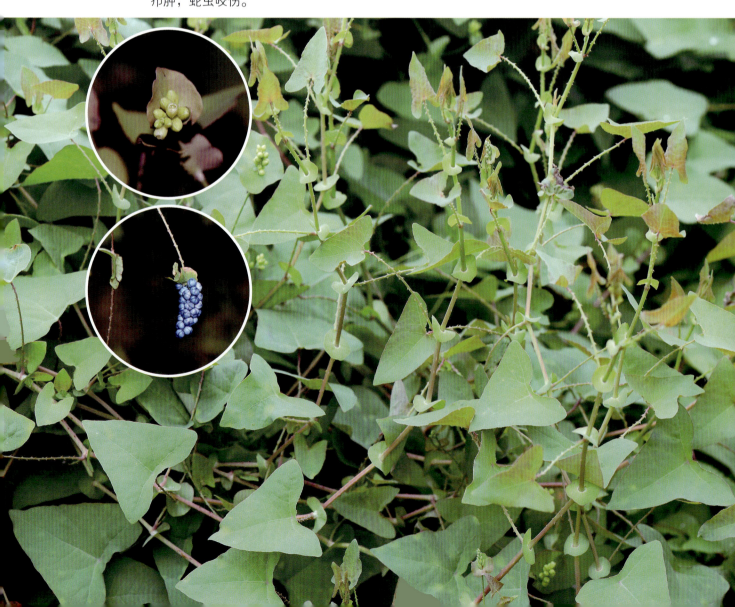

87 何首乌　*Fallopia multiflora* (Thunb.) Haraldson

蓼科　Polygonaceae　　何首乌属　*Fallopia*　　地方名　首乌

形态特征： 多年生草本。块根肥大，不整齐纺锤状，黑褐色。茎缠绕，长 2～4 m，多分枝，具纵棱，无毛，微粗糙，下部木质化。叶片卵形或长卵形，长 3～7 cm，宽 2～5 cm，先端渐尖，基部心形或近心形，两面粗糙，边缘全缘；叶柄长 1.5～3 cm；托叶鞘膜质，偏斜，无毛，长 3～5 mm。花序圆锥状，顶生或腋生，长 10～20 cm，分枝开展，具细纵棱；苞片三角状卵形，具小突起，顶端尖，每苞具 2～4 花；花梗细弱，长 2～3 mm，下部具关节，果时延长；花被 5 深裂，白色或淡绿色，花被片椭圆形，大小不等，外面 3 枚较大，背部具翅，果时增大，花被果时呈近圆形，直径 6～7 mm。小坚果卵球形，长 2.5～3 mm，黑褐色，有光泽，包于宿存花被内。花期为 8—9 月，果期为 9—10 月。

生境特征： 生于山野石隙中、路边、墙旁、旷地上或栽培于房前屋后。

药用部分： 块根入药，中药名为何首乌；藤茎入药，中药名为首乌藤。

采制加工： 1. 何首乌：立秋至次年立春前掘取块根，清除地上藤茎。（1）生何首乌：将块根贮地穴或缸中，拌以潮性黄细沙，保鲜以备临时应用；或直接晒干。（2）制何首乌：取黑豆煮 4 小时后取汁，豆渣再煮 3 小时二次取汁，合并黑豆汁。将干燥的生何首乌块，置非铁的容器内，加入黑豆汁炖煮至黑豆汁吸尽，内无干心，药材呈棕褐色时取出晒干（生何首乌和黑豆用量比例为 10：1）。

2. 首乌藤：秋、冬季采割何首乌的地上藤茎，理除青梗和残叶，扎成小把，切段，晒干。

性味功效： 1. 何首乌：苦、甘、涩，微温。（1）生何首乌：解毒，消痈，截疟，润肠通便。（2）制何首乌：补肝肾，益精血，乌须发，强筋骨，化浊降脂。

2. 首乌藤：甘，平。养血安神，祛风通络。

主治应用： 1. 何首乌：（1）生何首乌：用于疮痈，瘰疬，风疹瘙痒，久疟体虚，肠燥便秘。（2）制何首乌：用于血虚萎黄，眩晕耳鸣，须发早白，腰膝酸软，肢体麻木，崩漏带下，高脂血症。

2. 首乌藤：用于失眠多梦，血虚身痛，风湿痹痛；外洗治皮肤瘙痒。

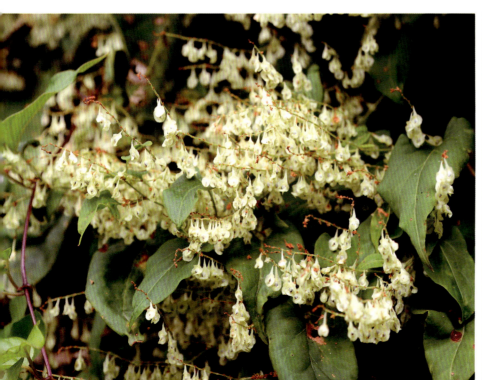
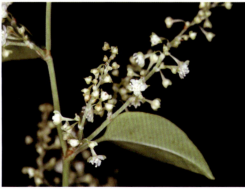
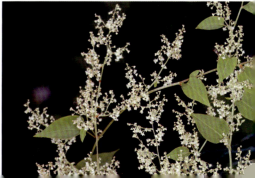

88 虎杖 *Reynoutria japonica* Houtt.

蓼科 Polygonaceae　　虎杖属 *Reynoutria*　　地方名 酸管

形态特征： 多年生草本。全体无毛。根状茎粗壮，横走。茎直立，高 1 ~ 2 m，粗壮，具明显纵棱，散生红色或紫红色斑点。叶片薄革质，宽卵形或卵状椭圆形，长 5 ~ 12 cm，宽 4 ~ 9 cm，先端渐尖，基部宽楔形、截形或近圆形，边缘全缘，疏生小突起；叶柄长 1 ~ 2 cm；托叶鞘膜质，偏斜，长 3 ~ 5 mm，褐色，具纵脉，顶端截形，无缘毛，常破裂，早落。花单性，雌雄异株；花序圆锥状，长 3 ~ 8 cm，腋生；苞片漏斗状，长 1.5 ~ 2 mm，顶端渐尖，每苞内具 2 ~ 4 花；花梗长 2 ~ 4 mm，中下部具关节；花被 5 深裂，淡绿色；雄花花被片具绿色中脉，无翅，雄蕊 8；雌花花被片外面 3 枚背部具翅，果时增大，翅扩展下延。小坚果卵球形，具 3 棱，长 4 ~ 5 mm，黑褐色，有光泽，包于宿存花被内。花期为 8—9 月，果期为 9—10 月。

生境特征： 生于山谷溪边、溪岸及路边草丛中。

药用部分： 根茎及根入药。

采制加工： 春、秋季掘取根茎和根，除去须根、尾梢和芦头，洗净，趁鲜切成长条或厚片，晒干。

性味功效： 微苦，微寒。利湿退黄，清热解毒，散瘀止痛，止咳化痰。

主治应用： 用于湿热黄疸，淋浊，带下，痈肿疮毒，风湿痹痛，血瘀经闭，跌打损伤，慢性支气管炎，肺热咳嗽；外用时制成煎液、水磨液或油膏涂敷，治水火烫伤。

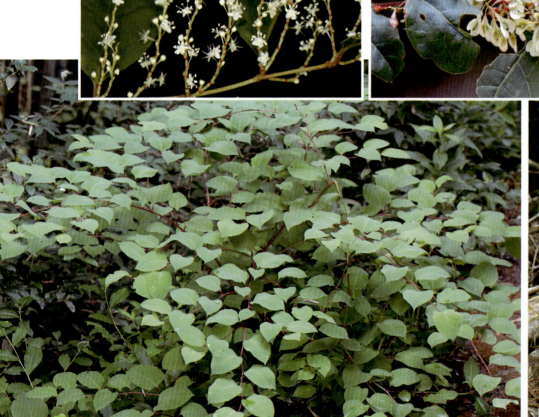
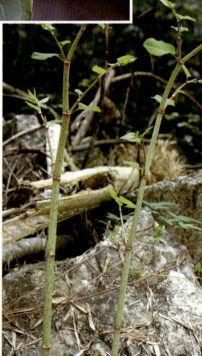

89　野荞麦（金荞麦）　*Fagopyrum dibotrys* (D. Don) Hara

蓼科　Polygonaceae　　　荞麦属　*Fagopyrum*　　　地方名　天花麦

形态特征： 多年生草本。主根块状，木质化，黑褐色。茎直立，高 50 ~ 100 cm，质柔软，具纵棱，无毛，有时一侧沿棱被柔毛。叶片宽三角形或卵状三角形，长 5 ~ 12 cm，宽 3 ~ 11 cm，先端渐尖，基部心状戟形，边缘及两面脉上具乳头状突起或被柔毛；叶柄长可达 10 cm；托叶鞘筒状，淡褐色，长 5 ~ 10 mm，顶端截形，无缘毛。花序伞房状，顶生或腋生，花序梗长 3 ~ 8 cm；苞片卵状披针形或卵形，长约 3 mm，每苞内具 2 ~ 4 花；花梗长约 4 mm，中部具关节；花被白色，5 深裂，裂片长圆形，长约 2.5 mm；雄蕊 8，比花被短。小坚果三棱锥状卵球形，长 6 ~ 8 mm，黑褐色，无光泽，长为宿存花被的 2 ~ 3 倍。花期为 7—9 月，果期为 8—10 月。

生境特征： 生于山坡荒地、旷野路边及水沟边或栽培于房前屋后。

药用部分： 根茎入药，中药名为金荞麦。

采制加工： 冬季采挖，除去茎和须根，洗净，晒干。

性味功效： 微辛、涩，凉。清热解毒，排脓祛瘀，润肺补肾，健脾止泻，祛风除湿。

主治应用： 用于肺痈吐脓，肺热喘咳，乳蛾肿痛，肺肾两虚，脾虚泄泻，风湿痹证，跌打损伤，癌肿。

附　　注： 野生个体已被列为国家二级重点保护野生植物，严禁采挖。

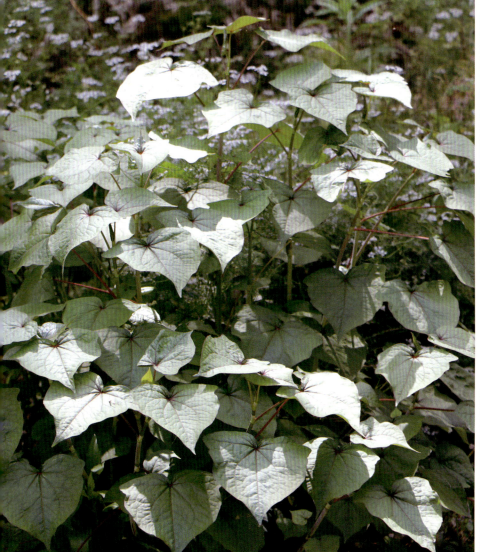
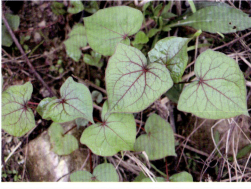
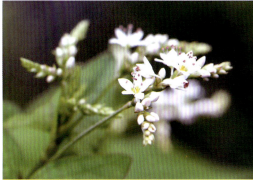
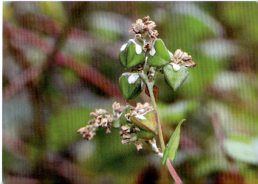

90　羊蹄　*Rumex japonicus* Houtt.

蓼科　Polygonaceae　　　酸模属　*Rumex*　　　地方名　土大黄、野大黄、猪母菜头

形态特征：多年生草本。茎直立，高 50～100 cm，上部分枝，具沟槽。基生叶片长圆形或披针状长圆形，长 8～25 cm，宽 3～10 cm，先端急尖，基部圆形或心形，边缘微波状，下面沿叶脉具小突起；茎上部叶片狭长圆形；叶柄长 2～12 cm；托叶鞘膜质。花序圆锥状；花两性，多花轮生；花梗细长，中下部具关节；花被片 6，淡绿色，外花被片椭圆形，长 1.5～2 mm，内花被片果时增大，呈心形，长 4～5 mm，顶端渐尖，网脉明显，边缘具不整齐的小齿，齿长 0.3～0.5 mm，全部具小瘤，小瘤长卵形，长 2～2.5 mm。小坚果宽卵球形，具 3 锐棱，长约 2.5 mm，两端尖，暗褐色，有光泽。花期为 5—6 月，果期为 6—7 月。

生境特征：生于低山疏林边、沟边、溪边、路旁湿地中及沙丘上。

药用部分：根入药。

采制加工：夏季采挖，除去须根，洗净，切厚片，晒干。

性味功效：苦、酸，寒。凉血，止血，解毒，通便，杀虫。

主治应用：用于血小板减少性紫癜，火眼红肿，便秘，月经过多；外治汗斑，顽癣，脂溢性皮炎，湿疹，神经性皮炎，疮疖。

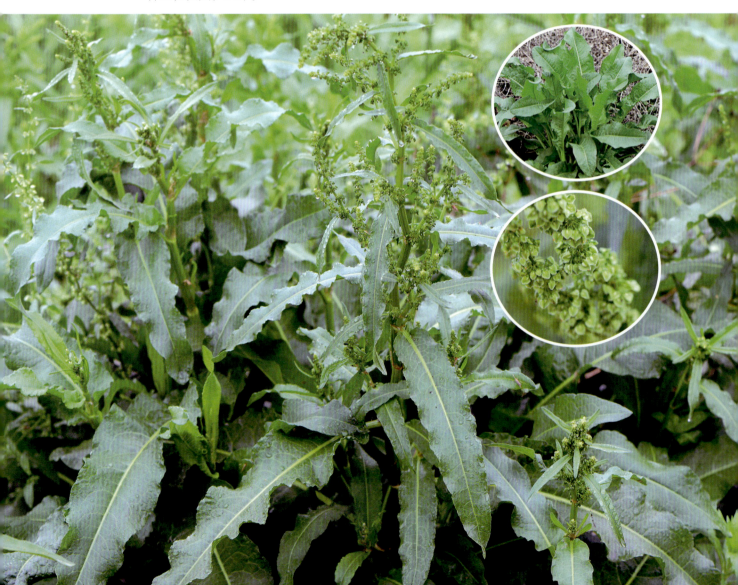

91 对萼猕猴桃 *Actinidia valvata* Dunn

猕猴桃科 Actinidiaceae 猕猴桃属 *Actinidia* 地方名 猫人参

形态特征： 落叶藤本。枝无毛或幼时具微柔毛；髓白色，实心，稀片层状。叶片纸质，宽卵形至长卵形，长 5 ~ 13 cm，宽 3 ~ 7 cm，先端突尖至渐尖，基部楔形至截圆形，干后上面非黑褐色，侧脉 5 或 6 对，边缘具细锯齿，上面绿色，有时上部或全部变淡黄色至白色斑块，无毛或中脉疏生软刺毛；叶柄常呈淡紫色，长 1.5 ~ 2 cm，无毛。花序具（1）2 或 3 花；萼片（2）3，镊合状排列；花瓣 5 ~ 9，白色，倒卵圆形，芳香；花药橙黄色；子房瓶状，无毛，花柱比子房稍长。果卵球形或圆柱形，长 2 ~ 2.5 cm，无毛和斑点，顶端具尖喙，基部宿萼反折，成熟时呈黄色或橘红色，具辣味。种子长 1.8 ~ 3.5 mm，直径约 1.5 mm。花期为 5 月，果期为 10 月。

生境特征： 生于山坡林缘、沟谷溪边灌丛中。

药用部分： 根及粗茎入药，中药名为猫人参。

采制加工： 夏、秋季采挖，洗净，趁鲜切厚片，晒干，或鲜用。

性味功效： 辛，温。解毒消肿，祛风湿。

主治应用： 用于骨髓炎，深部脓肿，上呼吸道感染，风湿痹痛，白带，疮痈肿毒，麻风病。

附　　注： 对萼猕猴桃在泰顺分布较少，当地药农多用异色猕猴桃（*A. callosa* var. *discolor*）作猫人参替代。大籽猕猴桃（*A. macrosperma*）的根和粗茎也作为猫人参入药，泰顺不产。

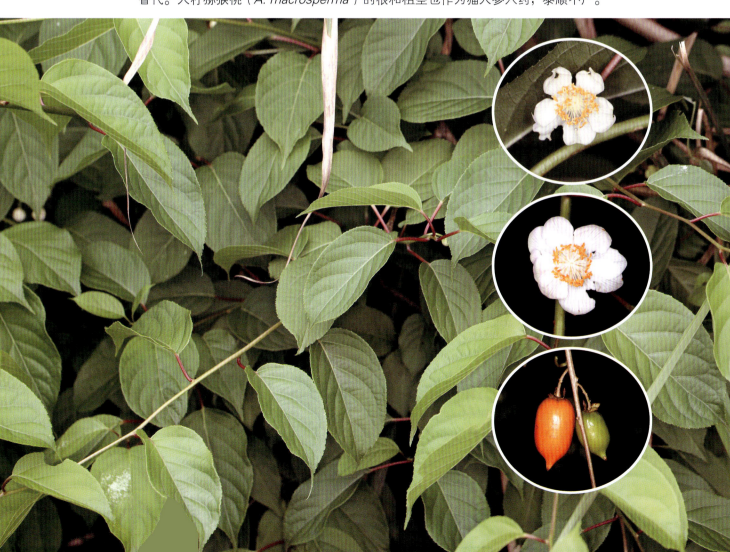

92　毛花猕猴桃　*Actinidia eriantha* Benth.

猕猴桃科　Actinidiaceae　　猕猴桃属　*Actinidia*　　地方名　白藤梨、白毛桃

形态特征：落叶藤本。小枝粗壮,连同叶柄、花序和萼片均密被灰白色或灰黄色星状绒毛;髓白色,片层状。叶片厚纸质,卵圆形至宽卵形,长6～15 cm,宽4～9.5 cm,先端短尖至短渐尖,基部截形或圆楔形,稀近心形,边缘具硬尖小齿,侧脉6～8(10)对,上面散生脱落性糙伏毛,下面密被较长的灰白色星状绒毛,网脉显著隆起;叶柄长1.5～3 cm。聚伞花序一回分歧,具3～7花;花序梗长5～10 mm;萼片2或3;花瓣5,桃红色、淡紫红色或紫红色,倒卵形;花药黄色;子房球形,密被白色绒毛,花柱长3～4 mm。果圆柱形或卵状圆柱形,长3～4.5 cm,密被灰白色长绒毛,宿萼反折。种子长约2 mm。花期为5—6月上旬,果期为10—11月。

生境特征：生于山坡路边、山谷、溪边及林缘灌丛中。

药用部分：根入药,中药名为白毛桃根。

采制加工：秋季采挖,除去杂质,切厚片,晒干或鲜用。

性味功效：淡、微辛,寒。清热解毒,利湿消肿,舒筋活血。

主治应用：用于热毒臃肿,乳痈,臌胀,风湿痹痛,淋巴结炎,疝气,跌打损伤,疮疖,皮炎。

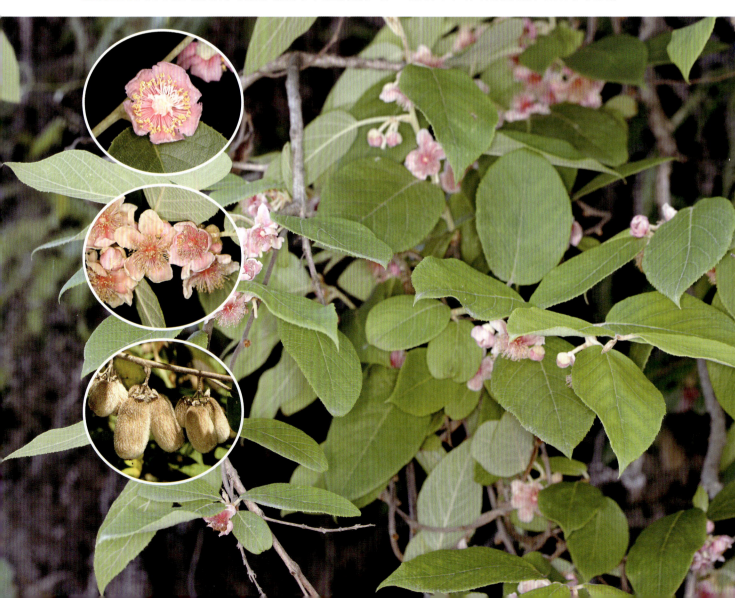

93 中华猕猴桃 *Actinidia chinensis* Planch.

猕猴桃科 Actinidiaceae　　猕猴桃属 *Actinidia*　　地方名 藤梨

形态特征：落叶藤本。小枝粗壮，幼时密被短绒毛或锈褐色长刺毛；髓白色，片层状或幼时实心。叶片厚纸质，宽倒卵形、宽卵形或近圆形，长 6 ~ 12 cm，宽 6 ~ 13 cm，先端突尖、微凹或平截，基部钝圆、平截或浅心形，边缘具刺毛状小齿，侧脉 5 ~ 8 对，上面无毛或仅脉上有少量糙毛，下面密被较长的灰白色或淡棕色星状绒毛，网脉显著隆起；叶柄长 3 ~ 6 cm，密被锈色柔毛。聚伞花序一回分歧，雄花序通常具 3 花，雌花多单生，稀 2 朵或 3 朵；花序梗长 0.5 ~ 1.5 cm，连同苞片、萼片均被绒毛；萼片（3）5（7）；花瓣（3）5（7），白色，后变为淡黄色，宽倒卵形，清香；花药黄色；子房球形，被茸毛，花柱狭条形。果球形、卵状球形或圆柱形，长 4 ~ 5 cm，被褐色短绒毛，成熟时变无毛或几无毛，黄褐色，具斑点。种子直径约 2.5 mm。花期为 5 月，果期为 8—9 月。

生境特征：生于山坡、沟谷林中、林缘，常攀附于树冠、岩石上或栽培于农田和庭院。

药用部分：根及地下茎入药，中药名为藤梨根。

采制加工：全年可采挖，洗净，趁鲜切厚片，晒干或鲜用。

性味功效：苦、涩，凉。清热解毒，祛风利湿，活血散结。

主治应用：用于风湿性关节炎，淋巴结结核，急性肝炎，高血压，消化不良，胃癌，乳汁不下，跌打损伤，疮疖。

附　　注：野生个体已被列为国家二级重点保护野生植物，严禁采挖。

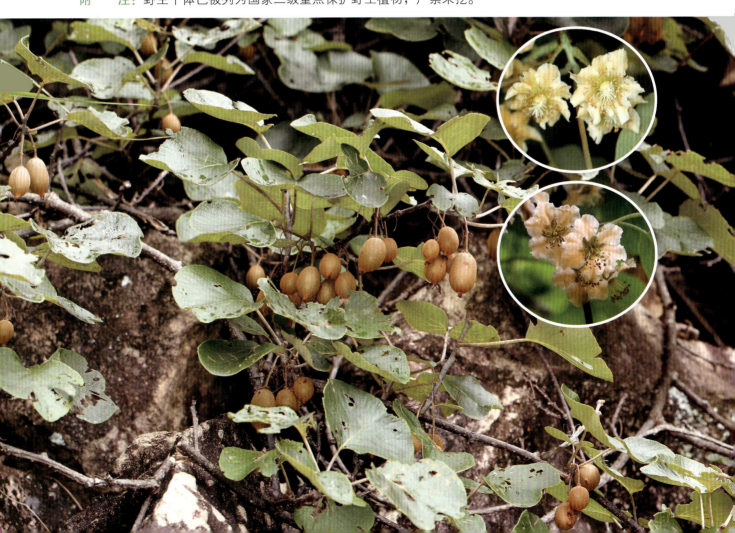

94　金丝梅　*Hypericum patulum* Thunb.

藤黄科　Clusiaceae　　　金丝桃属　*Hypericum*　　　地方名　水面油

形态特征：半常绿灌木。全株光滑无毛，无黑色腺点。茎高 0.5～1 m，多分枝；小枝具 2 纵线棱，暗红褐色。叶片卵状椭圆形或卵状长圆形，长 2.5～5 cm，宽 1～2.5 cm，先端钝圆或急尖，基部近圆形或渐狭，不抱茎，上面绿色，下面粉绿色，全面散布不明显的半透明腺点及短腺条；叶柄极短。花单生或数朵组成顶生聚伞花序；花金黄色，直径 2.5～4 cm；萼片宽卵圆形，长 5～8 mm；花瓣宽倒卵形至长圆状倒卵形，厚纸质，长 1～1.5 cm；雄蕊多数，5 束，长约为花瓣的 1/2，花后连同花瓣一起凋落；子房 5 室，花柱 5，长 4～5.5 mm。蒴果卵球形，具宿萼，成熟时开裂。种子圆柱形，黑褐色，有不明显的细蜂窝纹。花期为 5—7 月，果期为 8—10 月。

生境特征：生于沟谷溪边、山坡林缘、路旁或栽培于房前屋后。

药用部分：根或全草入药。

采制加工：根全年可采挖，洗净切片，晒干；全草在夏、秋季采集，切碎，晒干。

性味功效：苦、辛，寒。清热利湿，疏肝通络，祛瘀通乳，解毒利尿。

主治应用：用于湿热淋症，肝炎，腰背痛，牙痛，乳汁不下，筋骨疼痛，跌打损伤，便血。

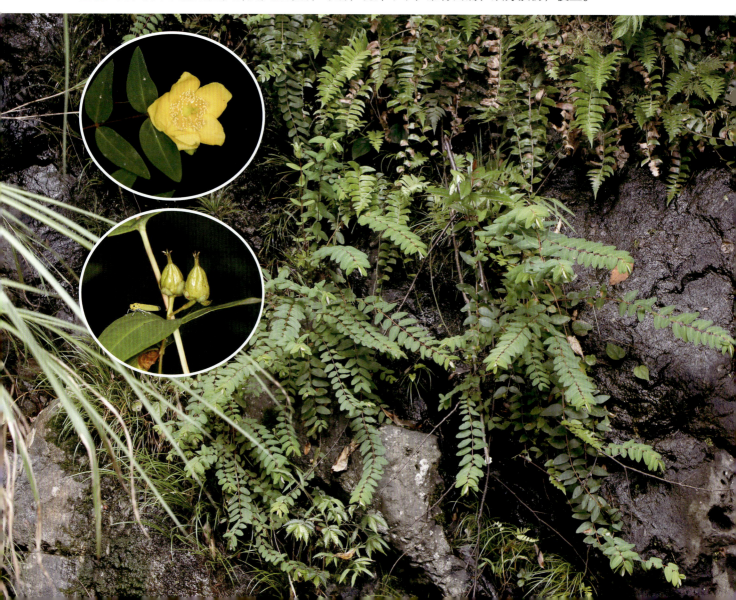

95　地耳草　*Hypericum japonicum* Thunb.

藤黄科　Clusiaceae　　　**金丝桃属**　*Hypericum*　　　**地方名**　七层塔

形态特征：一年生或多年生草本。全株无毛。茎高 6 ~ 40 cm，直立或外倾或匍地而在基部生根，纤细，具明显 4 棱。叶片卵圆形，长 0.3 ~ 1.5 cm，宽 1.5 ~ 8 mm，先端钝，基部抱茎，全面散布微细透明腺点；无叶柄。聚伞花序顶生；花黄色，直径约 6 mm；萼片卵状披针形，长 4 ~ 5 mm，无黑色腺点；花瓣与萼片几等长，宿存；雄蕊 5 ~ 30，不成束，宿存；子房 1 室，花柱 3，分离，柱头头状。蒴果椭球形，长约 4 mm，成熟时开裂。种子圆柱形，淡黄色，有细蜂窝纹。花期为 5—7 月，果期为 7—9 月。

生境特征：生于山麓水沟边、向阳山坡湿地中、田野堤埂上。

药用部分：全草入药。

采制加工：春、夏季采收，鲜用或晒干。

性味功效：苦、辛，平。清利湿热，散瘀消肿。

主治应用：用于急、慢性肝炎，结膜炎，急性肾炎，阑尾炎，肠炎，跌打损伤，疮疖疔痈，蛇虫咬伤。

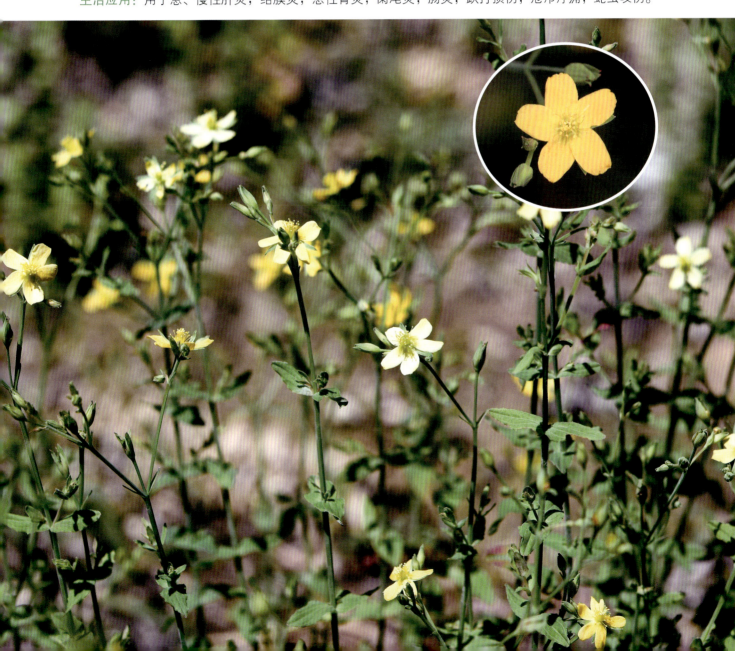

96 梧桐（青桐） *Firmiana platanifolia* (L. f.) Schott et Endl.

梧桐科 Sterculiaceae　　梧桐属 *Firmiana*　　地方名 席杆

形态特征： 落叶乔木。树皮青绿色，平滑。单叶，互生；叶片掌状3～5裂，直径15～30 cm，裂片三角形，先端渐尖，基部心形，全缘，基出脉7；叶柄与叶片近等长。圆锥花序顶生，长20～50 cm；花萼淡黄绿色，5深裂几达基部，萼片向外卷曲，长7～9 mm，外被淡黄色短柔毛；雄花的花药15，聚生于雌雄蕊柄的顶端，呈头状，退化子房甚小；雌花无花瓣，子房球形，被毛。蓇葖果膜质，成熟前开裂而呈叶状，长6～11 cm，宽1.5～2.5 cm。种子球形，褐色，有皱纹，直径约7 mm。花期为6月，果期为10—11月。

生境特征： 本地有栽培，有时呈野生状态。

药用部分： 根、茎皮、叶、花、种子入药。中药名分别为梧桐根、梧桐白皮、梧桐叶、梧桐花、梧桐子。

采制加工： 根和茎皮全年可采，茎皮需刮去栓皮取其韧皮部；秋季采集叶和种子；夏季采花，拣尽杂质，晒干。

性味功效： 1. 梧桐根：甘，平。祛风除湿，调经止血，解毒疗疮。

2. 梧桐白皮：甘、苦，凉。祛风除湿，活血通经。

3. 梧桐叶：苦，寒。祛风除湿，清热解毒。

4. 梧桐花：甘，平。利湿消肿，清热解毒。

5. 梧桐子：甘，平。顺气止痛，和胃消食，敛疮生肌。

主治应用： 1. 梧桐根：用于风湿关节疼痛，腰膝痹痛，肠风下血，吐血，哮喘，月经不调，热淋，跌打损伤，肿毒，花柳骨毒痛。

2. 梧桐白皮：用于风湿痹痛，月经不调，痔疮，脱肛，丹毒，恶疮，跌打损伤。

3. 梧桐叶：用于风湿疼痛，麻木，疮痈肿毒，哮喘，痔疮，白带，臁疮（老烂脚），创伤出血，高血压病。

4. 梧桐花：用于肾炎水肿，小便不利，无名肿毒，创伤红肿，头癣，烧烫伤。

5. 梧桐子：用于伤食腹泻，胃痛，疝气，须发早白；煅炭研末可治小儿口疮，烂疮。

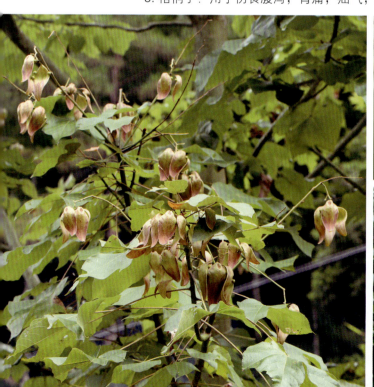
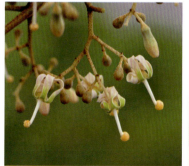
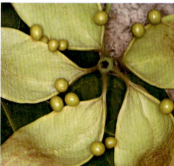
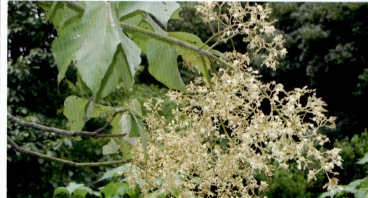

97　梵天花　*Urena procumbens* L.

锦葵科 Malvaceae　　**梵天花属** *Urena*　　**地方名**　野棉花

形态特征：落叶灌木，高达 1 m。多分枝，小枝被星状绒毛。叶片卵圆形，掌状 3～5 深裂，长 1.5～7 cm，宽 1～4 cm，中央裂片菱形或倒卵形，呈葫芦状，先端钝，基部圆形至近心形，具锯齿，两面均被星状短硬毛，枝上端的叶片有时不裂或浅裂；叶柄长 0.4～2 cm，被绒毛；托叶钻形，早落。花单生或近簇生于叶腋，花梗长 2～3 mm；副萼片狭卵形，长 4～7 mm，疏被星状毛；花萼短于副萼或近等长，狭卵形；花冠淡红色或白色，花瓣倒卵形，长 1～1.5 cm；雄蕊柱无毛，与花瓣等长，上部着生花药并伸出花冠外；花柱分枝 10。果扁球形，直径约 8 mm，分果瓣 5，被长硬毛和锚状钩刺。种子圆肾形，背部宽，锈褐色，有条纹。花、果期为 6—12 月。

生境特征：多生于丘陵山坡灌丛中、山麓路旁、溪沟边及村庄附近的旷地上。

药用部分：根或全草入药。

采制加工：根或全草在夏、秋季采挖，洗净，切段，晒干或鲜用。

性味功效：甘、微苦，微温。行气活血，祛风解毒，健脾补肾。

主治应用：用于风湿痹痛，腰肌劳损，痢疾，疟疾，功能性子宫出血，赤白带下，痛经，子宫下垂，体虚水肿，脱肛，甲状腺肿大，跌打损伤，毒蛇咬伤，疮疡肿毒。

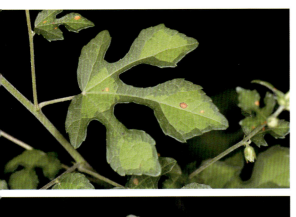
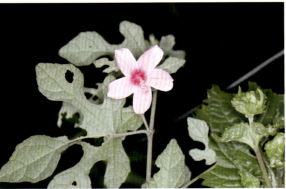
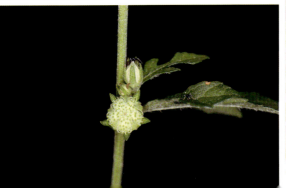
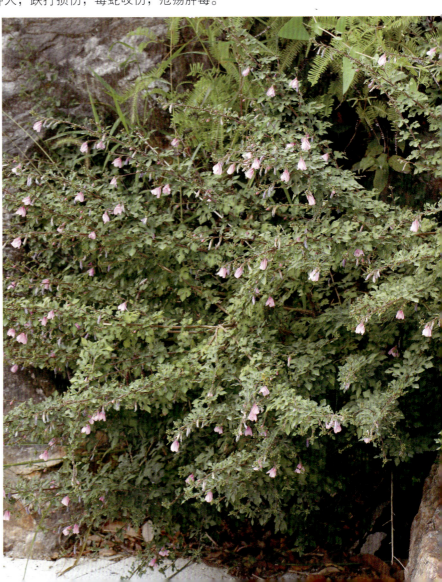

98　木芙蓉　*Hibiscus mutabilis* L.

锦葵科　Malvaceae　　　木槿属　*Hibiscus*　　　地方名　芙蓉

形态特征： 落叶灌木或小乔木，高达 5 m。小枝、叶柄、花梗、副萼和花萼均密被星状毛和短柔毛。叶片宽卵形至圆卵形或心形，直径 10～15 cm，常掌状 5～7 浅裂，裂片三角形，先端渐尖，基部心形，边缘具钝圆锯齿，掌状主脉 5～11 对，上面疏被星状毛，下面密被星状细绒毛；叶柄长 5～20 cm；托叶披针形，长 5～8 mm，早落。花大，单生于枝端叶腋，直立，花梗长 5～12 cm，近顶端具关节；副萼片 8，条形，长 10～16 mm，基部合生；花萼钟形，长 2.5～3 cm，裂片 5，卵形，先端渐尖；花冠初开时呈白色或淡红色，后变为深红色，直径约 8 cm，花瓣近圆形，长 4～5 cm，基部具髯毛；雄蕊柱长 2.5～3 cm，不伸出花冠外，无毛；花柱分枝 5，疏被柔毛。蒴果扁球形，直径约 2.5 cm，被淡黄色刚毛和绵毛。种子肾形，长约 2 mm，黑褐色，背部被长柔毛。花期为 8—11 月，果期为 10—12 月。

生境特征： 栽培或逸生于房前屋后，水田旁或池塘边。

药用部分： 叶入药，中药名为木芙蓉叶；花入药，中药名为木芙蓉花。

采制加工： 1. 木芙蓉叶：夏、秋季采收，扎小把，晒干。

2. 木芙蓉花：秋季花初开时采收，薄摊，晒干。

性味功效： 微辛，凉。清肺凉血，散热解毒，消肿排脓，止痛。

主治应用： 用于肺热咳嗽，瘰疬，肠痈，月经过多，白带，吐血；研末油调或熬膏外用于痈疖脓肿，脓耳，腮腺炎，无名肿毒，烧烫伤，毒蛇咬伤，跌打损伤。外用治皮肤脓症，脓未成时用叶，脓已成或溃破时用花。

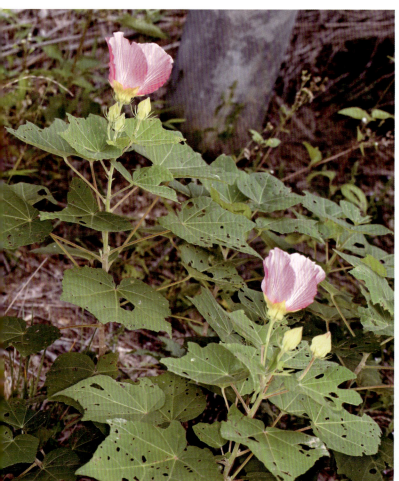
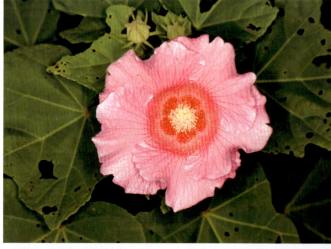
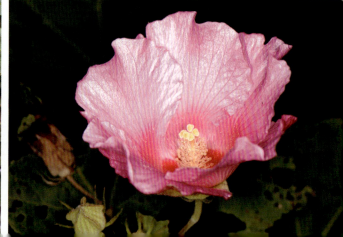

99　木槿　*Hibiscus syriacus* L.

锦葵科　Malvaceae　　木槿属　*Hibiscus*　　地方名　伏桑

形态特征：落叶灌木，高 2～4 m。小枝密被黄色星状绒毛。叶片菱形至三角状卵形，长 3～10 cm，宽 2～5 cm，具深浅不同的 3 裂或不裂，先端渐尖或钝，基部楔形，边缘具不整齐齿缺，掌状主脉 3～5 对，下面沿叶脉微被毛或近无毛；叶柄长 5～25 mm，上面被星状柔毛；托叶条形，长约 6 mm。花单生于枝端叶腋，直立，花梗长 4～14 mm，被星状短绒毛；副萼片 6～8，条形，长 6～15 mm，基部合生；花萼钟形，长 14～20 mm，密被星状短绒毛，裂片 5，三角形；花冠钟形，直径 5～6 cm，淡紫色，花心深色，花瓣倒卵形，长 3.5～4.5 cm，外面疏被纤毛和星状长柔毛；雄蕊柱长约 3 cm，不伸出花冠外；花柱分枝光滑无毛。蒴果卵球形，直径约 12 mm，密被黄色星状绒毛。种子肾形，淡褐色，背部被黄白色长柔毛。花期为 6—10 月，果期为 8—12 月。

生境特征：栽培或逸生于房前屋后及路旁。

药用部分：初开放的花入药，中药名为木槿花；果实入药，中药名为朝天子；茎皮入药，中药名为木槿皮。

采制加工：1. 木槿花：大暑后，分批摘取初开花朵，薄摊，晒干。

2. 朝天子：霜降后，摘取初成熟未开裂的果实，晒干。

3. 木槿皮：春、夏季或清明后，砍取粗枝，用木槌敲击，使木芯分离，剥取茎皮，晒至七八成干时扎小把，晒干。

性味功效：1. 木槿花：甘、淡，凉。凉血，清湿热，止带。

2. 朝天子：甘，平。清肺化痰，解毒止痛。

3. 木槿皮：甘、苦，凉。清热利湿，解毒止痒。

主治应用：1. 木槿花：用于痢疾，腹泻，痔疮出血，白带；外用于疖肿。

2. 朝天子：用于咳嗽痰喘，风热头痛；外用于黄水疮。

3. 木槿皮：用于肠风泻血，痢疾，脱肛，白带，疥癣，痔疮。

附　注：园艺品种较多，花色丰富，本地喜栽培品种为白花重瓣木槿（Albue-plenus）。

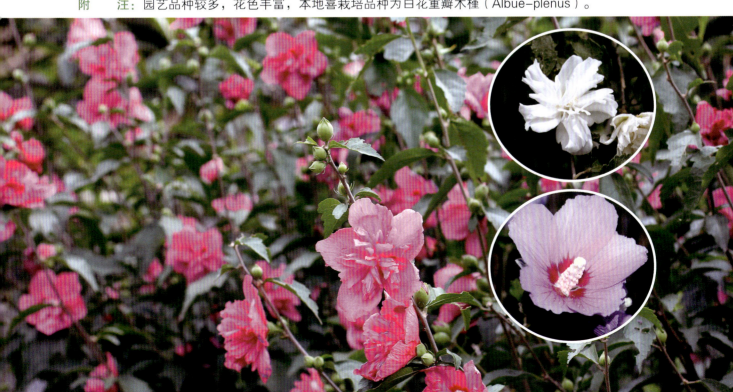

100　中国旌节花　*Stachyurus chinensis* Franch.

旌节花科 Stachyuraceae　　**旌节花属** *Stachyurus*

形态特征：落叶灌木。树皮紫褐色或深褐色，平滑。单叶，互生；叶片卵形、椭圆形、卵状长圆形至卵状披针形，长6～12 cm，宽3.5～7 cm，先端骤尖至尾尖，基部近圆形，边缘具细锯齿，上面幼时沿脉疏被白色绒毛，下面无毛或脉腋具少量簇毛，侧脉5或6对，两面突起；叶柄暗紫色，长1～2.5 cm。总状花序腋生，长3～10 cm，花梗极短；萼片4；花瓣4，黄绿色，倒卵形，长约6.5 mm；雄蕊8，与花瓣近等长；子房瓶状，柱头头状，不裂。浆果球形，直径6～8 mm，具短尖头。花期为3—4月，果期为8—9月。

生境特征：生于山坡、谷地、溪边林下、林缘或灌丛中。

药用部分：茎髓入药，中药名为小通草。

采制加工：芒种至秋分，砍取长30～120 cm的树干，趁鲜时用细竹条自细的一端通向粗的一端，使髓部脱出，理直，晒干后扎成小把。

性味功效：甘、淡，寒。清热，利尿，通乳。

主治应用：用于小便不利，淋症，乳汁不下。

附　　注：五加科植物通脱木（*Tetrapanax papyrifera*）的干燥茎髓亦作药用，中药名为通草，与本种不同，详见通脱木。

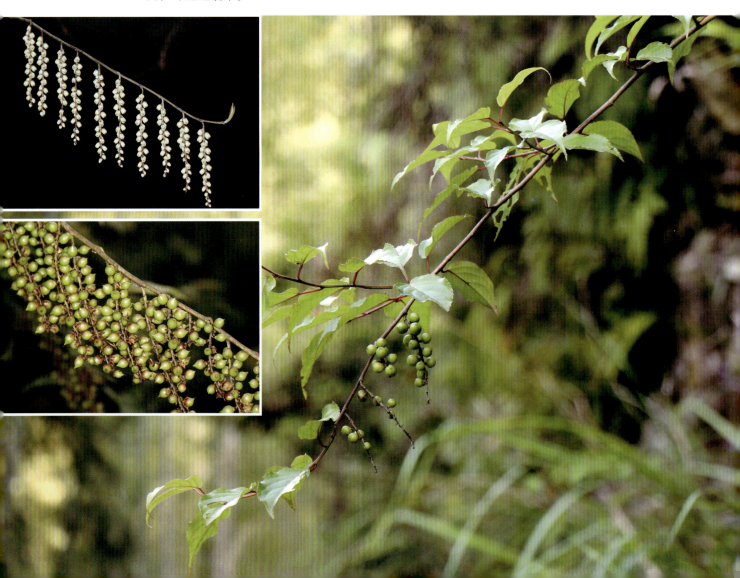

101　紫花地丁　*Viola philippica* Cav.

堇菜科 Violaceae　　**堇菜属** *Viola*　　**地方名**　耙团草、梨头尖

形态特征：多年生草本，高 5～15（20）cm。根状茎粗短，具黄白色主根。无地上茎。叶片舌形、卵状披针形或长圆状披针形，长 2～7 cm，宽 1～2 cm，果时则变为三角状卵形或三角状披针形，宽可达 4 cm，先端钝至渐尖，基部截形或微心形，边缘具浅钝齿，上面无白色斑纹；叶柄花时长 1～6 cm，果时长可达 15 cm；托叶大部与叶柄合生，披针形，淡绿色或苍白色，分离部分具疏齿。花梗花时等于或长于叶，果时短于叶，苞片位于花梗中部；萼片卵状披针形，附属物长约 1 mm，末端钝或有钝齿；花瓣为蓝紫色或紫色，直径约 1.5 cm，侧瓣内侧有浓须毛至无须毛，下瓣长于侧瓣，连距长 14～18 mm；距细管状或细圆筒状，长（4）5～6.5（7）mm，直径 1～2 mm，与花瓣同色；子房无毛，柱头顶面微凹，两侧具薄边，前方具短喙。蒴果椭球形，长 7～9 mm。花期为 3—4 月，果期为 5—10 月。

生境特征：生于农田、园地、荒地及山地路边草地上。

药用部分：全草入药。

采制加工：春、秋季挖取全草，理去杂草、泥沙，晒干。

性味功效：苦、辛，寒。清热解毒，凉血消肿。

主治应用：用于疔疮痈肿，痈疽发背，丹毒，毒蛇咬伤，黄疸型肝炎。

附　　注：同属植物长萼堇菜（*V. inconspicua*）和戟叶堇菜（*V. betonicifolia*）的中药名为浙紫花地丁，性味功效与本种基本相同。

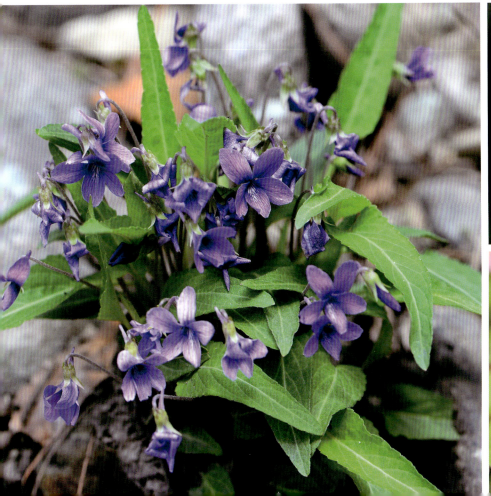

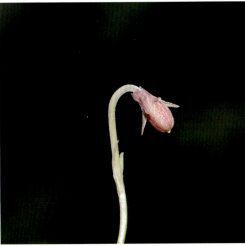

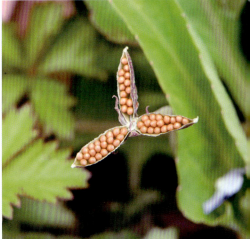

102 蔓茎堇菜（匍匐堇） *Viola diffusa* Ging.

堇菜科 Violaceae　　堇菜属 *Viola*　　地方名　天罗白、刺瓜香、拔脓草

形态特征： 多年生匍匐草本。全株被长柔毛，稀几无毛或无毛。根状茎短，具黄白色主根。匍匐茎粗壮，通常多数，顶端常具与基生叶大小相似的簇生叶，呈莲座状。叶片卵形或长圆状卵形，长2～5 cm，宽1～3.5 cm，无腺体，毛伏贴或无毛，先端钝或急尖，基部截形或楔形，下延至叶柄上部，边缘具浅钝锯齿；叶柄长1～5 cm，有翼；托叶中部以下与叶柄合生，披针形，边缘常有睫毛状齿。花梗等长于或短于叶，苞片位于花梗中部或中上部；萼片披针形，边缘和中脉上具睫毛，附属物短，长0.5～1 mm，末端圆钝或截形而具2钝齿，具缘毛；花瓣白色或具紫色脉纹，直径约1 cm，侧瓣内侧有短须毛，下瓣长仅为上瓣、侧瓣的1/3～1/2，连距长8～11 mm；距囊状，长约1.5 mm；子房无毛，柱头顶面微凹，两侧具薄边，前方具不明显短喙。蒴果椭球形，长5～7 mm，无毛。花期为3—5月，果期为5—9月。

生境特征： 生于农田边、房舍边、路边、沟旁及山地疏林下阴湿处。

药用部分： 全草入药。

采制加工： 春、秋季采集，晒干或鲜用。

性味功效： 微苦，寒。清热解毒，消肿排脓，清肺止咳。

主治应用： 用于疔痈疮毒，毒蛇咬伤，风热咳嗽，肠胃炎，肝炎，肺脓疡，睑缘炎，结膜炎，角膜炎。

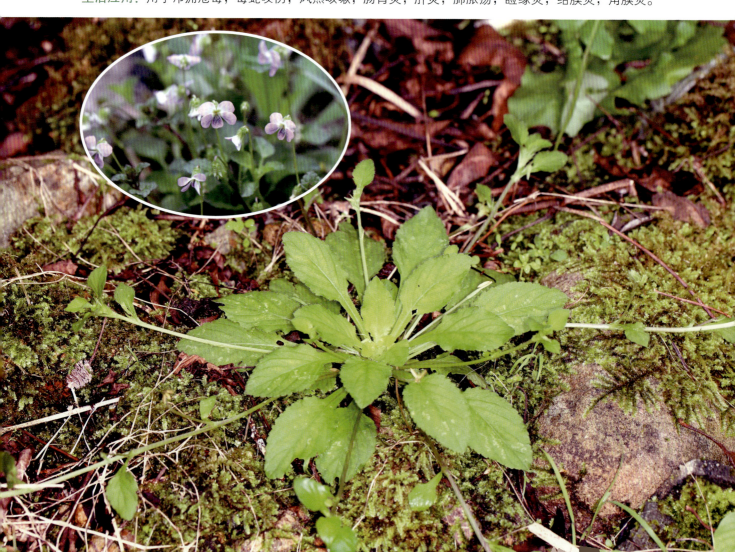

103 堇菜 *Viola arcuata* Blume

堇菜科 Violaceae　　堇菜属 *Viola*　　地方名：白（水）老鸦碗、冷水草

形态特征：多年生草本，高 15～30 cm。全株无毛。根状茎短。茎数条丛生，直立或稍披散。基生叶具长柄，叶片较小，肾形或圆心形，托叶下部1/2与叶柄合生，边缘具细齿，密生紫褐色小点；茎生叶具短柄，叶片较大，肾形、心形或三角状心形，长 2.5～6 cm，宽 2～5 cm，先端急尖，基部心形至箭状心形，边缘具浅钝锯齿，两面有紫褐色小点；托叶离生，卵状披针形或长圆形，边缘疏生小齿或近全缘，密生紫褐色小点。花腋生；花梗长于叶，苞片位于花梗中上部；萼片披针形，附属物短小，末端圆钝；花瓣白色，直径约 1 cm，具紫色条纹，侧瓣内侧无须毛，下瓣连距长约 10 mm；距粗短，囊状，长 1.5～2 mm；子房无毛，柱头顶面微凹，两侧具薄边，前方具短喙。蒴果椭球形，长 7～8 mm。花期为 4—5 月，果期 5—8 月。

生境特征：生于路边草地上、溪沟边或林缘阴湿处。

药用部分：全草入药。

采制加工：春、夏季采集，晒干或鲜用。

性味功效：淡，凉。清热解毒。

主治应用：用于疖肿，上呼吸道感染，结膜炎，蝮蛇咬伤。

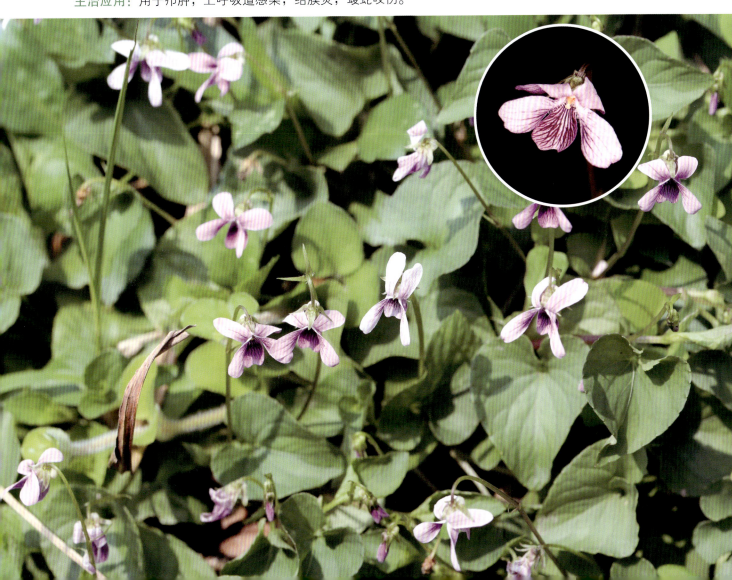

104　丝瓜　*Luffa aegyptiaca* Mill.

葫芦科　Cucurbitaceae　　丝瓜属　*Luffa*　　地方名　天罗

形态特征： 一年生草质藤本。茎、枝粗糙，被短柔毛；卷须2～4歧。叶片三角形或近圆形，长、宽各10～20 cm，先端尖，基部深心形，掌状5～7裂，边缘有锯齿，上面粗糙，下面有短柔毛，叶脉掌状；叶柄粗糙，长10～12 cm。雄花：常15～20朵生于总状花序的上部，花序轴被柔毛；花梗长1～2 cm；花萼宽钟形，被短柔毛，裂片卵状披针形，长0.8～1.3 cm；花冠黄色，辐状，直径5～9 cm，裂片长圆形，长2～4 cm，内面基部密被长柔毛；雄蕊通常5，稀3，药室多回折曲。雌花：单生，花梗长2～10 cm；子房长圆柱状，有柔毛。果长圆柱状，直径5～10 cm，表面平滑，通常有深色纵条纹而无锐棱。种子多粒，黑色，卵形，扁，边缘狭翼状。花、果期为夏、秋季。

生境特征： 栽培于庭院、农地或宅旁。

药用部分： 成熟果实的维管束入药，中药名为丝瓜络；成熟的种子入药，中药名为丝瓜子；叶和藤茎亦可入药。

采制加工： 1. 丝瓜络：立秋后摘取老丝瓜，缚石块浸于溪水或米泔水中，一般沉浸3～10天，视外皮完全腐烂为度，在清水中揉擦净外面腐皮后，用清水洗净，摊晒干燥后，用力甩净种子，切段。

2. 丝瓜子：取上述甩出的种子，拣去白嫩的未成熟种子，晒干。

3. 叶与藤茎：在夏、秋季采割，洗净，鲜用或晒干。

性味功效： 1. 丝瓜络：甘，平。祛风湿，通经络，活血，下乳，利尿。

2. 丝瓜子：微甘，平。清热化痰，润燥，驱虫。

3. 叶：苦、酸，微寒。清热解毒，止血，化痰止咳。

4. 藤茎：甘，平。通经活络，止咳化痰。

主治应用： 1. 丝瓜络：用于筋骨酸痛，胸胁痛，闭经，乳汁不通，乳腺炎，鼻炎，水肿，气管炎，跌打损伤。

2. 丝瓜子：用于肺热咳嗽，蛔虫病，便秘。

3. 叶：用于百日咳，咳嗽，暑热口渴；外治创伤出血。

4. 藤茎：用于腰痛，咳嗽，鼻炎，支气管炎。

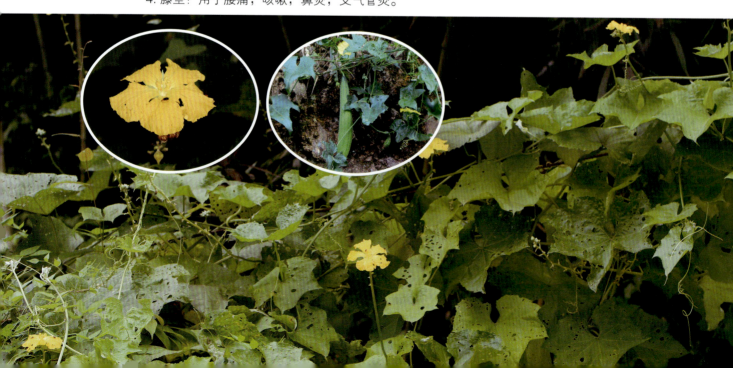

105　栝楼（瓜蒌）　*Trichosanthes kirilowii* Maxim

葫芦科　Cucurbitaceae　　栝楼属　Trichosanthes

形态特征：多年生草质藤本。植株被长柔毛。块根圆柱形，粗大肥厚；卷须3～5歧。叶片近圆形或心形，长、宽为5～20 cm，通常3～5（7）浅裂至中裂，裂片菱状倒卵形，常再分裂，先端常钝圆，边缘有疏齿或呈缺刻状，两面沿脉被长柔毛状硬毛，掌状脉；叶柄长3～10 cm。雄花：常组成总状花序，花梗长约3 mm；小苞片倒卵形或宽卵形，长1.5～2.5（3）cm，宽1～2 cm，边缘有齿；花萼筒圆筒状，长约3.5 cm，裂片披针形，全缘，长约1.5 cm，宽约2 mm；花冠白色，裂片倒卵形，长约2 cm，先端中央具1绿色尖头。雌花：单生，花梗长约7 cm；花萼筒圆筒形，裂片和花冠与雄花相同；子房椭球形，花柱长2 cm。果梗粗壮，长4～11 cm；果近球形，长7～10.5 cm，成熟时果皮和果瓤均呈黄色，光滑。种子卵状椭圆形，扁平，1室，长1.2～1.6（1.9）cm，棱线着生于边缘。花期为6—8月，果期为8—10月。

生境特征：栽培于庭院、农地或宅旁。

药用部分：成熟的果实入药，中药名为瓜蒌；成熟的果皮入药，中药名为瓜蒌皮；根入药，中药名为天花粉；成熟的种子入药，中药名为瓜蒌子。

采制加工：1. 瓜蒌：秋季果实成熟时，连果梗一起剪下，置通风处阴干。

2. 瓜蒌皮：寒露后分批摘取初成熟呈微黄色的果实，摊露地上，日晒夜露，待转橙黄色时，直剖对开，取出瓤和种子，洗净瓤汁，晒干或用文火烘干。

3. 天花粉：霜降至次年清明前掘取根部，除去芦头和蔓茎，削去外面粗皮，削平头尾，大只对切，然后浸清水内2～3天，每天换水1次，漂净黏液后，捞出晒干。

4. 瓜蒌子：将带瓤种子用草木灰拌和，擦洗干净，晒干后拣除白色嫩子，晒干。

性味功效：1. 瓜蒌：甘、微苦，寒。清热涤痰，宽胸散结，润燥滑肠。

2. 瓜蒌皮：甘，寒。清热化痰，利气宽胸。

3. 天花粉：甘、微苦，微寒。清热泻火，生津止渴，排脓消肿。

4. 瓜蒌子：甘，寒。润肺化痰，滑肠通便。

主治应用：1. 瓜蒌：用于肺热咳嗽，痰浊黄稠，胸痹心痛，结胸痞满，乳痈，肺痈，肠痈，便秘。

2. 瓜蒌皮：用于痰热咳嗽，结胸，胸痹，便秘，乳痈。

3. 天花粉：用于热病烦渴，肺热燥咳，内热消渴，乳痈，疮肿，痔漏。

4. 瓜蒌子：用于燥咳痰黏，肠燥便秘。

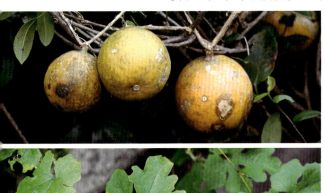
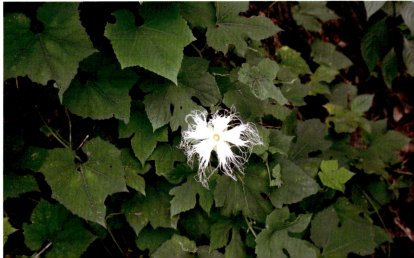

106 歙县绞股蓝 *Gynostemma shexianense* Z. Zhang

葫芦科 Cucurbitaceae　　绞股蓝属 *Gynostemma*　　地方名 七叶胆、绞股藤

形态特征： 多年生草质藤本。根状茎非肉质，极短，根细长。枝具细弱分枝，有明显棱和沟，无毛；卷须单一或2歧。复叶，具5～7小叶，两面有毛；叶柄光滑，长4～6 cm。圆锥花序腋生，长2.5～14 cm。雄花：淡绿色，长3.5～4.5 mm；花梗长1.5～2.5 cm；花萼5裂，长圆形，长0.8～1.2 mm，宽0.5 mm，先端尖；花冠5裂，三角形，长1.8～2.1 mm，宽0.5～0.6 mm，先端长渐尖，开展；雄蕊花药卵形，长0.2 mm；无不育雌蕊。雌花：直径4～5 mm；花萼裂片长1～1.5 mm，宽0.6 mm；花冠裂片长2～2.3 mm，宽0.6～0.7 mm；不育雄蕊小，钻形；子房半下位；花柱3。浆果球形，黑绿色，直径3.5～5 mm，成熟后不开裂，萼筒线位于果实中部，顶端具3枚小的鳞脐状物；果梗长2～3 mm。种子长球状三棱锥形，扁，顶端收缩成短尖头，长2～3 mm。花期为9月，果期为11月。

生境特征： 生于山坡疏林下、灌丛或路旁草丛中。

药用部分： 地上部分入药，中药名为绞股蓝。

采制加工： 夏、秋季采集，理去杂物，晒干。

性味功效： 苦，寒。清热解毒，止咳化痰，镇静安眠，降血脂。

主治应用： 用于慢性支气管炎，肝炎，胃及十二指肠溃疡，动脉硬化，失眠，白发，高血脂，痰热咳嗽，痰喘偏头痛，肿瘤。

附　　注： 本种比绞股蓝（*G. pentaphyllum*）分布更广泛，长期当作绞股蓝入药，但其根状茎非肉质，极短，根细长，子房半下位，果实小（直径3.5～5 mm），结果多（通常为40～80粒），体细胞染色体数目为2n＝22可与绞股蓝（2n＝28）相区别。

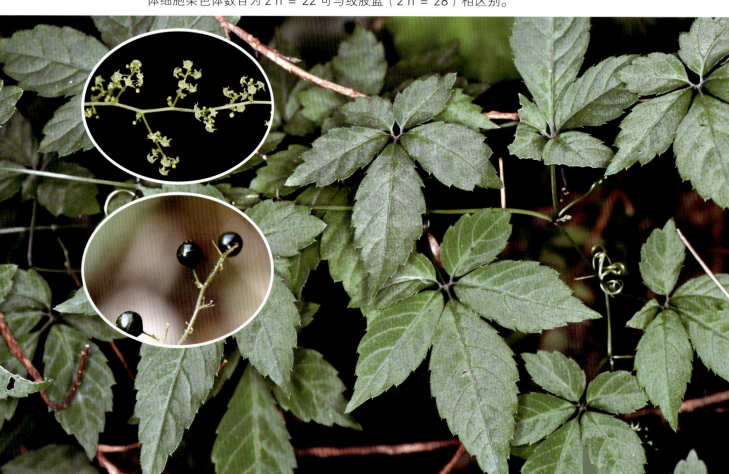

107　荠（荠菜）　*Capsella bursa-pastoris* (L.) Medic.

十字花科　Brassicaceae　　荠属　*Capsella*　　地方名　鸡母赖哺

形态特征：一年生或二年生草本，高（7）10～50 cm，具单毛或分叉毛。茎直立，单一或从下部分枝。基生叶丛生，呈莲座状，大头羽状分裂，长约 12 cm，宽约 2.5 cm，顶裂片卵形至长圆形，长 5～30 mm，宽 2～20 mm，侧裂片 3～8 对，长圆形至卵形，长 5～15 mm，顶端渐尖，浅裂或具不规则粗锯齿或近全缘，叶柄长 5～40 mm；茎生叶狭披针形或披针形，长 5～6.5 mm，宽 2～15 mm，基部箭形，抱茎，边缘具缺刻或锯齿。总状花序顶生或腋生，果时延长达 20 cm；花梗长 3～8 mm；萼片长圆形，长 1.5～2 mm；花瓣白色，卵形，长 2～3 mm，有短爪。短角果倒三角形或倒心状三角形，长 5～8 mm，宽 4～7 mm，扁平，无毛，顶端微凹，裂瓣具网脉；花柱长约 0.5 mm；果梗长 5～15 mm。种子 2 行，长椭圆形，长约 1 mm，浅褐色。花、果期为 4—6 月。

生境特征：生于山坡上、田边及路旁。

药用部分：带花果的地上部分入药，中药名为荠菜花。

采制加工：初夏拔取全草，除去根和杂草、泥屑，晒干或鲜用。

性味功效：甘、淡，凉。清热利湿，平肝，凉血止血，止痢，利尿，降血压。

主治应用：用于高血压，咯血，呕血，便血，崩漏，肠炎，痢疾，肝炎，肾炎，乳糜尿，防治麻疹。

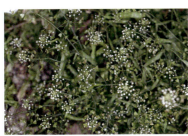
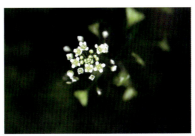
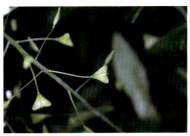
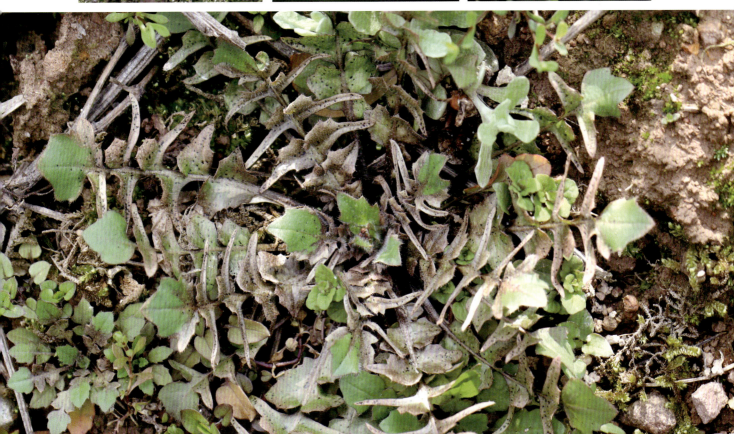

108　刺毛杜鹃　*Rhododendron championae* Hook.

杜鹃花科　Ericaceae　　杜鹃属　*Rhododendron*　　地方名　牛舌柴、狗脚骨

形态特征：常绿灌木或小乔木，高达 5 m。幼枝密生刺毛和腺头刚毛。叶集生于枝顶；叶片厚纸质，长圆状披针形，长 8～16 cm，宽 2～4.5 cm，先端短渐尖或渐尖，基部楔形至圆钝，全缘，具刺缘毛，上面暗绿色，疏生短刚毛，下面苍绿色，疏生短刚毛和柔毛，脉上较密，中脉在上面凹陷，下面突起；叶柄长 10～15 mm，具毛。伞形花序生于枝顶叶腋，具 3～5 花；花芽具黏质；花梗长约 1.8 cm，密被腺头刚毛；花萼 5 深裂，长 1～1.5 cm，边缘被腺毛；花冠淡红色至近白色，狭漏斗状，长 5～6 cm，裂片 5，上方裂片内具黄色斑点；雄蕊 10，花丝基部具柔毛；子房密被柔毛和腺头刚毛。蒴果圆柱形，两端钝尖，被腺头刚毛。花期为 4—5 月，果期为 7—9 月。

生境特征：生于向阳山坡、林缘、灌丛或路边。

药用部分：根、茎入药。

采制加工：全年可采，洗净，切片，晒干。

性味功效：涩，温。祛风解表，活血止痛。

主治应用：用于风寒感冒，流行性感冒，风湿性关节炎，头痛，跌打损伤。

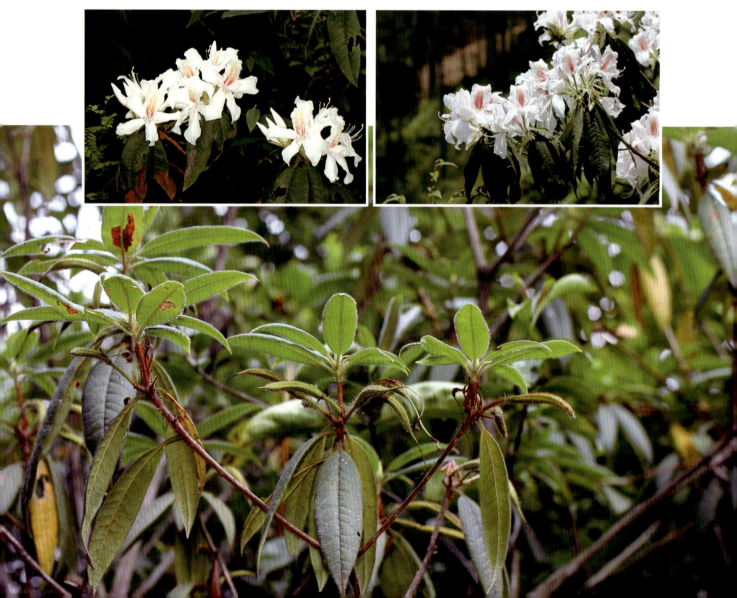

109 映山红（杜鹃） *Rhododendron simsii* Planch.

杜鹃花科 Ericaceae　　**杜鹃属** *Rhododendron*　　**地方名** 蛇豹花

形态特征：落叶或半常绿灌木，高达 3 m。小枝密被棕褐色扁平糙伏毛。叶二型；春叶纸质或薄纸质，卵状椭圆形至卵状狭椭圆形，长 2.5 ~ 6 cm，宽 1 ~ 3 cm，先端急尖或短渐尖，基部楔形，全缘，两面均被扁平糙伏毛，下面脉上较密，侧脉下面突起；夏叶较小，宿存；叶柄长 3 ~ 5 mm，密被与枝同类的毛。花 2 ~ 6 朵簇生于枝顶；花梗长 6 mm，密被糙伏毛；花萼 5 深裂，裂片椭圆状卵形；花冠鲜红色，宽漏斗形，长 3.5 ~ 4 cm，裂片 5，上部裂片具紫红色斑点；雄蕊 10，等长或短于花冠，花丝中部以下被柔毛；子房密被扁平糙伏毛，花柱无毛或基部疏被毛。蒴果卵球形，被糙伏毛。花期为 4—5 月，山区可延至 6 月初，果期为 9—10 月。

生境特征：生于向阳山坡灌丛、疏林林缘及山脚路边。

药用部分：根、叶、花入药。

采制加工：秋、冬季采根，夏季采叶，晒干或鲜用；春末采花，鲜用。

性味功效：1. 根：酸、涩，温；有毒。祛风湿，活血祛瘀，止痛止血。

2. 叶、花：甘、酸，平。清热解毒，祛痰止咳，止痒。

主治应用：1. 根：用于风湿性关节炎，月经不调，产后腹痛，崩漏，跌打损伤。

2. 叶、花：用于支气管炎，荨麻疹；外治痈肿，外伤出血。

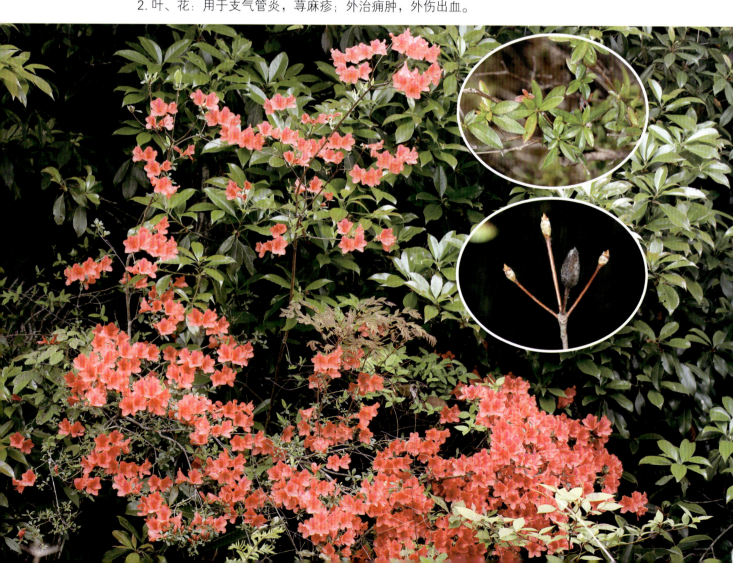

110　乌饭树　*Vaccinium bracteatum* Thunb.

杜鹃花科　Ericaceae　　越橘属　*Vaccinium*　　地方名　大号饭芦、乌饭芦

形态特征： 常绿灌木，高 1～4 m。幼枝略被细柔毛，后变无毛。叶片革质，椭圆形、长椭圆形或卵状椭圆形，长 3～5 cm，宽 1～2 cm，小枝基部几枚叶常略小，先端急尖，基部宽楔形，边缘具细锯齿，中脉偶有微毛，其余无毛，下面脉上有刺突，网脉明显；叶柄长 2～4 mm。总状花序腋生，有短柔毛；苞片披针形，长 4～10 mm，常宿存，边缘具刺状齿；花梗下垂，被短柔毛；花萼钟状，5 浅裂，裂片三角形，被黄色柔毛；花冠白色，卵状圆筒形，长 6～7 mm，5 浅裂，被细柔毛；雄蕊 10，花丝被灰黄色柔毛，花药无芒状附属物，顶端伸长成 2 长管；子房密被柔毛。浆果球形，被细柔毛或白粉。花期为 6—7 月，果期为 8—11 月。

生境特征： 生于向阳山坡林下或灌丛中。

药用部分： 根、果实及叶入药，根的中药名为南烛根；果实的中药名为南烛子；叶的中药名为南烛叶。

采制加工： 根秋、冬季挖掘，洗净，切片，晒干；果实在霜降前后采集，晒干；叶在大暑前后采集，晒干。

性味功效： 1. 南烛根：甘、酸，温。散瘀，消肿，止痛。

2. 南烛子：甘、酸，平。强筋骨，固精，益气，乌须发。

3. 南烛叶：甘、酸，平。益气，明目，止泻。

主治应用： 1. 南烛根：用于跌打损伤，肿痛，牙痛。

2. 南烛子：用于筋骨不利，神疲乏力，须发早白。

3. 南烛叶：用于气虚乏力，视物昏花，脾虚泄泻。

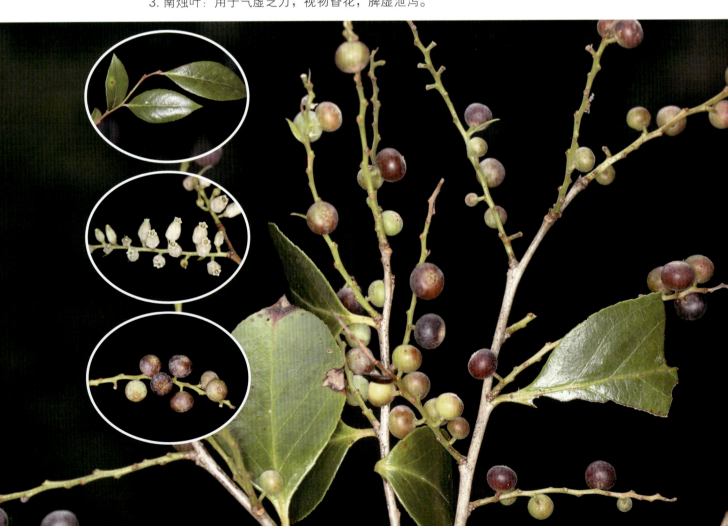

111　普通鹿蹄草　*Pyrola decorata* Andres

鹿蹄草科　Pyrolaceae　　**鹿蹄草属**　*Pyrola*　　**地方名**　鹿含草

- **形态特征**：多年生常绿草本。根状茎细长，有分枝。茎高 15～30 cm。叶 3～6 片，近基生；叶片薄革质，卵状椭圆形或卵状长圆形，长 3～7 cm，宽 2～3.5 cm，先端钝，基部楔形或宽楔形，下延于叶柄，边缘具疏细齿，常反卷，上面绿色，沿脉具白色网纹，下面带紫红色；叶柄长 2～5 cm。总状花序具 5～10 花；花序梗具 1 或 2 披针形苞片，小苞片稍长于花梗；花萼裂片卵状长圆形，先端急尖；花冠直径 1～1.5 cm；花瓣呈白色至淡绿色或黄绿色，倒卵状椭圆形；雄蕊 10，花药基部具 2 小角；花柱长 6～8 mm，下倾，上部稍向上弯曲，柱头 5 圆裂，下方具环状隆起，果时尤明显。蒴果扁球形，果时花萼和花柱宿存。花期为 6—7 月，果期为 8—9 月。
- **生境特征**：生于较高海拔的山坡、路边、林下、沟谷两旁阴湿处。
- **药用部分**：全草入药，中药名为鹿衔草或鹿含草。
- **采制加工**：全年可采，但以冬季质量较好。采集时，齐地面割取全株，晒至叶片较软时，堆起，上盖麻袋，经发热，使叶片两面均变成紫红色或紫褐色时，再摊晒至足干。
- **性味功效**：甘、苦，温。祛风湿，强筋骨，止血，止咳，解毒。
- **主治应用**：用于内外出血，痢疾，风湿痹痛，久咳劳嗽，月经不调，产后瘀滞，慢性肾炎，肾虚腰痛，腰膝无力，皮炎，蛇虫咬伤。

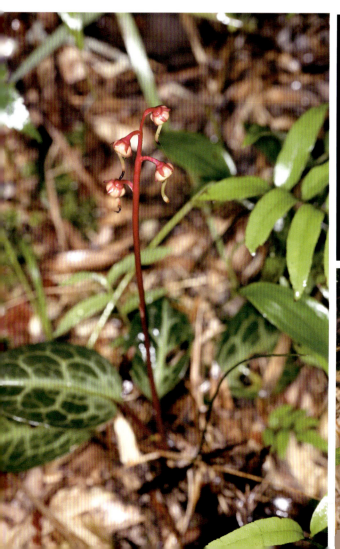
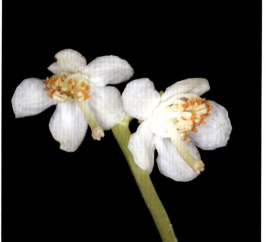
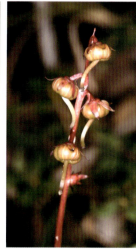
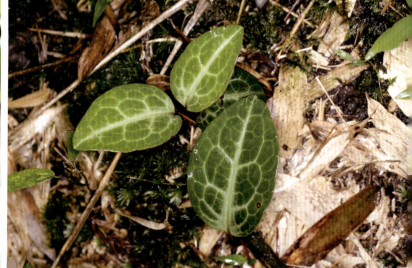

112　老鸦柿　*Diospyros rhombifolia* Hemsl.

柿科 Ebenaceae　　**柿属** *Diospyros*　　**地方名** 鸡心柿、钉柿

形态特征： 落叶灌木或小乔木状。具枝刺，小枝被柔毛，有圆形皮孔。冬芽小，密被绒毛。叶片纸质，卵状菱形或倒卵形，长3～8.5 cm，宽（1）1.8～4 cm，先端急尖或钝，基部楔形，上面深绿色，初时沿脉有黄褐色柔毛，后脱落，下面疏被柔毛，脉上较多；叶柄长2～5 mm。雌雄异株；花单生于叶腋；雄花花萼4深裂，裂片线状披针形，长约3 mm，花冠坛状，白色，长（4）6～7 mm，4浅裂，雄蕊16，雌蕊退化；雌花花萼4深裂，较雄花大，裂片长圆形，长1～1.6 cm，果时更大，先端急尖，花冠白色，坛状，4浅裂，子房卵形，密被长柔毛，花柱2，柱头2浅裂，花梗细，长约1.8 cm。果球形至卵圆形，有时稍长，直径约2 cm，初时黄绿色，被毛，后脱落无毛，成熟时橘红色。花期为4—5月，果期为9—10月。

生境特征： 生于山坡林下、灌木丛中、岩缝间、溪边或林缘路旁。

药用部分： 根及枝入药。

采制加工： 全年可采，切片，晒干。

性味功效： 苦、涩，平。活血养血，清热平肝。

主治应用： 用于急性黄疸型肝炎，肝硬化，跌打损伤，鹤膝风，骨结核。

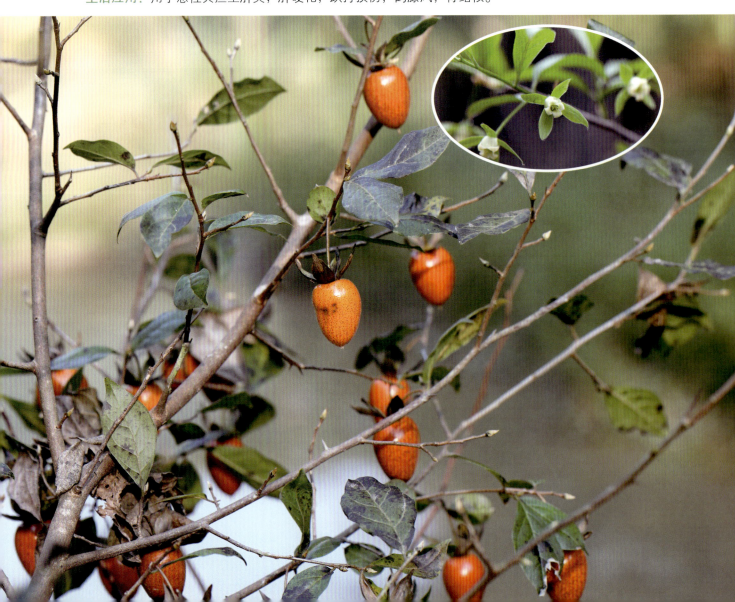

113　山矾　*Symplocos caudata* Wall. ex G. Don

山矾科　Symplocaceae　　山矾属　*Symplocos*

形态特征：常绿灌木或小乔木。嫩枝绿色或褐色。叶片薄革质，卵形、卵状披针形或椭圆形，长 3.5 ~ 8 cm，宽 1.5 ~ 5 cm，先端尾状渐尖或急尖，基部楔形或圆形，具浅锯齿或波状齿，有时近全缘；叶柄长 0.5 ~ 1 cm。总状花序长 2.5 ~ 8 cm，被开展柔毛；花萼长 2 ~ 2.5 mm，萼筒倒圆锥形，无毛，裂片三角状卵形，等长或稍短于萼筒，背面有微柔毛；花冠白色，5 深裂几达基部，长 4 ~ 8 mm，裂片背面有微柔毛；雄蕊（15）25 ~ 35，花丝基部稍合生；花盘环状，无毛；子房 3 室。核果卵状坛形，长 7 ~ 10 mm，外果皮薄而脆，宿萼直立，有时脱落。花期为 3—5 月，果期为 6—8 月。

生境特征：生于向阳山坡、山谷及溪边灌丛中。

药用部分：根、花、叶入药。

采制加工：根全年可采，洗净，切片，晒干；花叶在 2—3 月枝叶茂盛时采集，晒干或鲜用。

性味功效：苦、辛，平。根：清热利湿，凉血止血，祛风止痛。叶：清热，收敛。花：化痰解郁，生津止渴。

主治应用：根：用于湿热黄疸，泄泻，痢疾，血崩，风火牙痛，头痛，风湿痹痛。叶：用于肺结核咯血，便血，久痢，关节炎，扁桃体炎，中耳炎，风火赤眼，鹅口疮。花：用于咳嗽胸闷，小儿消渴。

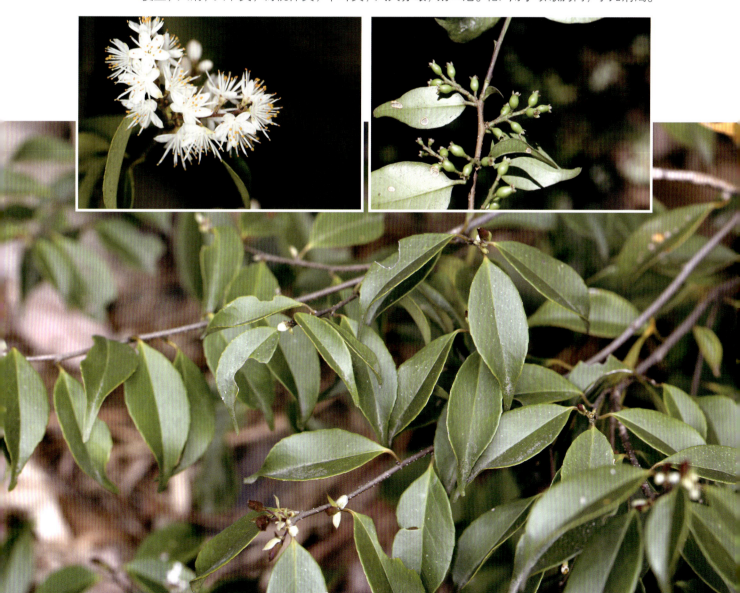

114　百两金　*Ardisia crispa* (Thunb.) A. DC

| 紫金牛科　Myrsinaceae | 紫金牛属　*Ardisia* | 地方名　高脚铜盘、高脚矮茶 |

形态特征：常绿灌木，高达 1 m。茎通常单一，或近茎梢处有细分枝。叶互生；叶片坚纸质，狭长圆状披针形或椭圆状披针形，长 7 ~ 22 cm，宽 1.5 ~ 4 cm，边缘近全缘，或具微波状锯齿，近边缘有黑褐色腺点。花序近伞形，顶生于侧生花枝上；花序梗长约 6 cm，通常无叶；花梗纤细，长 1 ~ 2 cm，微弯；花萼裂片 5，披针形至长圆状卵形；花冠白色或略带红色，5 深裂，裂片卵形，长 4 ~ 5 mm；雄蕊 5；雌蕊与花冠近等长，子房球形。核果球形，直径 4 ~ 6 mm，成熟时红色。花期为 5—6 月，果期为 10—11 月。

生境特征：生于山坡阴湿林下和溪沟旁。

药用部分：根及根茎入药。

采制加工：全年可采，晒干，洗净，切片。

性味功效：苦、辛，凉。清热利咽，祛痰利湿，活血解毒。

主治应用：用于咽喉肿痛，咳嗽咳痰，湿热黄疸，小便淋痛，风湿痹痛，跌打损伤，疔疮，肿毒，慢性支气管炎，扁桃体炎，痛经，白带，毒蛇咬伤。

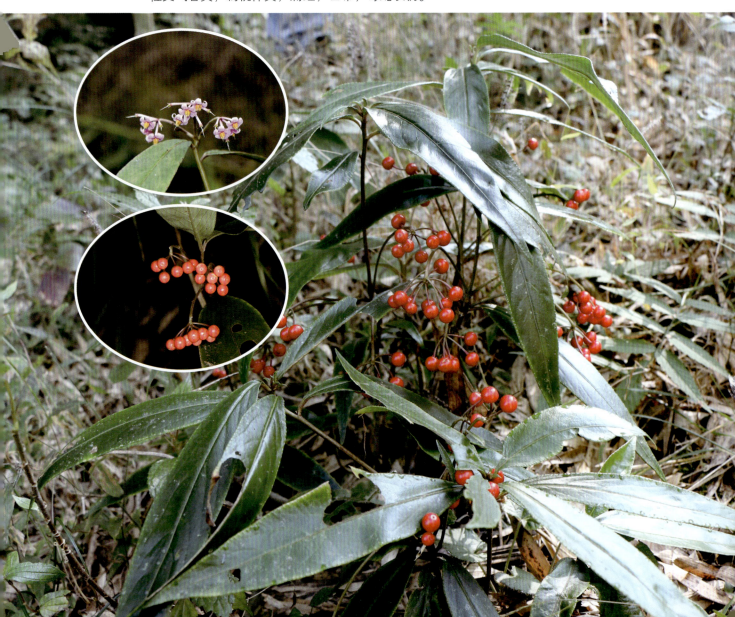

115　矮茎紫金牛（九管血）　*Ardisia brevicaulis* Diels.

紫金牛科　Myrsinaceae　　　紫金牛属　*Ardisia*　　　地方名　大号矮茶

形态特征：常绿亚灌木，株高 10 ~ 40 cm。具匍匐根状茎，茎不分枝。叶互生；叶片坚纸质，长圆状椭圆形或椭圆状卵形，稀狭卵形，长 5 ~ 15 cm，宽 3 ~ 7 cm；叶柄长 0.5 ~ 1.5 cm。伞形花序着生于侧生花枝顶端，具 5 ~ 12 花；花枝长 1.5 ~ 7 cm，近顶端具 1 叶或 2 叶；花梗长 5 ~ 7（12）mm，被柔毛；花萼 5 裂，裂片卵状或披针形，具黑色腺点；花冠白色略带粉红色，裂片卵形，具黑色腺点；雌蕊与花冠近等长。核果球形，直径约 5 mm，成熟时红色；果梗红色，宿萼浅红色。花期为 6—7 月，果期为 10—12 月。

生境特征：生于林下阴湿处。

药用部分：全草入药，中药名为九管血。

采制加工：夏、秋季采集，洗净，切碎，晒干或鲜用。

性味功效：苦、涩、微甘，微寒。清热解毒，祛风湿，止痛。

主治应用：用于咽喉肿痛，无名肿毒，跌打损伤，风湿筋骨疼痛、腰痛。

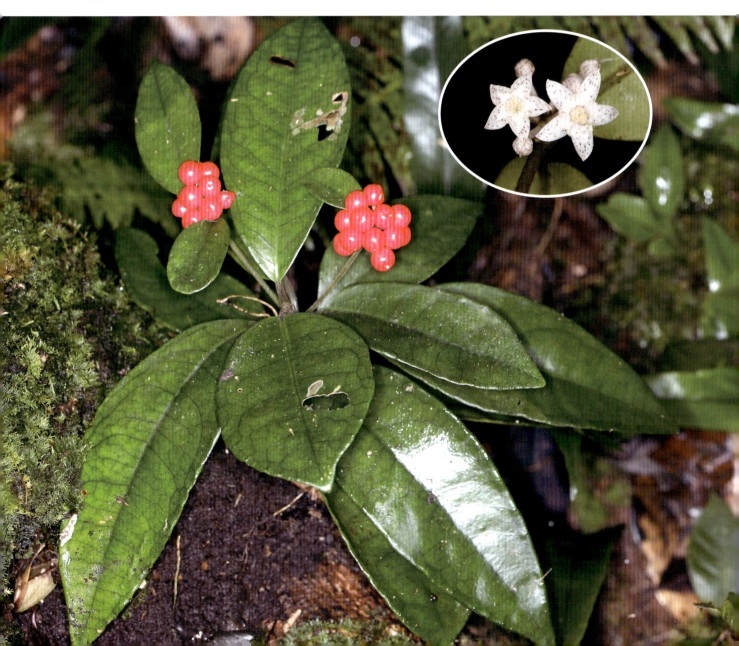

116　九节龙（毛茎紫金牛）　*Ardisia pusilla* A. DC.

紫金牛科　Myrsinaceae　　　紫金牛属　*Ardisia*　　　地方名　五爪龙、小号矮茶

形态特征：常绿蔓生小灌木，长 30～40 cm。直立茎稍分枝，高 10～15 cm。具匍匐根状茎。叶近对生或轮生；叶片坚纸质，椭圆形或倒卵形，长 2～6 cm，宽 1.5～3 cm，边缘具细锯齿，叶片两面被糙伏毛；叶柄长 5～10 mm。聚伞或伞形花序，被锈色卷曲毛，侧生；花梗长 5～10 mm；花长 5～8 mm；萼片狭披针状钻形，两面被柔毛，外面尤密，具疏腺点；花瓣白色或红色，卵形，具腺点；雄蕊与花瓣近等长；子房被微柔毛。果球形，直径 4～5 mm，红色，具腺点，有宿存花柱。花期为 6—7 月，果期为 11—12 月。

生境特征：生于山坡林下或溪谷旁阴湿处。

药用部分：全草入药。

采制加工：夏、秋季采集，晒干。

性味功效：苦、辛，温。祛风除湿，活血通络。

主治应用：用于跌打损伤，风湿痹痛，陈伤腰痛。

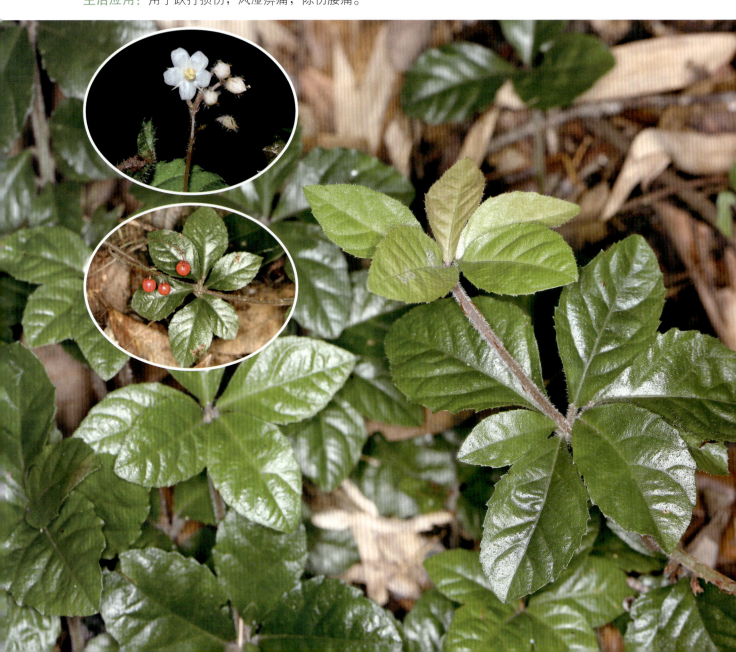

117 紫金牛 *Ardisia japonica* (Thunb.) Blume

紫金牛科　Myrsinaceae　　紫金牛属　*Ardisia*　　地方名　平地木、矮脚茶

形态特征： 常绿小灌木，高 10 ~ 30 cm。地下茎匍匐状，不分枝。叶对生或近轮生，通常 3 叶或 4 叶集生于茎梢；叶片坚纸质，狭椭圆形、宽椭圆形或椭圆状倒卵形，长 3.5 ~ 7 cm，宽 1.5 ~ 4.5 cm，边缘具细锯齿，除下面中脉被细柔毛外，两面无毛；叶柄长 5 ~ 10 mm。花着生于茎梢或顶端叶腋，常 2 ~ 5 花集成伞形；花两性；花萼 5 裂，裂片阔卵形，具缘毛；花冠白色或粉红色，5 深裂，裂片卵形而先端锐尖，两面无毛，具红色腺点；雄蕊 5；雌蕊 1，子房球形，花柱细，顶端尖而弯曲。核果球形，直径 6 ~ 8 mm，成熟时红色，经久不落。花期为 5—6 月，果期为 9—11 月。

生境特征： 生于阴湿山坡灌丛和林下富含腐殖质的土壤中。

药用部分： 全草入药，中药名为矮地茶。

采制加工： 夏、秋季茎叶茂盛时采挖，理除杂质，晒干。

性味功效： 辛、微苦，平。止咳化痰，清热利湿，祛瘀解毒，利尿，止痛。

主治应用： 用于新久咳嗽，喘满痰多，肺结核，慢性气管炎，风湿痹痛，黄疸型肝炎，脱力，肾炎水肿，阴毒初起，痛经，脱肛，跌打损伤。

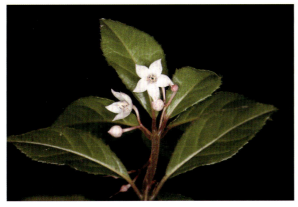
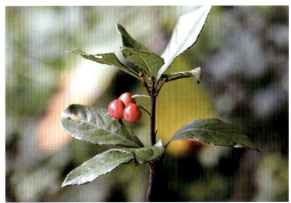
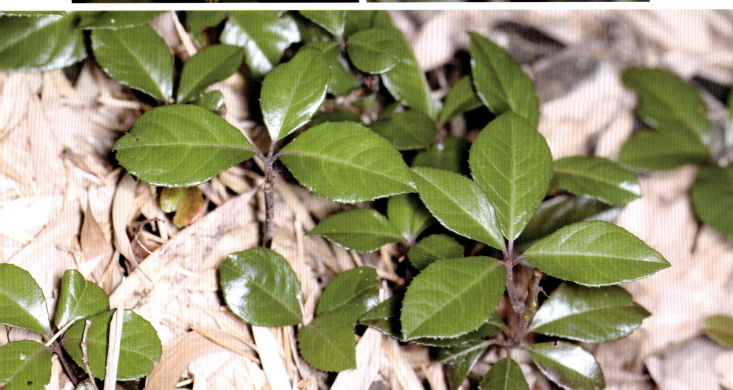

118 点腺过路黄 *Lysimachia hemsleyana* Maxim.

报春花科 Primulaceae　　**珍珠菜属** *Lysimachia*　　**地方名** 飞天蜈蚣、大号过路蜈蚣

形态特征：多年生草本。茎纤细匍匐，先端延伸成鞭状，密被多节短柔毛。单叶对生；叶片宽卵形，长1.5～5.8 cm，宽1.2～3.8 cm，先端急尖或钝，基部近圆形或浅心形，两面密被糙伏毛，边缘散生红色或黑色腺点；叶柄长0.5～1.5 cm。花单生于茎中部叶腋，极少生于短枝上叶腋；花梗长7～15 mm，果时可延长到2.5 cm，下弯；花萼5深裂，裂片狭披针形，散生红色腺点；花冠黄色，辐状钟形，基部稍合生，裂片椭圆状披针形，先端尖锐或稍钝；雄蕊5，花丝下部合生成狭筒；子房具毛，花柱长6～7 mm。蒴果近球形，直径3.6～4 mm。花期为5—6月，果期为7—9月。

生境特征：生于路边、沟边及荒地中。

药用部分：全草入药，中药名为金钱草。

采制加工：清明前后在未开花前拔取全草，清除泥沙杂草，晒干。

性味功效：甘、咸，微寒。利湿退黄，利尿通淋，解毒消肿。

主治应用：用于湿热黄疸，急性黄疸型肝炎，胆胀胁痛，胆结石，胆囊炎，石淋，热淋，泌尿系结石，湿热带下，小便涩痛，痈肿疔疮，蛇虫咬伤。

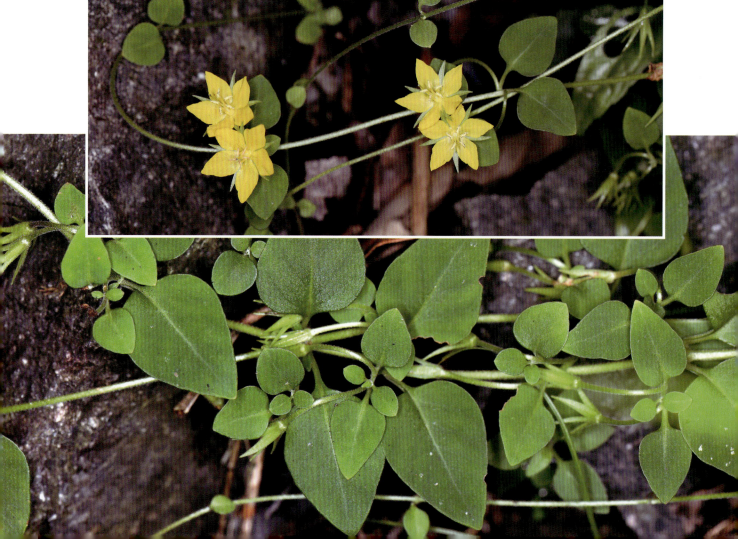

119　星宿菜　*Lysimachia fortunei* Maxim.

报春花科　Primulaceae　　　珍珠菜属　*Lysimachia*　　　地方名　杜二娘、蚯蚓草

形态特征：多年生草本。根状茎常横走，具红色匍匐枝。茎直立，高 30 ~ 60 cm，基部常带紫红色，散生黑色腺点和腺条。单叶互生；叶片狭椭圆形或倒披针形，长 2 ~ 8 cm，宽 0.5 ~ 2.7 cm，先端急尖或渐尖，基部楔形，边缘密生多数红色或粒状腺点；叶柄短或近无柄。细瘦的总状花序顶生；花梗长 2 ~ 3 mm；花序轴有小腺毛；花萼 5 深裂，裂片卵形，边缘膜质，散生黑色腺点或腺条；花冠白色，管状钟形，裂片长圆形或倒卵形；雄蕊 5，贴生于花冠筒上；花柱粗短，不超出花冠外。蒴果球形。种子多数。花期为 6—7 月，果期为 8—10 月。

生境特征：生于田头地角、绿化带、溪边湿地和林缘草丛中。

药用部分：根及全草入药

采制加工：夏、秋季采集，洗净，取根或全草切碎，鲜用或晒干。

性味功效：辛、微涩，微温。清热解毒，活血调经，散瘀消肿，镇痛。

主治应用：用于乳腺炎，肾盂肾炎，骨髓炎，流火（急性淋巴管炎），闭经腹痛，腰部扭伤，筋骨疼痛，毒蛇咬伤。

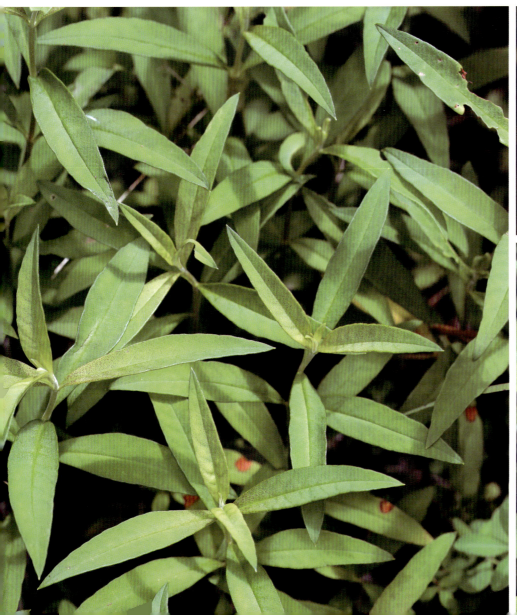

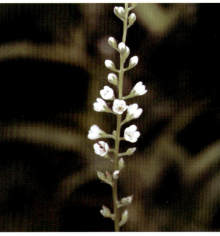

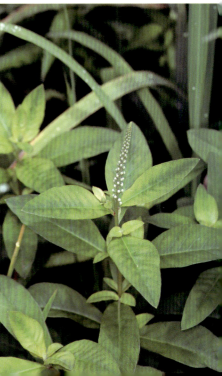

120　崖花海桐（海金子）　*Pittosporum illicioides* Makino

海桐花科　Pittosporaceae　　海桐花属　*Pittosporum*　　地方名　光叶海桐

形态特征： 常绿灌木或小乔木。枝和嫩枝光滑无毛，有皮孔，上部枝条有时近轮生。叶互生；叶片薄革质，倒卵状披针形，长5~10 cm，宽2.5~4.5 cm，边缘平展或略皱褶成微波状，干后有光泽，无毛，侧脉下面微隆起，细脉明显。伞形花序生于当年生枝端或叶腋，具1~12花；花梗长2~4 cm，纤细下垂；苞片细小，早落；萼片5，基部连合；花瓣5，长匙形，淡黄色，基部连合；雄蕊5，长约6 mm，花药2室，纵裂；子房密被短毛，子房柄短，心皮3。蒴果近圆球形，直径9~12 mm，纵沟3条；果瓣薄革质，厚不及1 mm。种子红色，长约3 mm。花期为4—5月，果期为6—10月。

生境特征： 生于溪边、林下岩石旁、山坡杂木林中。

药用部分： 根、叶及种子入药，中药名为海金子。

采制加工： 根、叶全年可采，根洗净，切片，晒干，叶鲜用；种子秋、冬季采集，晒干。

性味功效： 苦，微温。活血通络，接骨消肿，解毒止痛。

主治应用： 用于骨折，蕲蛇、蝮蛇、眼镜蛇等毒蛇咬伤，跌打损伤，关节炎，疔疮疖痈，湿疹。

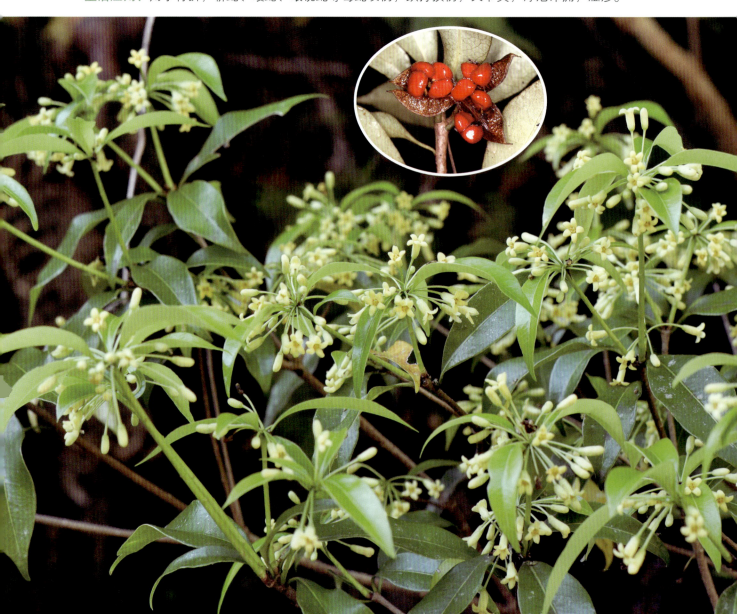

121　圆锥绣球　*Hydrangea paniculata* Siebold

绣球花科　Hydrangeaceae　　　绣球属　*Hydrangea*　　　地方名　黄三党

形态特征：落叶灌木或小乔木。小枝紫褐色，略呈方形，有稀疏细毛。叶对生，有时 3 枚轮生；叶片卵形或椭圆形，长 5～10 cm，宽 3～5 cm，先端渐尖，基部圆形或楔形，边缘具内弯的细密锯齿，上面疏被柔毛或近无毛，下面脉上有长柔毛，脉腋具粗毛。圆锥状聚伞花序塔形；花序轴与花梗被毛；不孕花多数，萼片白色，后带紫色，常 4，卵形或近圆形，不等大，全缘；孕性花芳香，花萼筒陀螺状，萼裂片短三角形，花瓣 5，白色，离生，早落，雄蕊 10，不等长，子房半上位，花柱 3，柱头稍下延。蒴果近球形，有棱角，约有 1/2 突出于萼筒之外。种子两端有翅。花、果期为 6—11 月。

生境特征：生于山谷溪沟边、山坡灌丛中、疏林下或林缘。

药用部分：根、叶入药。

采制加工：根全年可采，洗净，晒干；叶夏季采集，揉搓"出汗"后，晒干。

性味功效：苦、辛，寒。清热解毒，截疟。

主治应用：用于肺热喉痛，疟疾，疥癣。

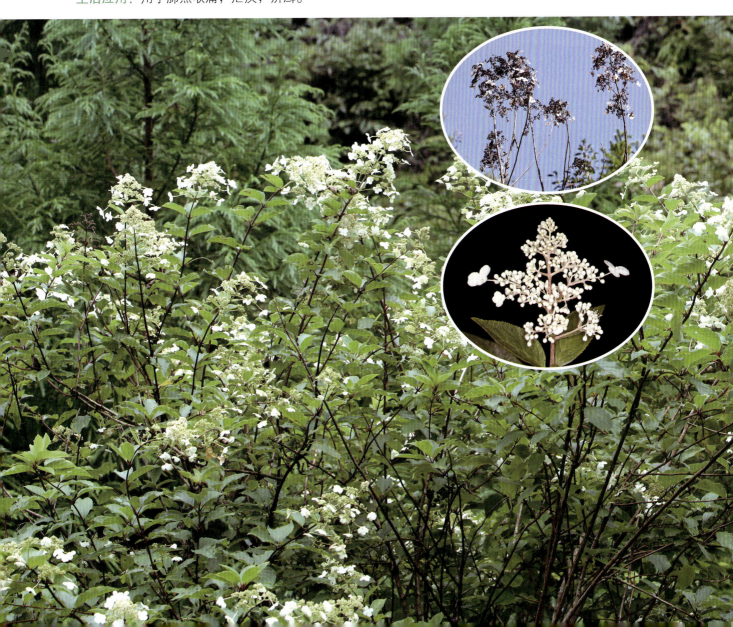

122　冠盖藤　*Pileostegia viburnoides* Hook. f. et Thoms.

绣球花科　Hydrangeaceae　　　冠盖藤属　*Pileostegia*　　　地方名　猴头藤

形态特征：常绿木质藤本，长可达 15 m，攀缘于树上或岩石上，具气生根。小枝灰褐色，无毛。叶对生；叶片薄革质，椭圆状长圆形、披针状椭圆形至长圆状倒卵形，长 10～16（21）cm，宽 2.5～7 cm，先端渐尖或急尖，基部平截，全缘或中部以上具浅波状疏齿，两面无毛或下面散生极稀疏长柔毛，细脉明显；叶柄长 1～3 cm。伞房状圆锥花序顶生，无毛或有极稀疏长柔毛；萼片短三角形，4 裂或 5 裂；花瓣白色，卵形，上部连合成冠盖状；雄蕊 8～10；子房下位，柱头头状。蒴果陀螺状半球形，顶端近截形，具纵棱，无毛。种子呈淡黄色。花期为 7～8 月，果期为 9—11 月。

生境特征：生于山谷溪边灌丛中或林下，常攀附于树上及峭壁上，或匍匐于岩石旁。

药用部分：根、老藤茎、花、叶均可入药。

采制加工：花在秋季采集，其余全年可采，晒干或鲜用。

性味功效：苦，平。补肾接骨，活血散瘀，消肿解毒。

主治应用：用于跌打损伤，骨折，肾虚腰痛，风湿性关节炎，多发性脓肿，脓毒血症，多年烂疮，慢性骨髓炎；鲜叶捣敷治慢性下肢溃疡。

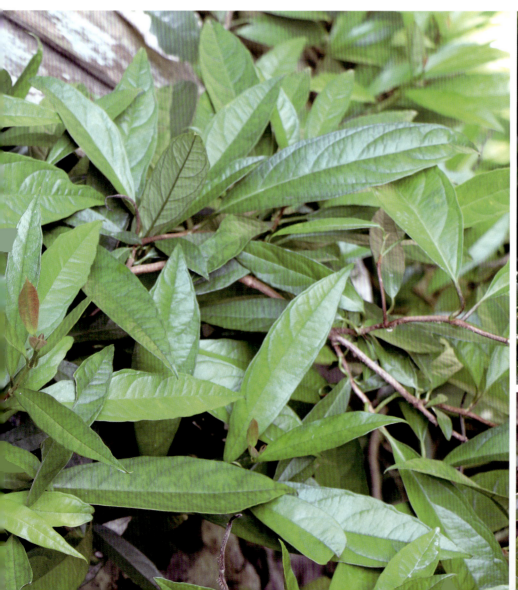
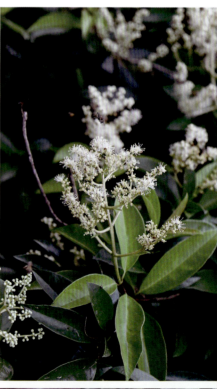
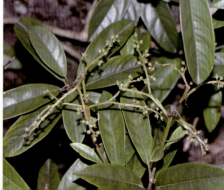

123　八宝　*Hylotelephium erythrostictum* (Miq.) H. Ohba

景天科　Crassulaceae　　八宝属　*Hylotelephium*　　地方名　脚疔草、包牙草

形态特征：多年生肉质草本，高 30～80 cm。块根胡萝卜状。茎直立，少分枝。叶对生，少互生或 3 枚轮生；叶片长圆形或卵状长圆形，长 3.5～8 cm，宽 2～5 cm，比节间短，先端钝，边缘疏生钝齿；无柄。聚伞状伞房花序顶生，具多数密集的花；萼片 5，三角状卵形，长约 1.5 mm；花瓣 5，白色或粉红色，宽披针形，长 4～6 mm，先端渐尖；雄蕊 10，等长或稍短于花瓣；鳞片 5，长圆状楔形，长约 1 mm；心皮 5，直立，狭卵形，稍长于花瓣，基部分离。种子褐色，细条形，长约 1.2 mm。花期为 5—10 月。

生境特征：栽培于屋旁或庭院中。

药用部分：全草或叶入药。

采制加工：全年可采，鲜用或晒干。

性味功效：苦、酸，寒。清热解毒，活血止血，散瘀消肿。

主治应用：用于各种出血，痈肿，疔疮，漆疮，丹毒，带状疱疹，蛇虫咬伤，跌打损伤，烫伤。

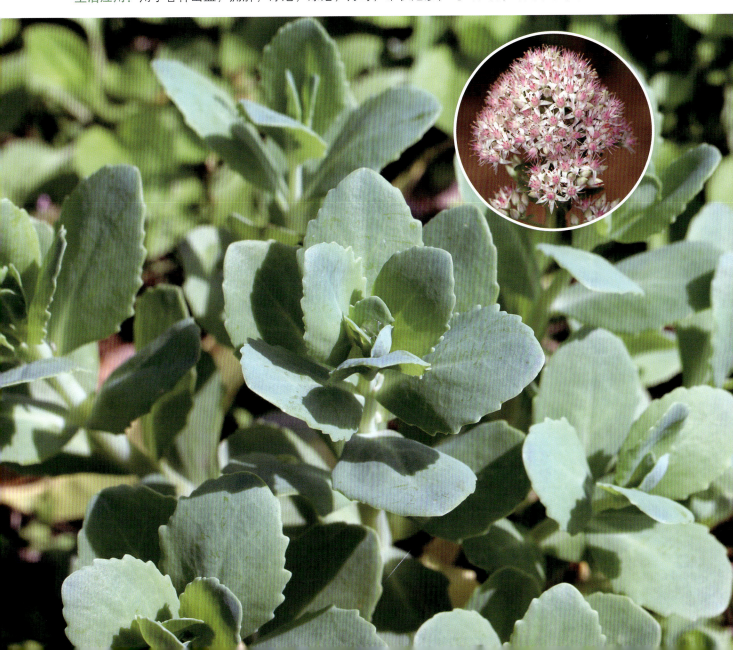

124　费菜（景天三七）　*Phedimus aizoon* (L.) 't Hart

景天科　Crassulaceae　　费菜属　*Phedimus*　　地方名　养心草

形态特征：多年生草本，高 20～50 cm。根状茎粗壮，块状，近木质化，通常抽出 1～3 条茎。茎直立，不分枝。叶互生；叶片宽卵形、披针形至倒卵状披针形，长 2.5～5 cm，宽 1～2 cm，先端钝尖，基部楔形，边缘具不整齐锯齿或近全缘。聚伞花序顶生，水平分枝；花多数，密集；萼片 5，条形，肉质，不等长，长 3～3.5 mm；花瓣 5，黄色，长圆形或卵状披针形，长约 6 mm，有短尖；雄蕊 10，较花瓣短；鳞片 5，近正方形，长约 0.3 mm；心皮 5，长 6～7 mm，基部合生，腹面具囊状突起。蓇葖果星芒状。种子长圆形，长约 0.8 mm，平滑，边缘具狭翅。花、果期为 6—9 月。

生境特征：栽培或逸生于屋旁、路边及庭院内。

药用部分：全草入药，中药名为景天三七。

采制加工：夏、秋季采挖，除净泥沙，用沸水潦过，晒干或鲜用。

性味功效：甘、微酸，平。散瘀止血，安神养心，补血。

主治应用：用于心神不安，心悸，失眠，神经官能症，各种出血，内伤瘀血，白带，崩漏；外治跌打损伤，烫伤。

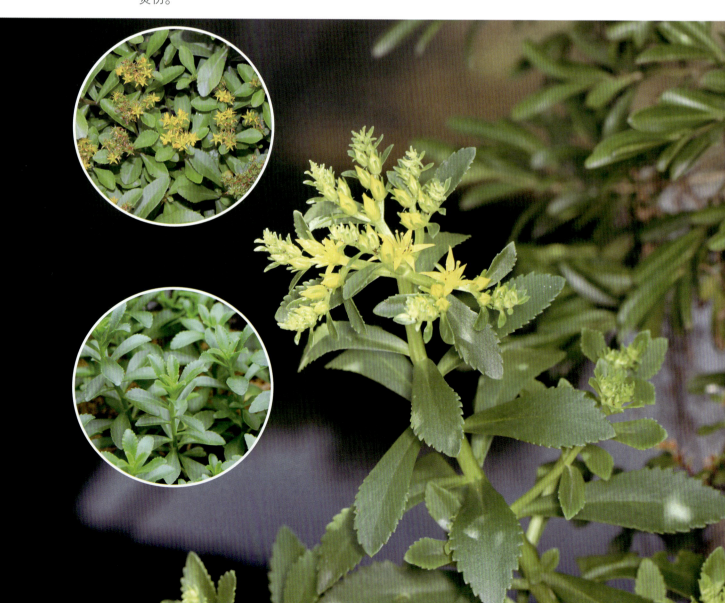

125 垂盆草 *Sedum sarmentosum* Bunge

景天科 Crassulaceae　　景天属 *Sedum*　　地方名 西瓜草

形态特征：多年生草本。不育茎匍匐，粗壮，节上生不定根，长 10 ~ 25 cm，叶片倒披针形至长圆形；花茎直立，叶 3 枚轮生，叶片狭披针形至长圆形，长 15 ~ 25 mm，宽 3 ~ 7 mm，先端尖，基部急狭，有短距。聚伞花序顶生，具 3 ~ 5 分枝；花稀疏，无梗；苞片叶状，较小；萼片 5，宽披针形，不等长，长 3 ~ 5 mm，先端钝；花瓣 5，黄色，披针形至长圆形，长 5 ~ 8 mm；雄蕊 10，较花瓣短；鳞片 5，近四方形；心皮 5，长圆形，稍开展，顶端有长花柱，基部 1.5 mm 以下合生。种子细小，卵球形，表面具乳头状突起。花期为 5—6 月，果期为 7—8 月。

生境特征：生于山坡、岩石缝隙、沟边及路旁。

药用部分：全草入药。

采制加工：夏、秋季采收，除净杂质，用沸水焯过，晒干或鲜用。

性味功效：甘、淡、微酸，凉。清热利湿，消肿利尿，解毒，排脓生肌。

主治应用：用于咽喉肿痛，口腔溃疡，湿热黄疸，传染性肝炎，泌尿系感染，痔疮，便血，尿血，丹毒，疮疖，带状疱疹，蜂蜇蛇伤，烫伤。

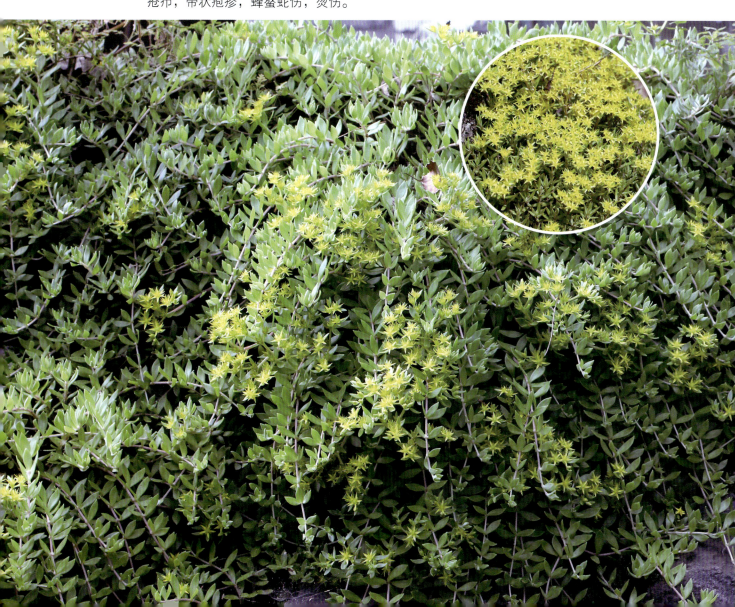

126　虎耳草　*Saxifraga stolonifera* Curtis

虎耳草科　Saxifragaceae　　虎耳草属　*Saxifraga*　　地方名　耳朵草、红脚疗草

形态特征：多年生草本，高 14～45 cm。匍匐茎细长，红紫色。叶数枚基生；叶片肉质，圆形或肾形，长 1.5～7 cm，宽 2.2～8 cm，基部心形或截形，上面具白色或淡绿色斑纹，下面淡绿色或紫红色，两面被伏毛，边缘浅裂并具不规则浅牙齿；叶柄长可达 14 cm，基部扁平，与茎均被赤褐色伸展长柔毛。花序疏圆锥状，被短腺毛；花梗长 5～10 mm；苞片披针形，具柔毛；花不整齐；萼片 5，卵形，花时反折；花瓣 5，白色，上方 3 枚较小，具黄色及紫红色斑点，卵形，下方 2 枚大，无斑纹，披针形；雄蕊 10，花丝棒状。蒴果宽卵形，长 4～5 mm，顶端呈喙状 2 深裂。种子卵形，具瘤状突起。花期为 4—8 月，果期为 6—10 月。

生境特征：生于山坡上、路旁及林下阴湿处或溪边石缝间。

药用部分：全草入药。

采制加工：夏、秋季采收，洗净，晒干或鲜用。

性味功效：辛、苦，寒。清热解毒，凉血消肿，止痛。

主治应用：用于丹毒，风火牙痛，风热咳嗽，皮肤湿疹，急慢性中耳炎；外治大疱性鼓膜炎，风疹瘙痒。

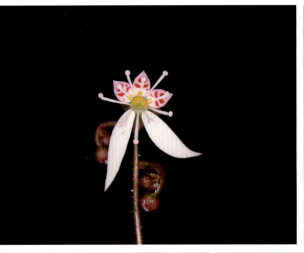
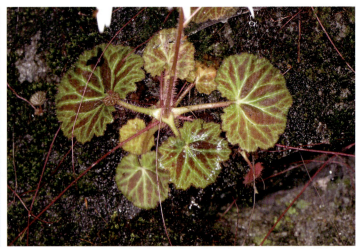
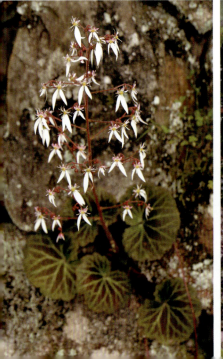
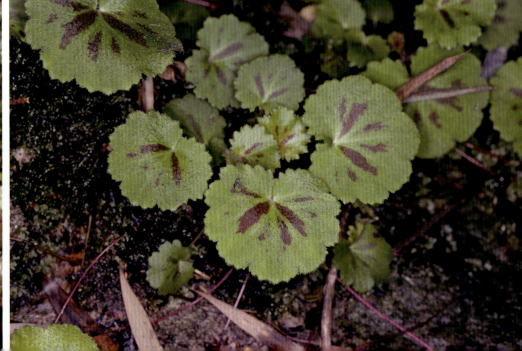

127　石楠　*Photinia serratifolia* (Desf.) Kalkman

蔷薇科　Rosaceae　　石楠属　*Photinia*

形态特征： 常绿灌木或小乔木，高 4～6 m。小枝灰褐色，无毛。叶片厚革质，长椭圆形、长倒卵形或倒卵状椭圆形，长 9～22 cm，宽 3～7 cm，先端急尖至尾尖，基部圆形或宽楔形，边缘疏生具腺细锯齿，近基部全缘，幼苗或萌芽枝的叶片边缘的锯齿锐尖，呈硬刺状，侧脉 25～30 对；叶柄粗壮，长 2～4 cm，幼时有绒毛。复伞房花序顶生，直径 10～16 cm，花密集；花序梗和花梗无毛；花直径 6～8 mm；被丝托杯状，无毛；萼片宽三角形，无毛；花瓣白色，两面无毛；雄蕊 20，外轮较花瓣长，内轮较花瓣短；子房顶端有长柔毛，花柱 2，稀 3，基部合生。果实红色，球形，直径 5～6 mm。种子棕色，卵形，平滑。花期为 4—5 月，果期为 10 月。

生境特征： 生于山坡杂木林下、山谷中、溪边林缘。

药用部分： 叶入药，中药名为石楠叶。

采制加工： 全年可摘取叶片，扎成小把，晒干。

性味功效： 辛、苦，平；有小毒。祛风止痛，补肾强筋。

主治应用： 用于风湿痹痛，腰背酸痛，肾虚脚膝酸软，阳痿不育，头风头痛。

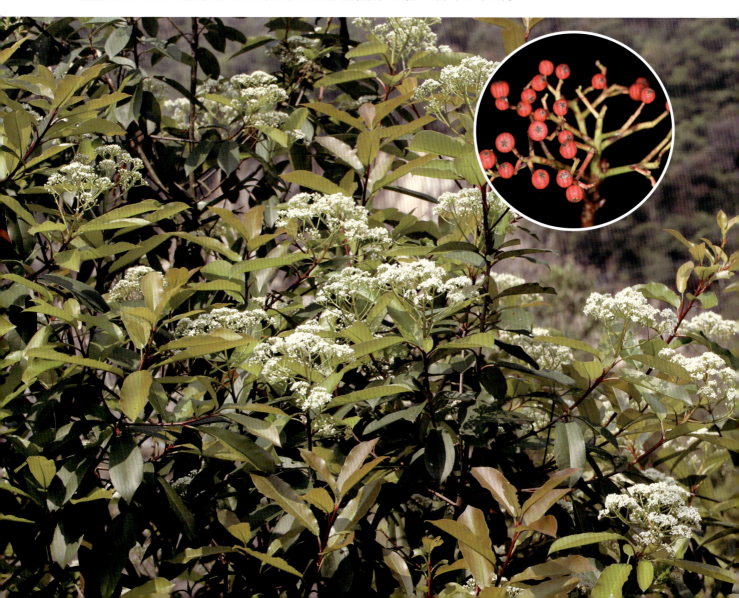

128　枇杷　*Eriobotrya japonica* (Thunb.) Lindl.

蔷薇科　Rosaceae　　枇杷属　*Eriobotrya*

形态特征：常绿小乔木，高达 10 m。小枝粗壮，密被锈色或灰棕色绒毛。叶片革质，倒卵状披针形、倒卵形或椭圆状长圆形，长 12～30 cm，宽 3～9 cm，先端急尖或渐尖，基部楔形或渐狭成叶柄，上部边缘具疏齿，下部全缘，上面光亮，多皱，下面密被灰棕色绒毛；叶柄短或近无柄，有灰棕色绒毛。圆锥花序顶生，具多数花；花序梗和花梗密被锈色绒毛；苞片钻形，密被锈色绒毛；花直径 12～20 mm；被丝托浅杯状；萼片三角状卵形，与被丝托外面被锈色绒毛；花瓣白色，具锈色绒毛；雄蕊 20，远短于花瓣，花丝基部扩展；子房顶端具锈色柔毛，5 室，每室具 2 胚珠，花柱 5，离生，无毛。果实呈黄色或橘黄色，球形或长圆形，直径 2～5 cm，有锈色柔毛，后脱落。种子 1～5 粒，大型，褐色，光亮，直径 1～1.5 cm。花期为 10—12 月，果期为次年 5—6 月。

生境特征：栽培于庭院、屋旁、路边及山坡上。

药用部分：叶入药，中药名为枇杷叶。

采制加工：全年可采，摘取老叶，刷去绒毛，晒干。

性味功效：苦，微寒。清肺止咳，和胃降逆。

主治应用：用于肺热咳嗽，气逆喘急，胃热呕哕，烦热口渴。

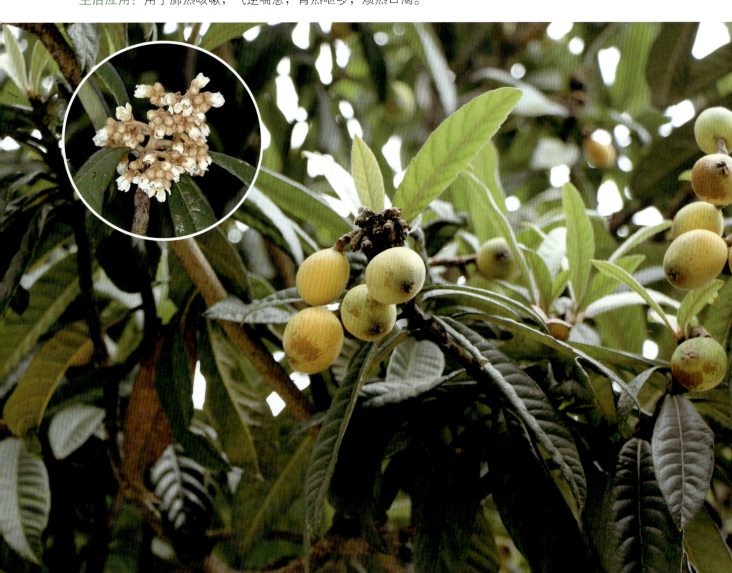

129　石斑木　*Rhaphiolepis indica* (L.) Lindl.

蔷薇科　Rosaceae　　　石斑木属　*Rhaphiolepis*　　　地方名　羊眼睛柴、鱼（牛）眼睛

形态特征：常绿灌木，高 1.5～4 m。幼枝初被褐色绒毛，后渐脱落至近无毛。叶集生于枝顶；叶片卵形或长圆形，稀倒卵形，长 3～8 cm，宽 1.5～4 cm，先端圆钝、急尖、渐尖或尾尖，基部渐狭，边缘具细钝锯齿，上面光亮，平滑无毛，下面颜色较淡，无毛或被疏柔毛，网脉明显；叶柄长 5～18 mm；托叶钻形，脱落。圆锥或总状花序顶生；花序梗和花梗被锈色绒毛，花梗长 5～15 mm；花直径 1～1.3 cm；被丝托筒状，长 4～5 mm；萼片三角状披针形至线形，长 4.5～6 mm；花瓣白色或淡红色，倒卵形或披针形，先端圆钝，基部具柔毛；雄蕊 15，与花瓣近等长；花柱 2 或 3，近无毛。梨果紫黑色，球形，直径 5～8 mm；果梗粗短，长 5～10 mm。花期为 4—5 月，果期为 7—8 月。

生境特征：生于向阳山坡、路旁或溪边灌丛中。

药用部分：根及叶入药。

采制加工：全年可采，根洗净，切片，晒干；叶鲜用或晒干研粉用。

性味功效：辛、苦，温。活血止痛，消肿解毒。

主治应用：用于跌打损伤，陈伤作痛，骨髓炎。

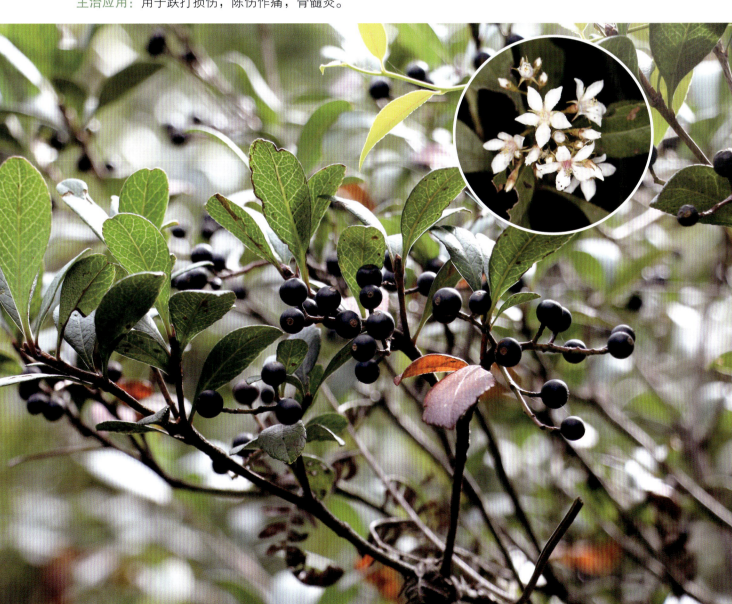

130　茅莓　*Rubus parvifolius* L.

蔷薇科 Rosaceae　　**悬钩子属** *Rubus*　　**地方名** 插田藨、两头粘

形态特征：落叶灌木。枝条拱曲，被柔毛和稀疏钩状皮刺。小叶 3 片，偶 5 片；叶柄有小刺和毛；托叶下部与叶柄合生，线状披针形，具柔毛；顶生小叶片菱状圆形至宽倒卵形，长 2.5 ~ 6 cm，宽 2 ~ 6 cm，先端圆钝，基部圆形或宽楔形，边缘具粗重锯齿；侧生小叶片稍小，宽倒卵形至楔状圆形，上面伏生疏柔毛或近无毛，下面密被灰白色绒毛。伞房花序顶生或腋生，密被柔毛和细刺，花少数；被丝托与萼片外面密被柔毛和针刺；萼片卵状披针形或披针形，直立；花瓣呈粉红色至紫红色，宽卵形或长圆形；子房具柔毛。聚合果空心，红色，卵球形，直径 1 ~ 1.5 cm。花期为 4—7 月，果期为 7—8 月。

生境特征：生于山坡林缘、路边草丛中。

药用部分：根入药，中药名为茅莓根；带叶的嫩枝入药，中药名为天青地白。

采制加工：1. 茅莓根：冬季至次年春采挖，除去细根及泥沙，晒干。

　　　　　　2. 天青地白：立夏后割取带花叶的细枝，晒干。

性味功效：苦、涩，微寒。清热解毒，祛风利湿，活血止血，利尿通淋。

主治应用：用于感冒发热，咽喉肿痛，咯血，吐血，尿血，急、慢性肝炎，糖尿病，尿路结石，痢疾，肠炎，跌打瘀痛，风湿麻痹；外治外伤出血，痈疮肿毒，湿疹，皮炎。

附　　注：菊科植物细叶鼠麴草（*Gnaphalium japonicum*）的中药名也为天青地白，与本种不同，注意鉴别使用。

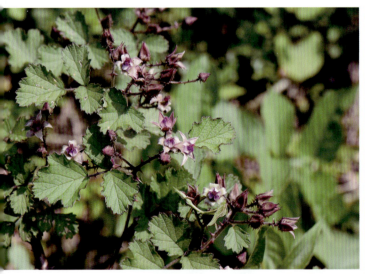
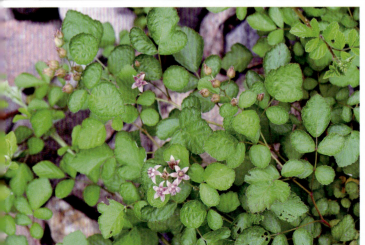
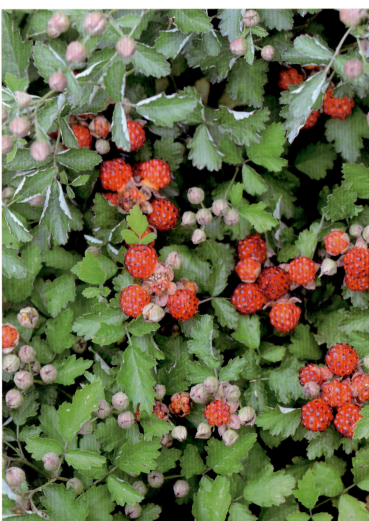

131 蓬蘽 *Rubus hirsutus* Thunb.

蔷薇科 Rosaceae　　悬钩子属 *Rubus*　　地方名 空腹缪

形态特征：落叶灌木，高 0.6～2 m。枝红褐色或褐色，被柔毛和腺毛，疏生皮刺。小叶 3～5 片；叶柄长 2～3 cm，顶生小叶柄长约 1 cm，具柔毛和腺毛，疏生皮刺；托叶下部与叶柄合生，披针形，两面具柔毛；小叶片卵形或宽卵形，长 3～7 cm，宽 2～3.5 cm，先端急尖，基部宽楔形至圆形，两面疏生柔毛，边缘具不整齐尖锐重锯齿。花常单生于侧枝顶端，或腋生；花梗长（2）3～6 cm，具柔毛和腺毛，疏生极少小皮刺；苞片小，线形，具柔毛；花大，直径 3～4 cm；花萼外面密被柔毛和腺毛，萼片卵状披针形至三角状披针形，先端长尾尖，外面边缘被灰白色绒毛，花后反折；花瓣倒卵形或近圆形，白色；雄蕊多数，花丝较宽；雌蕊多数，子房和花柱无毛。聚合果中空，近球形，直径达 1～2 cm，红色，无毛。花期为 4—6 月，果期为 5—7 月。

生境特征：生于林下、沟边、路旁或灌丛中。

药用部分：根、嫩梢及叶入药。

采制加工：根夏、秋季采挖，洗净，晒干；嫩梢和叶多鲜用。

性味功效：酸，平。清热解毒，消肿止痛。

主治应用：用于风热感冒，咳嗽咽痛，牙周炎，急性乳腺炎，淋巴结结核，红眼病，骨刺，疮疖，外伤出血。

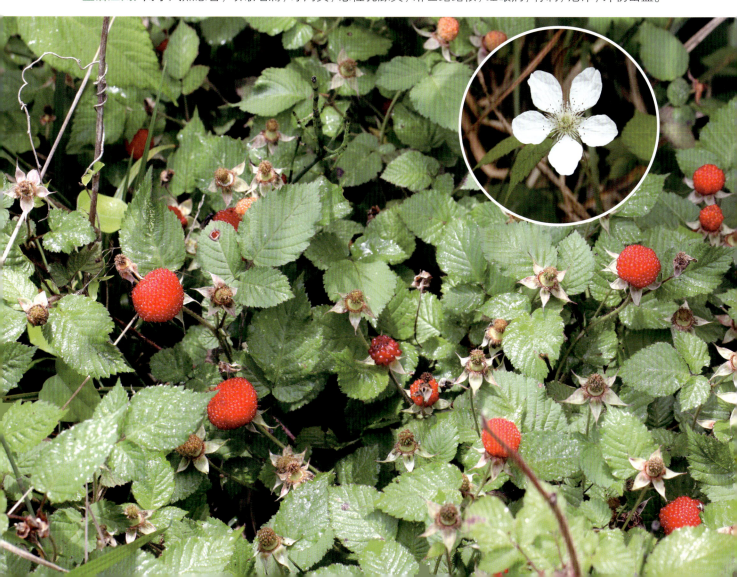

132　山莓　*Rubus corchorifolius* L. f.

蔷薇科　Rosaceae　　悬钩子属　*Rubus*　　地方名　小号谷公

形态特征：落叶灌木，高 1 ~ 2 m。茎枝具皮刺，幼时被柔毛。单叶；叶片卵形至卵状披针形，长 4 ~ 10 cm，宽 2 ~ 5.5 cm，先端渐尖，基部微心形至圆形，不裂或 3 浅裂，边缘具不整齐重锯齿，上面颜色较浅，近无毛或脉上被短毛，下面颜色稍深，幼时密被细柔毛，逐渐脱落至近无毛，基部具 3 脉；叶柄长 1 ~ 2 cm，疏生小皮刺；托叶基部与叶柄合生，线状披针形，具柔毛。花通常单生于短枝顶端；花梗长 0.6 ~ 1.2 cm，密被细柔毛；花直径达 3 cm；被丝托杯状，外面被细柔毛，无刺；萼片卵形或三角状卵形，长 5 ~ 8 mm，两面均被短柔毛；花瓣白色，长圆形，长 9 ~ 12 mm；花丝宽扁；雌蕊多数，子房有柔毛。聚合果中空，球形，直径 1 ~ 1.2 cm，红色，密被细柔毛。花期为 2—4 月，果期为 4—6 月。

生境特征：生于向阳山坡上、溪边、路边或灌丛中。

药用部分：根、果实、叶入药。

采制加工：根：夏、秋季采挖，洗净，切片，晒干。果实：在夏季饱满变绿、未成熟时采收，开水略烫后晒干。叶：春至秋季采集，洗净，切碎，晒干或鲜用。

性味功效：根和叶：苦、涩，平。凉血止血，活血调经，收敛解毒。果实：酸、微甘，平。化痰解毒，醒酒止渴，涩精止遗。

主治应用：根和叶：用于吐血，痢疾，便血，痔疮出血，月经不调，赤白带下，遗精，跌打损伤，痈疖。果实：用于痛风，丹毒，醉酒，遗精，遗尿；捣汁外敷治烫伤。

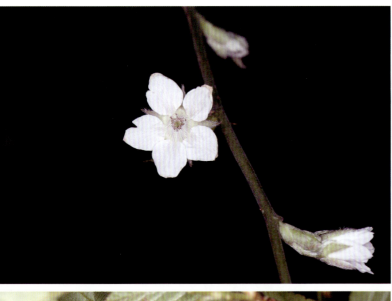
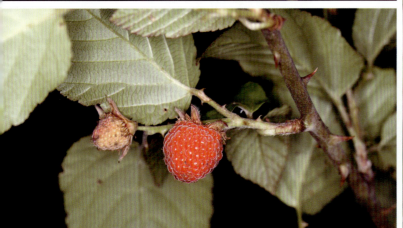
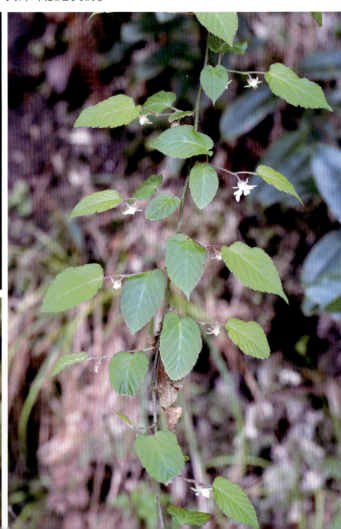

133　掌叶覆盆子　*Rubus chingii* Hu

蔷薇科　Rosaceae　　**悬钩子属**　*Rubus*　　**地方名**　大号谷公

形态特征：落叶灌木，高 2～3 m。小枝无毛，具皮刺，嫩枝有白粉。单叶；叶片近圆形，直径 5～9 cm，掌状 5 深裂，稀 3 或 7 裂，基部近心形，边缘具重锯齿或缺刻状锯齿，两面脉上有白色短柔毛，基部具 5 脉；叶柄长 3～5 cm；托叶基部与叶柄合生，线状披针形。花单生于短枝顶端或叶腋；花梗长 2～4 cm，无毛；花直径 2.5～4.5 cm；被丝托有稀疏柔毛或近无毛；萼片卵形或卵状长圆形，外面密被短柔毛；花瓣白色，椭圆形或卵状长圆形，先端圆钝；雄蕊多数，花丝宽扁；雌蕊多数，具柔毛。聚合果中空，球形，直径 1.5～2 cm，红色，密被白色柔毛。花期为 3—4 月，果期为 5—6 月。

生境特征：生于山坡疏林、灌丛或山麓林缘。

药用部分：果实入药，中药名为覆盆子；根及根茎入药，中药名为搁公扭根。

采制加工：小满前后当果实由绿变绿黄时采摘，除去梗、叶，置沸水中略烫后晒干；根在秋、冬季采挖，洗净，切片，晒干。

性味功效：1. 覆盆子：甘、酸，温。补肾固精缩尿，养肝明目，安胎。

2. 搁公扭根：苦，平。祛风止痛，明目退翳，和胃止呕。

主治应用：1. 覆盆子：用于肾虚遗精，遗尿尿频，阳痿早泄，眼目昏糊，习惯性流产。

2. 搁公扭根：用于瘘道，瘘管，痰核，风湿痹痛。

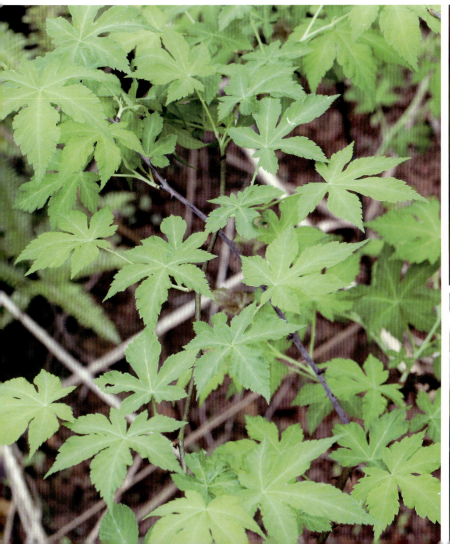

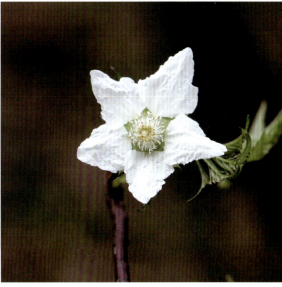

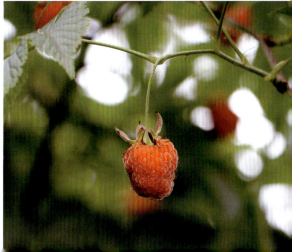

134　高粱泡　*Rubus lambertianus* Ser.

蔷薇科　Rosaceae　　悬钩子属　*Rubus*　　地方名　寒缪

形态特征：半常绿攀缘灌木。枝散生钩状小皮刺。单叶；叶片宽卵形，稀长圆状卵形，长7～10 cm，宽4～9 cm，先端渐尖，基部心形，边缘明显3～5裂或呈波状，具细锯齿，上面疏生柔毛，下面被微柔毛，沿叶脉毛较密，中脉常疏生小皮刺；叶柄长2～5 cm，散生皮刺；托叶离生，深条裂，早落。圆锥花序顶生或生于枝上部叶腋；花序梗、花梗和花萼均被细柔毛，花梗长0.5～1 cm；苞片与托叶相似；花直径约8 mm；萼片三角状卵形，全缘，两面均被白色短柔毛；花瓣白色，卵形，无毛，稍短于萼片；雄蕊多数，稍短于花瓣，花丝扁平；雌蕊15～20，通常无毛。聚合果近球形，直径6～8 mm，红色，无毛。花期为7—8月，果期为9—11月。

生境特征：生于林下、沟边或灌丛中。

药用部分：根及叶入药。

采制加工：根全年可采，洗净，切片，晒干或鲜用；叶在夏、秋季采摘，鲜用或晒干。

性味功效：酸、涩，温。祛风活血，疏风解表，散瘀调经，益肾固精。

主治应用：用于感冒发热，产后腹痛，出血，产褥热，乳汁不足，痛经，白带，子宫下垂，月经不调，肝硬化，坐骨神经痛，遗精，外痔肿痛（叶捣烂后湿敷对侧的足外踝）。

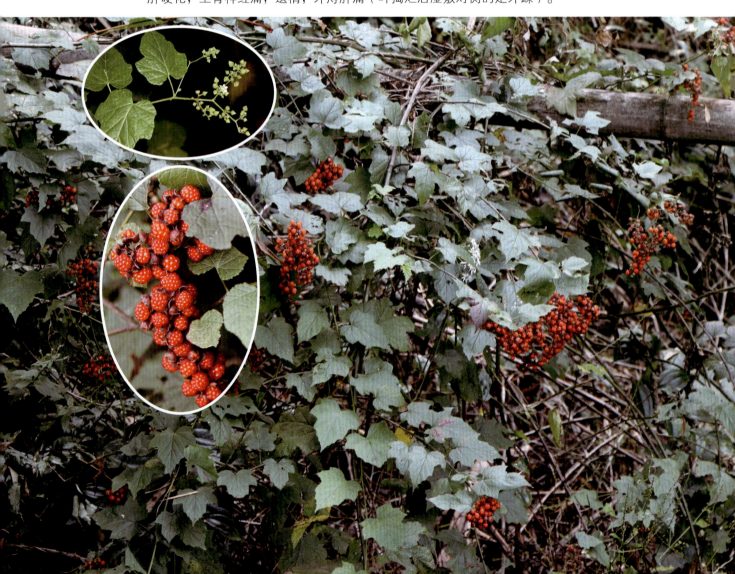

135　蛇含委陵菜（蛇含）　*Potentilla sundaica* (Bl.) T.C. Kuntze

蔷薇科　Rosaceae　　委陵菜属　*Potentilla*　　地方名　五叶蛇缪

形态特征： 一年生至多年生匍匐草本，长 20 ~ 50 cm。多须根。茎柔弱，稍扭曲，疏生短柔毛，节处生根，且抽新株。掌状复叶；茎中部、下部叶为 5 小叶，连叶柄长 3 ~ 20 cm，小叶片倒卵形或长圆状倒卵形，长 0.5 ~ 4 cm，宽 0.4 ~ 2 cm，先端圆钝，基部楔形，边缘锯齿锐尖或圆钝，两面被疏柔毛，有时上面无毛或下面沿脉密被长伏柔毛；茎上部叶为 3 片小叶，叶柄较短。聚伞花序密集于枝顶如假伞形；花梗长 1 ~ 1.5 cm，密被开展长柔毛；花直径 0.8 ~ 1 cm；萼片三角状宽卵形，副萼片披针形或椭圆状披针形，先端急尖或渐尖，外面被疏长柔毛；花瓣黄色，倒卵形，先端凹，比萼片长。瘦果近圆形，一面稍平，直径约 0.5 mm，具皱纹。花、果期为 4—9 月。

生境特征： 生于山坡上、旷野中、沟边、路旁灌草丛中。

药用部分： 全草入药，中药名为蛇含。

采制加工： 夏、秋季采集，洗净，鲜用或晒干。

性味功效： 苦，微寒。清热解毒，消肿止痛，截疟。

主治应用： 用于蛇头疔，伤风感冒，高热惊风，疟疾，角膜溃疡，急性喉炎，扁桃体炎，口腔炎，乳腺炎，疖痈，带状疱疹，痔疮，雷公藤中毒，蛇虫咬伤。

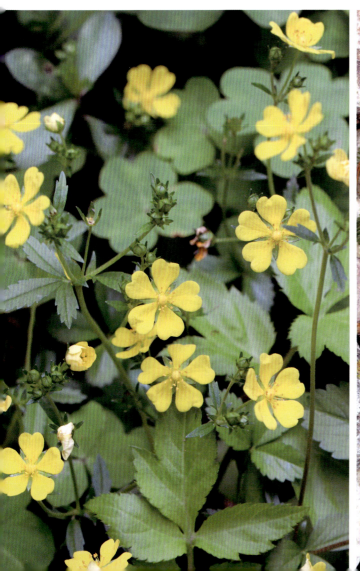
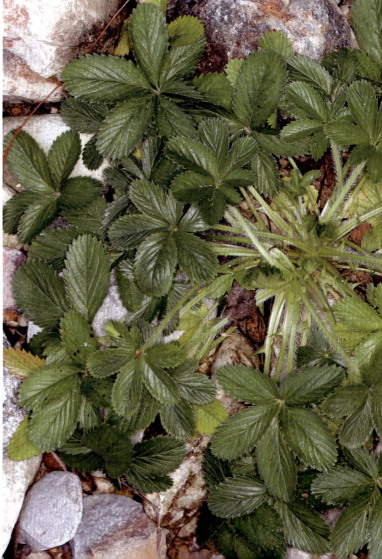

136　蛇莓　*Duchesnea indica* (Andr.) Focke

薔薇科　Rosaceae　　　蛇莓属　*Duchesnea*　　　地方名　老蛇缪

形态特征：多年生草本。匍匐茎多数，长30～100 cm，有柔毛。小叶片倒卵形至菱状长圆形，长2～3.5（5）cm，宽1～3 cm，先端圆钝，边缘具钝齿，两面被柔毛，或上面无毛；叶柄长1～5 cm，有柔毛；托叶狭卵形至宽披针形，长5～8 mm。花单生于叶腋，直径1.5～2.5 cm；花梗长3～6 cm，有柔毛；萼片卵形，先端锐尖，外面散生柔毛，副萼片倒卵形，比萼片长，先端常具3～5齿；花瓣黄色，倒卵形，先端圆钝；雄蕊20～30；被丝托果时鲜红色，有光泽，直径10～20 mm，具稀疏迟落花柱。瘦果卵形，长约1.5 mm，光滑，鲜时有光泽。花期为3—5月，果期为5—6月。

生境特征：生于山坡上、草丛中、路旁潮湿地及田地边。

药用部分：全草入药。

采制加工：夏、秋季采集，洗净，鲜用或晒干。

性味功效：甘、苦，寒；有小毒。清热解毒，凉血消肿。

主治应用：用于热病惊痫，小儿惊风，咳嗽，吐血，咽喉肿痛，角膜炎，结膜炎，痢疾，肠炎，流火；外治带状疱疹，疔疮肿毒，水火烫伤，蛇虫咬伤。

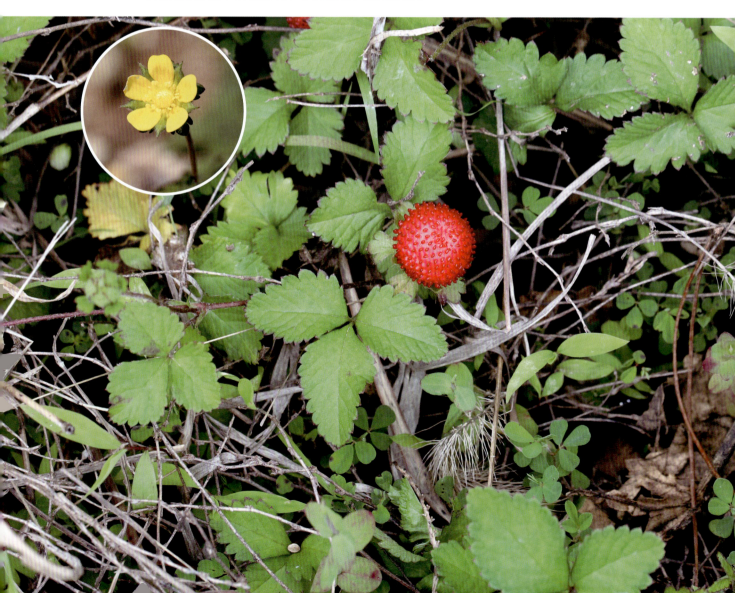

137　金樱子　*Rosa laevigata* Michx.

蔷薇科　Rosaceae　　**蔷薇属**　*Rosa*　　**地方名**　鸡头刺、鸡丢安

形态特征： 常绿攀缘灌木，高可达5 m。小枝粗壮，散生皮刺，幼时被腺毛，后渐脱落至无毛。小叶3片，连叶柄长5～10 cm；小叶片革质，椭圆状卵形、倒卵形或披针状卵形，长2～6 cm，宽1.2～3.5 cm，先端急尖或圆钝，边缘具锐锯齿，上面亮绿色，无毛，下面幼时沿中脉具腺毛，后变无毛；小叶柄、叶轴有皮刺和腺毛；托叶线状披针形，离生，早落。花单生于叶腋；花梗长2～3 cm，密被腺毛，后变为针刺；花直径5～7 cm；被丝托外面密被腺毛，后变为针刺；萼片卵状披针形，先端叶状，边缘羽状浅裂或全缘，外面常有腺毛和刺毛，内面密被柔毛；花瓣白色，宽倒卵形，先端微凹；花柱离生，有毛。果梨形或倒卵形，外面密被针刺。花期为4—6月，果期为9—10月。

生境特征： 生于向阳山地、溪边、谷地疏林下或灌丛中。

药用部分： 成熟的带花托的果实入药，中药名为金樱子；根、嫩叶、花蕾亦可入药。

采制加工： 1. 金樱子：霜降后摘取果实，放沸水锅中，待水将沸起小泡时，捞出，摊晒至半干时，穿清洁鞋子用脚踏去果实上的锐刺，晒干，再筛去果梗杂屑。或取除去锐刺的果实，放在水中剖开，挖去带黄白色茸毛的种子，取其果肉，洗净，晒干。

2. 根：秋季采挖，洗净，切片，晒干。

3. 嫩叶：全年可采，多鲜用。

4. 花：4—6月采集将开放的花蕾，晒干。

性味功效： 1. 金樱子：酸、甘、涩，平。固精，缩尿，固崩止带，涩肠止泻。

2. 根：微苦、涩，平。活血散瘀，收敛止痛。

3. 叶：苦，平。解毒消肿。

4. 花：酸、涩，平。涩肠，固精，缩尿，止带，杀虫。

主治应用： 1. 金樱子：用于遗精滑精，遗尿尿频，脾虚泻痢，崩漏带下，子宫脱垂。

2. 根：用于痢疾，肠炎，肠粘连，慢性腹泻，跌打损伤，腰腿酸痛，子宫脱垂，脱肛，肾炎，乳糜尿；外治疖肿初起。

3. 叶：外治用于疮疖，痈肿，火烫伤，创伤出血。

4. 花：用于久泻久痢，遗精，尿频，须发早白，绦虫病，蛔虫病，蛲虫病。

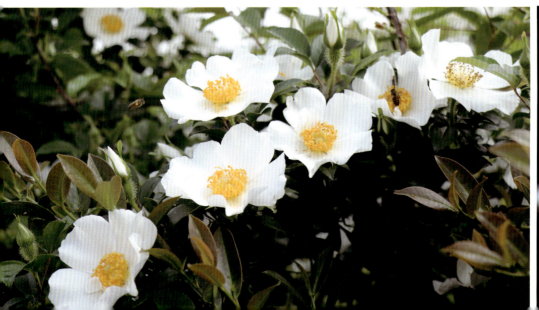
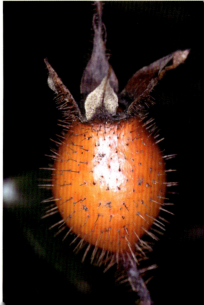

138 硕苞蔷薇　*Rosa bracteata* Wendl.

蔷薇科　Rosaceae　　蔷薇属　*Rosa*　　地方名　圆鸡桃

形态特征：常绿铺散灌木，高 1～5 m。具长匍匐枝；小枝粗壮，具成对皮刺，密被黄褐色柔毛，混生针刺和腺毛。小叶 5～9 片，稀更多，连叶柄长 4～9 cm；小叶片革质，椭圆形或倒卵形，长 1～2.5 cm，宽 0.8～1.5 cm，先端截形、圆钝或稍急尖，基部宽楔形或近圆形，边缘具紧贴圆钝锯齿，上面深绿色，无毛，下面颜色较淡，沿脉具柔毛；小叶柄和叶轴具稀疏柔毛、腺毛和小皮刺；托叶大部分离生，篦齿状深裂，密被柔毛，边缘具腺毛。花单生或 2 朵、3 朵集生于枝顶；花梗长不到 1 cm，密生长柔毛和稀疏腺毛；苞片数枚，宽卵形，边缘具不规则缺刻状锯齿，外面密被柔毛，内面近无毛；花直径 4.5～7 cm；萼片宽卵形，先端尾状渐尖，与被丝托外面均密被黄褐色柔毛和腺毛，内面具稀疏柔毛；花瓣白色，倒卵形，先端凹；花柱密被柔毛。果球形，密被黄褐色柔毛。花期为 5—7 月，果期为 8—11 月。

生境特征：生于荒山上、溪边、路旁和灌丛中。

药用部分：根、叶、花及果实入药。

采制加工：根和果实秋季采集，叶和花夏季采摘，洗净，鲜用或晒干。

性味功能：1. 根：苦，温。补脾益肾，收敛涩精，祛风活血，消肿解毒。

2. 花：甘，平。润肺止咳。

3. 果实：甘、酸，温。祛风利湿，健脾，调经。

4. 叶：微苦，凉。收敛解毒。

主治应用：1. 根：用于久泻，盗汗，遗精，子宫脱垂，脱肛，疝气，风湿痹痛，阑尾炎，阑尾脓肿。

2. 花：用于肺痨咳嗽。

3. 果实：用于风湿痹痛，痢疾，脚气，月经不调。

4. 叶：用于烫伤，疔疮。

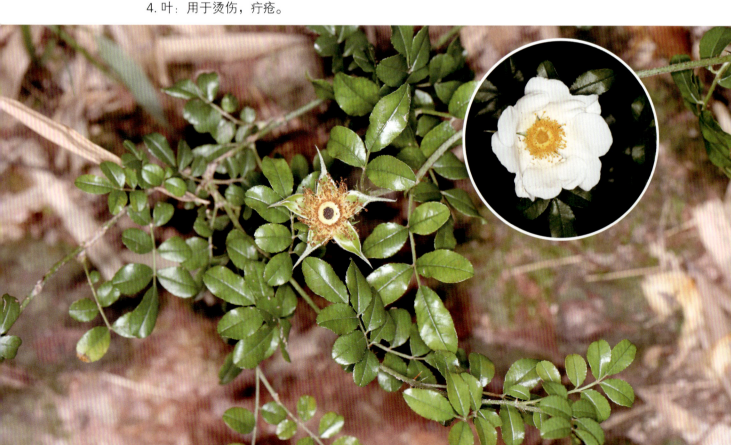

139　龙芽草　*Agrimonia pilosa* Ledeb.

蔷薇科　Rosaceae　　**龙芽草属**　*Agrimonia*　　**地方名**　龙芽卵

形态特征：多年生草本。茎高 30～120 cm，被疏柔毛及短柔毛，稀下部被稀疏长硬毛。奇数羽状复叶，具 7～9 片小叶，稀 5，向上减少至 3，常杂有小型叶；托叶草质，镰形，稀卵形，宽通常 1 cm 以下，边缘常具锐齿；小叶片倒卵形至倒卵状披针形，长 1.5～5 cm，宽 1～2.5 cm，先端急尖至圆钝，稀渐尖，基部楔形至宽楔形，边缘具急尖或圆钝锯齿，上面被疏柔毛，下面通常脉上伏生疏柔毛，具明显腺点。穗状总状花序顶生；花序轴被柔毛；花梗长 1～5 mm，被柔毛；苞片常 3 深裂，裂片线形，小苞片 2，对生；花直径 6～9 mm；萼片三角状卵形；花瓣黄色，长圆形；雄蕊 5～15；花柱 2，丝状。果实倒卵状圆锥形，被疏柔毛，具 10 肋，顶端具数层钩刺，连钩刺长 7～8 mm，钩刺成熟时向内靠合。花、果期为 5—10 月。

生境特征：生于疏林、林缘、溪边、路边灌草丛中。

药用部分：地上部分入药，中药名为仙鹤草；带短小根状茎的冬芽入药，中药名为鹤草芽。

采制加工：1. 仙鹤草：6—9 月连根拔取全草，理除泥沙杂草，晒干。

2. 鹤草芽：冬、春二季新株萌发前，掘取根状茎，除去老根，掰下带短小根状茎的冬芽，洗净，晒干或 50℃以下烘干后，研成细粉备用。

性味功效：1. 仙鹤草：苦、涩，平。收敛止血，截疟，止痢，解毒，补虚益肾。

2. 鹤草芽：苦、涩，凉。杀虫。

主治应用：1. 仙鹤草：用于各种出血，疟疾，脱力，肾虚腰痛，胃肠炎，血痢；外治痈疖疔疮。

2. 鹤草芽：研粉吞服可治绦虫病和滴虫性阴道炎。

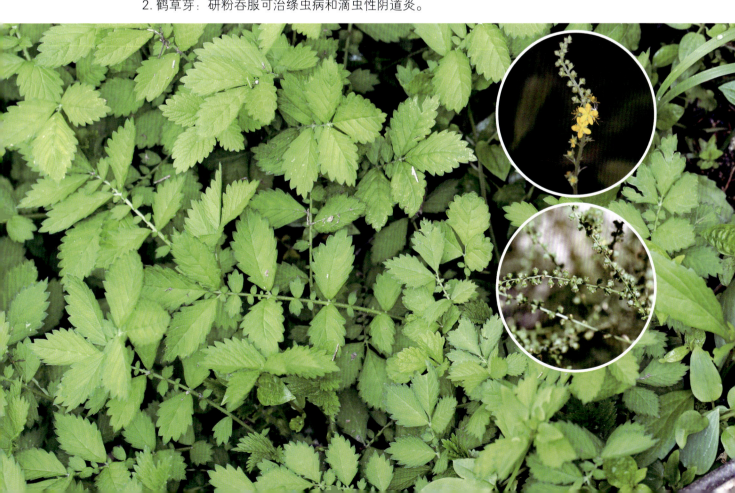

140 桃 *Amygdalus persica* L.

蔷薇科 Rosaceae　桃属 *Amygdalus*

形态特征：落叶乔木，高 3～8 m，树冠宽展。冬芽常 2 枚或 3 枚并生，中间为叶芽，两侧为花芽。叶片长圆状披针形、椭圆状披针形或倒卵状披针形，长 7～15 cm，宽 2～3.5 cm，基部宽楔形，先端渐尖，边缘具细或粗锯齿，仅下面脉腋间具少数短柔毛或无毛；叶柄常具 1 至数枚腺体。花单生，先于叶开放；花梗短或近无梗；花直径 2.5～4.5 cm；被丝托钟状，紫红色或绿色带红色斑点，被短柔毛；萼片卵形至长圆形，先端圆钝，外面被短柔毛；花瓣为粉红色，稀白色；雄蕊多数；子房具柔毛，花柱与雄蕊近等长或稍短，下部具柔毛。核果卵形、宽椭圆形或扁圆形，直径（3）5～7（12）cm，密被短柔毛，稀无毛，具纵沟；果肉多汁，有香气，味甜或酸甜；果核椭圆形或近圆形，两端尖，表面具沟纹和孔穴。种仁味苦。花期为 3—4 月，果期为 5—9 月。

生境特征：生于山坡上和溪边。

药用部分：成熟的种子入药，中药名为桃仁；未发育的幼果入药，中药名为瘪桃干；根或根皮入药，中药名为桃根；树脂入药，中药名为桃胶；花入药，中药名为桃花；嫩枝入药，中药名为桃枝；叶入药，中药名为桃叶。

采制加工：
1. 桃仁：大暑前后集取果核，放石头小孔中，用锤击顶端，使壳碎裂，拣取种仁，晒干。
2. 瘪桃干：夏至前摘取或拾取自落未成熟的幼果，晒干。
3. 根或根皮：全年可采，洗净，切段或剥皮，晒干。
4. 桃胶：夏季，刀割树皮，收集溢出的树脂，水浸，洗去杂质，晒干。
5. 桃花：春季花开时采集，晒干。
6. 桃枝：夏季砍去嫩枝，切段，晒干。
7. 桃叶：夏季采集叶，鲜用。

性味功效：
1. 桃仁：苦、甘，平。活血行瘀，润肠通便。
2. 瘪桃干：苦，微温。敛汗，止血。
3. 桃根：苦，平。清热利湿，活血止痛，消痈散肿。
4. 桃胶：苦，平。和血，通淋，止痢。
5. 桃花：苦，平。泻下通便，利水消肿。
6. 桃枝：苦，平。活血通络，解毒杀虫。
7. 桃叶：苦，平。清热解毒，杀虫止痒。

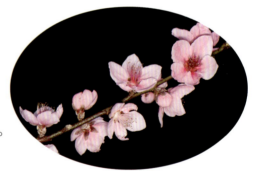

主治应用：
1. 桃仁：用于血滞经闭，痛经，产后瘀阻，腹痛，癥瘕积聚，跌打瘀痛，肠燥便秘。
2. 瘪桃干：用于阳虚自汗，阴虚盗汗，咯血。
3. 桃根：用于黄疸，吐血，衄血，经闭，痈肿，痔疮，风湿痹痛，跌打损伤，腰痛，疝气腹痛。
4. 桃胶：用于石淋，血淋，痢疾，腹痛，糖尿病，乳糜尿。
5. 桃花：用于水肿，腹水，便秘。
6. 桃枝：用于心腹痛，风湿关节痛，腰痛，跌打损伤，疮癣。
7. 桃叶：用于疟疾，痈疖，痔疮，湿疹，阴道滴虫，头虱。

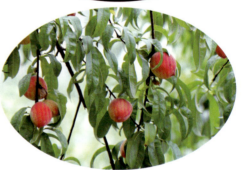

141 云实 *Caesalpinia decapetala* (Roth) Alston

云实科 Caesalpiniaceae　　云实属 *Caesalpinia*　　地方名 野油皂、龙骨刺

形态特征： 落叶攀缘藤本。枝叶散生倒钩状皮刺。二回偶数羽状复叶，羽片 3～10 对；小叶 6～15 对，膜质，长圆形，长 9～25 mm，宽 6～12 mm，两端钝圆，全缘。总状花序顶生，直立，长 13～35 cm，具多花，密被短柔毛；花梗顶端具关节；花萼筒短，萼齿 5；花冠为黄色，花瓣 5，上方 1 枚较小且位于最内，其余 4 枚近等长；雄蕊 10，分离，花丝基部密被绵毛；子房细条形。荚果栗褐色，革质，宽带状，长 6～12 cm，宽 2.3～3 cm，扁平，略肿胀，顶端有尖喙，沿腹缝线有宽约 3 mm 的狭翅，成熟时沿腹缝线开裂，具 6～9 粒种子。种子棕褐色，有时有花纹，椭球形，长 0.8～1 cm。花期为 4—5 月，果期为 7—10 月。

生境特征： 生于山谷、山坡、路边、村旁灌丛中或林缘。

药用部分： 成熟的种子入药，中药名为云实子；根入药，中药名为云实根；寄宿的蠹虫入药，中药名为云实蠹虫（斗米虫）。

采制加工： 霜降前后待种子成熟呈黑色，果壳初开时，摘取果实剖取种子，晒干；根全年可采，切片，晒干；蠹虫采集，春夏自茎节、秋冬自根部剖开获取活体，焙至焦黄色，研粉备用。

性味功效： 1. 云实子：辛，温；有小毒。止咳祛痰，止痢驱虫。

2. 云实根：苦、辛，温。发表散寒，祛风活络。

3. 云实蠹虫：甘，温。健脾消积，驱虫。

主治应用： 1. 云实子：用于慢性气管炎，疟疾，泻痢，钩虫病，蛔虫病。

2. 云实根：用于风寒感冒，身痛，腰痛，喉痛，牙痛，风湿疼痛，跌打损伤。

3. 云实蠹虫：用于小儿的疳积、营养不良；成人筋骨疼痛、易疲劳症。

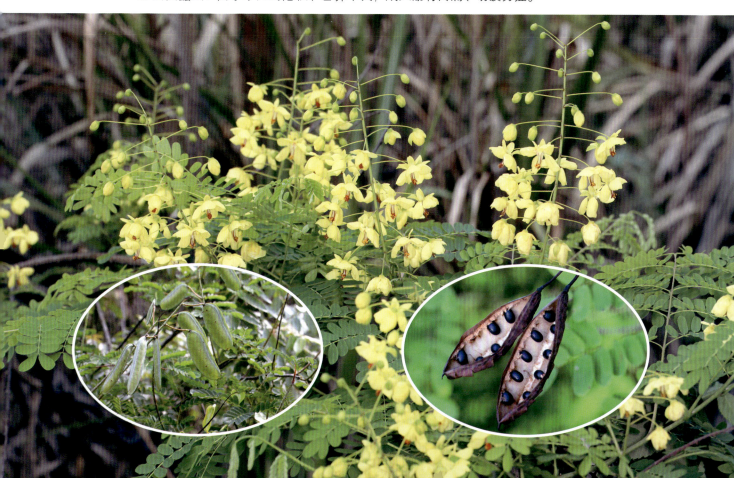

142　龙须藤　*Bauhinia championii* (Benth.) Benth.

云实科　Caesalpiniaceae　　　羊蹄甲属　*Bauhinia*　　　地方名　梅花藤

形态特征：常绿藤本。小枝、叶背、花序均被锈色短柔毛；卷须不分枝，单生或对生。叶片卵形、长卵形或卵状椭圆形，长3~10 cm，宽2.5~8 cm，先端2裂达叶片的1/2至浅裂、微裂，有时不裂，裂片先端渐尖，基部心形至圆形，掌状脉5或7。总状花序与叶对生，具花多达50朵以上，或数个聚生于枝顶，长7~20 cm；花萼钟状，长约5 mm，5裂；花瓣白色；能育雄蕊3，花丝长约6 mm，退化雄蕊2；子房具短柄，有毛，沿两缝线毛较密。荚果厚革质，椭圆状倒披针形或带状，长5~10 cm，宽2~2.5 cm，扁平，无毛，具2~6粒种子。种子扁圆形，直径约10 mm。花期为8—10月，果期为10—12月。

生境特征：生于低海拔的沟谷、山坡岩石边、林缘或疏林中。

药用部分：藤茎入药。

采制加工：全年可采，洗净，切片，鲜用或晒干。

性味功效：苦、涩，平。祛风除湿，活血止痛，通经活络，健脾理气。

主治应用：用于风湿痹痛，腰腿疼痛，跌打损伤，胃痛，癫痫，小儿疳积。

附　　注：野生个体已被列为浙江省重点保护野生植物，严禁采挖。

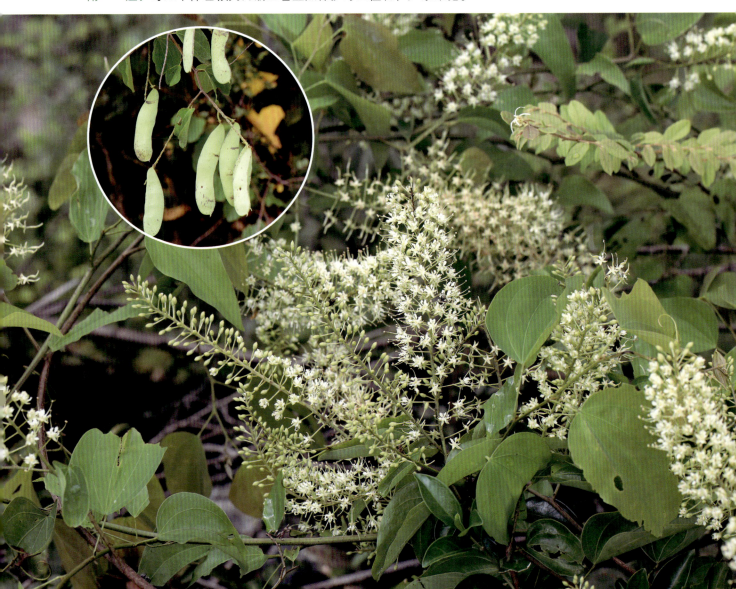

143　粉叶羊蹄甲　*Bauhinia glauca* (Wall. ex Benth.) Benth.

云实科　Caesalpiniaceae　　羊蹄甲属　*Bauhinia*　　地方名　夜关门

形态特征：木质藤本，长达 10 m 以上。卷须略扁。叶片近圆形，长、宽各 5～9 cm，2 裂达 1/3～1/2 或更深，裂片卵形，先端钝圆，基部心形，上面无毛，下面疏被柔毛，脉上较密，掌状脉 7～11 条；叶柄纤细，长 2～4 cm。伞房式总状花序顶生或与叶对生，具 10～25 朵花，密集；花序梗长 2.5～6 cm；花萼细管状，长 1.5～2 cm，5 裂；花冠白色，花瓣倒卵形，各瓣近相等，边缘皱波状，长 10～12 mm，瓣柄长约 8 mm；能育雄蕊 3，长于花瓣，退化雄蕊 5～7；子房具柄，无毛，柱头盘状。荚果带状，长 15～30 cm，宽 4～6 cm，无毛，不开裂，果瓣厚革质，果颈长 6～10 mm，具 10～35 粒种子。种子灰绿色，椭圆形，长约 10 mm。花期为 5—6 月，果期为 8—10 月。

生境特征：生于低海拔的沟边、山坡疏林下或灌丛中。

药用部分：根入药。

采制加工：全年可采，切片，晒干。

性味功效：辛、甘、酸、微苦，温；有毒。收敛止血，祛风除湿。

主治应用：用于咳嗽吐血，风湿痹痛，关节不利，肠风下血，子宫脱垂，遗尿，白带，崩漏下血，跌打损伤。

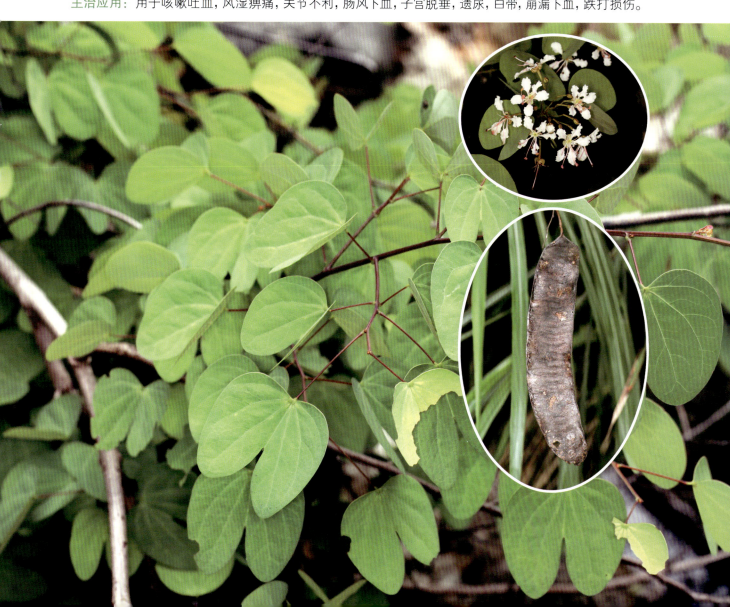

144 苦参 *Sophora flavescens* Aiton

蝶形花科 Fabaceae　　槐属 *Sophora*　　地方名 牛人参

形态特征：亚灌木状草本，高 0.5～2 m。根圆柱状，有刺激性气味，味极苦而持久。奇数羽状复叶，长 20～35 cm，有 11～35 片小叶；托叶条形，长 5～8 mm，早落；小叶片披针形或条状披针形，稀椭圆形，长 3～4 cm，宽 1.2～2 cm，先端渐尖，基部楔形，上面有疏毛或无毛，下面密生伏贴柔毛。总状花序顶生，长 15～25 cm，具多数花；花萼钟状，偏斜，萼齿短三角形，被伏贴柔毛；花冠黄白色，长约 1.5 cm；花丝有毛，基部稍合生；子房密被淡黄色柔毛。荚果革质，近圆柱形，长 5～10 cm，种子间微缢缩，呈不明显串珠状，顶端具 1～1.5 cm 的喙，疏生短柔毛，具 2～8 粒种子。种子棕褐色，卵圆形，长约 6 mm。花期为 5—7 月，果期为 7—9 月。

生境特征：生于向阳山坡草丛中、路边、溪沟边。

药用部分：根入药。

采制加工：白露至冬至间，掘取根，洗净泥沙，除去茎基、支根，晒干或趁鲜时斜切厚片，晒干。

性味功效：苦，寒。清热燥湿，杀虫，利尿。

主治应用：用于热痢，便血，黄疸尿闭，疳积，赤白带下，阴肿阴痒，小便黄赤，湿疹湿疮，疥癣麻风；外治滴虫性阴道炎。

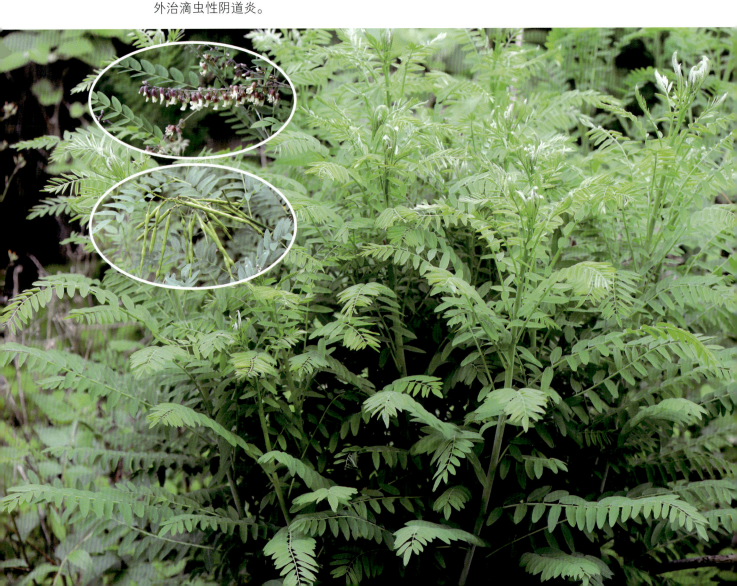

145　藤黄檀　*Dalbergia hancei* Benth.

蝶形花科　Fabaceae　　**黄檀属**　*Dalbergia*

形态特征：落叶藤本。幼枝疏被白色柔毛，有时小枝弯曲成钩状或螺旋状。奇数羽状复叶，有(5)9～13片小叶；托叶早落；小叶片长圆形或倒卵状长圆形，长 10～25 mm，宽 5～12 mm，先端微凹，基部圆形或宽楔形，下面疏被平伏柔毛。圆锥花序腋生，长 13～19 cm；花序梗及花梗密被锈色短柔毛；花小；花萼钟状，5 齿裂，萼齿极短，等长或近等长，先端钝，外被短柔毛；花冠绿白色，旗瓣近圆形，先端微凹，近于反折，翼瓣和龙骨瓣镰状长圆形；雄蕊 9，单体，有时 10（9+1）；子房条形，被短柔毛。荚果舌状，长 3～7 cm，宽 1～1.5 cm，扁平，无毛，具 1～3(4) 粒种子。种子呈肾形，长约 7 mm，扁平。花期为 3—4 月，果期为 7—8 月。

生境特征：生于山坡上、溪边、岩石旁、林缘灌丛中或疏林中。

药用部分：根、茎入药，中药名为藤檀。

采制加工：全年可采，洗净，切片，晒干。

性味功效：辛，温。舒筋活络，理气止痛。

主治应用：根多用于腰腿关节疼痛，茎多用于胸胁痛，胃痛，腹痛。

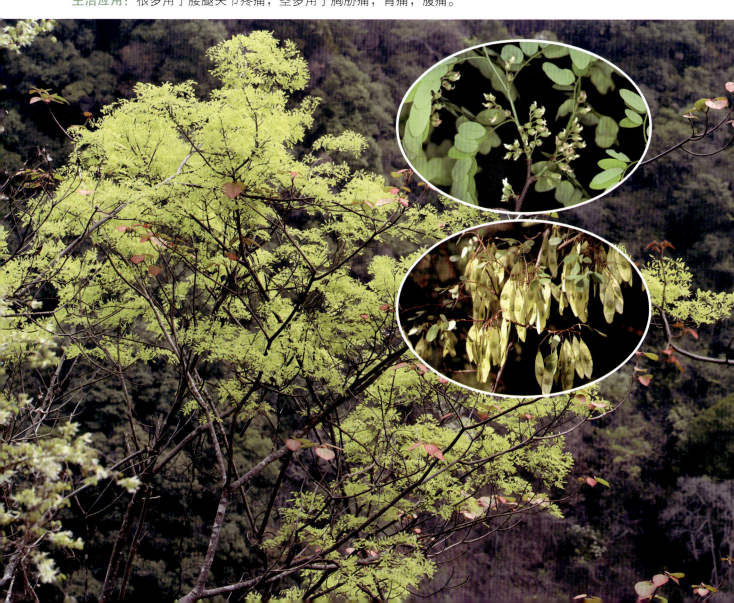

146　香花崖豆藤　*Millettia dielsiana* Harms

蝶形花科　Fabaceae　　　崖豆藤属　*Millettia*　　　地方名　野猫豆藤

形态特征： 常绿藤本。根状茎及根粗壮，折断有红色汁液。羽状复叶，小叶5片，椭圆形、长圆形、披针形或卵形，长5～12（22）cm，宽2.5～4（8）cm，先端渐尖至圆钝，基部钝圆，边缘向下反卷，下面幼时多少被短柔毛，后渐脱落，中脉及侧脉均隆起，略带紫红色；小托叶钻形。圆锥花序顶生，长达15 cm，密被黄褐色绒毛，分枝细弱，常下垂；花萼钟状，长约5 mm，密被锈色绒毛；花冠紫红色，长1.2～2 cm，旗瓣外侧稍带白色，密被金黄色或锈色丝状绒毛，基部无胼胝体状附属物，内面中下部具白色或黄绿色斑块；雄蕊二体（9+1）；子房条形，无柄，密被短绒毛。荚果近木质，条形，灰绿色，长5.5～12 cm，宽1.4～2.5 cm，略扁，被褐色绒毛，具3～5粒种子。种子呈紫棕色，长圆形，长约1.5 cm。花期为6—7月，果期为9—11月。

生境特征： 生于山坡、沟谷林缘或灌丛中。

药用部分： 根及藤茎入药。

采制加工： 深秋采挖，洗净，切片，晒干或鲜用。

性味功效： 苦、微甘，温。活血补血，通筋活络。

主治应用： 用于贫血，月经不调，经闭腹痛，风湿痹痛，跌打损伤，创伤出血。

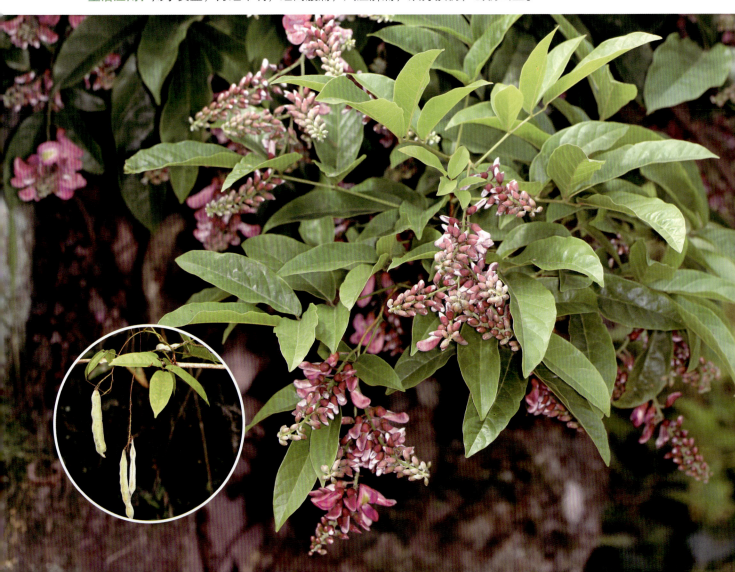

147　小槐花　*Ohwia caudata* (Thunb.) H. Ohashi

蝶形花科　Fabaceae　　小槐花属　*Ohwia*　　地方名　金腰带

形态特征：灌木，高 0.5 ~ 2 m。羽状三出复叶；叶柄两侧具狭翅；小叶披针形、宽披针形或长椭圆形，稀椭圆形，长 2.5 ~ 9 cm，宽 1 ~ 4 cm，先端渐尖或尾尖，稀钝尖，基部楔形或宽楔形，稀圆形，上面疏被短柔毛，下面毛稍密，两面脉上的毛较密。总状花序腋生或顶生；花序轴密被毛；花萼狭钟状，裂齿 5，上方 2 枚近合生，下方 3 枚披针形，密被毛；花冠绿白色或淡黄白色，长约 7 mm，旗瓣长圆形，先端圆钝，翼瓣狭小，基部有瓣柄，龙骨瓣狭长圆形，基部亦有瓣柄；雄蕊 10；子房条形，密被绢毛。荚果带状，长 4 ~ 8 cm，宽 3 ~ 4 mm，有 4 ~ 8 荚节，两缝线均缢缩成浅波状，密被棕色钩状毛。花期为 7—9 月，果期为 9—11 月。

生境特征：生于山坡、山谷、山沟疏林下、灌草丛中或空旷地上。

药用部分：根或全草入药。

采制加工：夏、秋季采集，洗净，切片，晒干或鲜用。

性味功效：辛、微苦，平。清热利湿，消积散瘀，祛风解毒。

主治应用：全草多用于痰湿瘀阻，腰扭伤，风湿痛，带下病，肾盂肾炎，黄疸型肝炎，小儿消化不良，食欲不振，乳痈溃烂，皮肤湿疮，漆疮；根多用于风湿腰痛，毒蛇咬伤。

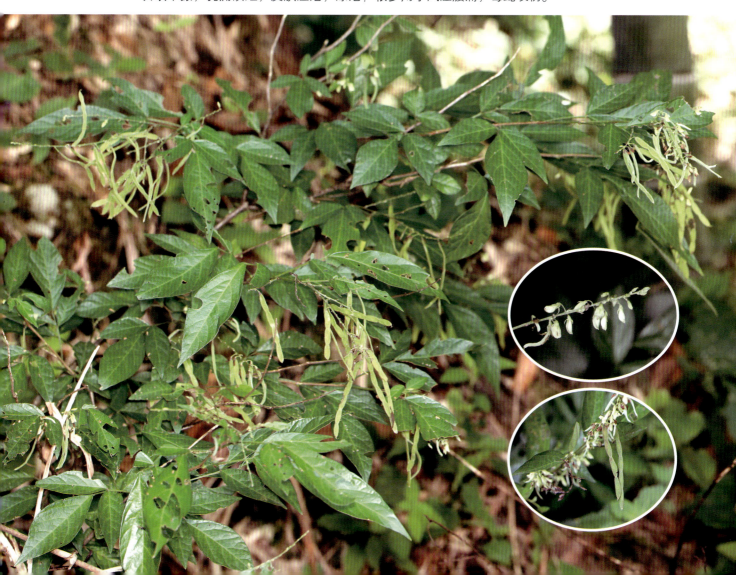

148 假地豆 *Desmodium heterocarpon* (L.) DC.

蝶形花科 Fabaceae　　山蚂蝗属 *Desmodium*　　地方名 野花生

形态特征： 亚灌木或小灌木，高 0.3～0.5 m。茎斜升或平卧，多少被伏毛或开展毛，老时渐疏。羽状三出复叶；顶生小叶椭圆形、长椭圆形或倒卵状椭圆形，长 2～6 cm，宽 1.3～3 cm，先端圆钝或微凹，基部圆形或宽楔形，上面无毛，下面多少被伏毛；侧生小叶较小。总状花序腋生或顶生，长 3～10 cm，花密集；花序轴密被毛，每节着生 1～3 朵花；花梗纤细，长 2～5 mm；花萼钟状，萼齿长于萼筒；花冠紫红色或蓝紫色，稀白色，长 5～6 mm，旗瓣宽倒卵形，翼瓣倒卵形，有耳，龙骨瓣极弯曲，先端钝；雄蕊二体（9+1）；子房被短柔毛。荚果条形，长 1～2.5 cm，宽 2～3 mm，扁平，多少被毛，背缝线呈浅波状，腹缝线几平直，具 4～8 荚节。种子圆肾形，暗褐色，有光泽。花期为 7—9 月，果期为 9—11 月。

生境特征： 生于山坡、山谷、路旁疏林下或灌草丛中。

药用部分： 全草入药。

采制加工： 夏、秋季采集，洗净，晒干或鲜用。

性味功效： 苦、甘，凉。清热解毒，利水通淋，消肿止痛。

主治应用： 用于腮腺炎，乙型脑炎，泌尿系结石，疳积，咳嗽，喉痛，毒蛇咬伤，跌打肿痛，痈疖。

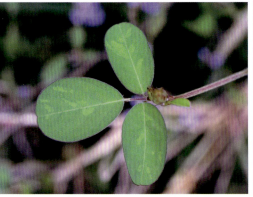
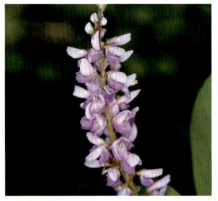
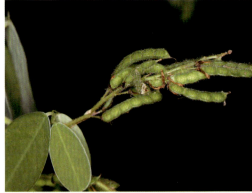
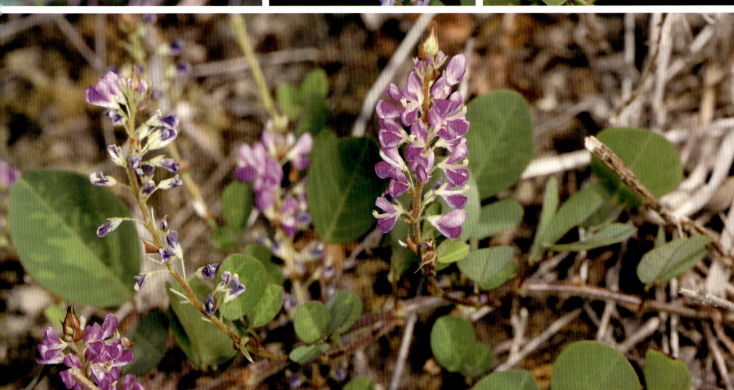

149　小叶三点金草　*Desmodium microphyllum* (Willd.) DC.

蝶形花科　Fabaceae　　　山蚂蝗属　*Desmodium*　　　地方名　红关门

形态特征：亚灌木。茎平卧或稍直立，多纤细分枝。羽状三出复叶，稀单叶；叶柄细短；顶生小叶椭圆形或倒卵形，长 2~15 mm，宽 1~7 mm，先端圆或钝，有时微凹，具小尖头，基部浅心形，上面近无毛，下面疏被白色伏毛；侧生小叶片明显较小，基部偏斜。总状花序腋生或顶生，花稀疏；花序梗多少曲折，有细钩状毛和开展的软毛，每节通常着生 1 朵花；花萼浅钟状，5 深裂，萼齿狭披针形，被长柔毛；花冠粉红色或淡紫色，长约 5 mm，旗瓣宽倒卵形或近圆形，先端微凹，翼瓣具瓣柄及耳，龙骨瓣与翼瓣近等长；雄蕊二体（9+1）；子房被毛。荚果扁平，长 8~16 mm，宽约 3 mm，具 2~5 荚节，两面被细钩状毛，两缝线在荚节间缢缩成波状。种子暗褐色，有光泽，椭圆形。花期为 7—8 月，果期为 9—10 月。

生境特征：生于山脚、山坡、路旁草地或灌草丛中。

药用部分：根或全草入药。

采制加工：夏、秋季采集，洗净，切片，晒干。

性味功效：甘，平。健脾利湿，消积，止咳平喘，散瘀解毒。

主治应用：用于小儿疳积，黄疸，痢疾，咳嗽气喘，支气管炎；外治跌打损伤，毒蛇咬伤，痔疮，漆疮。

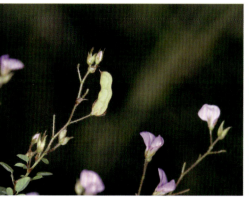
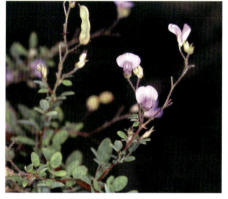
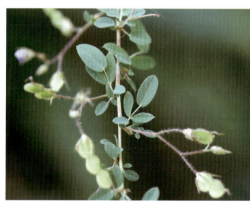
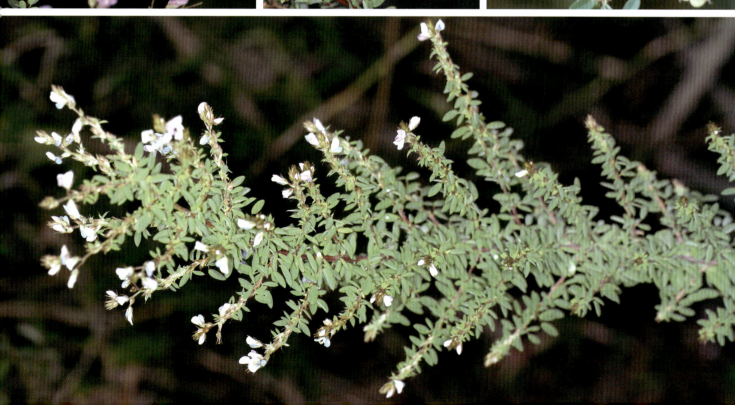

150　蔓茎葫芦茶　*Tadehagi pseudotriquetrum* (DC.) H. Ohashi

蝶形花科　Fabaceae　　葫芦茶属　*Tadehagi*　　地方名　鸡头颈

形态特征：披散或匍匐亚灌木，茎长 0.5 ~ 2 m。幼枝三棱形，棱上疏被短硬毛，后脱落。单身复叶；叶柄长 1 ~ 3 cm，两侧具翅，先端有关节及小托叶；托叶发达，长 1 ~ 2 cm，有多数纵条纹；小叶革质，长圆状披针形，长 3 ~ 10 cm，宽 1 ~ 5 cm，先端急尖，基部圆形或浅心形，上面无毛，下面沿脉疏被伏毛，侧脉每边约 8 条，近叶缘处弧曲联结，下面网脉明显。总状花序顶生和腋生，长 10 ~ 30 cm，被粗长和细短两种柔毛；苞片长达 10 mm；萼齿披针形；花冠紫红色，伸出萼外；旗瓣近圆形，翼瓣倒卵形，龙骨瓣镰刀状；子房被毛，花柱无毛。荚果带状，长 2 ~ 4 cm，宽约 5 mm，两缝线密被白色柔毛，背缝线直，腹缝线稍缢缩，具 4 ~ 8 荚节，荚节宽大于长。花期为 8—9 月，果期为 10—11 月。

生境特征：生于向阳山坡上或路边灌草丛中。

药用部分：根或全草入药。

采制加工：夏、秋季采集，晒干或鲜用。

性味功效：甘、微苦，凉。清热解毒，健脾利湿，利水消肿。

主治应用：用于感冒，咽喉肿痛，肾炎，黄疸型肝炎，尿路感染，带下，腰痛，肠炎，痈肿疮毒。

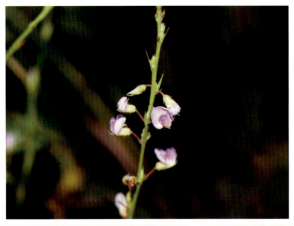
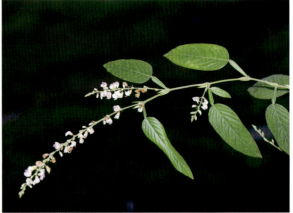
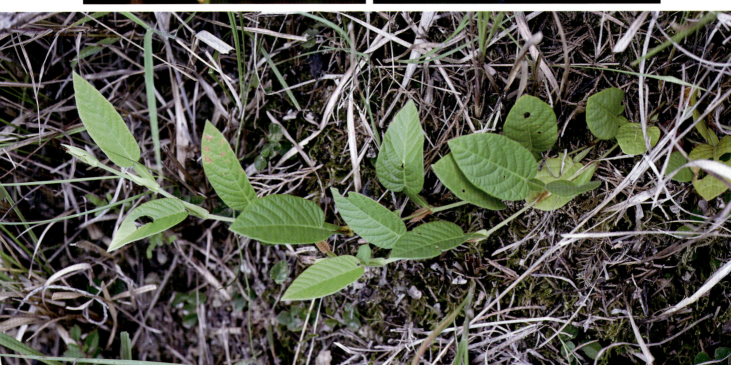

151　白花胡枝子　*Lespedeza bicolor* Turcz. var. *alba* Bean

蝶形花科　Fabaceae　　**胡枝子属**　*Lespedeza*　　**地方名**　白蔓里梢、笋梢

形态特征： 直立灌木，高 1～3 m。多分枝，小枝稍具棱，幼时被短柔毛。小叶形状变化极大，卵形、倒卵形、宽倒卵形、倒心形、卵状长圆形、长圆状椭圆形或椭圆形，顶生小叶较大，长 1.5～6 cm，宽 1～3.5 cm，先端圆钝、微凹至深凹，有时稍尖，具小尖头，基部圆形或宽楔形，上面通常无毛，下面被短柔毛或老时变无毛。总状花序腋生，长于复叶，在枝顶常排成圆锥花序；花序梗明显；花萼黄绿色，5 中裂至浅裂，萼齿较宽短，与萼筒近等长或较短，常带紫色；花冠白色，长约 10 mm，旗瓣倒卵形、宽倒卵形或近圆形，先端微凹，长于翼瓣和龙骨瓣；子房有毛。荚果斜卵形、斜倒卵形或长圆形，长约 10 mm，宽约 5 mm，具网脉，密被短柔毛。花期为 8—12 月，果期为 10 月至次年 2 月。

生境特征： 栽培于房前屋后。

药用部分： 根皮或花入药。

采制加工： 6—8 月采花，晒干；根全年可挖，取皮，洗净，晒干。

性味功效： 花：甘，平。镇咳祛痰。皮：微苦，温。活血消肿。

主治应用： 用于急慢性气管炎，支气管扩张，肺结核咳嗽，肺脓疡，骨折伤肿。

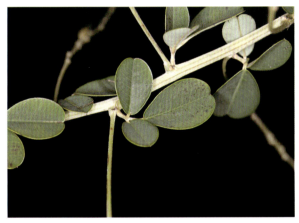
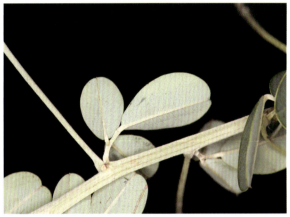
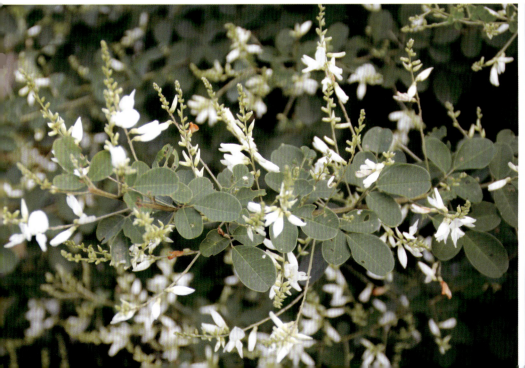
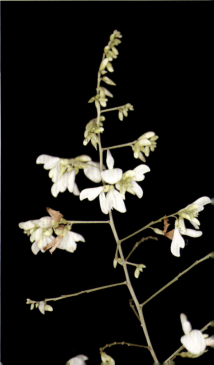

152　中华胡枝子　*Lespedeza chinensis* G. Don

蝶形花科　Fabaceae　胡枝子属　*Lespedeza*

形态特征： 直立灌木，高 0.5～1 m。小枝被白色短柔毛。叶柄、叶轴及小叶柄密被柔毛；顶生小叶长椭圆形、倒卵状长圆形、卵形或倒卵形，长 1～3.5 cm，宽 0.3～1.2 cm，先端钝圆、截形或微凹，具小尖头，两面被毛，下面较密；叶柄长 3～20 mm。总状花序腋生，短于复叶，花少数；花序梗极短；花萼狭钟状，长约为花冠的一半，5 深裂达中部以下，萼齿狭披针形，外面及边缘有毛；花冠白色或淡黄色，长约 8 mm，旗瓣倒卵状椭圆形，有时基部及边缘带紫色，翼瓣较旗瓣短，龙骨瓣长于旗瓣；无瓣花簇生于下部枝条叶腋。荚果卵圆形，长约 4 mm，表面有网纹，密被短柔毛。种子豆青色，肾状椭圆形，长约 2 mm。花期为 8—9 月，果期为 10—11 月。

生境特征： 生于山坡、路旁草丛中或疏林下。

药用部分： 根或全草入药。

采制加工： 秋季采集，切碎，晒干。

性味功效： 微苦，平。清热止痢，祛风止痛，截疟。

主治应用： 用于急性菌痢，关节痛，疟疾，小儿高热，风湿痹痛。

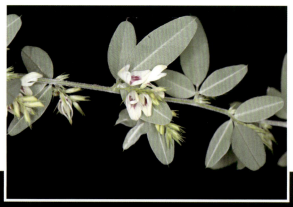
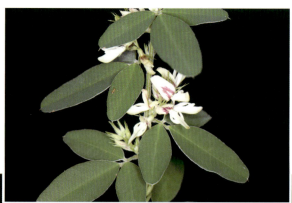
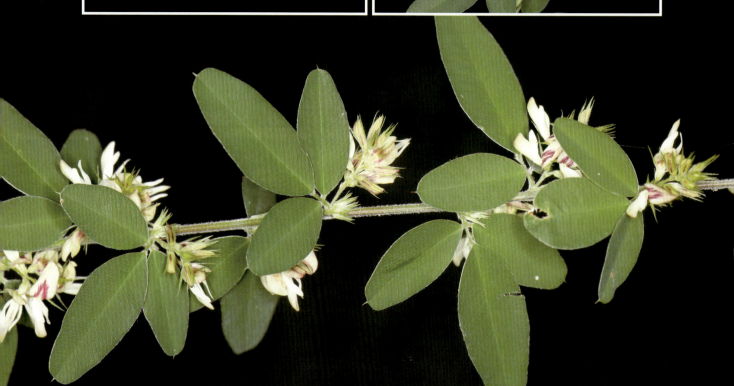

153　截叶铁扫帚　*Lespedeza cuneata* (Dum. Cours.) G. Don

蝶形花科　Fabaceae　　**胡枝子属**　*Lespedeza*　　**地方名**　大关门

形态特征：直立灌木，高 0.5～1 m。枝具纵棱，有短柔毛。顶生小叶狭倒披针形，长 1～3 cm，宽 2～5 mm，先端截形或圆钝，微凹，具小尖头，基部狭楔形，上面几无毛，下面密被伏毛。总状花序腋生，远短于复叶，几无花序梗，具 2～4 朵花，有时单生；花萼狭钟状，长约 4 mm，5 深裂达中部以下，萼齿披针形，被白色短柔毛；花冠白色或淡黄色，长约 7 mm，旗瓣倒卵状长圆形，基部有紫斑，先端圆钝，微凹，翼瓣与旗瓣近等长，两者均密被毛，龙骨瓣略长于旗瓣；子房及花柱被短柔毛；闭锁花簇生于叶腋。荚果宽卵形或斜卵形，长约 3 mm，被柔毛。种子赭褐色，圆肾形。花期为 6—9 月，果期为 10—11 月。

生境特征：生于山坡上、路边、林缘及空旷地草丛中。

药用部分：全草入药，中药名为铁扫帚。

采制加工：夏、秋季采集，洗净，切碎，晒干。

性味功效：甘、苦、涩，凉。清热解毒，祛痰止咳，利湿消积。

主治应用：用于慢性支气管炎，咳嗽，湿热黄疸，小儿疳积，痢疾，肾炎水肿，口腔炎，毒蛇咬伤。

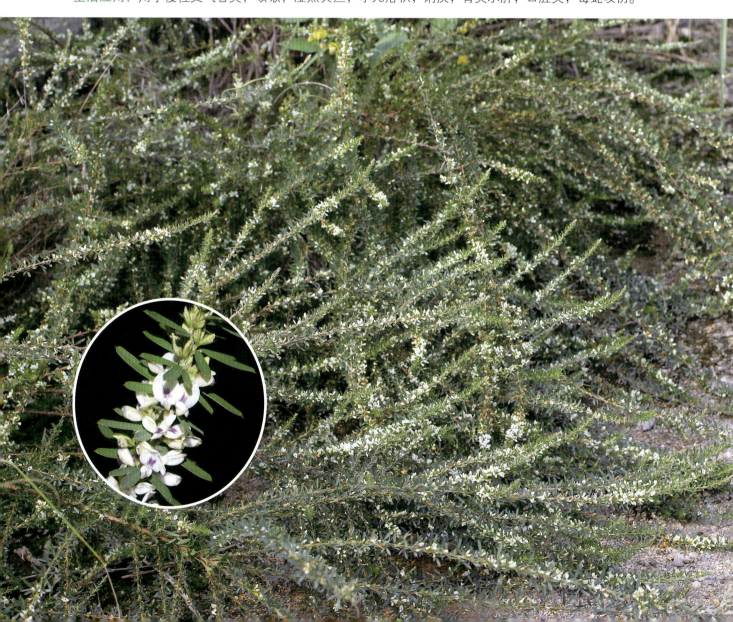

154 鸡眼草 *Kummerowia striata* (Thunb.) Schindl.

蝶形花科 Fabaceae　　鸡眼草属 *Kummerowia*　　地方名 小关门

形态特征： 一年生草本，高10～30 cm。茎匍匐平卧，分枝纤细直立，茎及分枝均被向下的毛。小叶3片；托叶淡褐色，干膜质，有明显脉纹和长缘毛，宿存；小叶倒卵状长椭圆形或长椭圆形，有时倒卵形，长5～15 mm，宽3～8 mm，先端圆钝，有小尖头，基部楔形，两面沿中脉及叶缘被长柔毛，侧脉密而平行。花1～3朵腋生；小苞片4枚，1枚生于花梗关节下，其余生于花萼下面，具5～7条脉；萼齿5，卵形，宿存，边缘及外面有毛；花冠紫红色，长5～7 mm，有时退化成无瓣花。荚果宽卵形，长约4 mm，扁平，顶端有尖喙，常为宿萼所包或稍伸出宿萼外，有细柔毛，不开裂，具1粒种子。花期为7—9月，果期为10—11月。

生境特征： 生于路边、草地上、田边或杂草丛中。

药用部分： 全草入药。

采制加工： 夏季拔取全草，拣除杂草，洗净，晒干。

性味功效： 甘，平。健脾利湿，清热解毒，消疳止泻。

主治应用： 用于湿热黄疸，肠炎，痢疾，小儿疳积，夜盲症，牙痛。

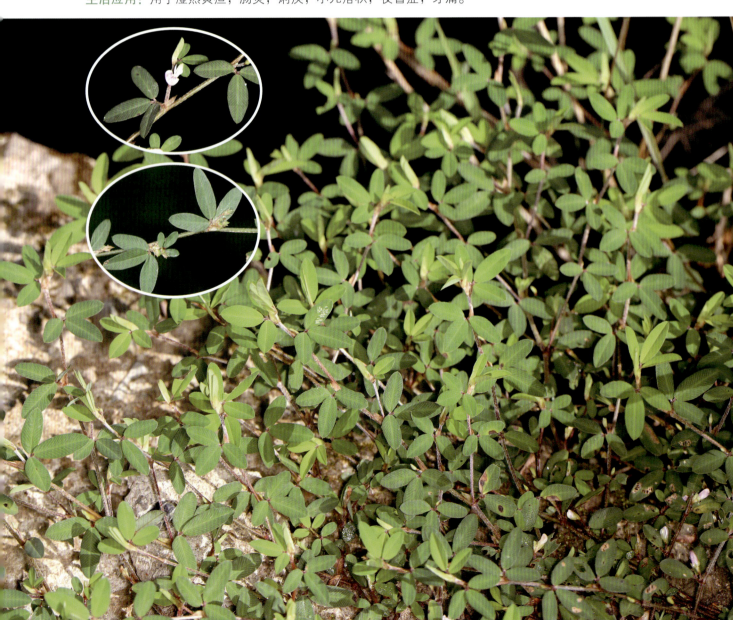

155　常春油麻藤　*Mucuna sempervirens* Hemsl.

蝶形花科　Fabaceae　　**油麻藤属**　*Mucuna*　　**地方名**　棉麻藤

形态特征：大型常绿木质藤本，长达 25 m，基部直径可达 30 cm 以上。羽状三出复叶；小叶革质，全缘，有光泽；顶生小叶卵状椭圆形或卵状长圆形，长 7～13 cm，先端渐尖或短渐尖，基部圆楔形，上面有光泽；侧生小叶片基部偏斜。总状花序生于老茎上或近根部，花多数；花萼钟状，外面疏被锈色长硬毛，内面密生绢状绒毛；花冠暗紫色，干后变黑色，长约 6.5 cm，旗瓣宽卵形，长约 2.5 cm，翼瓣卵状长圆形，长约 4.2 cm；子房无柄，被锈色长硬毛，花柱无毛。荚果近木质，长带状，长 30～60 cm，扁平，密被锈色毛，两缝线有隆起的脊，表面无皱褶，种子间略缢缩，具 10～18 粒种子。种子棕褐色，近圆形，压扁状，直径 2～2.8 cm，种脐包围种子的 1/2～2/3。花期为 4—5 月，果期为 9—10 月。

生境特征：生于林木茂盛遮阴强而潮湿的山谷、溪边及林中。

药用部分：根或藤茎入药。

采制加工：全年可采，洗净，切片，晒干。

性味功效：苦，温。活血补血，通经活络。

主治应用：用于风湿痹痛，关节疼痛，跌打损伤，月经不调，血虚经闭。

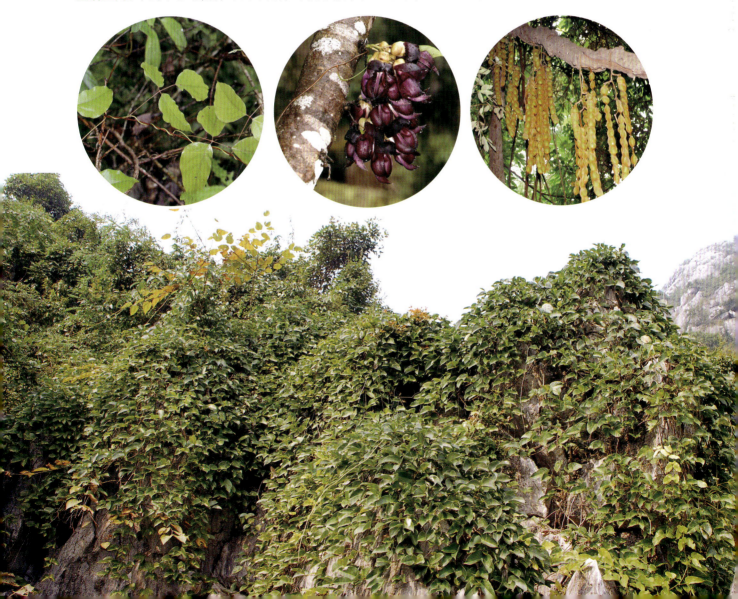

156　土圞儿　*Apios fortunei* Maxim.

蝶形花科　Fabaceae　　**土圞儿属**　*Apios*　　**地方名**　黄皮三叶青、鬼豆卵

形态特征：多年生草质藤本。块根椭球形或纺锤形。茎被倒向的短硬毛。羽状复叶具 3 ~ 7 片小叶；叶柄长 2.5 ~ 7 cm；托叶宽条形；顶生小叶宽卵形至卵状披针形，长 4 ~ 10 cm，宽 2 ~ 6 cm，先端渐尖或尾状，基部圆形或宽楔形，两面有糙伏毛，脉上尤密；侧生小叶常为斜卵形。总状花序长 8 ~ 20 cm；花萼钟形，长约 5 mm，淡黄绿色；旗瓣宽倒卵形，长宽近相等，淡绿色或黄绿色，翼瓣最短，长 7 ~ 8 mm，淡紫色，龙骨瓣长约 1.2 cm，初时内卷成 1 管，先端弯曲，后旋卷，黄绿色；雄蕊二体；子房无柄，条形，疏被白色短毛，花柱长而卷曲。荚果条形，长 5 ~ 8 cm，被短柔毛，具多数种子。花期为 6—8 月，果期为 9—10 月。

生境特征：生于向阳山坡林缘或灌草丛中，常缠绕在其他植物上。

药用部分：块根入药。

采制加工：秋季采挖，除去须根，洗净，鲜用或晒干。

性味功效：甘，平。消肿解毒，祛痰止咳。

主治应用：用于感冒咳嗽，百日咳，咽喉肿痛，乳痈，疮疡肿毒，毒蛇咬伤。

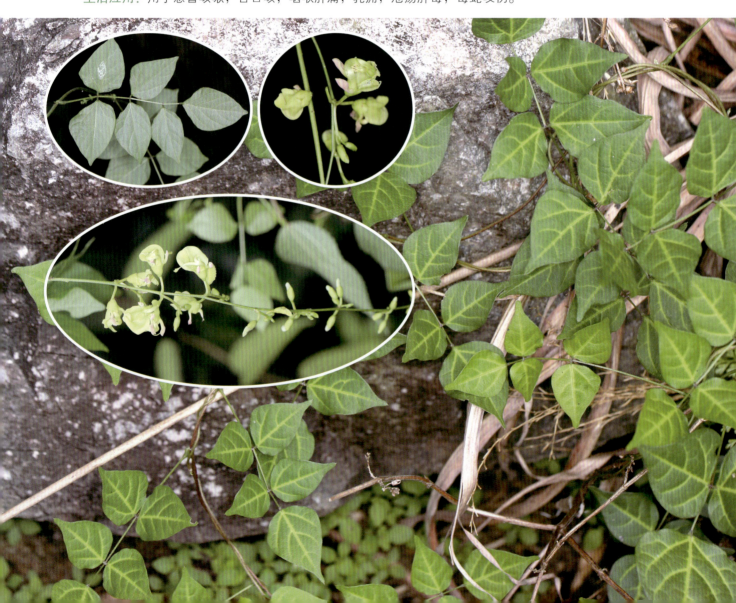

157 野葛 *Pueraria montana* (Lour.) Merr. var. *lobata* (Willd.) Maesen et S. M. Almeida ex Sanjappa et Predeep

蝶形花科 Fabaceae 葛属 *Pueraria* 地方名 葛藤

形态特征：多年生半木质藤本。块根肥厚。茎较粗，密被棕褐色粗毛。羽状三出复叶；顶生小叶宽卵形或斜卵形，常3裂，长9～18 cm，宽6～12 cm，先端渐尖，基部圆形，全缘，上面疏被长伏毛，后渐脱落，下面被绢质柔毛，侧生小叶较小，斜卵形；叶柄长4～12 cm；托叶较大，盾状着生，小托叶钻状。花序总状或圆锥状，腋生，长15～30 cm，花序轴上的节较密，每节簇生3朵花；苞片远比小苞片长，脱落；花萼钟形，长8～10 mm，被黄褐色毛，萼齿5，披针形；花冠紫色，15～18 mm，旗瓣倒卵形，基部具短耳；子房被毛。荚果条形，长4～9 cm，宽8～11 mm，扁平，密被锈色开展的长硬毛，通常不开裂，含种子10粒以下。花期为7—9月，果期为9—11月。

生境特征：生于山坡草地上、荒山上、路边、疏林下或灌丛中。

药用部分：根入药，中药名为葛根；初开的花入药，中药名为葛花。

采制加工：1. 葛根：霜降至次年春间，掘取块根，修除芦头、尾须，洗净后剖成1 cm厚的片条或方块，浸清水中，漂去黄色浆液后晒干。

2. 葛花：立秋前后摘取初开放的花序，晒干。

性味功效：1. 葛根：甘、辛，平。解肌退热，生津止渴，透疹，升阳止泻。

2. 葛花：甘，平。清湿热，解酒毒，醒胃止渴，止泻。

主治应用：1. 葛根：用于外感发热头痛，项强，口渴，消渴，泄泻，热痢，斑疹不透，高血压颈项强痛。

2. 葛花：用于酒毒烦渴，肠风下血，湿热便血，慢性酒精中毒。

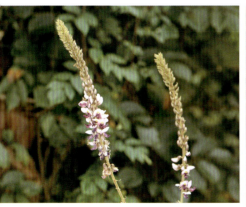
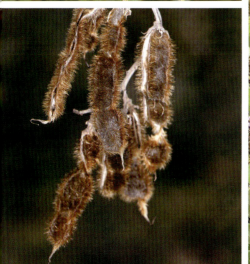
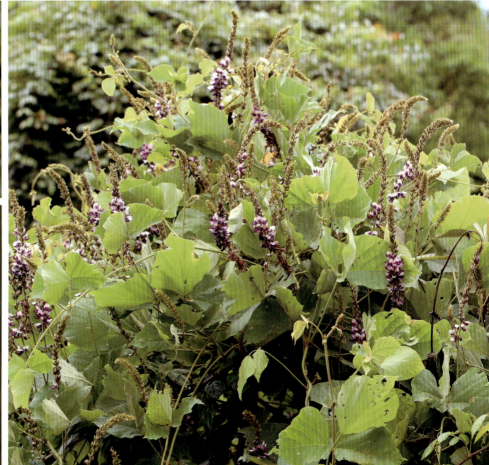

158　野豇豆　*Vigna vexillata* (L.) A. Rich

蝶形花科　Fabaceae　　**豇豆属**　*Vigna*　　**地方名**　鬼豆根

形态特征：多年生缠绕性草质藤本。主根圆柱形或圆锥形，肉质，外皮橙黄色。羽状三出复叶；托叶基部着生，长3～5 mm；顶生小叶变异大，宽卵形、菱状卵形至披针形，长4～8 cm，宽2～4.5 cm，先端急尖至渐尖，基部圆形或近截形，两面被淡黄色糙毛；侧生小叶基部常偏斜。花2～4朵着生于花序上部；花序梗长8～25 cm，花梗极短，被棕褐色粗毛；花萼钟状，萼齿5；花冠呈紫红色至紫褐色，偶为黄绿色或乳黄色带紫色，旗瓣长约2 cm，先端微凹，有短瓣柄，翼瓣弯曲，基部一侧有耳，龙骨瓣先端喙状，有短距状附属体及瓣柄；子房被毛，花柱弯曲，内侧被髯毛。荚果圆柱形，长9～11 cm，被粗毛，顶端具喙。种子黑色，椭球形或近方形，长约4 mm，有光泽。花期为8—9月，果期为10—11月。

生境特征：生于山坡林缘、路边草丛中。

药用部分：根入药。

采制加工：秋、冬季采挖，洗净，切片或蒸熟后切片，晒干。

性味功效：甘、苦，平。补中益气，清热解毒。

主治应用：用于脾虚泄泻，贫血，乳汁不足，眩晕，遗尿，气虚头昏，脱力，喉痛，淋巴结结核，子宫下垂，脱肛，毒蛇咬伤。

附　　注：野生个体已被列为浙江省重点保护野生植物，严禁采挖。

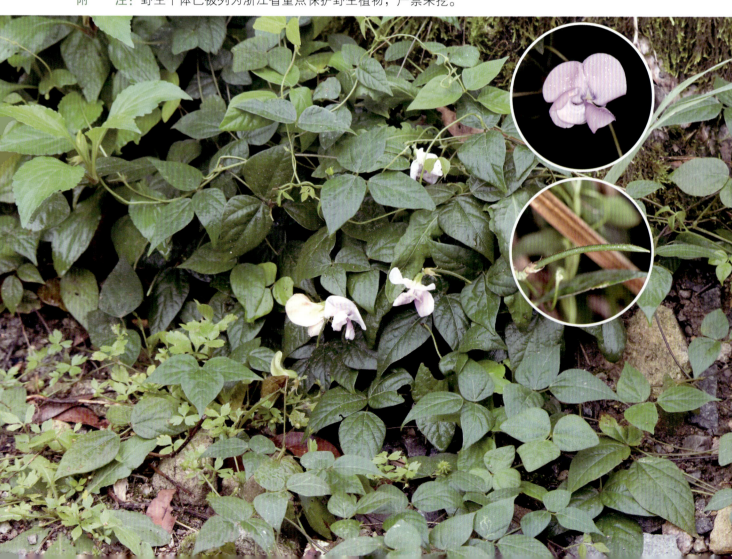

159　锦鸡儿（土黄芪）　*Caragana sinica* (Buc'hoz) Rehder

蝶形花科　Fabaceae　　**锦鸡儿属**　*Caragana*　　**地方名**　鸟团花

形态特征：灌木，高 1 ~ 2 m。小枝黄褐色或灰色，多少有棱，无毛。一回羽状复叶有小叶 2 对，顶端 1 对通常较大；叶轴先端与托叶常硬化成针刺；小叶倒卵形、倒卵状楔形或长圆状倒卵形，长 1 ~ 3.5 cm，宽 0.5 ~ 1.5 cm，先端圆或微凹，常具短尖头。花两性，单生于叶腋，长 2.5 ~ 3 cm；花梗长 0.8 ~ 1.5 cm，中部具关节；花萼钟状，绿色，萼齿宽三角形，基部呈短囊状；花冠黄色带红色，凋谢前呈红褐色，长 2 ~ 3 cm，旗瓣基部带绿色或红绿两色，翼瓣长圆形，黄色，龙骨瓣黄绿色；花药黄色；子房条形。荚果稍扁，长 3 ~ 3.5 cm，宽约 0.5 cm，无毛。花期为 4—5 月，果期为 5—8 月。

生境特征：栽培于房前屋后。

药用部分：初开放的花入药，中药名为金雀花；根入药，中药名为金雀根。

采制加工：1. 金雀花：谷雨前后当花初开放时，摘取，晒干。

　　　　　 2. 金雀根：霜降后掘取根，除去须根，洗净泥土后，切厚片，晒干。

性味功效：1. 金雀花：甘，温。补中益气，活血祛风，止咳化痰。

　　　　　 2. 金雀根：甘、微辛，平。祛风利湿，活血理气，平肝，利尿。

主治应用：1. 金雀花：用于头晕耳鸣，肺虚久咳，风湿痹痛，小儿疳积。

　　　　　 2. 金雀根：用于劳伤乏力，风湿痹痛，盗汗，虚肿。

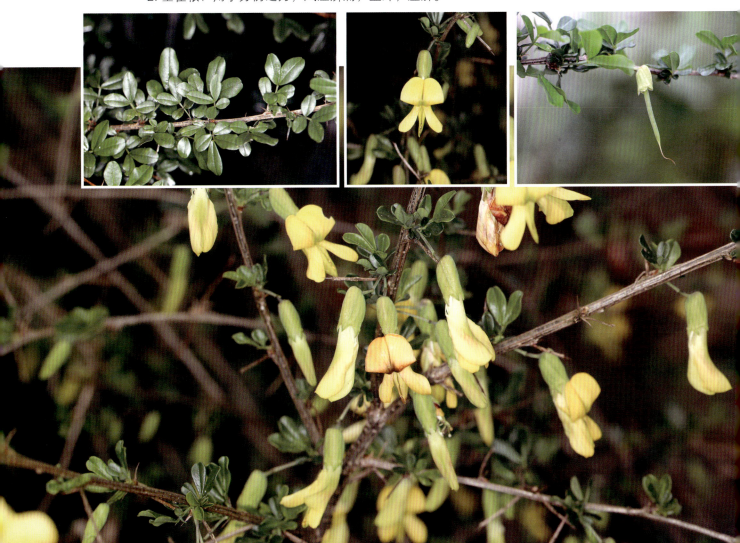

160　农吉利　*Crotalaria sessiliflora* L.

蝶形花科　Fabaceae　　**猪屎豆属**　*Crotalaria*　　**地方名**　狗铃、昌猪铃

形态特征： 一年生草本，高 20～100 cm。茎被淡黄褐色丝质长糙毛。单叶互生；叶片条形或条状披针形，有时长圆形，长 2～7.5 cm，宽 0.5～1 cm，先端急尖，基部略狭窄成短柄至几无柄，上面疏被毛或近无毛，下面密被绢毛，中脉尤密；托叶极细小，刚毛状。总状花序顶生兼有腋生，长 2～7 cm，密生 2～20 朵花；花梗极短，果时下垂；花萼 5 齿裂，密被黄色粗毛；花冠蓝色或蓝紫色，与花萼近等长，旗瓣倒卵形，先端微凹，翼瓣长椭圆形，龙骨瓣有长喙；雄蕊单体，花药二型；子房无毛。荚果长 1～1.3 cm，直径 4～5 mm，无毛，被宿萼所包，具 10～15 粒种子。花期为 8—9 月，果期为 10—12 月。

生境特征： 生于向阳山坡上、林缘、草丛中及裸岩旁。

药用部分： 全草入药。

采制加工： 夏、秋季采集，晒干或鲜用。

性味功效： 淡，平；种子有毒。清热解毒。

主治应用： 用于疔疮肿毒，皮肤癌，宫颈癌，白血病，毒蛇咬伤。

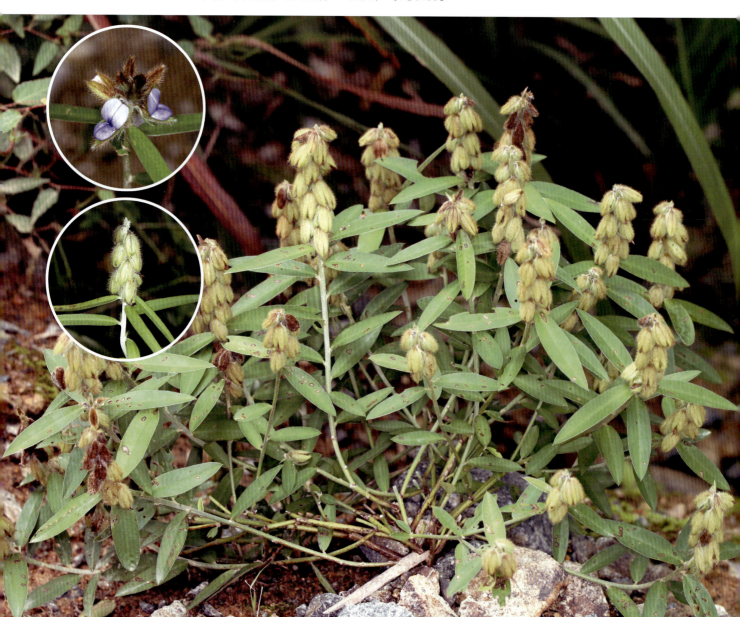

161 蔓胡颓子 *Elaeagnus glabra* Thunb.

胡颓子科 Elaeagnaceae　　胡颓子属 *Elaeagnus*　　地方名 甜哺团

形态特征：常绿藤本，稀呈蔓性，长可达 6 m。有时具刺；幼枝密被锈色鳞片；叶背面、幼叶上面、花梗及果实均密被大小相近的锈褐色鳞片。叶片革质或薄革质，卵状椭圆形至椭圆形，长 4～10 cm，宽 2.5～5 cm，先端渐尖，基部近圆形或楔形，全缘，微反卷，上面深绿色，具光泽，下面外观通常呈灰褐色，有光泽，侧脉 6～8 对，与中脉开展成 50°～60° 的角，上面明显而微凹，下面突起；叶柄长 5～8 mm。花淡白色，密被银白色并散生少数锈色鳞片，常 3～7 朵密生于叶腋；花梗锈色，长 2～4 mm；花萼筒狭圆筒状漏斗形，长 4.5～5.5 mm，在子房上端不明显收缩，裂片短于萼筒；花柱无毛，顶端弯曲。果实长椭球形，长 14～19 mm，成熟时呈红色；果梗长 3～6 mm。花期为 9—11 月，果期为次年 4—5 月。

生境特征：生于向阳山坡林下或沟谷灌丛中。

药用部分：根、叶、果入药。

采制加工：根全年可采，叶秋季采集，果夏初采集，洗净，晒干。

性味功效：1. 根：苦，平。利水通淋，散瘀消肿。

2. 叶：酸，微温。敛肺，止咳平喘。

3. 果：甘、酸，平。消食，止痢。

主治应用：1. 根：用于黄疸型肝炎，小儿疳积，风湿关节痛，咯血，吐血，崩漏，白带，跌打损伤。

2. 叶：用于肺虚咳嗽，支气管哮喘，咯血。

3. 果：用于消化不良，食欲不振，肠炎，痢疾。

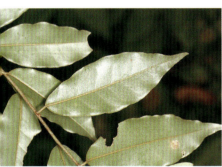
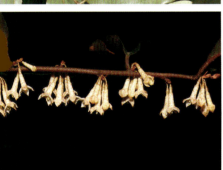
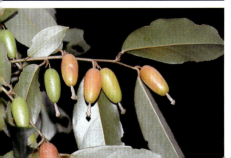
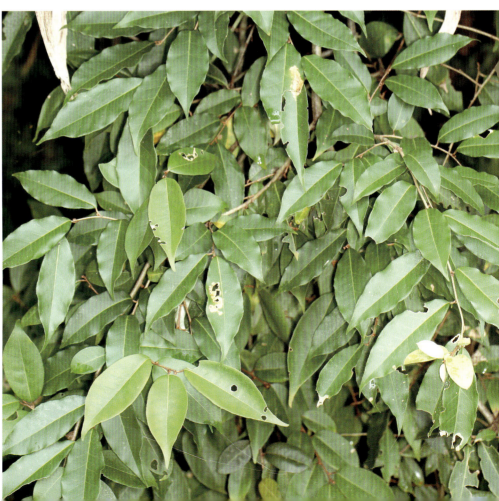

162　圆叶节节菜　*Rotala rotundifolia* (Buch.-Ham. ex Roxb.) Koehne

千屈菜科　Lythraceae　　节节菜属　*Rotala*　　地方名　田苋、冷水草

形态特征：一年生草本，高 5 ~ 30 cm。全体无毛；茎常丛生，直立，带紫红色，基部具 4 棱。叶对生；叶片近圆形或宽椭圆形，长 5 ~ 15 mm，宽 2.5 ~ 12 mm，先端圆形，基部渐狭；无柄。花长约 2 mm，组成 1 ~ 3（5）个顶生的穗状花序，花序长 0.5 ~ 6 cm；几无梗；苞片叶状，卵形或卵状长圆形，约与花等长，小苞片约与花萼筒等长；萼筒阔钟状；花瓣 4，淡紫红色，长约为花萼裂片的 2 倍；雄蕊 4；花柱条形，长为子房的 1/3。蒴果 3 或 4 瓣裂。花期为 4—7 月，果期为 6—12 月。

生境特征：生于水田中、沟渠旁或其他潮湿生境。

药用部分：全草入药。

采制加工：夏、秋季采集，鲜用或晒干。

性味功效：甘、淡，寒。清热解毒，健脾消积，利水消肿。

主治应用：用于肺热咳嗽，牙龈脓肿，扁桃体炎，腹水，乳痈，疮毒，痢疾，疳积。

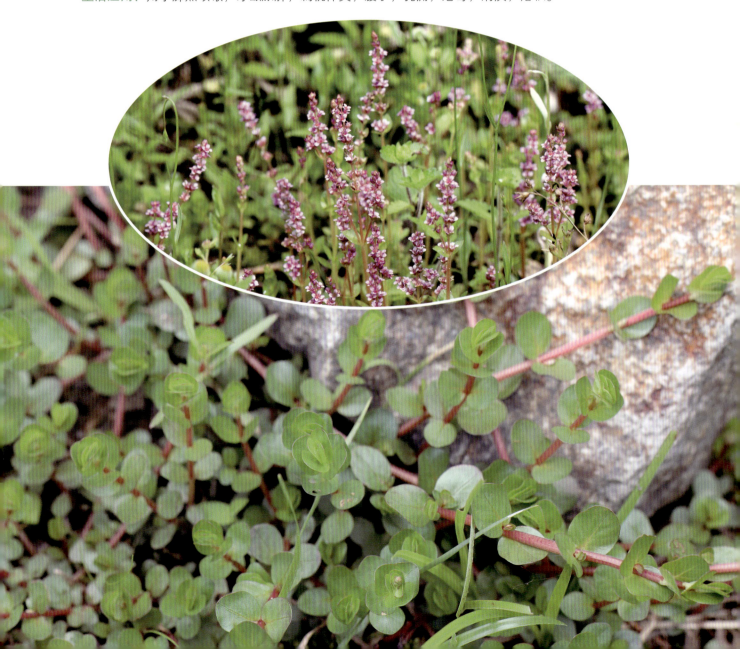

163　南岭荛花（了哥王）　*Wikstroemia indica* (L.) C.A. Mey.

瑞香科　Thymelaeaceae　　荛花属　*Wikstroemia*　　地方名　贼裤带

形态特征：落叶灌木，高 0.1 ~ 1.5 m。根粗壮，淡黄色，内皮白色；小枝较粗壮，常呈红褐色，无毛。叶对生；叶片纸质，长圆形或椭圆状长圆形，长 1.5 ~ 3 cm，宽 8 ~ 1.5 cm，先端钝或急尖，基部楔形或狭楔形，全缘，侧脉极倾斜，5 ~ 12 对，两面无毛；叶柄短或几无。花序为由数花组成的伞形短总状花序，顶生；花序梗长约 5 mm；花萼黄绿色，长 6 ~ 8 mm，裂片 4，宽卵形或椭圆形，先端尖或钝；雄蕊 8，2 轮；鳞片状花盘 2 或 4；子房先端疏被淡黄色柔毛或无毛，花柱极短或近无。核果卵形或椭球形，长约 6 mm，成熟时呈鲜红色，无毛。花期为 7—10 月，果期为 9—12 月。

生境特征：生于低海拔的山坡疏林下、灌丛中。

药用部分：根白皮入药，中药名为了哥王。

采制加工：根秋季采挖，刮去栓皮，留下白皮，洗净，阴干、晒干或鲜用。

性味功效：苦、辛，微温；有毒。清热解毒，破结散瘀，消肿逐水。

主治应用：用于支气管炎，肺炎，腮腺炎，扁桃体炎，咽喉炎，淋巴结炎，乳腺炎，阿米巴痢疾，晚期血吸虫病腹水，钩虫病，湿热水肿，臌胀，跌打损伤，蜈蚣、毒蛇咬伤，疔疮肿毒。

附　注：本种有毒，常外用，内服需谨慎。

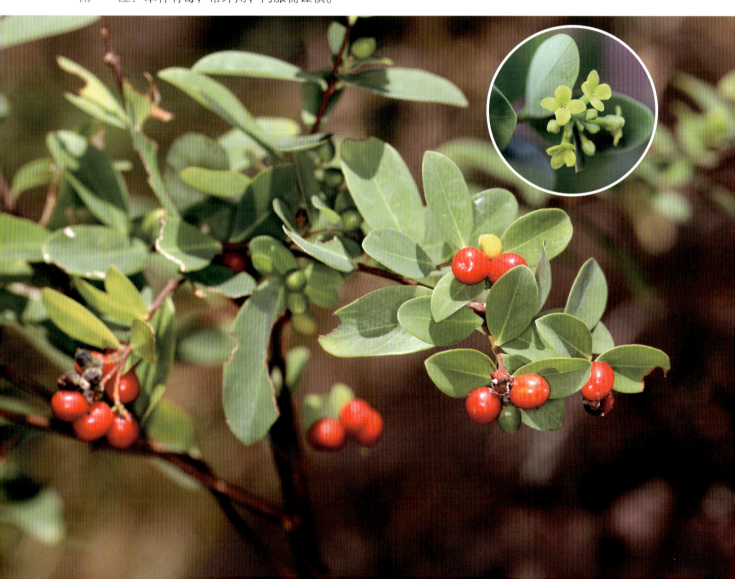

164　结香　*Edgeworthia chrysantha* Lindl.

瑞香科 Thymelaeaceae　　**结香属** *Edgeworthia*

形态特征：落叶灌木，高达 2 m。小枝粗壮，棕红色，具皮孔，常为三叉状分枝，皮部韧性极强，打结后仍能生长；幼枝、花序梗、花萼筒外均被白色绢状柔毛。叶互生，常簇生于枝端；叶片纸质，椭圆状长圆形或椭圆状倒披针形，长 8～18 cm，宽 3～6 cm，先端急尖或钝，基部楔形下延，全缘，下面具长硬毛；叶柄长 5～8 mm。头状花序顶生或腋生，由 30～50 朵花组成半球状；花序梗粗短，下弯；苞片长约 3 cm；花芳香，无梗；花萼管状，长约 1.5 cm，裂片 4，内面黄色，长约 5 mm。果卵形，直径约 3.5 mm。花期为 2—3 月，果期为 8—9 月。

生境特征：栽培于土壤湿润肥沃的林缘及房前屋后。

药用部分：根、根皮、叶及花蕾入药。

采制加工：根全年可采，或剥取外皮，洗净，切片，晒干；花蕾在初春将开时采集，晒干；叶夏、秋季采集，鲜用。

性味功效：1. 根或根皮：甘、辛，温。舒筋活络，祛风除湿。

2. 花蕾：甘、辛，温。止咳化痰。

3. 叶：甘、辛，温。消痈散肿。

主治应用：1. 根或根皮：用于风湿痹痛，跌打损伤。

2. 花蕾：用于肺虚久咳，痰多。

3. 叶：用于疔疮肿毒。

附　　注：本种的花蕾在本地也称雪里开，民间作为单叶铁线莲（*Clematis henryi*）的代用品治疗咳嗽。

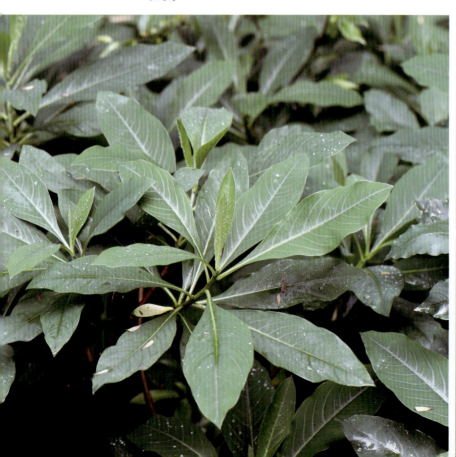
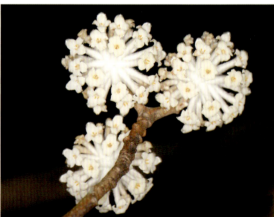
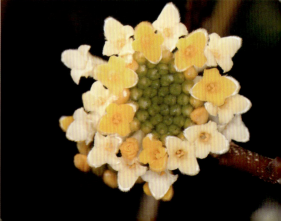

165　赤楠　*Syzygium buxifolium* Hook. et Arn.

桃金娘科　Myrtaceae　　**蒲桃属**　*Syzygium*　　**地方名**　石铃柴、结铃柴、牛眼睛

形态特征：常绿灌木或小乔木，高达5 m。嫩枝有4棱。叶对生；叶片革质，椭圆形或倒卵形，长1～3 cm，宽1～2 cm，先端圆钝，有时具钝尖头，基部宽楔形，侧脉不明显，边脉紧靠叶缘；叶柄长2～3 mm。聚伞花序顶生，长约1 cm；花梗长1～2.5 mm；萼裂片浅波状；花瓣4，分离，长约2 mm；雄蕊长2.5 mm；花柱与雄蕊近等长。果实球形，直径5～7 mm，成熟时呈亮黑色。花期为6—8月，果期为10—11月。

生境特征：生于向阳山坡林下、沟边或灌丛中。

药用部分：根入药。

采制加工：全年可采，洗净切片，晒干。

性味功效：微苦、涩，平。健脾利湿，平喘，散瘀，解虾蟹毒。

主治应用：用于水肿，咳喘，疝气，子宫下垂，急慢性肝炎，虾蟹中毒。

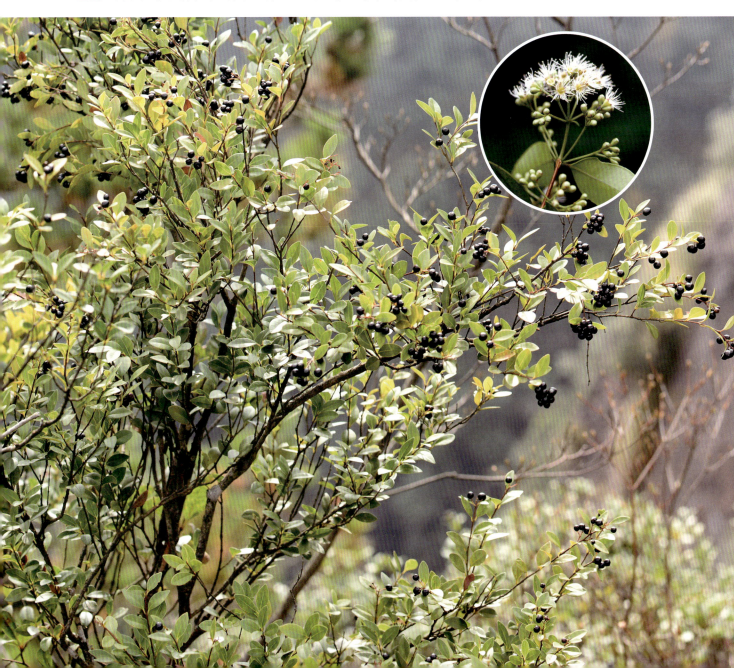

166　地菍　*Melastoma dodecandrum* Lour.

野牡丹科　Melastomataceae　　　野牡丹属　*Melastoma*　　　地方名　地茄（楚）团、地露苏

形态特征： 常绿匍匐亚灌木。茎逐节生根，多分枝，幼枝被糙伏毛，后无毛。叶片坚纸质，卵形或椭圆形，长 1~4 cm，宽 0.8~3 cm，先端急尖，基部宽楔形，全缘或具细锯齿，上面近边缘和下面基部脉上疏生糙伏毛，基出脉通常 3；叶柄长 2~6 mm，有糙伏毛。聚伞花序具 1~3 花，基部具 2 叶状总苞；花梗长 2~10 mm，被糙伏毛；花萼筒长 5~6 mm，被糙伏毛，裂片披针形，长 2~3 mm，被毛，各裂片间具 1 小裂片；花瓣粉红色至紫红色，偶有白色，长约 1.5 cm，具缘毛；长雄蕊药隔基部延长，弯曲；子房下位，顶端具刺毛。果坛状球形，长 8~10 mm，直径约 8 mm，近顶端略缢缩，成熟时呈紫黑色，肉质，不开裂，被短刺。花期为 6—8 月，果期为 8—11 月。

生境特征： 生于山坡草丛中、路旁、林缘或疏林中。

药用部分： 全草或根入药。

采制加工： 夏、秋季采集，洗净，晒干或鲜用。

性味功效： 甘、涩，凉。清热解毒，活血止血，补脾益肾。

主治应用： 全草用于血小板减少性紫癜，肾盂肾炎，痢疾，消化道溃疡出血，食积，胃痛，淋症，痛经，子宫脱垂，脱肛，痈肿疔毒；根用于湿热型白带。

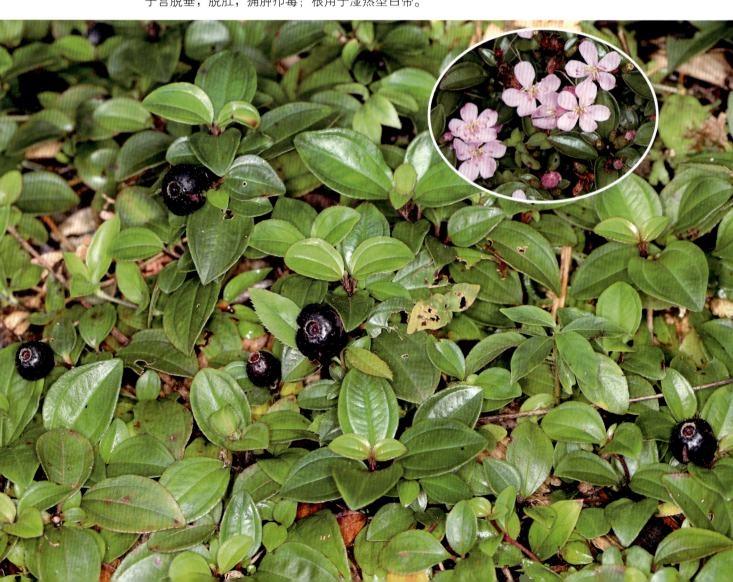

167　中华野海棠　*Bredia sinensis* (Diels) H.L. Li

野牡丹科　Melastomataceae　　　野海棠属　*Bredia*　　　地方名　活血丹

形态特征：常绿灌木，高 60～120 cm。茎圆柱形，小枝略四棱形，幼时被星状毛。叶片厚纸质或薄革质，椭圆形至卵状披针形，长 5～15 cm，宽 2～7 cm，先端渐尖，基部楔形至近圆形，常具疏浅锯齿，基出脉 5；叶柄长 5～20 mm。聚伞花序，顶生，直立，长和宽 4～6 cm；花序梗粗壮；花梗长 5～8 mm；花萼钟状漏斗形，长约 6 mm，裂片极短，圆齿状；花瓣粉红色至紫红色，长 1～1.2 cm；雄蕊 8，4 长 4 短，长者长约 1.6 cm，短者长约 1 cm；子房半下位，卵状球形。蒴果近球形，为宿萼所包，长约 7 mm。花期为 7—8 月，果期为 10—12 月。

生境特征：生于路边、林缘或疏林中。

药用部分：全株或叶入药，中药名为鸭脚茶。

采制加工：夏、秋季采收，切片，晒干或鲜用。

性味功效：辛，平。发汗解表，止痛。

主治应用：用于风寒感冒，筋骨疼痛，小儿夜啼。

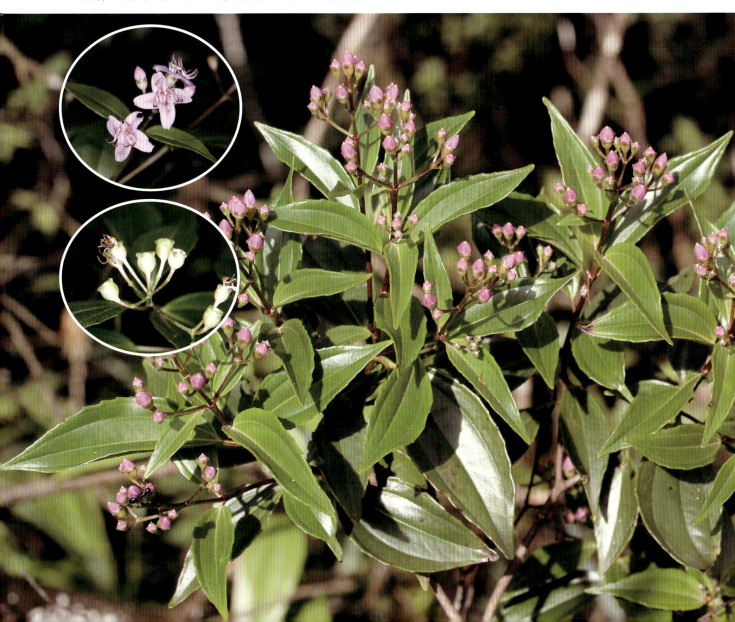

168　金锦香　*Osbeckia chinensis* L.

野牡丹科　Melastomataceae　　　金锦香属　*Osbeckia*　　　地方名　金石榴、金香炉、石榴团

形态特征：直立亚灌木，高达 50 cm。茎和分枝四棱形，被紧贴的糙伏毛。叶片纸质，通常条形或条状披针形，长 2～5 cm，宽 0.4～1 cm，先端急尖，基部钝或圆形，两面被紧贴的糙伏毛，基出脉 3 或 5；叶柄极短，被糙伏毛。头状花序，具 2～8 朵花，几无梗，基部有 2～6 叶状苞片；花萼筒坛状，长 5～6 mm，无毛，萼片 4，三角状披针形，与萼筒等长，具缘毛，各裂片之间外缘具 1 刺毛状突起，果时与裂片一起脱落；花瓣 4，淡红色至蓝紫色，长约 1 cm，具缘毛；雄蕊 8，略短于花瓣，花药长 3～4 mm，顶端具长喙；子房近球形，顶端具 1 簇刚毛。蒴果紫红色，卵球形，长约 5 mm；宿存萼筒长 6 mm。花期为 8—10 月，果期为 11—12 月。

生境特征：生于荒山草坡上、路旁、田边或疏林中。

药用部分：全草入药。

采制加工：夏、秋季采收，洗净，晒干或鲜用。

性味功效：苦，平。清热利湿，祛风散寒，消痈解毒，调经止血，止痢。

主治应用：用于肺脓疡，咯血，痢疾感冒咳嗽，支气管哮喘，咽喉肿痛，指头痛，月经不调，脱肛，阑尾炎，痈疮肿毒，毒蛇咬伤，外伤出血。

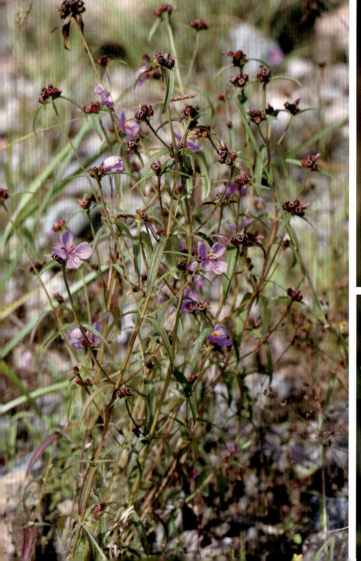
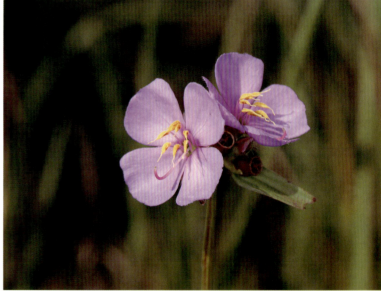
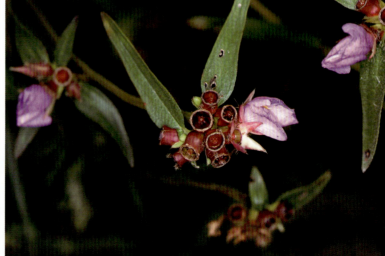

169　朝天罐（星毛金锦香）　*Osbeckia stellata* Buch.-Ham. ex D. Don

野牡丹科　Melastomataceae　金锦香属　*Osbeckia*

形态特征：灌木，高达 1 m。茎四棱形，被平贴或上升的糙伏毛。叶片坚纸质，狭卵形或卵状披针形，长 5～8 cm，宽 1.5～1 cm，先端渐尖，基部钝或圆形，具缘毛，上面被平贴的糙伏毛，下面被糙伏毛或微柔毛及透明腺点，基出脉 5 或 7；叶柄长 4～8 mm，被糙伏毛。单歧聚伞花序再组成圆锥花序，长达 20 cm，被糙伏毛；苞片叶状，长 4～8 mm；花具短梗；花萼筒长约 1.1 cm，外面被多轮有柄的星状刺毛及微柔毛，裂片 4，卵状狭三角形，与萼筒近等长，被星状刺毛；花瓣 4，红色或紫红色，长约 2 cm，具缘毛；雄蕊 8，长略过于花瓣，花药长 6～7 mm，顶端具长喙，药隔基部具 2 刺毛；子房短于萼筒，顶端有 1 簇刚毛。蒴果长卵形，宿存萼筒长坛状，中部略上处缢缩，顶端平截。花、果期为 8—11 月。

生境特征：生于向阳山坡、疏林下或灌草丛中。

药用部分：根及果入药。

采制加工：秋季采集，洗净，晒干或鲜用。

性味功效：甘、涩，平。健脾肾，祛风湿，清湿热，调经，止咳，止血。

主治应用：用于痢疾，急性肠胃炎，月经不调，白带，子宫下垂，风湿性关节炎，阳虚滑精，肺结核咳血，痔疮出血，外伤出血。

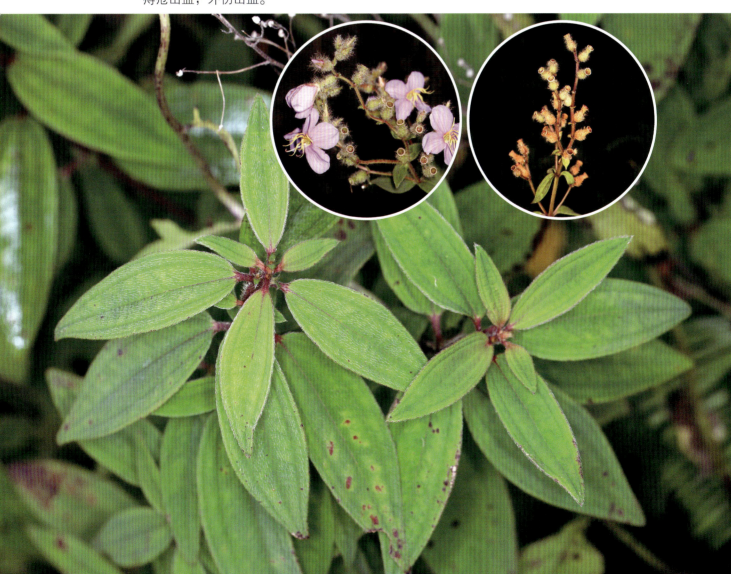

170　八角枫　*Alangium chinense* (Lour.) Harms

八角枫科　Alangiaceae　　八角枫属　*Alangium*

形态特征：落叶小乔木或灌木，高 3～5 m。树皮光滑，淡灰色；枝略呈"之"字形曲折，无毛或初被疏柔毛。叶片纸质，近圆形、椭圆形、卵形，长 12～20 cm，宽 8～18 cm，不分裂或不规则 3～9 浅裂，基部极偏斜，宽楔形、斜截形，稀近心形，上面无毛，下面脉腋有丛毛，基出脉 3 或 5；叶柄长 2.5～3.5 cm，常带红色。聚伞花序具 7～30 花；萼齿 6～8；花瓣 6～8，长 1～1.5 cm，外面被微柔毛，初时白色，后变黄色；雄蕊与花瓣同数，花丝长 2～3 mm，略扁，花药长 5～8 mm，药隔无毛；花柱常无毛，柱头头状，2～4 裂。核果卵球形或椭球形，长 5～7 mm，成熟时呈亮黑色。花期为 6—8 月，果期为 8—10 月。

生境特征：生于低海拔沟谷林缘及向阳的山地疏林中。

药用部分：侧根及须根入药。

采制加工：全年可采，挖取侧根及须状根，洗净，晒干。

性味功效：辛、苦，微温；有毒。祛风除湿，散瘀止痛，通经活络，解痉。

主治应用：用于风寒湿痹，半身不遂，跌打损伤，月经不调，创伤出血。

附　　注：本种有毒，可用于手术麻醉，内服需谨慎。

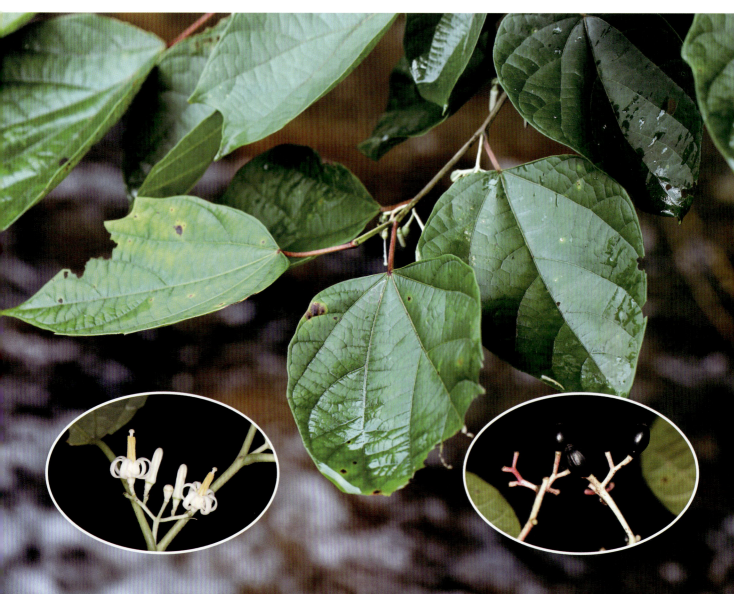

171　山茱萸　*Cornus officinalis* Siebold et Zucc.

山茱萸科　Cornaceae　　山茱萸属　*Cornus*

形态特征：落叶灌木或小乔木，高 3 ~ 6 m。树皮灰黑色，薄片状剥落；冬芽卵形或披针形，被黄褐色短柔毛。叶片卵状椭圆形、卵状披针形或卵圆形，长 5 ~ 10 cm，宽 2.5 ~ 5.5 cm，先端渐尖，基部近圆形或宽楔形，上面绿色，下面淡绿色，被白色或浅褐色"丁"字形毛，脉腋密生黄褐色簇毛，侧脉 5 ~ 8 对；叶柄长 0.6 ~ 1 cm。伞形花序生于侧生小枝顶端；花序梗粗短，长约 2 mm。核果椭球形，长 1.2 ~ 2 cm，成熟时呈深红色，有光泽。花期为 3—4 月，果期为 9—11 月。

生境特征：栽培于向阳溪边、山坡上及房前屋后。

药用部分：成熟的果肉入药。

采制加工：立冬前后，当果实成熟果皮变红时摘取。鲜果置竹笼内用文火烘焙至膨胀，或置沸水中略烫，冷却后及时除去果核，晒干。

性味功效：酸、涩，微温。补益肝肾，收涩固脱。

主治应用：用于腰膝酸痛，眩晕耳鸣，耳聋，大汗虚脱，内热消渴，阳痿遗精，崩漏带下，小便频数。

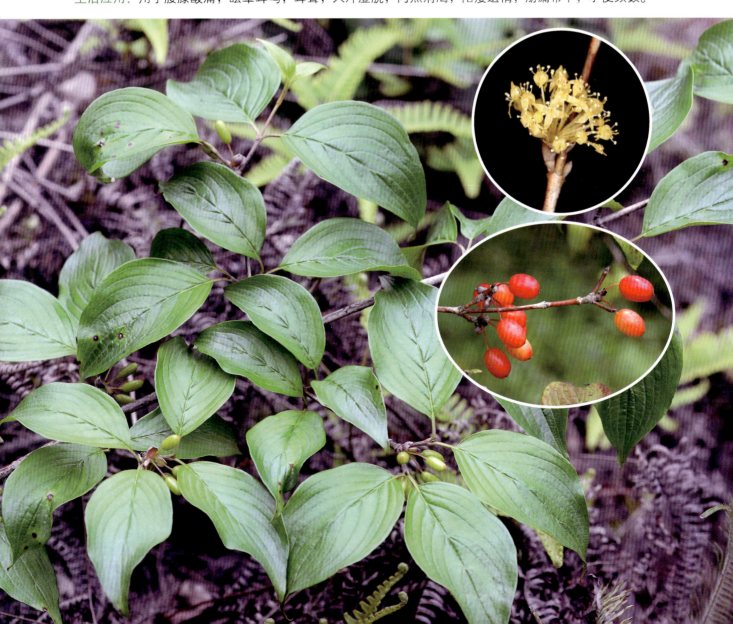

172　四川寄生（桑寄生）　*Taxillus sutchuenensis* (Lecomte) Danser

桑寄生科　Loranthaceae　　钝果寄生属　*Taxillus*　　地方名　老鸦接柿

形态特征：常绿灌木，高 0.5～1 m。嫩枝、叶密被褐色或红褐色星状毛，有时具叠生星状毛；小枝无毛，疏生皮孔。叶对生或近对生，革质，卵形至椭圆形，长 5～8 cm，宽 3～4.5 cm，先端圆钝，基部近圆形，上面无毛，下面被星状毛，侧脉 4 对或 5 对，在叶上面明显；叶柄长 6～12 mm，无毛。总状花序，腋生，具 3～5 花，密集成伞形，花序和花均密被褐色星状毛；花序梗和花序轴长 1～3 mm；花梗长 2～3 mm；苞片卵状三角形；花托椭圆状；副萼环状，具 4 齿；花红色，花冠花蕾时管状，稍弯，下半部膨胀，顶部狭椭球形，裂片 4，披针形，反折，有毛；柱头圆锥状。果椭球形，长 6～7 mm，黄绿色，果皮具颗粒状体，被疏毛。花期为 6—8 月，果期为 9—10 月。

生境特征：寄生于栎属、石栎属、水青冈属及桑、梨、李、梅、油茶、厚皮香、桂花等植物上。

药用部分：带叶的茎枝入药，中药名为桑寄生。

采制加工：夏、秋季砍下枝条，切片，晒干。

性味功效：苦、甘、平。祛风湿，补肝肾，强筋骨，安胎元，行经气，降血压。

主治应用：用于风湿痹痛，腰膝酸软，筋骨无力，胸膈胀满，妊娠漏血，胎动不安，头晕目眩，高血压。

附　　注：本种入药非官方收载品种，系当地习用。《中国药典》收载的桑寄生的基源植物为同属植物广寄生（*T. chinensis*）。同属植物锈毛钝果寄生（*T. levinei*）与本种形态和功效相似，民间常混用。

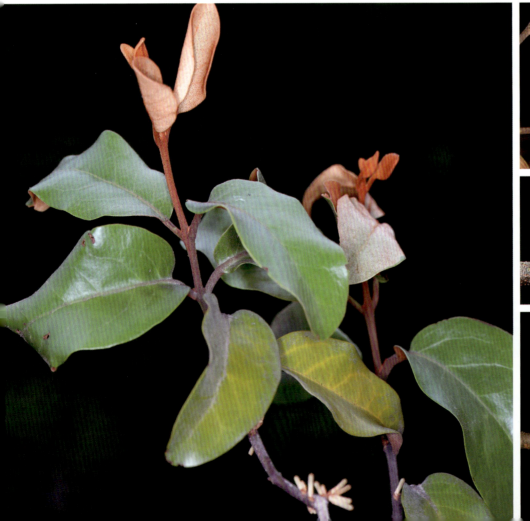
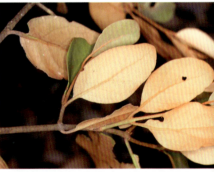
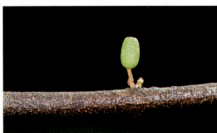
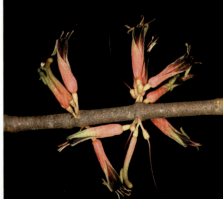

173　杯茎蛇菰　*Balanophora subcupularis* P.C. Tam

蛇菰科　Balanophoraceae　　　蛇菰属　*Balanophora*　　　地方名　地杨梅

形态特征： 高 2 ~ 8 cm。根状茎淡黄褐色，通常呈杯状，表面常有不规则纵纹，密被颗粒状小疣突和淡黄色星芒状小皮孔，顶端裂鞘，边缘啮蚀状。花茎长 1.5 ~ 3 cm；鳞状苞片 3 ~ 8，鲜红色或淡紫色，互生，阔卵形或卵圆形，几将花茎全遮盖。雌雄同序；花序卵形至狭长卵形，紫红色，长 1 ~ 1.5 cm，直径 7 ~ 8 mm，顶端圆钝；雄花稍大，有短梗，远少于雌花，生于花序基部，花被裂片 4，雄蕊 6 ~ 8，聚药雄蕊近圆盘状；雌花细小密集，子房卵圆形，具柄，附属体棍棒状，顶端钝。花期为 9 月至次年 1 月。

生境特征： 寄生于林中木本植物的根上。

药用部分： 全草入药。

采制加工： 秋、冬季采集，放通风处阴干或鲜用。

性味功效： 苦、涩，寒。清热解毒，止痛，止血。

主治应用： 用于胃脘疼痛，肺热咳嗽咯血，血崩，肠风下血；外用治痔疮肿毒，梅毒，甲沟炎，小儿包皮水肿。

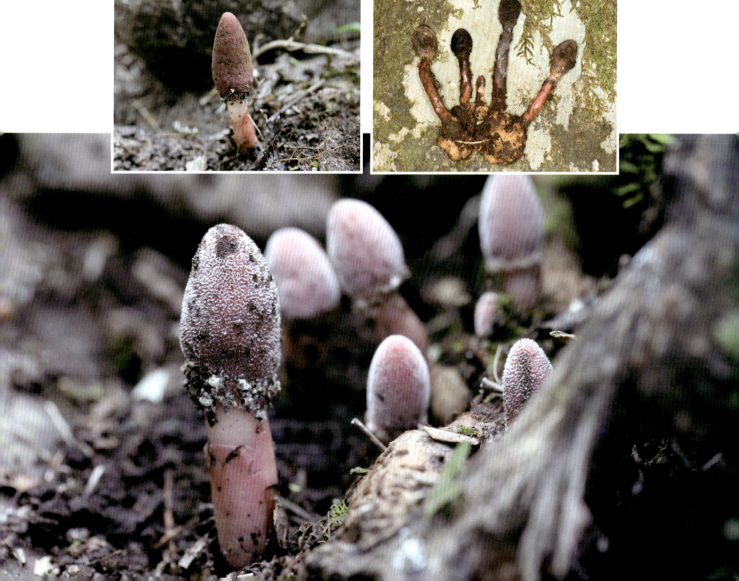

174 扶芳藤 *Euonymus fortunei* (Turcz.) Hand.-Mazz.

卫矛科 Celastraceae　　卫矛属 *Euonymus*　　地方名 白墙络

形态特征：常绿藤本。茎、枝常具气生根。小枝圆柱形。叶片薄革质，椭圆形、长椭圆形至长圆状倒披针形，长 5～8.5 cm，宽 1.5～4 cm，先端急尖至短渐尖，有时钝圆，基部楔形、近圆形，稀窄楔形，边缘有细钝锯齿，侧脉 5 或 6 对；叶柄长 0.3～1 cm。聚伞花序腋生，二歧分枝；花为绿白色，4 数；花瓣卵圆形或长卵形；花盘近方形；雄蕊着生于花盘的四角，花丝明显。果序较疏散；蒴果近球形，直径 5～8 mm，成熟时果皮呈乳白色，表面光滑，4 裂。种子卵形，棕褐色，被鲜红色假种皮全包。花期为 7—8 月，果期为 10—12 月。

生境特征：生于山坡林中或林缘，常攀爬于岩石或树干上。

药用部分：茎叶入药。

采制加工：全年可采，切段，晒干。

性味功效：微苦，温。补肝肾，强筋骨，活血，止血，止泻。

主治应用：用于肾阳虚腰痛，风湿性腰膝关节酸痛，慢性腹泻，痢疾，跌打损伤，月经不调。

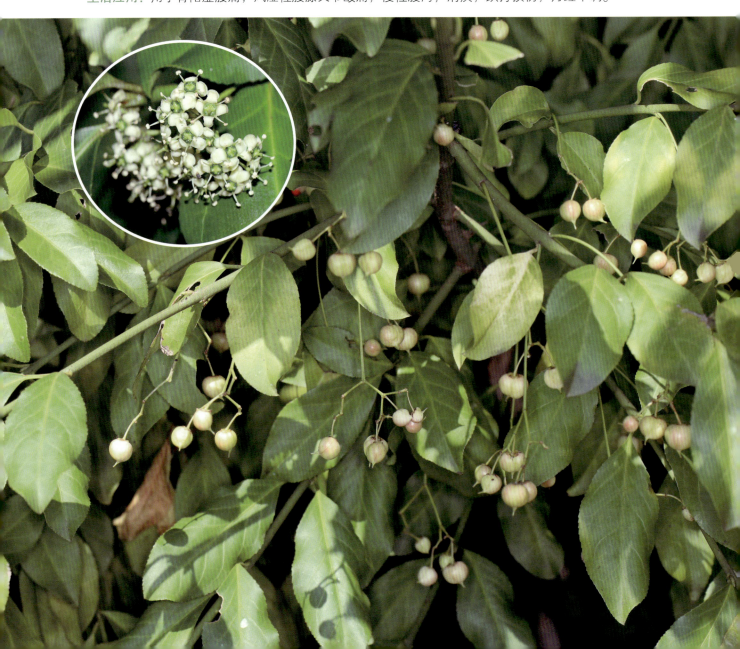

175　大果卫矛　*Euonymus myrianthus* Hemsl.

卫矛科　Celastraceae　　卫矛属　*Euonymus*　　地方名　白鸡槿

形态特征： 常绿灌木或小乔木，高 1～5 m。叶革质，披针形或倒披针形，偶为倒卵形，长 5～13 cm，宽 2～4.5 cm，先端渐尖，基部楔形，边缘常呈波状，疏生明显钝锯齿，侧脉 6～8 对，网脉清晰；叶柄长 5～10 mm。聚伞花序生于当年生枝近顶部，腋生或假顶生，2～4 次分枝；小花梗长 4～5 mm，均具 4 棱；花 4 数，黄绿色；萼片近圆形；花瓣近倒卵形；花盘较大，四角有圆形裂片；花丝极短，花药黄色。蒴果倒卵形或倒心形，成熟时呈黄色，长 1～1.8 cm，具 4 钝棱，先端微凹。种子卵圆形，假种皮橘红色。花期为 4—5 月，果期为 10—11 月。

生境特征： 生于山坡或沟谷阴湿处。

药用部分： 根、茎入药。

采制加工： 全年可采，切片，晒干。

性味功效： 淡，平。补肾活血，健脾利湿。

主治应用： 用于产后恶露不净，湿热白带，肾虚腰痛，胎动不安；外用于痔疮。

附　　注： 同属植物疏花卫矛（*E. laxiflorus*）和中华卫矛（矩叶卫矛）（*E. nitidus*）作本种替代品使用。

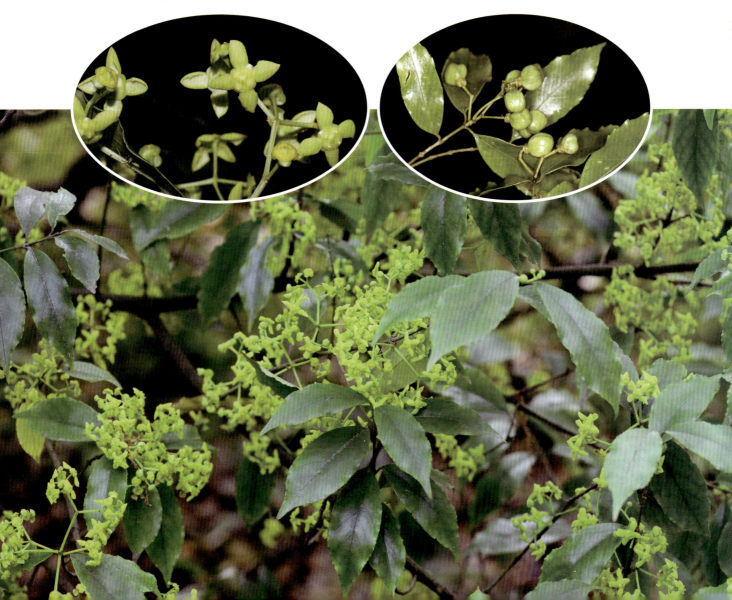

176　卫矛（鬼箭羽）　*Euonymus alatus* (Thunb.) Siebold

卫矛科　Celastraceae　　卫矛属　*Euonymus*

形态特征：落叶灌木，高 1 ~ 3 m。全株无毛。小枝上常有 4 列扁平宽大的木栓翅。叶纸质，倒卵形、菱状倒卵形或椭圆形，长 2 ~ 7 cm，宽 1 ~ 3.5 cm，先端急尖，基部楔形至近圆形，边缘具细锯齿，侧脉 6 ~ 8 对，网脉明显；叶柄极短或几无。聚伞花序腋生，具 3 ~ 5 花；花序梗长 0.5 ~ 3 cm；花 4 数，淡黄绿色；花盘肥厚，方形；雄蕊具短花丝，生于花盘边缘。蒴果呈棕褐色带紫色，深裂近至基部，通常仅 1 ~ 3 分果发育。鲜红色假种皮全包种子。花期为 5—6 月，果期为 7—12 月。

生境特征：农村房前屋后偶有栽培。

药用部分：茎的翅状物或带嫩枝的翅状物入药，中药名为鬼箭羽；根、叶亦可入药。

采制加工：1. 鬼箭羽：立秋后，剪取带翅的茎枝，保留或去除嫩枝，去叶，晒干。

2. 根：全年可采挖，洗净，切片，晒干。

3. 叶：夏、秋季采集，晒干。

性味功效：苦，寒。破血通经，化瘀止痛，杀虫。

主治应用：用于闭经，产后瘀血腹痛，虫积腹痛，关节酸痛，跌打损伤肿痛。

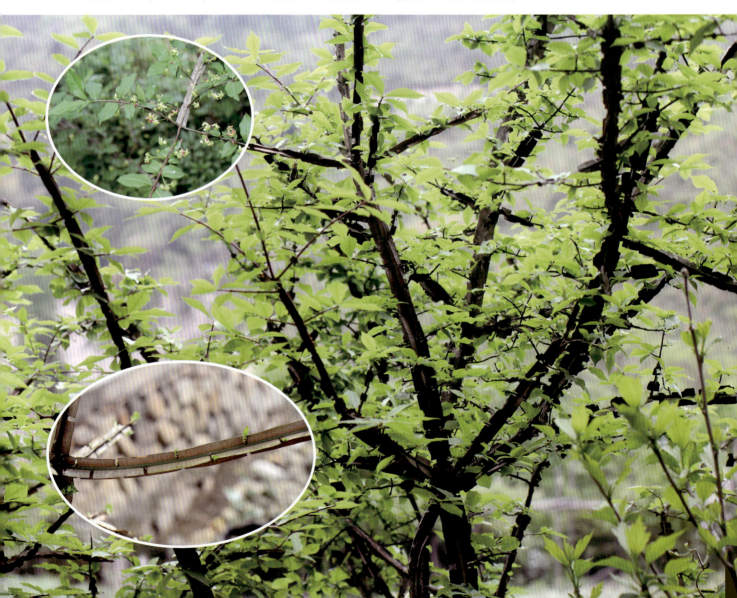

177 毛冬青 *Ilex pubescens* Hook. et Arn.

冬青科 Aquifoliaceae　　　冬青属 *Ilex*　　　地方名 小冬青、白银柴

形态特征： 常绿灌木，高 1.5～4 m。小枝密被开展粗毛。叶片厚纸质，椭圆形或长卵形，长 2～6 cm，宽 1～2.5 cm，先端急尖或短渐尖，基部钝，边缘具短芒状细齿，叶两面被长硬毛，沿脉更密，中脉在上面平坦或稍凹陷，下面隆起，侧脉 4 对或 5 对；叶柄长 3～4 mm，被毛。花序簇生，密被长硬毛；雄花组成聚伞花序，簇生，花淡紫色，花萼裂片卵状三角形，花瓣卵状长圆形或倒卵形；雌花单花簇生，稀 3 花，花萼裂片宽卵形，花瓣长圆形。果球形，直径 3～4 mm，成熟时呈红色，密被长硬毛；分核 6，稀 5 或 7，椭球形，背面具纵宽的单沟，两侧面平滑。花期为 4—5 月，果期为 10—12 月。

生境特征： 生于山坡、沟谷常绿阔叶林中、林缘、灌丛中及溪旁、路边。

药用部分： 根及叶入药。

采制加工： 全年可采，根切片，晒干；叶鲜用。

性味功效： 苦、涩，寒。叶：清热解毒；根：凉血通脉，活血止痛。

主治应用： 用于冠心病，血栓闭塞性脉管炎，上呼吸道感染，痢疾，牙周炎；外治骨折，烫伤，脓疱疮，带状疱疹，疮疖及创口感染。

附　注： 孕妇及有出血性疾病者慎用。

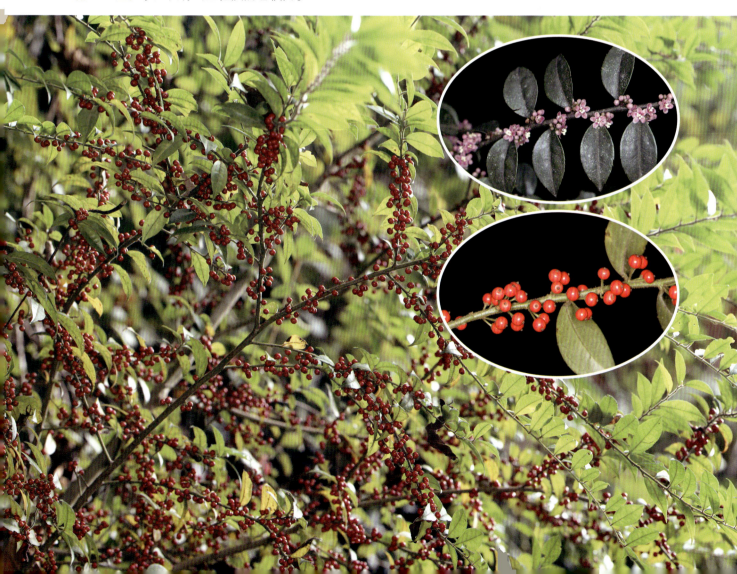

178 秤星树（梅叶冬青） *Ilex asprella* (Hook. et Arn.) Champ. ex Benth.

冬青科　Aquifoliaceae　　冬青属　*Ilex*　　地方名　秤花柴

形态特征： 落叶灌木，高 1～3 m。具长短枝。叶膜质，在长枝上互生，在短枝上簇生；叶片卵形或卵状椭圆形，长 4～6 cm，宽 2～3.5 cm，先端尾状渐尖，基部钝至近圆形，边缘具锯齿，上面被微柔毛，下面无毛，中脉在上面下凹，下面隆起，侧脉 5 对或 6 对；叶柄长 3～8 mm。雄花 2 朵、3 朵呈束状或单生，花萼裂片阔三角形或圆形，啮蚀状，花瓣近圆形；雌花单生，花萼形态似雄花。果球形，成熟时呈黑色，直径 5～7 mm，果梗长 2～3 cm；分核 4～6，倒卵状椭球形，背面具 3 脊和沟，侧面几平滑，腹面龙骨状突起。花期为 3 月，果期为 4—10 月。

生境特征： 生于山地疏林或路旁灌丛中。

药用部分： 根及叶入药，中药名为岗梅。

采制加工： 根全年可采，洗净，切片，晒干；叶在清明与谷雨间采集嫩叶制茶，或在夏、秋季采集叶，晒干。

性味功效： 微苦、甘，凉。清热解毒，消肿散瘀，生津止渴。

主治应用： 用于流行性感冒，扁桃体炎，咽喉炎，气管炎，百日咳，肠炎，痢疾，传染性肝炎，热病口渴；外治跌打损伤，疮疖痈肿。

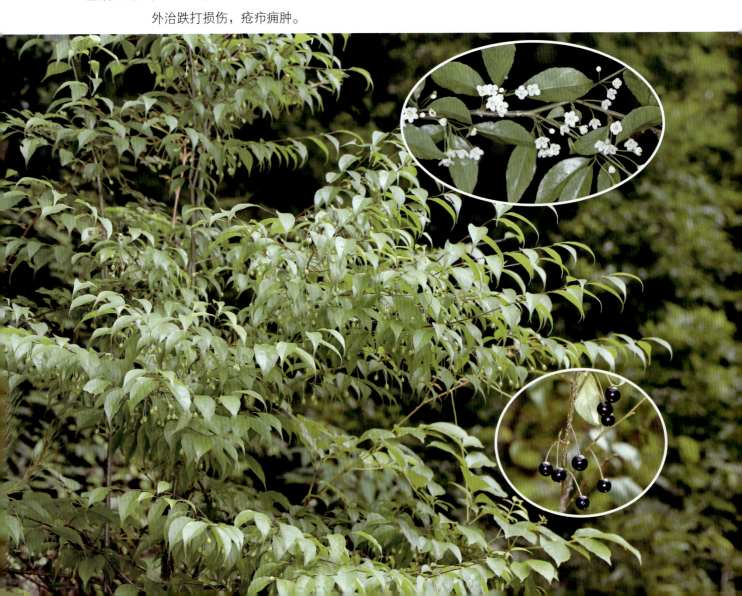

179 算盘子 *Glochidion puber* (L.) Hutch.

大戟科 Euphorbiaceae　　算盘子属 *Glochidion*　　地方名 雷打柿、天雷打柿

形态特征： 落叶灌木或小乔木，高 1~8 m。小枝、叶片下面、叶柄、萼片外面、子房和果实均密被短柔毛。叶片长圆形或长圆状披针形，长 3~8 cm，宽 1.5~2.5 cm，先端短尖或钝，基部宽楔形，下面浅绿色，网脉明显，侧脉 5~7 对；叶柄长 1~3 mm；托叶三角形。花单性同株，2~5 朵簇生于叶腋；雄花萼片 6，雄蕊 3，合生；雌花萼片 6，与雄花相似，子房球状，5~10 室，花柱合生成环状。蒴果扁球形，具纵浅沟，直径 1~1.5 cm，被短柔毛。花期为 5—6 月，果期为 6—10 月。

生境特征： 生于山坡、沟谷溪旁林缘及灌丛中。

药用部分： 根及叶入药。

采制加工： 根全年可采，切片，晒干；叶夏、秋季采集，晒干或鲜用。

性味功效： 微苦、微涩，微温；有小毒。消食导滞，活血散瘀，消肿解毒，止血，止泻。

主治应用： 用于消化不良，肠炎，乳腺炎，白带，阴痒，痢疾，疟疾，颈淋巴结核，咽喉肿痛，疝气，跌打损伤，关节风痛，血崩，湿疹，脚癣，神经性皮炎，钩蚴感染性皮炎，毒蛇、蜈蚣咬伤，疮疖肿痛。

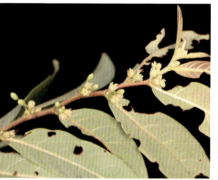
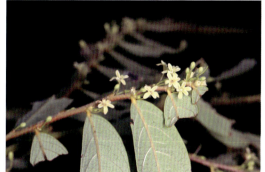
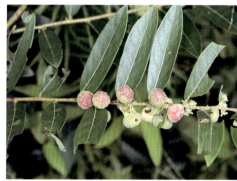
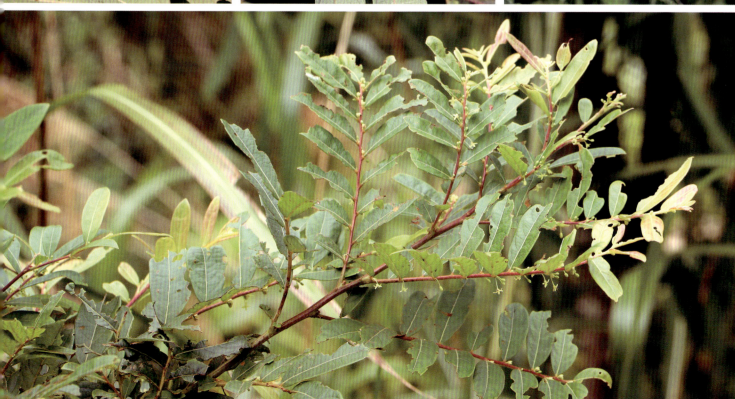

180 白背叶 *Mallotus apelta* (Lour.) Müll. Arg.

大戟科 Euphorbiaceae 野桐属 *Mallotus* 地方名 假桐子

形态特征：落叶灌木或小乔木。小枝、叶柄及花序均密被白色或淡黄色星状柔毛，并散生橙黄色腺体。单叶互生；叶片宽卵形，不分裂或 3 浅裂，长 5 ~ 10 cm，宽 3 ~ 9 cm，先端渐尖，基部圆形或宽楔形，边缘具疏锯齿，上面暗绿色，无毛或散生星状毛，下面密被灰白色星状毛，黄色颗粒状腺体被毛层覆盖而不突显，基出脉 3，基部有 2 个腺体；叶柄基生，长 5 ~ 15 cm；托叶钻形，长约 3 mm。穗状花序顶生，不分枝或分枝，长 8 ~ 14 cm；花单性，雌雄异株；雄花萼片 4，卵形，外面密被星状毛，雄蕊多数；雌花花萼 5 裂，萼片披针形，外面密被星状毛，子房 3 室，花柱 3。果序成熟时下垂；蒴果近球形，密生被灰白色星状毛的软刺。种子黑色，近球形，直径 3 mm，有光泽。花期为 5—6 月，果期为 8—10 月。

生境特征：生于向阳山坡、沟谷林中或林缘灌丛中。

药用部分：根及叶入药。

采制加工：根全年可采，洗净，切片，晒干；叶夏、秋二季采集，多鲜用，或晒干研粉备用。

性味功效：微苦、涩，平。根：柔肝活血，健脾化湿，收敛固脱。叶：解毒止血。

主治应用：根：用于慢性肝炎，肝脾肿大，子宫脱垂，脱肛，白带，妊娠水肿。叶：外用于中耳炎，疖肿，跌打损伤，外伤出血。

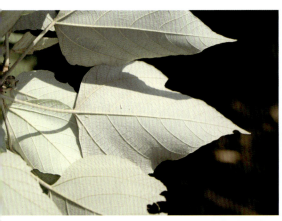
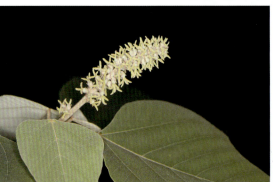
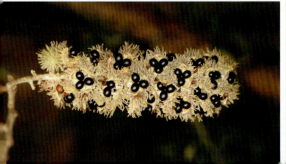
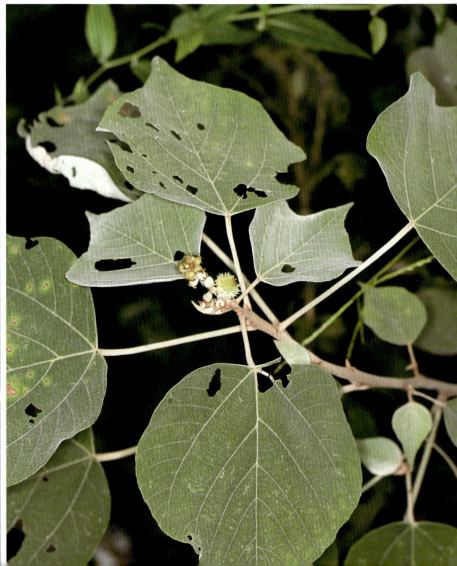

181　光叶毛果枳椇　*Hovenia trichocarpa* Chun et Tsiang var. *robusta* (Nakai et Y. Kimura) Y.L. Chen et P.K. Chou

鼠李科　Rhamnaceae　　**枳椇属**　*Hovenia*　　**地方名**　拐枣梨、鸡爪梨

形态特征：落叶乔木，高达 18 m。小枝无毛，褐色或褐紫色，皮孔明显。叶片纸质，宽椭圆状卵形、卵形或椭圆状卵形，长 10～18 cm，宽 7～15 cm，先端渐尖或长渐尖，基部圆形或微心形，边缘具钝圆锯齿，稀近全缘，两面无毛或仅下面沿脉疏被柔毛；叶柄长 2～4 cm。二歧聚伞花序顶生或腋生，花序轴和花梗密被锈色或黄褐色短绒毛；花萼密被锈色短柔毛，萼片具明显网脉；花瓣卵圆状匙形，黄绿色；花盘密被锈色长柔毛；花柱 3 深裂，下部疏被柔毛。浆果状核果近球形，直径约 8 mm，密被锈色或棕色绒毛。种子黑色或棕色，直径 4～5.5 mm，腹面中部有棱。花期为 5—7 月，果期为 6—10 月。

生境特征：生于溪沟边、林中。

药用部分：成熟的种子入药，中药名为枳椇子。

采制加工：霜降后摘取果序，晒干后揉擦使种子脱出，簸去杂屑，晒干。

性味功效：甘、酸，平。止渴除烦，解酒毒，利二便。

主治应用：用于醉酒，烦热，口渴，呕吐，二便不利。

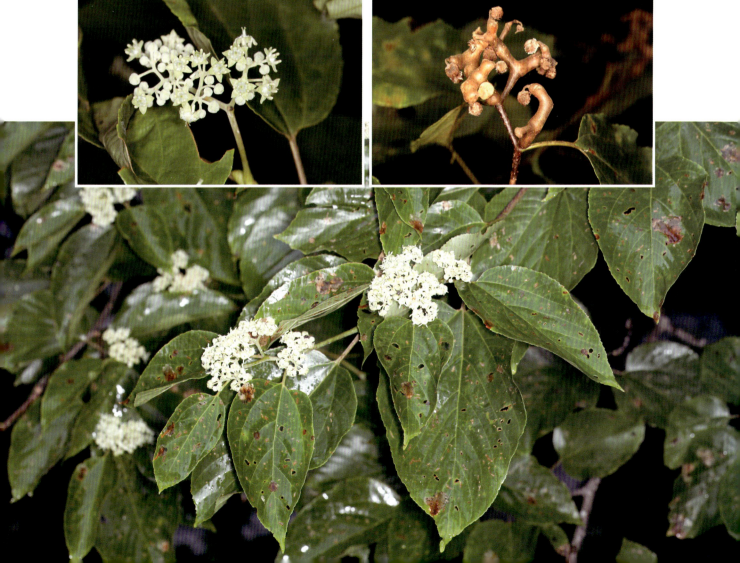

182　多花勾儿茶　*Berchemia floribunda* (Wall.) Brongn.

鼠李科　Rhamnaceae　　勾儿茶属　*Berchemia*　　地方名　画眉挑杠、铁包金

形态特征： 落叶藤状灌木。小枝绿色，光滑无毛。叶片纸质；茎上部者较小，卵形、卵状椭圆形至卵状披针形，长 4 ~ 9 cm，宽 2 ~ 5 cm，先端急尖，下面常无毛，叶柄短于 1 cm；茎下部者较大，椭圆形至长圆形，长约 11 cm，宽约 6.5 cm，先端钝或圆，稀短渐尖，基部圆形，稀心形，上面无毛，下面干时栗褐色，仅沿脉基部被疏短柔毛，侧脉 9 ~ 14 对，在两面稍突起，叶柄长 1 ~ 3.5（5.2）cm，无毛；托叶狭披针形。宽聚伞圆锥花序顶生，具长分枝，或下部兼有腋生聚伞总状花序，长达 15 cm，花序轴无毛，稀疏被微毛；花极多，黄绿色；花梗长 1 ~ 2 mm；萼片三角形，先端尖；花瓣倒卵形；雄蕊与花瓣等长。核果呈圆柱形，长 7 ~ 10 mm。花期为 7—12 月，果期为次年 4—12 月。

生境特征： 生于溪沟边、山坡灌丛中、林中。

药用部分： 根入药，中药名为铁包金。

采制加工： 全年可采挖，洗净，切片，晒干。

性味功效： 微甘、涩，温。祛风利湿，活血止痛。

主治应用： 用于风湿性关节炎，慢性气管炎，慢性肝炎，产后腹痛，静脉炎，淋巴结炎，荨麻疹，跌打损伤，咯血，衄血，崩漏，带状疱疹，脱肛，骨结核。

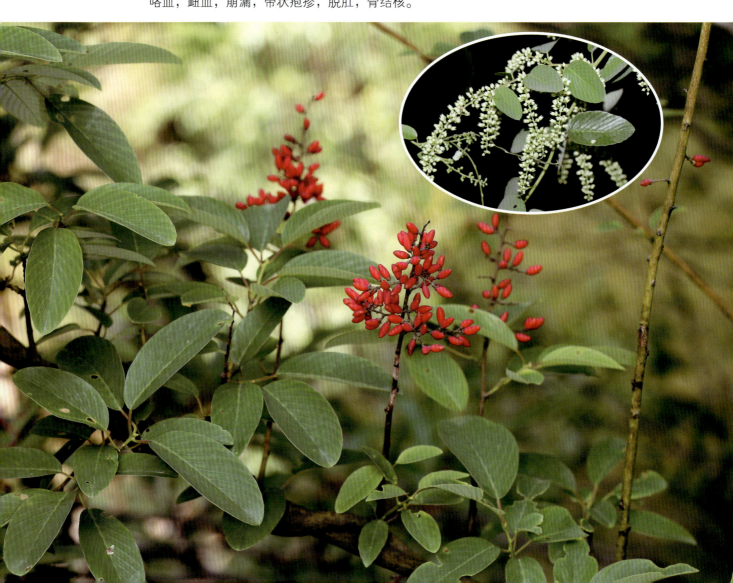

183　绿爬山虎（绿叶地锦）　*Parthenocissus laetevirens* Rehder

葡萄科　Vitaceae　　爬山虎属　*Parthenocissus*

形态特征：落叶木质藤本。小枝常有显著纵棱，嫩时被脱落性短柔毛；卷须总状，5～11条细长分枝，顶端嫩时膨大成弯钩状，后遇附着物扩大成吸盘。掌状复叶，小叶3～5片，常5片，侧生小叶与中间小叶同形；小叶片倒卵形，长5～12 cm，宽2～5 cm，先端渐尖，基部楔形，边缘有稀疏粗锯齿，上面绿色，下面无毛或脉上稍被柔毛；叶柄长2～6 cm，被短柔毛；小叶柄长0.5～1 cm。圆锥状多歧聚伞花序假顶生，长6～15 cm，花序中常有退化小叶，花序梗被短柔毛。浆果球形，蓝黑色，直径0.6～0.8 cm。种子1～4粒。花期为6—8月，果期为9—10月。

生境特征：生于村宅旁及沟谷、山坡林中、乱石堆中，攀缘于树干、崖壁、巨岩、桥梁、墙垣或屋顶上。

药用部分：根、藤、叶均可入药。

采制加工：根秋季采挖，洗净，切片，晒干或鲜用；藤和叶夏、秋季采集，切碎，晒干。

性味功效：酸、涩，温。祛风除湿，消肿解毒。

主治应用：用于关节风痛，毒蛇咬伤，疖肿，下肢慢性溃疡。

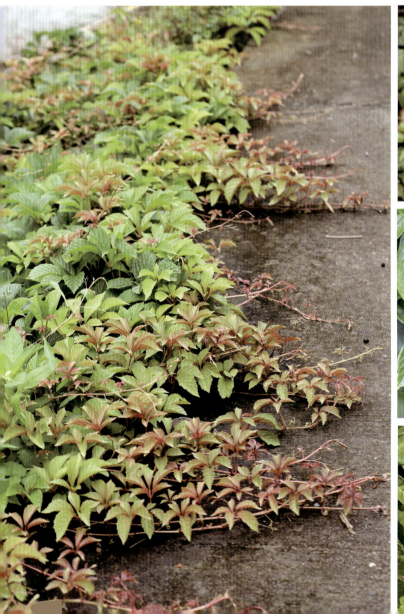
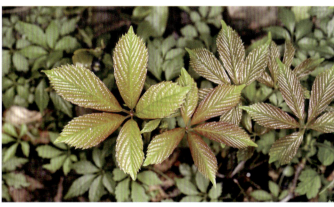
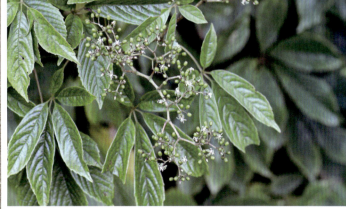
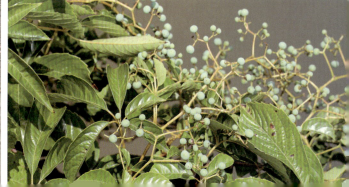

184　蛇葡萄　*Ampelopsis glandulosa* (Wall.) Momiy.

葡萄科　Vitaceae　　　蛇葡萄属　*Ampelopsis*　　　地方名　山葡萄、安益

形态特征：落叶木质藤本。根粗壮，外皮黄白色。小枝、叶片、叶柄、花序密被开展的灰色长柔毛，毛长 0.2 ~ 1 mm；卷须 2 (3) 分枝。单叶；叶片宽卵状心形或心形，长与宽几相等，各 6 ~ 8 cm，先端钝或短尖，基部显著心形，不分裂或不明显 3 浅裂，侧裂片很小，三角状卵形，先端圆钝或钝尖，边缘有规则浅钝圆齿，上面深绿色，下面淡绿色；叶柄长 3 ~ 7 cm。聚伞花序与叶对生或假顶生，直径 3 ~ 6 cm，花序梗长 2 ~ 3.5 cm；花小，黄绿色，两性；花梗、花萼和花瓣被灰色短柔毛。浆果近圆球形，由深绿色变为紫色，再转为鲜蓝色，直径 6 ~ 8 mm。花期为 6—7 月，果期为 9—10 月。

生境特征：生于山坡疏林下、林缘，常攀缘于树冠、灌丛及岩石上。

药用部分：根或根皮入药，中药名为野葡萄根；叶入药，中药名为蛇葡萄。

采制加工：根秋季采挖，洗净，切片或剥取根皮，晒干或鲜用；叶夏、秋季采集，晒干或鲜用。

性味功效：1. 野葡萄根：辛、苦，凉。清热解毒，消肿止痛，舒筋活血。
2. 蛇葡萄：甘，平。清热，利尿，消炎，止血。

主治应用：1. 野葡萄根：用于疖痈疮毒，风湿性关节炎，乳腺炎，溃疡病，风湿痹痛，跌打损伤。
2. 蛇葡萄：用于慢性肾炎，肝炎，小便涩痛，胃热呕吐，腹泻，烧烫伤，中耳炎，外伤出血，毒蛇咬伤。

附　　注：变种牯岭蛇葡萄（*Ampelopsis brevipedunculata* var. *kulingensis*）亦习作本种入药，区别特征为其植株无毛或近无毛，叶片显著呈五角形，明显 3 浅裂，侧裂片先端急尖至渐尖，明显外倾或前伸，上面深绿色。

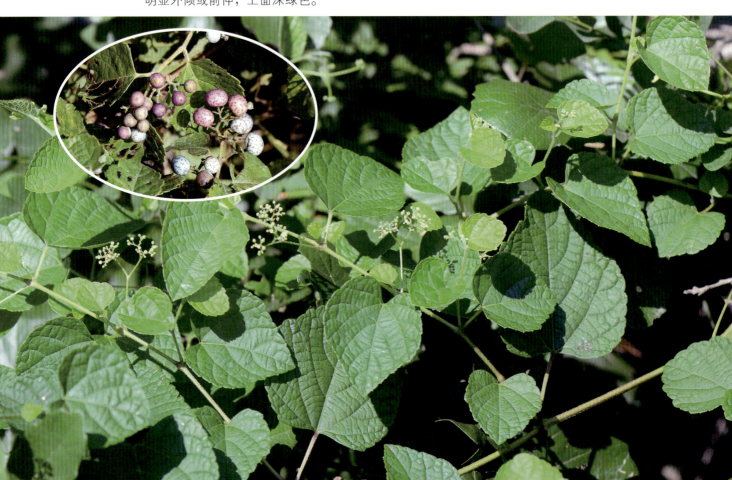

185　三叶崖爬藤（三叶青）　*Tetrastigma hemsleyanum* Diels et Gilg

葡萄科　Vitaceae　　　崖爬藤属　*Tetrastigma*　　　地方名　金线吊葫芦

形态特征： 多年生常绿草质藤本。块根卵球形或椭球形，表面深棕色，里面白色；茎下部节上生根；一年生小枝纤细，直径 1～1.5 mm，有细纵棱纹，无毛或被疏柔毛；卷须不分枝。掌状 3 小叶复叶；中央小叶片稍大，狭卵形至披针形，长 3～7 cm，宽 1.5～2.5 cm，先端渐尖，有小尖头，基部楔形或圆形，侧生小叶片基部不对称，边缘疏生具腺头的小锯齿或齿突，上面暗绿色，两面无毛，侧脉 5 或 6 对，在下面微隆起；叶柄长 1.3～3.5 cm。聚伞花序腋生或假顶生，花序梗短于叶柄，被短柔毛，下部有节，节上有苞片，或假顶生而基部无节和苞片；花梗长 2～2.5 mm，有短硬毛；花瓣无毛，先端有小角。浆果近球形，直径约 6 mm。种子 1 粒，倒卵状椭球形。花期为 4—5 月，果期为 10—11 月。

生境特征： 生于山坡、沟谷溪边林下、灌丛中和乱石堆石缝中。

药用部分： 块根入药，中药名为三叶青。

采制加工： 全年可采，洗净，除去须根，晒干或鲜用。

性味功效： 微苦，平。清热解毒，消肿止痛，化痰散结。

主治应用： 用于小儿高热惊风，百日咳，疮痈痰核，肺炎，乙型脑炎，肺结核咯血，毒蛇咬伤。

附　　注： 野生个体已被列为浙江省重点保护野生植物，严禁采挖。

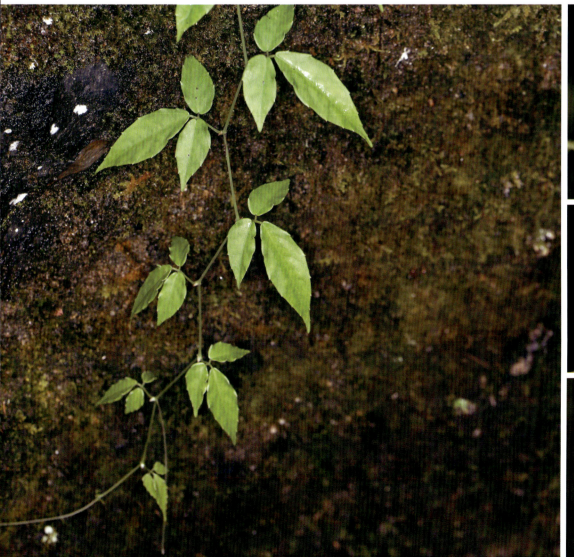
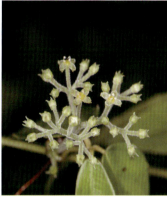
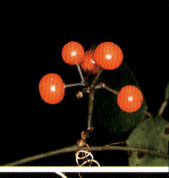
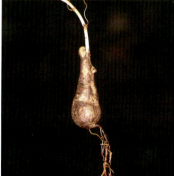

186　刺葡萄　*Vitis davidii* (Rom. Caill.) Foëx

葡萄科　Vitaceae　　　葡萄属　*Vitis*　　　地方名　野葡萄

形态特征：木质藤本。茎粗壮；幼枝密生直立或顶端稍弯曲的皮刺，皮刺长 2～4 mm，枝和刺呈棕红色；卷须 2 分枝。叶片宽卵形至卵圆形，长 5～20 cm，宽 5～14 cm，先端短渐尖，有时不明显 3 浅裂，基部心形，边缘有波状细锯齿，上面暗绿色，脉上微有短柔毛或近无毛，下面通常灰白色，除主脉和脉腋有短柔毛外，余无毛，基出脉 5，侧脉 4 对或 5 对；叶柄长 6～13 cm，通常疏生小皮刺。圆锥花序长 5～15 cm。浆果球形，成熟时呈蓝紫色，直径 1～1.5 cm。花期为 4—5 月，果期为 8—10 月。

生境特征：生于山坡、沟谷林中或灌丛中，常攀缘于树冠及岩石上。

药用部分：根入药。

采制加工：夏、秋季采集，洗净，切片，晒干或鲜用。

性味功效：甘、微苦，平。祛风利湿，活血消肿，散瘀消积，舒筋止痛。

主治应用：用于慢性关节炎，腹胀，吐血，关节肿痛，跌打损伤，筋骨伤痛。

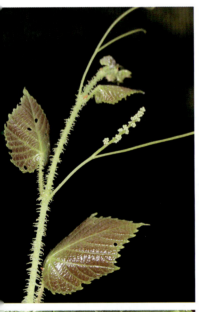
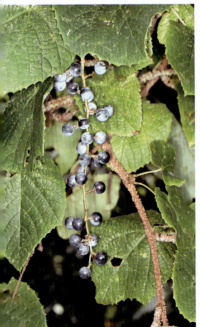
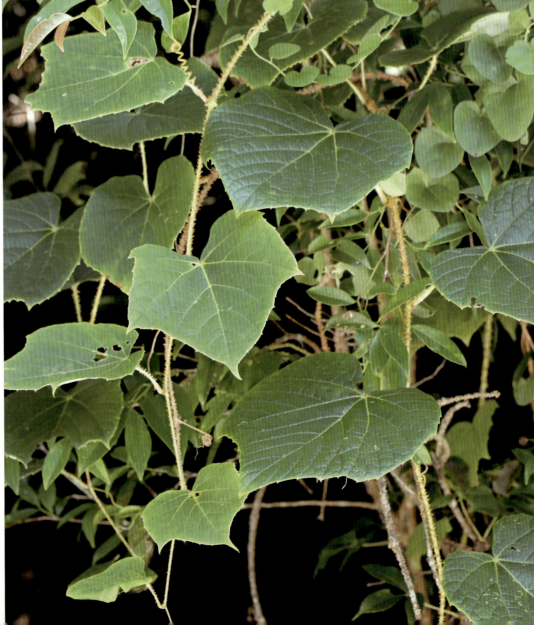

187　香港远志　*Polygala hongkongensis* Hemsl.

远志科　Polygalaceae　　　远志属　*Polygala*　　　地方名　铁钓杆、钓鱼竹

形态特征：多年生直立草本或亚灌木状，高 15～30（50）cm。茎、枝被卷曲短柔毛。叶片纸质或膜质，茎下部叶小，卵形，长 1～2 cm，宽 5～15 mm，先端具短尖头，上部叶披针形，长 4～6 cm，宽 2～2.2 cm，先端渐尖，基部圆形，多少反卷，下面淡绿色，两面无毛；叶柄长约 2 mm，被短柔毛。总状花序顶生，长 3～6 cm，花序轴及花梗被短柔毛；花长 7～9 mm，花梗长 1～2 mm，基部具 3 苞片；苞片钻形，花后脱落；萼片宿存，具缘毛，外萼片舟形或椭圆形，内凹，内萼片花瓣状，斜卵形，先端圆形；花瓣 3，白色或紫色，深波状，先端圆形，基部内侧被短柔毛，龙骨瓣盔状，顶端具流苏状的鸡冠状附属物；花柱扁平，弧曲，柱头 2。蒴果扁球形，直径约 4 mm，具宽翅，基部具宿萼，无毛。种子 2 粒，卵形，长约 2 mm，直径约 1.5 mm，黑色，被白色细柔毛。花期为 5—6 月，果期为 6—7 月。

生境特征：生于山谷林下或路旁。

药用部分：全草入药，中药名为竹叶地丁。

采制加工：夏至前后当花未开前拔取全草，清除泥沙、杂草，晒干后扎成小把。

性味功效：苦、辛，微温。安神益智，活血散瘀，消肿解毒，祛痰止咳。

主治应用：用于心悸失眠，骨髓炎，骨结核，跌打损伤，咽喉肿痛，毒蛇咬伤，咳嗽痰多，疔疮痈疖。

附　　注：其变种狭叶香港远志（*P. hongkongensis* var. *stenophylla*）亦作本种入药，区别特征为其叶片狭披针形，长 1.5～3 cm，宽 3～4 mm，内萼片椭圆形。同属植物瓜子金（*P. japonica*）中药名也称竹叶地丁，功用有异，注意鉴别使用。

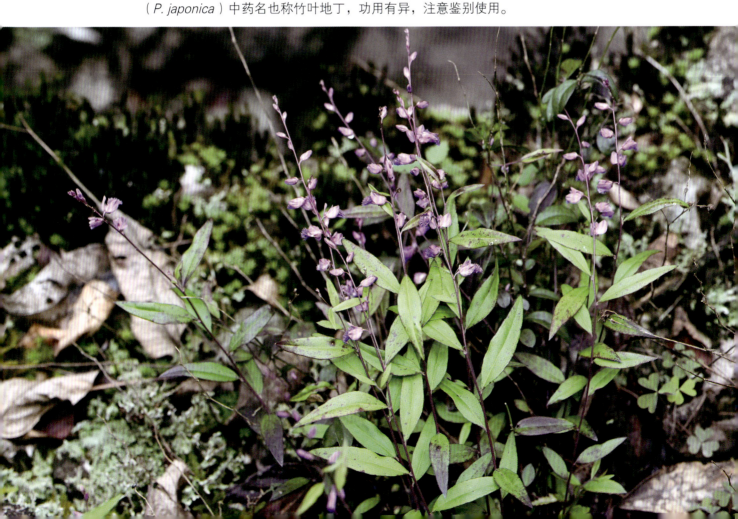

188 野鸦椿 *Euscaphis japonica* (Thunb.) Kanitz

省沽油科 Staphyleaceae　　野鸦椿属 *Euscaphis*　　地方名 木鱼柴

形态特征：落叶灌木或小乔木，高可达 7 m。树皮灰褐色，具纵裂纹；小枝及芽红棕色；枝叶揉碎后有臭味。奇数羽状复叶对生，小叶（3）5～9（11）；小叶片卵圆形至卵状披针形，长 4～9 cm，宽 2～4 cm，先端渐尖，基部圆形或宽楔形，两面无毛或下面幼时沿脉被柔毛，边缘具细锐锯齿，齿尖有腺体；侧生小叶柄长 0～5 mm。圆锥花序顶生；花小，黄绿色，直径 4～5 mm；心皮 3，近基部稍合生。果序长 10～20 cm，下垂；蓇葖果，长 1～2 cm；果皮软革质，成熟时呈紫红色，外面具明显的纵脉纹。种子近球形，亮黑色，直径约 5 mm。花期为 4—6 月，果期为 8—11 月。

生境特征：生于山谷、坡地、溪边、路旁及阔叶林中。

药用部分：根或根皮、茎皮、果实、叶及花入药。

采制加工：秋季掘起植株，取根或趁新鲜剥取根皮，晒干；茎皮全年可剥取，晒干；果实秋季成熟时采集，晒干；叶夏、秋季植株茂盛时采摘，晒干。

性味功效：1. 根或根皮：微苦，平。解表，清热，利湿。

2. 茎皮：辛，温。祛风利湿，行气，退翳。

3. 果实：辛，温。祛风散寒，理气止痛，止血。

4. 叶：微辛、苦，微温。祛风止痒。

5. 花：甘，平。镇痛。

主治应用：1. 根或根皮：用于感冒头痛，泄泻痢疾，肠炎；根皮外敷治伤科肿痛。

2. 茎皮：用于小儿疝气，风湿骨痛，水痘，目生翳障。

3. 果实：用于风湿腰痛，气滞胃痛，疝痛，跌打损伤，产褥热，子宫脱垂，月经过多或血崩。

4. 叶：用于妇女阴痒。

5. 花：用于头痛眩晕。

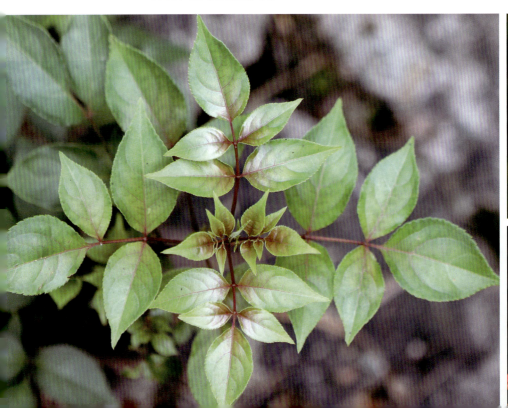
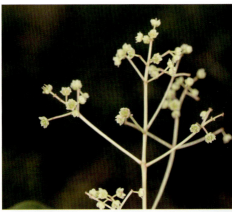
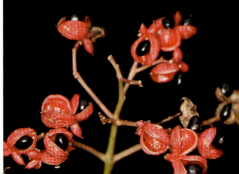

189　紫果槭　*Acer cordatum* Pax

槭树科　Aceraceae　　槭树属　*Acer*　　地方名　油柴

形态特征：半常绿小乔木。树皮灰色或淡黑灰色，不裂；一年生嫩枝紫色或淡紫绿色；枝、叶、花序通常无毛。单叶；叶片薄革质，卵状长圆形，稀卵形，长 3.5 ~ 9 cm，宽 1.5 ~ 4.5 cm，先端渐尖，基部浅心形或近圆形，近先端疏具细锯齿，其余全缘，上面光亮，下面无白粉，基出脉 3 对，最基部 1 对延伸达叶片长度的 1/3 ~ 1/2；叶柄紫色或淡紫色，长 0.6 ~ 1.4 cm。伞房花序顶生，具 5 ~ 10（16）朵花，花序梗细瘦，淡紫色；花 5 数，与叶同时开放；萼片紫红色，边缘或至少内面具毛；花瓣淡白色；子房无毛。翅果长 1.4 ~ 2.2 cm，嫩时呈紫红色，成熟时呈黄褐色，小坚果突起，无毛，两翅张开成钝角或近水平。花期为 4 月中旬，果期为 10—11 月。

生境特征：生于沟谷溪边灌丛中、崖壁上或山坡林缘。

药用部分：花和根入药。

采制加工：花 4 月初开时采集，晒干；根秋、冬季掘起，洗净，切片，晒干。

性味功效：1. 花：微苦，凉。凉血解毒，化痰止咳。

2. 根：辛、苦，凉。祛风除湿，清热平肝，健脾开胃。

主治应用：1. 花：用于咯血，扁桃体炎，支气管炎，痰热咳嗽。

2. 根：用于黄疸型肝炎，肝硬化，肝火上亢引起的头痛、眼痛、眵多，风湿性关节炎，食欲不振，跌打损伤。

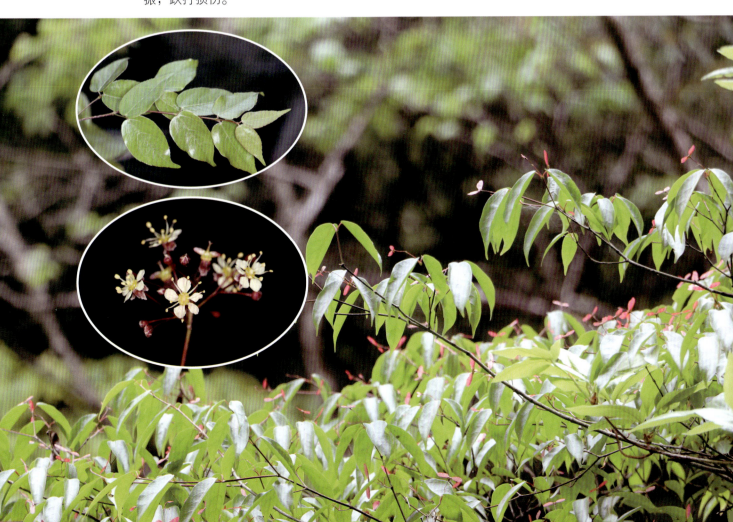

190　盐肤木（五倍子树）　*Rhus chinensis* Mill.

漆树科　Anacardiaceae　　盐肤木属　*Rhus*　　地方名　蒲叶桃、铺连然

形态特征： 落叶灌木或小乔木，高 2 ~ 10 m。小枝、叶柄及花序密被锈色柔毛；小枝具圆形小皮孔。奇数羽状复叶互生，长 20 ~ 45 cm，叶轴具宽的叶状翅；小叶 5 ~ 13 片；小叶片自下而上逐渐增大，卵形、椭圆状卵形或长圆形，长 6 ~ 12 cm，宽 3 ~ 7 cm，先端急尖，基部圆形，顶生小叶基部楔形，边缘具粗锯齿或圆齿，上面暗绿色，下面粉绿色，被白粉，被锈色柔毛，脉上较密，侧脉和细脉在上面凹陷，在下面突起。圆锥花序宽大，多分枝，雄花序长 30 ~ 40 cm，雌花序较短；花瓣白色，倒卵状长圆形，外卷；子房卵形，密被白色微柔毛。核果扁球形，直径 4 ~ 5 mm，被具节柔毛和腺毛，成熟时呈红色。花期为 8—9 月，果期为 10 月。

生境特征： 生于向阳山坡上、林缘、沟谷和灌丛中。

药用部分： 寄生在复叶轴上的虫瘿，中药名为五倍子；根入药，中药名为盐芋根；叶亦可入药。

采制加工： 五倍子秋分前后摘取树枝上的虫瘿，放蒸笼中蒸 10 分钟左右，或猛火焙熟，杀死内部蚜虫后，晒干；根全年可挖，洗净，切片，晒干；叶夏、秋季采集，晒干。

性味功效： 1. 五倍子：酸、涩，寒。敛肺降火，涩肠止泻，敛汗，止咳，止血，收湿敛疮。
2. 盐芋根、叶：酸、咸、微苦，寒。清热解毒，祛痰利尿，散瘀止血。

主治应用： 1. 五倍子：用于肺虚久咳，肺热咳嗽，久痢久泻，自汗盗汗，消渴，痔血便血，遗精，脱肛；外治疮疡肿毒，皮肤湿烂，外伤出血。
2. 盐芋根、叶：用于黄疸胁痛，风湿痹痛，风疹，感冒发烧，支气管炎，咳嗽咯血，肠炎，痢疾，黄疸，水肿，痔血；外用治跌打损伤，毒蛇咬伤，漆疮。

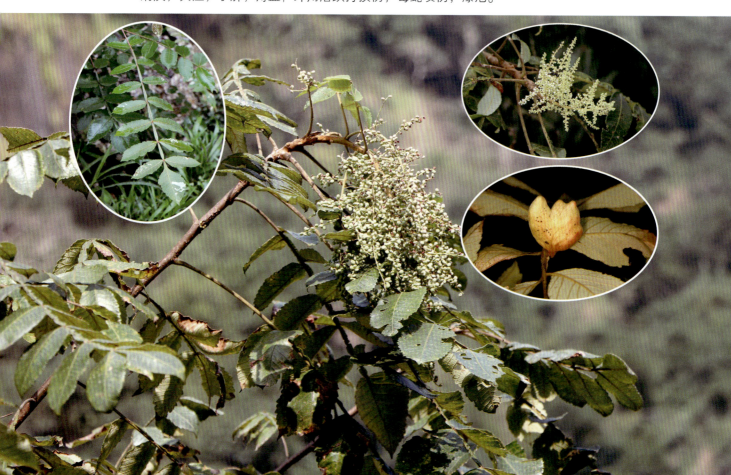

191　椿叶花椒（樗叶花椒）　*Zanthoxylum ailanthoides* Siebold et Zucc.

芸香科　Rutaceae　　　　花椒属　*Zanthoxylum*　　　　地方名　鼓钉树

形态特征： 落叶乔木，高达 15 m。植株无毛。茎干有锥形鼓钉状突起的大皮刺；嫩枝粗壮，横切面木质部狭窄，髓部甚大，常中空或薄片状；着花小枝顶部及花序轴常散生短直刺。小叶 11 ~ 27 片，或稍多，对生；小叶片狭长披针形，长 7 ~ 18 cm，宽 2 ~ 6 cm，先端渐尖，基部圆，对称或一侧稍偏斜，下面灰绿色，具灰白色粉霜，叶缘有明显裂齿，油点多且大，肉眼可见。花序顶生，花多；花被片分化，2 轮排列，萼片和花瓣均为 5；花瓣淡黄白色，长约 2.5 mm；雄花的雄蕊 5，退化雌蕊极短，2 或 3 浅裂；雌花心皮 3（4）。果梗长 1 ~ 3 mm；分果瓣淡红褐色，干后呈淡灰色或棕灰色，顶端无芒尖，直径约 4.5 mm，油点多，干后凹陷。种子直径约 4 mm。花期为 8—9 月，果期为 10—12 月。

生境特征： 生于向阳阔叶林中。

药用部分： 茎皮入药，中药名为海桐皮，习称浙桐皮。

采制加工： 立夏前后，自近根处至树干分岔处，在带钉刺的皮部上下各横切半周，沿两侧纵剖剥取皮部，保留半周，使其继续生长。将剥下的茎皮刺钉向内，折成小把，晒干。

性味功效： 辛、微苦，温。祛风湿，通经络，止痛。

主治应用： 用于风湿痹痛，腰膝肩臂疼痛；外治皮肤湿疹。

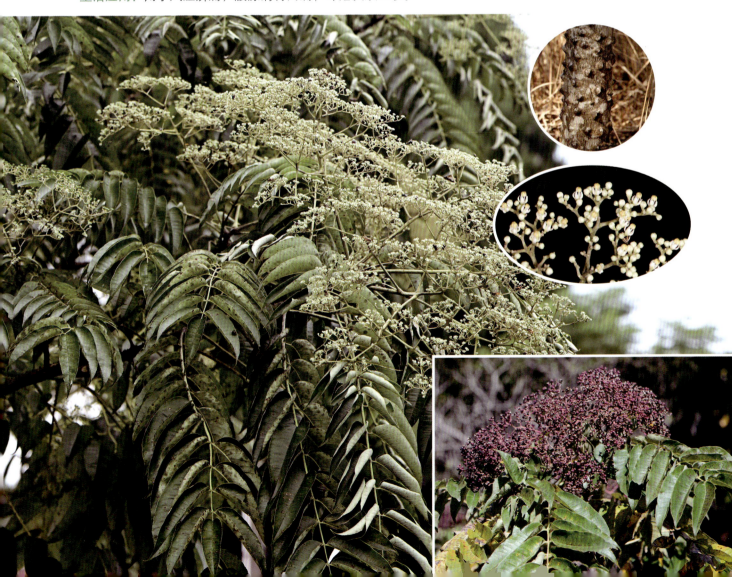

192　竹叶椒　*Zanthoxylum armatum* DC.

芸香科　Rutaceae　　花椒属　*Zanthoxylum*　　地方名　山鸡椒

形态特征：常绿灌木。茎直立；小枝具对生皮刺，刺基部宽扁，红褐色。小叶 3 ~ 9（11）片，对生；叶轴具翼叶，至少有狭窄、绿色的叶质翼痕，具皮刺；小叶片披针形、椭圆形或卵形，长 3 ~ 12 cm，宽 1 ~ 3 cm，顶端 1 枚最大，向下渐小，叶缘具小且疏离的裂齿，或近全缘，齿缝处常具油点，上面无毛，下面基部中脉两侧有丛状褐色短柔毛，两面中脉上有少数皮刺。花序近腋生或兼有顶生，长 2 ~ 5 cm；花被片 6 ~ 8，不分化，排成 1 轮，形状与大小几相同，长约 1.5 mm；雄花的雄蕊 5 或 6，药隔顶端有 1 油点，不育雌蕊垫状突起，顶端 2 或 3 浅裂；雌花心皮 2 或 3，背部近顶侧各有 1 油点，花柱斜向背弯，不育雄蕊短线状。蓇葖果呈紫红色，直径 4 ~ 5 mm，散生球状突起油点。种子直径 3 ~ 4 mm，黑褐色。花期为 4—5 月，果期为 8—11 月。

生境特征：生于低山疏林下或灌丛中。

药用部分：根入药，中药名为土花椒根或竹叶椒；成熟的果皮入药，名土花椒；成熟的种子入药，名土椒目。

采制加工：根全年可采，切片，晒干；果皮的采集要在白露后，当果实呈红色初开裂时摘取，晒干，筛去种子和杂质；将上述筛出的种子，簸去秕子，晒干。

性味功效：1. 竹叶椒：辛，温；有小毒。温中散寒，行气止痛，祛风除湿。

2. 土花椒：辛，温；有微毒。温中散寒，燥湿驱蛔。

3. 土椒目：苦，寒。利气，平喘，行水，消肿。

主治应用：1. 竹叶椒：用于损伤肿痛，风寒湿痹，虚寒胃痛，气管炎，牙痛。

2. 土花椒：用于胸腹冷痛，呕吐，蛔厥腹痛，寒湿泻痢；外治湿疹，皮癣。

3. 土椒目：用于痰饮喘息，肿满，小便不利。

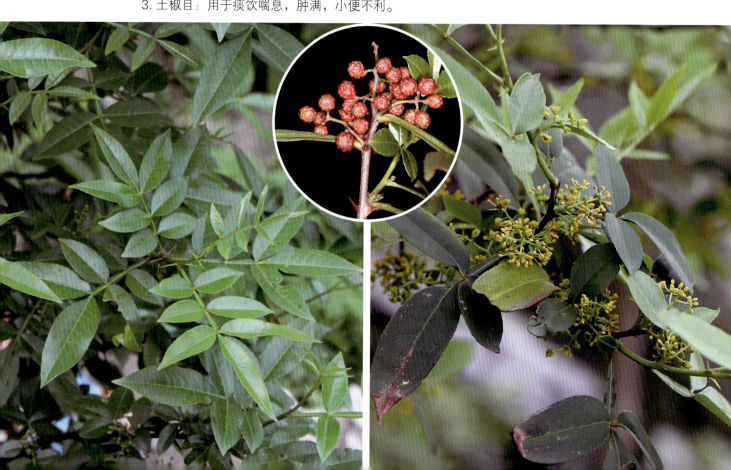

193　酢浆草　*Oxalis corniculata* L.

酢浆草科 Oxalidaceae　　**酢浆草属** *Oxalis*　　**地方名**　拉拉酸、酸滋袋

形态特征：多年生草本，高 10 ~ 35 cm。植株铺地状丛生，茎、叶被柔毛而无具节毛。根状茎稍肥厚，无地下球茎；地上茎细弱，多分枝，直立或匍匐，匍匐茎节上生根。叶基生或在茎上互生，小叶 3 片；小叶片倒心形，长 4 ~ 16 mm，宽 4 ~ 22 mm，先端凹入，基部宽楔形，两面被柔毛或上面无毛，沿脉毛较密，边缘具伏贴缘毛；叶柄基部具关节；托叶小，长圆形或卵形，边缘密被长柔毛，基部与叶柄合生，或同一植株的下部托叶明显而上部托叶不明显。花单生或数朵集生成近伞形花序，腋生，花序梗与叶柄近等长；花梗长 4 ~ 15 mm，果后延伸；小苞片 2，披针形；萼片 5，披针形或长圆状披针形，宿存；花瓣 5，黄色，长圆状倒卵形；雄蕊 10，5 长 5 短；子房 5 室，被短伏毛，花柱 5，柱头头状。果梗下弯至水平；蒴果长圆柱形，具 5 棱。种子长卵球形，具横向肋状网纹。花、果期为 2—9 月。

生境特征：生于山坡草地上、路边、田边、荒地上或林下阴湿处。

药用部分：全草入药。

采制加工：夏、秋季采集，除去泥沙，晒干。

性味功效：酸，寒。清热利湿，止咳祛痰，解毒消肿。

主治应用：用于气管炎，黄疸型肝炎，肾炎水肿，尿路感染，尿路结石，尿血，失眠，带下，痔疮，脱肛，疝气，妊娠恶阻；外治疔肿，湿疹，蛇虫咬伤，扭挫伤，肌腱伤，外伤出血。

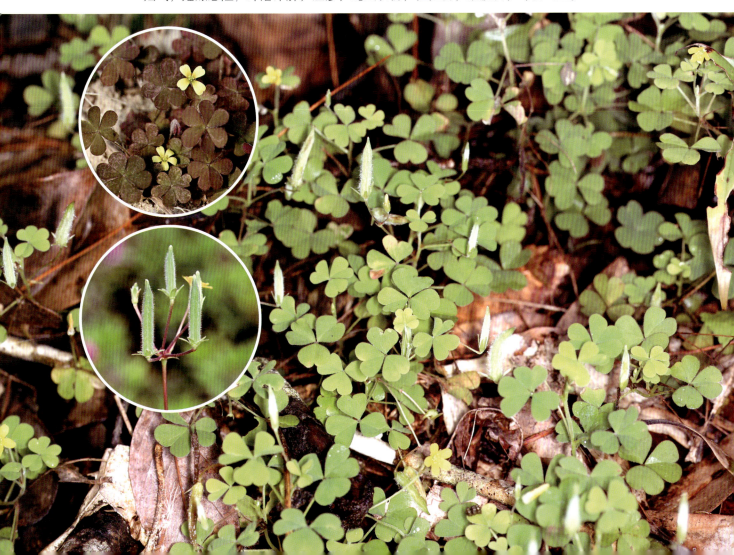

194　野老鹳草　*Geranium carolinianum* L.

牻牛儿苗科 Geraniaceae　　**老鹳草属** *Geranium*　　**地方名** 祛湿草

形态特征：一年生或二年生草本，高 20 ~ 60 cm。茎直立，被倒向短柔毛。茎生叶互生或最上部对生；叶片圆肾形，长 2 ~ 3 cm，宽 4 ~ 6 cm，基部心形，掌状 5 ~ 7 深裂至近基部，裂片楔状倒卵形或菱形，下部楔形或全缘，上部羽状深裂，小裂片条状长圆形，先端急尖，被短伏毛；叶柄被倒向短柔毛；托叶披针形或三角状披针形，长 5 ~ 7 mm，宽 1.5 ~ 2.5 mm，外被短柔毛。花序长于叶，被倒生短柔毛和开展长腺毛，腋生花序，每花序梗具 2 朵花，顶生花序常数个集生而呈聚伞花序；苞片钻状，长 3 ~ 4 mm，被短柔毛；花淡紫红色，直径 5 ~ 8 mm；萼片长卵形或近椭圆形，长 5 ~ 7 mm，宽 3 ~ 4 mm，先端急尖，具尖头，外被短柔毛或沿脉被开展糙柔毛和腺毛；花瓣倒卵形，稍长于萼片，先端圆形，基部宽楔形；雄蕊稍短于萼片，中部以下被长糙柔毛；雌蕊密被糙柔毛。蒴果长约 2 cm，被短糙毛，果瓣由喙上部先裂，向下卷曲。花期为 4—7 月，果期为 5—9 月。

生境特征：生于荒野、山脚、田园及水沟边。

药用部分：地上部分入药，中药名为老鹳草。

采制加工：夏、秋季果实近成熟时割取地上部分，理去杂草、泥土，捆成把，晒干。

性味功效：辛、苦，平。祛风通络，活血通经，清热止泻。

主治应用：用于风湿痹痛，跌打损伤，筋骨酸痛，肌肤麻木，肠炎，痢疾，月经不调。

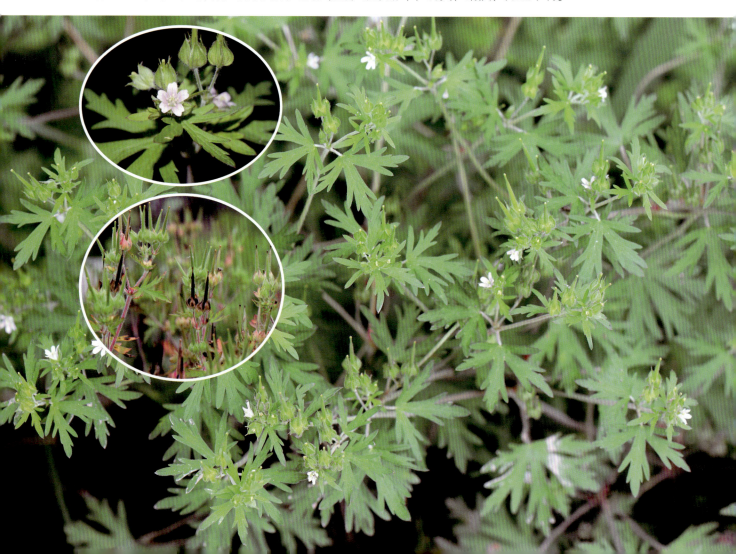

195 凤仙花 *Impatiens balsamina* L.

凤仙花科 Balsaminaceae　　凤仙花属 *Impatiens*　　地方名 指甲花

形态特征： 一年生草本，高40～80 cm。茎粗壮，肉质，直立，无毛或幼时被疏柔毛，下部节膨大。叶互生，上部者常集生于茎顶；叶片椭圆状长圆形、长圆形、披针形或倒披针形，长5～12 cm，宽1.5～3 cm，先端渐尖，基部楔形下延，边缘有圆锯齿，两面无毛，侧脉5～7对；叶柄长0.8～1.5 cm，常有1～3对黑褐色的无柄腺体。花常2或3朵簇生于上部叶腋，无花序梗，粉红色或红色，稀白色，单瓣或重瓣；花梗长1～1.5 cm，密被柔毛；苞片条形，生于花梗基部；萼片3，侧生萼片2，卵形或卵状椭圆形，长2～3 mm，被柔毛；唇瓣舟状，长约1.5 cm，被柔毛，基部急缩成长约1.5 cm的距；旗瓣近圆形，先端微凹，背面中肋有狭龙骨状突起，顶端具小尖；翼瓣具短柄，长2～3 cm，2裂，下部裂片小，倒卵形，上部裂片近圆形，先端2浅裂，外缘近基部有小耳；花药卵球形，顶端钝；子房纺锤形，密被柔毛。蒴果宽纺锤形，长1～2 cm，密被柔毛。花、果期为5—9月。

生境特征： 栽培或逸生于庭院、路边及房前屋后。

药用部分： 花入药，中药名为凤仙花；成熟的种子入药，中药名为急性子；茎入药，中药名为透骨草。

采制加工： 1. 凤仙花：夏季待花朵开放，分批摘取，晒干。

2. 急性子：立秋后，拣果皮呈淡黄色并有裂纹，以手捏之能自裂，种子呈褐色时，分批摘下，摊晒至种子自行落出或打出，簸去秕子、杂屑，晒干。

3. 透骨草：立秋后，待植株将枯萎时拔取，斩根，除去茎基和残叶，敲扁，晒干。

性味功效： 1. 凤仙花：甘，温。活血通经，祛风止痛。

2. 急性子：微苦、辛，温；有小毒。破血通经，软坚消积。

3. 透骨草：苦、辛，温。散风祛湿，解毒止痛。

主治应用： 1. 凤仙花：用于闭经，跌打损伤，瘀血肿痛，风湿性关节炎，痈疖疔疮，蛇咬伤。

2. 急性子：用于癥瘕痞块，闭经，难产，肿块积聚，噎嗝，咽中骨鲠。

3. 透骨草：用于风寒湿痹，风湿关节疼痛，跌打损伤，瘀积肿痛；煎水熏洗可外用于疮疖痈肿。

附　注： 急性子孕妇禁用。

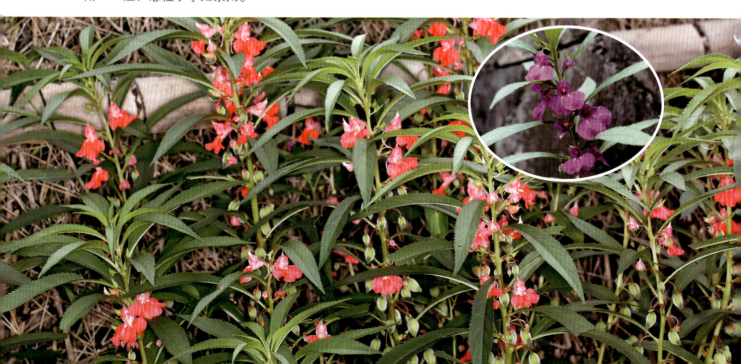

196　通脱木　*Tetrapanax papyrifer* (Hook.) K. Koch

五加科　Araliaceae　通脱木属　*Tetrapanax*

形态特征： 常绿灌木或小乔木，高 1～6 m。茎粗壮，髓心大，白色；嫩茎、叶、花序均密被黄色星状厚绒毛。叶集生于茎顶；叶片近圆形，直径 50～70 cm，掌状 5～11 分裂，每枚裂片常又具 2 或 3 小裂片，全缘或疏生粗齿；叶柄粗壮，长 30～50 cm，无毛；托叶与叶柄基部合生，锥形。伞形花序组成顶生圆锥花序；苞片披针形；伞形花序具多花，花序梗长 1～1.5 cm；花梗长 3～5 mm；小苞片条形；花淡黄白色；花萼近全缘；花瓣 4 或 5；雄蕊和花瓣同数；子房下位，2 室，花柱 2，离生。果扁球形，直径约 4 mm，紫黑色。种子 2 粒。花期为 10—11 月，果期为 4—5 月。

生境特征： 栽培于庭院、村庄附近、郊野疏林下或灌木丛中。

药用部分： 茎髓入药，中药名为通草。

采制加工： 在秋分至霜降时，砍取当年生长的树干，趁鲜用圆形竹条自小的一端通向大的一端，使髓心脱出，晒干后，扎成小把。

性味功效： 甘、淡，微寒。清热利尿，通气下乳。

主治应用： 用于湿热淋症，小便不利，尿路感染，肾炎水肿，乳汁不通。

附　注： 旌节花科植物中国旌节花（*Stachyurus chinensis*）的茎髓可入药，中药名为小通草，具有清热，利尿，通乳的功效，详见中国旌节花。

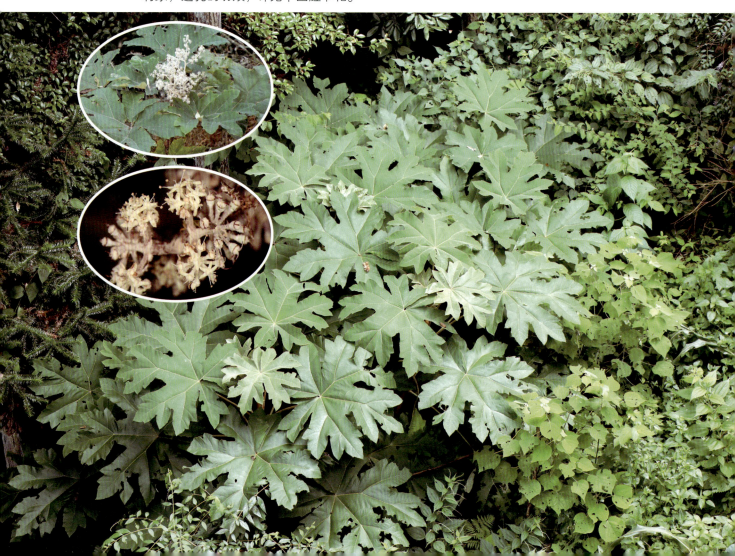

197　中华常春藤　*Hedera nepalensis* K. Koch var. *sinensis* (Tobl.) Rehder

五加科　Araliaceae　　　常春藤属　*Hedera*　　　地方名　三角箭

形态特征：常绿木质藤本。嫩枝、叶背、叶柄、萼片和花瓣均被锈色鳞片。叶二型；不育枝上的叶片常三角状卵形，长 5 ~ 12 cm，宽 3 ~ 10 cm，先端渐尖，基部截形；能育枝上的叶片常椭圆状披针形，长 5 ~ 16 cm，宽 1.5 ~ 10.5 cm，先端渐尖，基部楔形，常全缘，上面深绿色，有光泽；叶柄长 1 ~ 9 cm；无托叶。伞形花序单生或 2 ~ 7 个组成总状或伞房状；花序梗长 1 ~ 3.5 cm；苞片小；花梗长 0.4 ~ 1.2 cm；花绿白色，芳香；花萼近全缘；花瓣 5，长 3 ~ 4 mm；雄蕊 5；花盘隆起，黄色；子房下位，5 室，花柱合生成柱状。果球形，直径 7 ~ 13 mm，成熟时呈橙色，具宿存花柱。花期为 10—11 月，果期为次年 3—5 月。

生境特征：生于山坡、山麓林中或村宅旁，常攀附于树上、墙上或岩石上。

药用部分：全草入药。

采制加工：全年可采，晒干或鲜用。

性味功效：苦，温。祛风除湿，活血通络，消肿止痛。

主治应用：用于风湿痹痛，产后头风痛，风火赤眼，疮疖痈肿，蛇伤。

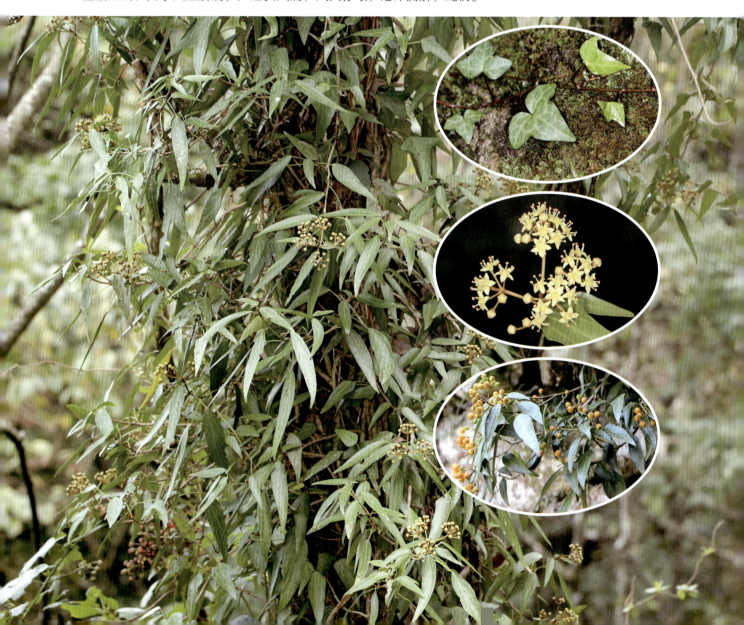

198　细柱五加　*Eleutherococcus nodiflorus* (Dunn) S.Y. Hu

五加科　Araliaceae　　　五加属　*Eleutherococcus*　　　地方名　小号五加皮

形态特征：落叶灌木。枝蔓生状，无毛，节上常疏生反曲扁刺，小枝较粗。小叶常5片，在长枝上互生，在短枝上簇生；叶柄长3~9 cm，无毛，常有细刺；小叶片倒卵形至倒披针形，长3~14 cm，宽1~5 cm，先端尖，基部楔形，具细钝齿，两面无毛或疏生刚毛，侧脉4或5对，下面脉腋具淡棕色簇毛；小叶柄近无。伞形花序常单生，花序梗长1~5 cm；花黄绿色；花梗长5~10 mm；花萼具5小齿；花瓣5，长圆状卵形；雄蕊5；子房下位，2(3)室，花柱2(3)，离生而开展。果扁球形，直径约6 mm，成熟时呈紫黑色，宿存花柱反曲。花期为4—8月，果期为6—10月。

生境特征：生于灌丛中、林缘、山坡路旁和村落边。

药用部分：根皮入药，中药名为五加皮。

采制加工：夏、秋季掘取根，除去细须和泥沙，用木槌敲根，使木芯与皮分离，抽去木芯，晒干。

性味功效：辛、苦，温。祛风除湿，补益肝肾，强筋壮骨，利水消肿。

主治应用：用于风湿痹病，腰膝酸痛，筋骨痿软，小儿行迟，体虚乏力，水肿，脚气。

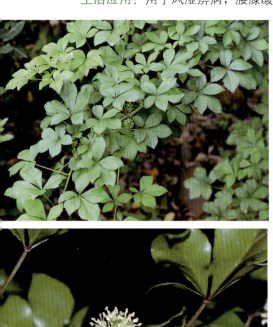

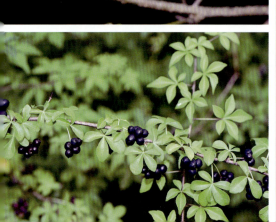

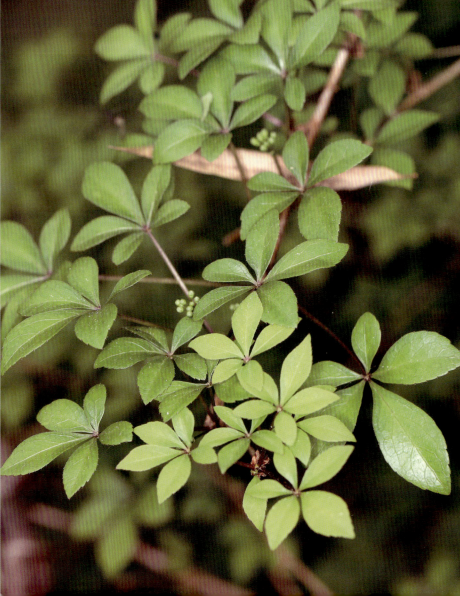

199　棘茎楤木　*Aralia echinocaulis* Hand.-Mazz.

五加科　Araliaceae　　楤木属　*Aralia*　　地方名　红老虎刺

形态特征： 落叶灌木或小乔木状，高 2～4 m。茎干、小枝、叶轴密生红棕色细长针状直刺。二回羽状复叶；羽片有 5～9 小叶，基部有 1 对小叶；小叶片长圆状卵形至披针形，长 5～14 cm，宽 2.5～6 cm，先端长渐尖，基部圆形至宽楔形，略歪斜，两面无毛，下面灰白色，边缘疏生细锯齿，侧脉 6～9 对；小叶近无柄。伞形花序组成顶生圆锥花序，长 30～50 cm，主轴和分枝常带紫褐色，被糠屑状毛；顶生伞形花序直径 1.5 cm；花梗长 5～15（30）mm；花萼具 5 小齿，淡红色；花瓣 5，白色；雄蕊 5；子房下位，5 室，花柱离生。果球形，具 5 棱，紫黑色。花期为 6—7 月，果期为 8—9 月。

生境特征： 生于山坡疏林下、林缘或边坡乱石堆中。

药用部分： 茎及茎皮入药，中药名为红楤木。

采制加工： 全年可采，砍取有刺的粗细均匀的茎枝，斩去细梢，切片或剥取茎皮，晒干。

性味功效： 微苦，温。活血破瘀，祛风解毒，止痛。

主治应用： 用于关节炎，胃痛，坐骨神经痛，风湿痹痛，跌打损伤，崩漏。

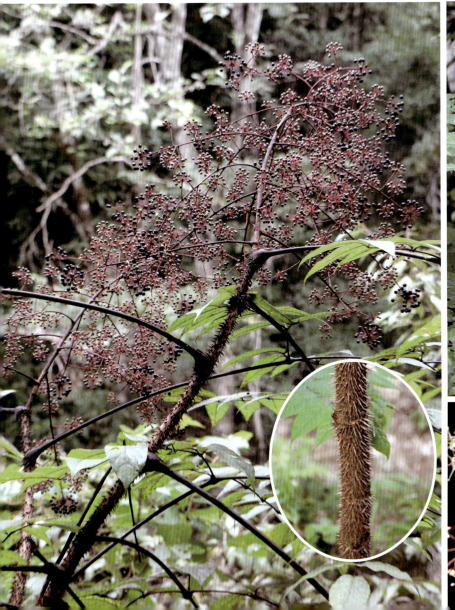
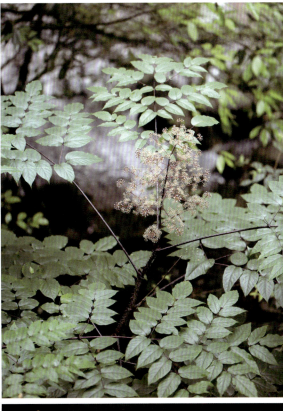
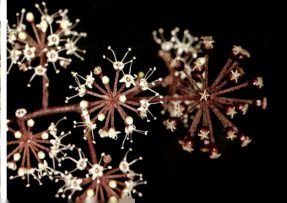

200 楤木 *Aralia hupehensis* G. Hoo

五加科　Araliaceae　　楤木属　*Aralia*　　地方名　老虎刺

形态特征：落叶灌木或小乔木，高 2～8 m。茎疏生粗壮直刺；小枝、叶轴和花序密被灰色绒毛并疏生细刺。二回至三回羽状复叶；羽片有 5～11（13）小叶，基部有 1 对小叶；小叶片卵形至卵状椭圆形，长 3～12 cm，宽 2～8 cm，基部圆形，上面粗糙，疏生糙毛，下面疏被灰色短柔毛，脉上尤密，边缘具细锯齿，侧脉 7～10 对；顶生小叶柄长 2～3 cm。伞形花序组成顶生圆锥花序；顶生伞形花序直径约 1.5 cm；花梗长 2～6 mm，密生短柔毛；花白色，芳香；花萼无毛，具 5 小齿；花瓣 5；雄蕊 5；子房下位，5 室，花柱离生或基部合生。果球形，具 5 棱，黑色。花期为 6—8 月，果期为 9—10 月。

生境特征：生于山坡疏林下、灌丛中或林缘路旁。

药用部分：茎或茎皮、根皮入药，中药名为楤木或鸟不宿。

采制加工：全年可采，砍取有刺的粗细均匀的茎枝，斩去细梢，切片，晒干，或将茎皮、根皮剥下，洗净，切成小段，晒干。

性味功效：微苦，温；有小毒。活血行瘀，祛风除湿，止痛。

主治应用：用于风湿痹痛，跌打损伤，胃及十二指肠溃疡。

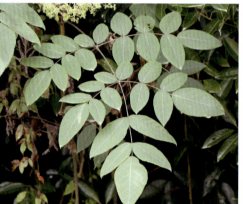
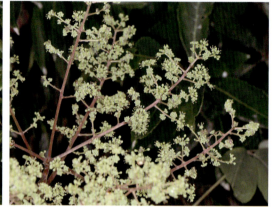
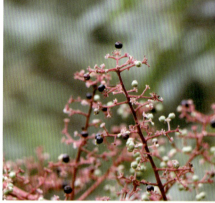
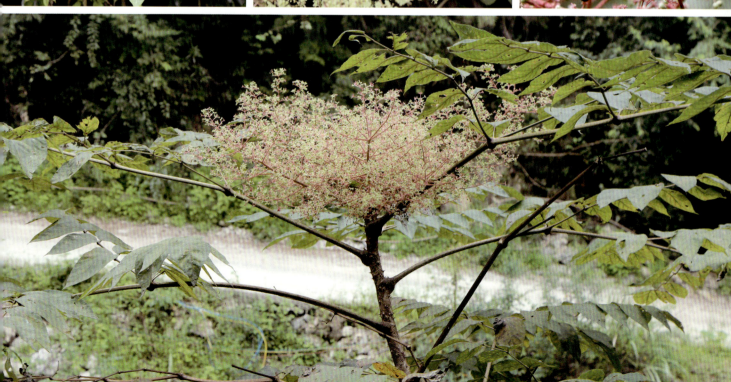

201 竹节参 *Panax japonicus* (Nees) C.A. Mey.

五加科 Araliaceae　　人参属 *Panax*　　地方名 竹节人参

形态特征： 多年生草本，高达1 m。根状茎横生，竹鞭状，常一年生一节，肉质肥厚；主根常不膨大；地上茎直立，无毛。掌状复叶3～5枚轮生于茎顶；叶柄长5～10 cm；小叶常5；中央小叶片椭圆形，长5～15 cm，宽2.5～6.5 cm，先端渐尖或急尖，基部楔圆形，常偏斜，有锯齿，两面无毛或脉上具毛；小叶柄长0.2～2 cm。伞形花序单生于茎顶，直径0.5～2 cm，具50～80朵花，花序梗长9～28 cm；花小，深绿色；花萼有5齿；花瓣5，长卵形；雄蕊5；子房2～5室，花柱中部以下合生，果时外弯。果近球形，成熟时上半部呈黑色，下半部呈红色。种子白色，三角状长卵球形。花期为6—8月，果期为8—10月。

生境特征： 生于海拔较高的山谷林下水沟边或阴湿岩石旁、毛竹林下。

药用部分： 根茎入药，中药名为竹节参；带茎的叶入药，中药名为参叶。

采制加工： 1. 竹节参：秋分至寒露间掘取根状茎，清除地上茎叶、外皮和须根，洗净泥沙，用旺火焙至半干，再用文火烘干。

2. 参叶：取上述修除的青叶，放阴凉处凉至八、九成干时，将青叶整齐平叠，以竹片夹实，再用文火烘干。

性味功效： 1. 竹节参：微苦、甘，温。散瘀止血，消肿止痛，祛痰止咳，滋补强壮。

2. 参叶：苦、甘，微寒。清热生津，润喉利咽，解酒毒，安神。

主治应用： 1. 竹节参：用于病后虚弱，肺结核咯血，衄血，咳嗽痰多，产后血瘀腹痛，跌打损伤，外伤出血

2. 参叶：用于肺热口渴，暑热伤津，醉酒，喉干舌燥，头晕目眩，心烦神倦，虚火牙痛，声带嘶哑。

附　　注： 野生个体已被列为国家二级重点保护野生植物，严禁采挖。

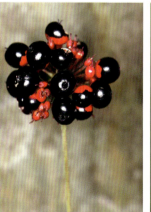
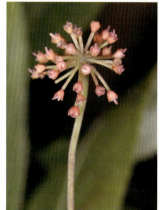
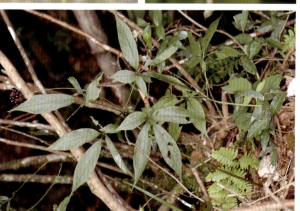
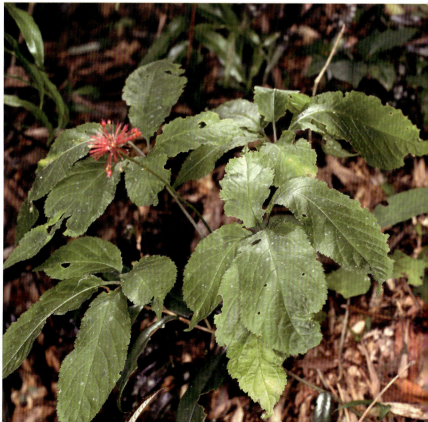

202 天胡荽（破铜钱） *Hydrocotyle sibthorpioides* Lam.

伞形科 Apiaceae　　天胡荽属 *Hydrocotyle*　　地方名 铺地锦

形态特征：多年生草本。茎细长，节上生根，匍匐成片。叶片膜质，圆形或肾圆形，长 0.5 ~ 2 cm，宽 0.5 ~ 2.5 cm，基部心形，不裂或 5 ~ 7 浅裂，裂片边缘有钝齿，两面无毛或疏生短硬毛；叶柄长 0.7 ~ 9 cm，无毛或顶端有毛；托叶近半圆形，薄膜质，全缘或稍浅裂。单伞形花序与叶对生，单生于节上，花序梗纤细，长 0.5 ~ 2.5 cm；小总苞片卵形至卵状披针形，膜质，有黄色透明腺点；花序具 5 ~ 18 花；花无梗或有极短梗；花瓣绿白色，卵形，有腺点；花柱基隆起，花柱外弯。果实略呈心形，长 1 ~ 1.4 mm，宽 1.2 ~ 2 mm，两侧压扁状，中棱在果成熟时极为隆起，成熟时有紫色斑点，无毛。花、果期为 4—9 月。

生境特征：生于园地、田边、草坪上、溪沟边、山坡潮湿处。

药用部分：全草入药。

采制加工：全年可采，洗净，鲜用或晒干。

性味功效：辛、微苦，凉。清热利湿，化痰止咳，解毒消肿。

主治应用：用于风火赤眼，咽喉肿痛，急性黄疸型肝炎，胆囊炎，夏季热，百日咳，石淋，尿路感染，荨麻疹，带状疱疹，毒蛇咬伤，蛇头疔。

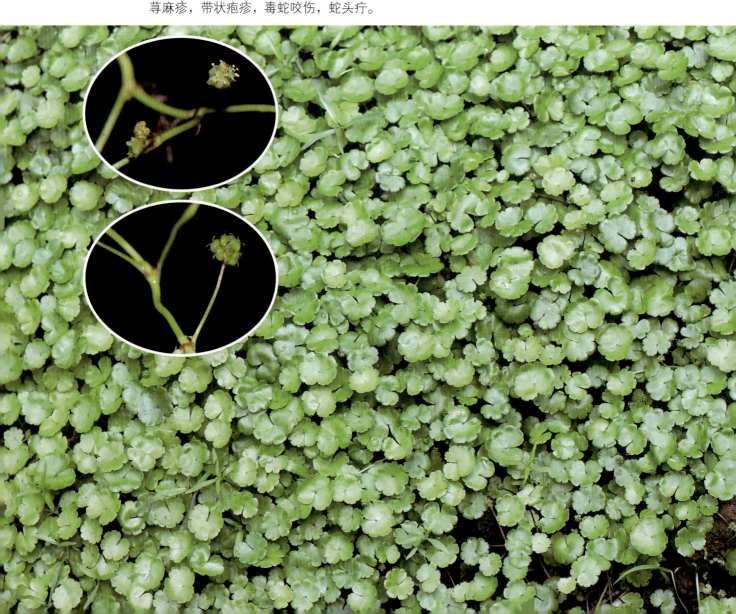

203　积雪草　*Centella asiatica* (L.) Urban

伞形科　Apiaceae　　积雪草属　*Centella*　　地方名　老鸦碗

形态特征：多年生草本。茎匍匐，细长，节上生根。叶片膜质至纸质，圆形、肾形或马蹄形，长 1.5～4 cm，宽 1.5～5 cm，有钝锯齿，基部宽心形，两面无毛或在背面脉上疏生柔毛，掌状脉 5～7；叶柄长 2～15 cm，常无毛，叶鞘透明，膜质。伞形花序 2～4 个聚生于叶腋；苞片常 2，卵形，膜质；小伞形花序具 3 花或 4 花，聚集成头状，几无柄；萼齿细小；花瓣紫红色或乳白色，卵形，膜质，长 1.2～1.5 mm，宽 1～1.2 mm；花柱长约 0.6 mm，与花丝近等长。果实近球形，两侧压扁状，长 2.5～3 mm，宽 2.5～3.5 mm；分生果表面有毛或平滑，背棱和侧棱突出，棱间有明显的网状横纹。花、果期为 4—11 月。

生境特征：生于山坡、旷野、路边及水沟边。

药用部分：全草入药。

采制加工：夏、秋季拔取全草，理去杂草，洗净，晒干。

性味功效：苦、辛，寒。清热利湿，解毒消肿，活血凉血，利尿。

主治应用：用于中暑泄泻，湿热黄疸，吐血衄血，跌打损伤，痈肿疔疖，石淋，血淋。

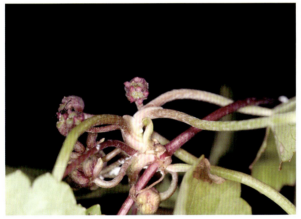
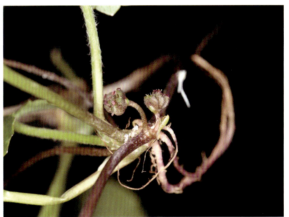
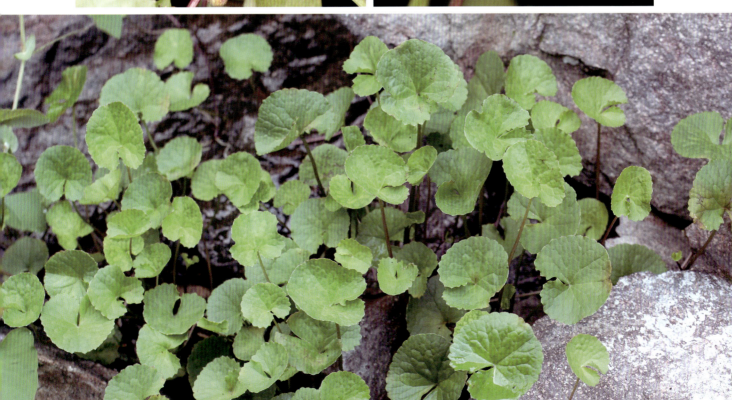

204　异叶茴芹　*Pimpinella diversifolia* DC.

伞形科　Apiaceae　　　茴芹属　*Pimpinella*　　　地方名　千里甲、山雄黄

形态特征：多年生草本，高 0.5～1.2 m。茎单生，被白色柔毛，上部分枝。叶二型；基生叶常为单叶，不裂或 3 裂，有长柄；茎中部和下部叶片三出分裂或羽状分裂；茎上部叶片较小，羽状分裂或 3 全裂，裂片有锯齿，有短柄或无柄，具叶鞘。复伞形花序；总苞片缺，稀 2～4，披针形；伞幅 6～15，长短不等；小总苞片 1～8，条形；小伞形花序具 10～15 花；萼无齿；花瓣白色，倒卵形，先端凹陷，有内折小舌片，背面有毛；花柱基圆锥形，花柱长为花柱基的 2～3 倍，果未成熟时直立，后向两侧弯曲。果实心状卵球形，有柔毛；果棱线形；每棱槽内油管 2 或 3，合生面 4～6；胚乳腹面平直。花、果期为 7—11 月。

生境特征：生于山坡林下、林缘阴湿处。

药用部分：全草入药。

采制加工：夏、秋季采集，鲜用或晒干。

性味功效：微辛，微温。行气解暑，散瘀解毒。

主治应用：用于毒蛇咬伤，中暑腹痛吐泻，胃痛，胃及十二指肠溃疡，急性胆囊炎，跌打损伤。

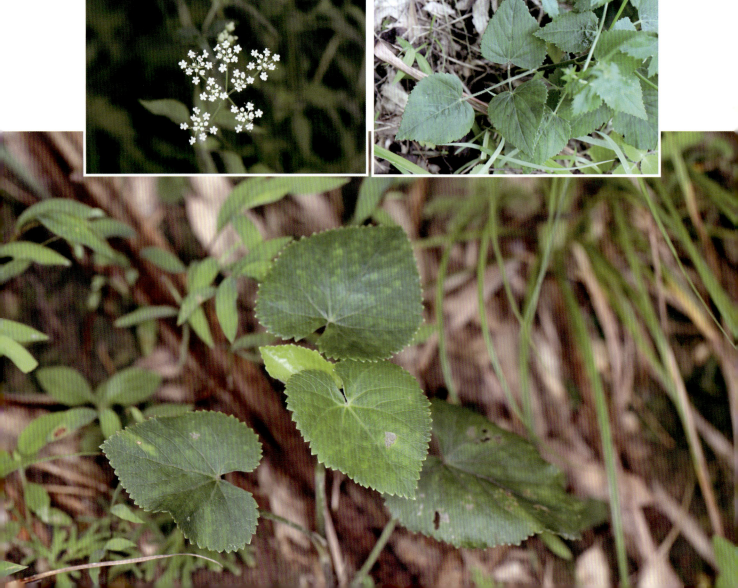

205 隔山香 *Ostericum citriodorum* (Hance) C.Q. Yuan et R.H. Shan

伞形科 Apiaceae　　山芹属 *Ostericum*　　地方名 水藤竹

形态特征：多年生草本，高 0.2 ~ 1 m。全株无毛。主根近纺锤形，黄色，茎基部有纤维状叶柄残基。茎单生，上部分枝。叶片长圆状卵形至宽三角形，二回羽状分裂，一回羽片有长柄，末回裂片柄短或近无柄，长披针形至长圆状椭圆形，长 3 ~ 6 cm，宽 5 ~ 18 mm，先端急尖，具小短尖头，边缘及中脉质较硬，具不明显微细锯齿；叶柄长 10 ~ 30 cm。复伞形花序顶生和侧生，花序梗长 6 ~ 9 cm；总苞片 6 ~ 8，披针形；伞幅 5 ~ 12；小总苞片少数，条形；小伞形花序具 10 余花；萼齿明显；花瓣白色，倒卵形，先端呈小舌片状内弯。果实椭球形，长 3 ~ 4 mm，宽 3 ~ 3.5 mm，背腹扁平；背棱和中棱线状，尖锐，侧棱翅状；每棱槽内油管 1 ~ 3，合生面 2。花、果期为 5—9 月。

生境特征：生于山坡林下、向阳林缘草丛中或溪沟边。

药用部分：根或全草入药。

采制加工：全年可采，挖根或拔取全草，洗净，晒干或鲜用。

性味功效：辛，温。行气止痛，消暑解毒，止咳化痰。

主治应用：用于中暑腹痛，胃痛，胸腹胀满，风热咳嗽，支气管炎，肝硬化腹水，阿米巴痢疾，疝气痛，毒蛇咬伤。

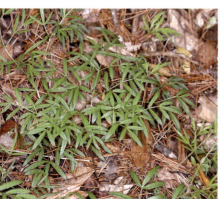
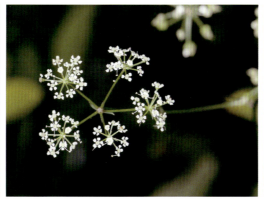
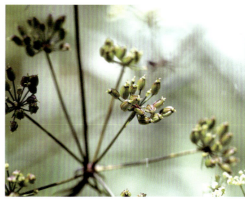
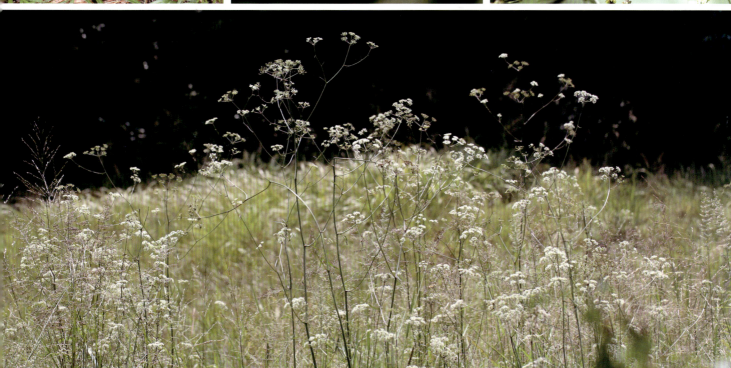

206 华双蝴蝶（华肺形草） *Tripterospermum chinense* (Migo) H. Smith ex Nilsson

龙胆科 Gentianaceae　　双蝴蝶属 *Tripterospermum*　　地方名　铁（铜）交杯

形态特征：多年生缠绕草本。基生叶常2对，2大2小，紧贴地面，密集成莲座状，叶片椭圆形或宽椭圆形，长3～12 cm，宽1.5～5.5 cm，全缘，上面常有网纹，无柄；茎生叶片卵状披针形，长4～10 cm，宽1.5～3.5 cm，先端渐尖或尾状，基出脉3～5，叶柄长0.5～1 cm。花2～4朵组成聚伞花序，少单花腋生；花梗短，长2～4 mm；苞片小；花萼长1.6～2 cm，具5脉，脉上有膜质翅，先端5裂，裂片细条形，与萼筒等长或稍短；花冠紫色，钟形，长4～4.5 cm；雄蕊5，花丝中部以下与冠筒黏合，上部分离；子房狭长椭球形，长1.2～1.5 cm，子房柄长6～7 mm，柱头2裂。蒴果长椭球形，2瓣开裂。种子多数，三棱锥状，有翅。花、果期为9—12月。

生境特征：生于山坡林下、林缘、灌木丛或草丛中。

药用部分：全草入药，中药名为肺形草。

采制加工：夏季采集，洗净，晒干或鲜用。

性味功效：辛、甘，寒。清肺止咳，利尿，解毒。

主治应用：用于支气管炎，肺脓疡，肺结核，肺热咳嗽，小儿高热，肾炎；外用于疮疖，指头炎，毒蛇咬伤，外伤出血。

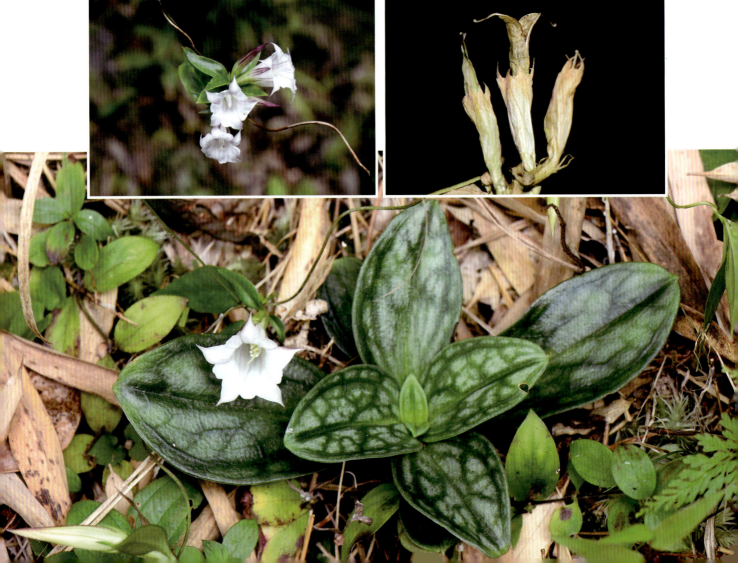

207　五岭龙胆　*Gentiana davidii* Franch.

龙胆科　Gentianaceae　　　龙胆属　*Gentiana*　　　地方名　九头牛、鲤鱼胆

形态特征：多年生草本，高 7～22 cm。须根略肉质。茎自基部分枝，披散或斜展，具棱角。叶对生，营养枝上的叶密集成莲座状，在花枝上的叶下部稍疏生；叶片狭长椭圆形、长圆状或椭圆状披针形，长 2～10 cm，宽 0.4～1.3 cm，先端稍钝，基部渐狭而连合，无柄，上面有柔毛，下面仅中脉及边缘有短刺毛，基出脉 3。花多数簇生于茎端，基部具 3～5 叶；花萼裂片边缘有小睫毛；花冠紫色、淡紫色或紫蓝色，基部呈白色，漏斗形，长 2.6～4 cm，裂片卵形，褶片小，三角形；雄蕊生于冠筒基部；子房狭椭球形，具子房柄，果时长可达 1 cm，柱头 2 裂。蒴果长椭球形。种子多数，近球形，有蜂窝状纹孔。花、果期为 8—11 月。

生境特征：生于山坡路旁草丛中、林下、林缘、湿地中或山谷溪边。

药用部分：全草入药。

采制加工：夏、秋季采集，洗净，晒干或鲜用。

性味功效：苦，凉。清热解毒，利尿。

主治应用：用于化脓性骨髓炎，疔痈，结膜炎，尿路感染。

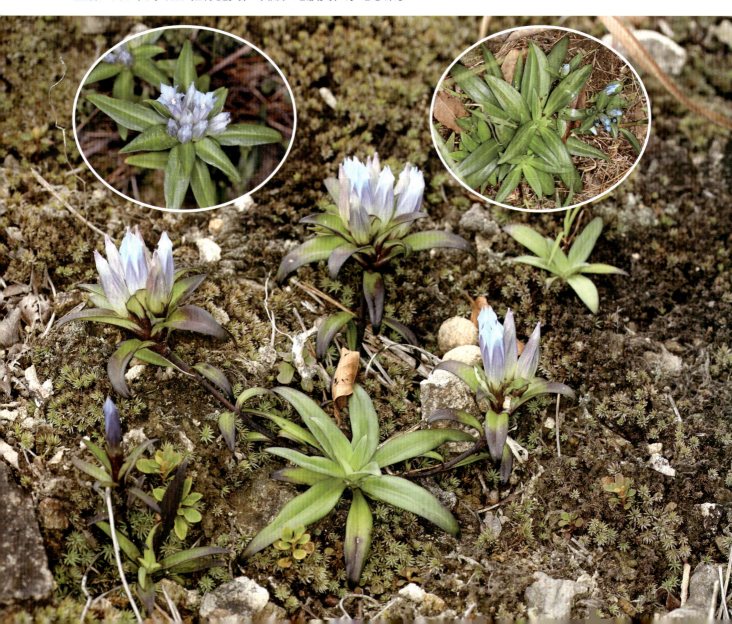

208 链珠藤（念珠藤） *Alyxia sinensis* Champ. ex Benth.

夹竹桃科 Apocynaceae　　链珠藤属 *Alyxia*　　地方名　瓜子藤

形态特征：常绿木质藤本，长达3 m。具乳汁。叶对生或3叶轮生；叶片革质，长圆状椭圆形、长圆形、倒卵形或卵圆形，长1~4 cm，宽0.5~2 cm，先端圆或微凹，基部楔形，边缘反卷；叶柄长1.5~5 mm。聚伞花序腋生或近顶生，花序梗长2~4 mm；花小，长5~6 mm；花5数；花萼裂片卵圆形，钝头；花冠淡红色，后变白色，高脚碟状，冠筒长2~3 mm，近喉部紧缩，裂片斜卵圆形，长1.5 mm；雄蕊5，内藏；子房具长柔毛。核果球形或椭球形，长约1 cm，直径约0.5 cm，常2或3个连接成链珠状，成熟时呈黑色。花期为4—10月，果期为9—12月。

生境特征：生于山谷溪边、沟边、岩壁上、阔叶林下及林缘灌丛中。

药用部分：全草入药，中药名为阿利藤。

采制加工：全年可采，切碎，晒干。

性味功效：辛、苦，温；有小毒。祛风利湿，活血通络，理气止痛。

主治应用：用于风湿性关节痛，脾虚泄泻，胃寒疼痛，消化不良，跌打损伤，闭经，周身水肿，脚气。

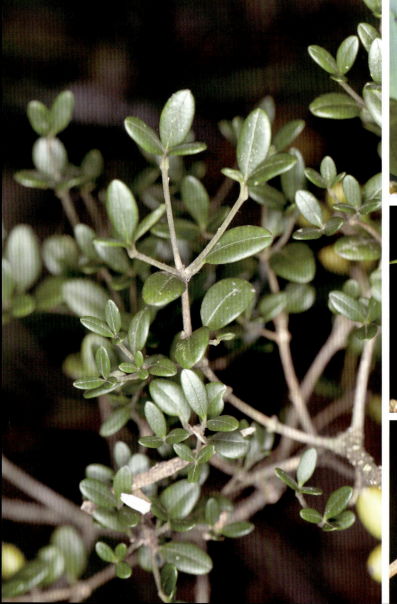
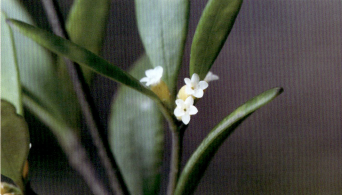
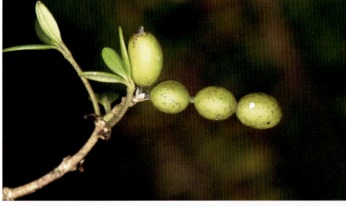
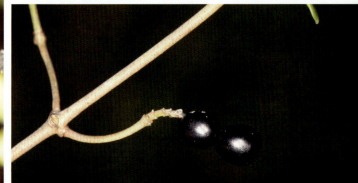

209　络石　*Trachelospermum jasminoides* (Lindl.) Lem.

夹竹桃科　Apocynaceae　　　络石属　*Trachelospermum*　　　地方名　小号墙络

形态特征：常绿木质藤本。具白色乳汁。茎赤褐色，圆柱形，具气生根，有皮孔；幼枝有黄色柔毛，后脱落。叶片椭圆形、卵状椭圆形或披针形，长 2 ~ 10 cm，宽 1 ~ 4.5 cm；叶柄内和叶腋外腺体钻形，长约 1 mm。圆锥状聚伞花序腋生或顶生，与叶等长或较长；花蕾顶部钝；花萼 5 深裂，裂片反卷，基部具 10 枚鳞片状腺体；花冠白色，芳香，高脚碟状，冠筒中部膨大；雄蕊 5，着生于冠筒中部，花药顶端隐藏在花冠喉部内；子房心皮 2，无毛。蓇葖果双生，叉开，披针状圆柱形，有时呈牛角状，长 5 ~ 18 cm，直径 3 ~ 10 mm，无毛。种子多数，褐色，条形，长 1.3 ~ 1.7 cm，直径约 2 mm，有长 1.5 ~ 3 cm 的种毛。花期为 4—6 月，果期为 7—10 月。

生境特征：生于山野、林缘或阔叶林中，常攀缘于树上、墙上或岩石上。

药用部分：带叶的藤茎入药。

采制加工：冬季至次春采割，鲜用或晒干。

性味功效：苦，微寒。祛风通络，凉血消肿。

主治应用：用于风湿热痹，筋脉拘挛，腰膝酸痛，喉痹，痈肿，跌打损伤。

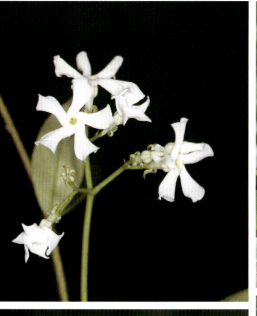
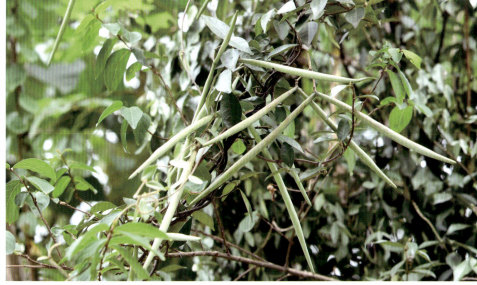
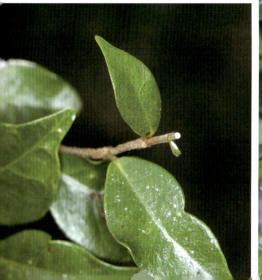
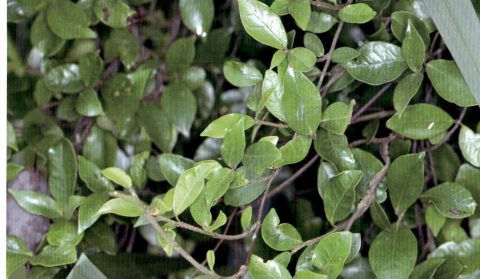

210　柳叶白前　*Cynanchum stauntonii* (Decne.) Schltr. ex H. Lév.

萝藦科　Asclepiadaceae　　鹅绒藤属　*Cynanchum*

形态特征：直立亚灌木，全株无毛。须根纤细，节上簇生。茎高达1 m。叶对生；叶片纸质，狭披针形至线形，长6～13 cm，宽0.3～0.9（1.7）cm，先端渐尖，基部楔形，中脉在下面显著，侧脉约6对；叶柄长约5 mm。伞形聚伞花序腋生，纤细，具3～8花；花序梗长可达1.7 cm，中部以上小苞片多数；花梗长3～9 mm；花萼5深裂，裂片披针形，长约1.5 mm；花冠紫红色，辐状，花冠筒长约1.5 mm，裂片线状披针形，长3～5 mm，先端稍钝，内面基部具长柔毛；副花冠裂片盾状，隆肿，比花药短；每室1花粉块，长圆形，下垂；柱头微凹，包在花药的薄膜内。蓇葖果单生，披针状长圆柱形，长9～12 cm，直径0.3～0.6 cm，平滑无毛。种子顶端有白色种毛。花期为6—8月，果期为9—10月。

生境特征：生于低海拔溪边、沟边、溪滩石砾中及林缘阴湿处。

药用部分：根茎及根入药，中药名为白前。

采制加工：夏、秋季挖取整株植物，除去茎叶，洗去泥沙，晒干后擦去细须。

性味功效：辛、甘，微温。降气，消痰，止咳。

主治应用：用于肺气壅实，咳嗽痰多，胸满喘急，支气管炎，水肿，小便不利。

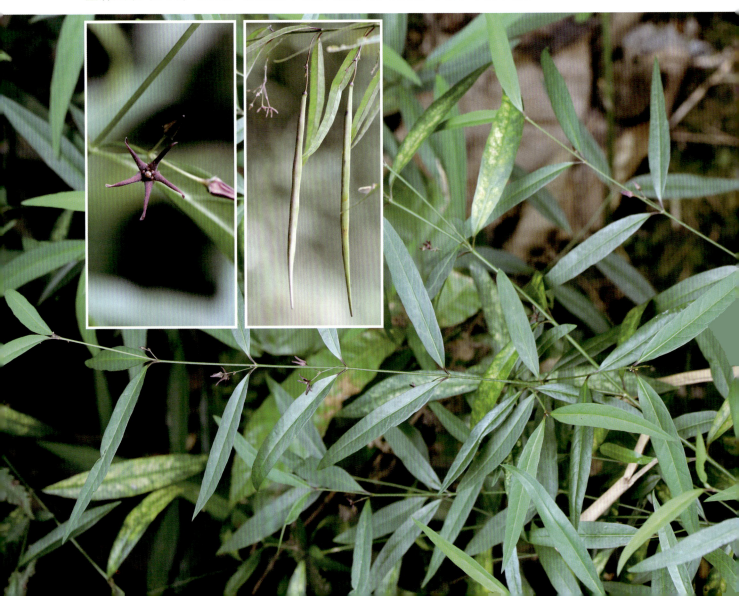

211 黑鳗藤 *Jasminanthes mucronata* (Blanco) W.D. Stevens et P.T. Li

萝藦科 Asclepiadaceae　　黑鳗藤属 *Jasminanthes*　　地方名 南风藤

形态特征：木质藤本，具乳汁。茎被2列黄褐色短毛。小枝密被短柔毛。叶片纸质，卵状长圆形，长5.8~13 cm，宽3~7.5 cm，先端尾尖，基部心形，侧脉6~8对；叶柄长1.5~3.5 cm，有短柔毛，顶端具丛生腺体。聚伞花序伞形，腋生或腋外生，具2~5花；花萼裂片披针形；花冠白色，破裂时常有紫黑色汁液流出，花冠筒长1.2~1.5 cm，内面基部具5行2列柔毛，顶端5裂，裂片镰刀形，副花冠5裂，比花药短，生于雄蕊背面；合蕊柱比花冠筒短，花药顶端膜片长卵形，花粉块卵圆形，直立，花粉块柄横生；子房卵圆形，无毛，花柱短，柱头膨大。蓇葖果长披针状圆柱形，长约12 cm，直径约1 cm，无毛。种子长圆形，长约1 cm，种毛白色，长约2.5 cm。花期为5—6月，果期为9—12月。

生境特征：生于山坡杂木林中、路边或林缘，常攀缘于大树上。

药用部分：根入药，中药名为白地牛。

采制加工：夏、秋季采集，扎把阴干，用时切片。

性味功效：微苦，温。祛风湿，通经络。

主治应用：用于风湿痹痛，关节炎，腰肌劳损，腰部扭伤，上肢屈伸不利，肩周疼痛。

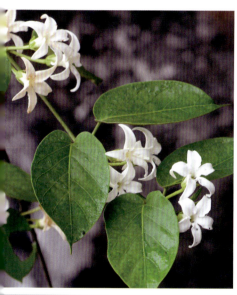
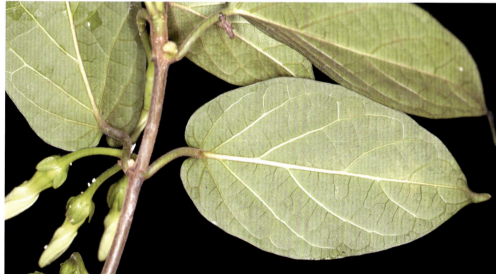
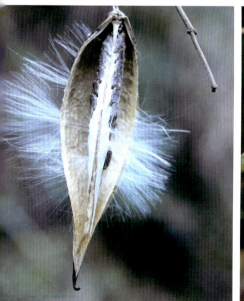
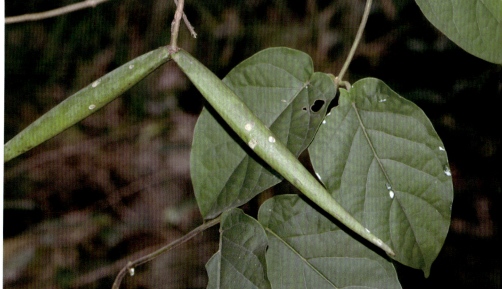

212 折冠牛皮消 *Cynanchum boudieri* H. Lév. et Vaniot

萝藦科 Asclepiadaceae　　鹅绒藤属 *Cynanchum*　　地方名　山番薯

形态特征：缠绕亚灌木状草本。块根肥厚。茎被微柔毛。叶对生；叶片膜质，宽卵形或卵状长圆形，长 4～18 cm，宽 4～12 cm，先端短渐尖或渐尖，基部深心形，两侧常具耳状下延或内弯；叶柄长 1.3～10.5 cm。聚伞花序伞房状，花可达 30 朵；花序梗长 5～7.5（14）cm；花梗长 1～1.5 cm，均被微毛；花萼裂片卵状长圆形，具缘毛；花冠白色，辐状，长 6～10 mm，裂片卵状长圆形，先端圆钝，内面具柔毛，开花后强烈反折；副花冠浅杯状，5 深裂，裂片椭圆形或长圆形，肉质；花粉块长圆形，下垂；柱头圆锥状。蓇葖果双生，披针状圆柱形，长 8～10.5 cm，直径可达 1 cm。种子卵状椭圆形，长约 7 mm，基部宽，具波状齿；种毛白色，长约 2.5 cm。花期为 6—8 月，果期为 9—11 月。

生境特征：生于山坡路边灌丛中或林缘。

药用部分：根入药。

采制加工：4—10 月挖掘块根，除去地上茎叶和须根，洗净泥沙，刮去外皮，切片晒干。

性味功效：微苦、涩，平。有小毒。行气健胃，平喘，止痛解毒。

主治应用：用于食积腹痛，胃脘疼痛，产后腹痛，痢疾肠炎腹痛，新生儿盘肠气痛，哮喘，毒蛇咬伤，痈疽初起，疮毒红肿。

附　注：同属植物牛皮消（*C. auriculatum*），中药名白首乌、白木香，本地不产，本种在当地常作白首乌入药。

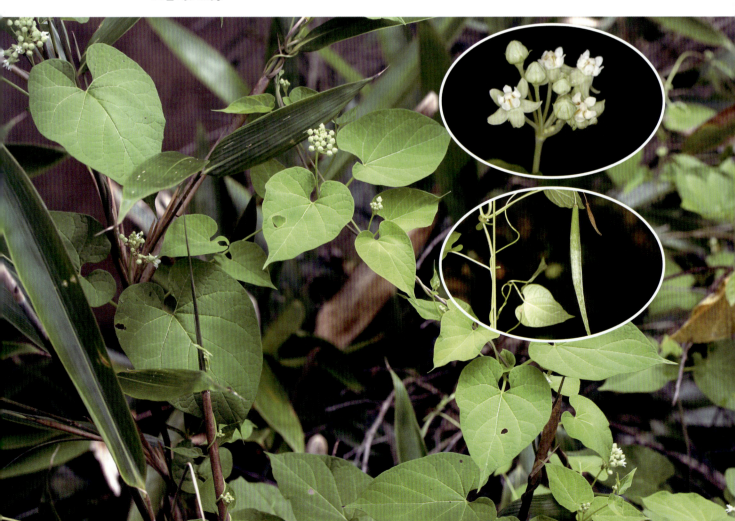

213 枸杞 *Lycium chinense* Mill.

茄科 Solanaceae　　枸杞属 *Lycium*

形态特征：落叶灌木。茎高 0.5 ~ 2 m，多分枝；枝条柔弱，常弓曲下垂，幼枝有棱角，外皮灰褐色，有棘刺生于叶腋或小枝顶端。叶纸质，单叶互生或 2 ~ 4 叶簇生于短枝上；叶片卵形至卵状披针形，顶端急尖，基部楔形，长 2.5 ~ 5 cm，宽 1 ~ 2 cm，全缘；叶柄长 2 ~ 6 mm。花常单生或 2 至数花簇生；花梗长 1 ~ 1.4 cm；花萼钟状，长 3 ~ 4 mm，通常 3 中裂或 4 ~ 5 齿裂；花冠漏斗状，长约 1 cm，淡紫色，5 深裂，裂片长卵形，具缘毛；雄蕊 5，花丝基部密生椭圆状毛丛，花药长椭圆形；子房上位，2 室，花柱长约 9 mm，稍长于雄蕊，柱头头状。浆果卵形或长椭圆状卵形，长 0.5 ~ 1.5 cm，直径 5 ~ 7 mm，鲜红色。种子扁肾形，直径 1 ~ 1.5 mm，黄色，表面多有点状网纹。花期为 6—9 月，果期为 9—11 月。

生境特征：生于旷野、路旁、池塘边、石坎上及宅旁墙脚下。

药用部分：根皮入药，中药名为地骨皮。

采制加工：立冬至次年清明前，掘取根部，除去地上茎叶及须根，洗净泥土，切成小段，放木头上用槌敲出木芯，取皮部晒干；或将鲜根切成小段，用刀直线划破皮层，放蒸笼中略蒸，取出，趁热剥取皮层晒干。

性味功效：甘，寒。凉血除蒸，清肺降火，退虚热。

主治应用：用于阴虚潮热，骨蒸盗汗，肺热咳嗽，血热妄行，虚劳咯血，吐血，衄血，尿血，内热消渴。

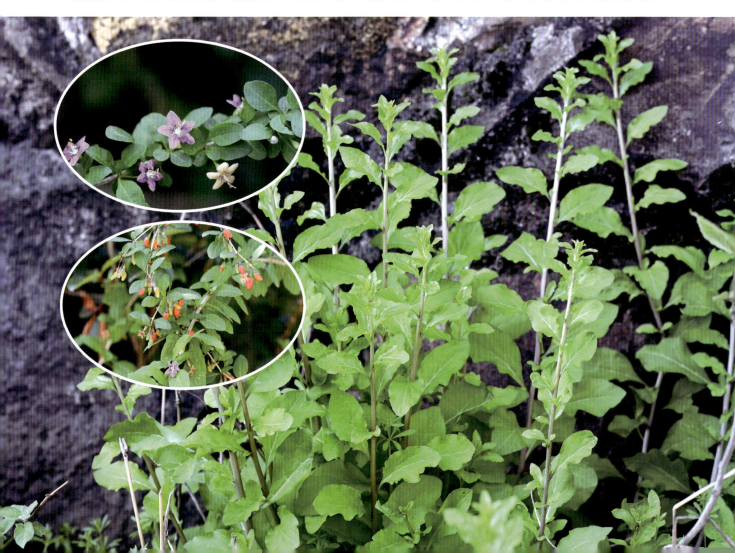

214 少花龙葵 *Solanum americanum* Mill.

茄科 Solanaceae　　茄属 *Solanum*　　地方名　野蕃椒

形态特征： 一年生纤弱草本，高 20 ~ 80 cm。茎无毛或近无毛。叶片薄，卵形至卵状长圆形，长 4 ~ 8 cm，宽 2 ~ 4 cm，先端渐尖，基部楔形下延至叶柄而成翅，全缘、波状或具粗齿；叶柄纤细，长 1 ~ 2 cm。花序近伞形，腋外生，纤细，具微柔毛，具 1 ~ 6 花；总花梗长 1 ~ 2 cm；花梗长 5 ~ 8 mm；花小，直径约 7 mm；花萼绿色，5 裂达中部，裂片卵形；花冠白色，5 裂，裂片卵状披针形；花丝极短，花药黄色，长圆形，长 1.5 mm，顶孔向内；子房近圆形，花柱纤细，长约 2 mm，柱头小，头状。浆果球状，直径约 5 mm，幼时为绿色，成熟后呈黑色，果期花萼强烈反折。种子近卵形，两侧压扁，直径 1 ~ 1.5 mm。花期为 5—9 月，果期为 7—11 月。

生境特征： 生于山坡林缘、溪畔灌草丛中和村庄附近、田边及路旁。

药用部分： 地上部分入药，中药名为龙葵。

采制加工： 夏、秋季采集，鲜用或晒干。

性味功效： 苦，寒；有小毒。清热解毒，散结，利尿，平喘，止痒。

主治应用： 用于咽喉肿痛，肋间神经痛，疔疮肿毒，高血压，水肿，小便不利，急性盆腔炎，慢性气管炎；外洗用于急性皮炎、外阴炎、脓包疮、湿疹瘙痒。

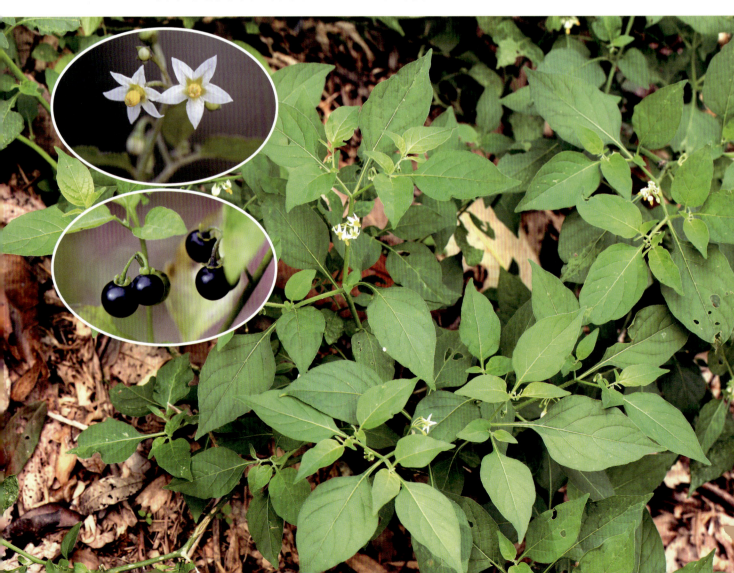

215 白英 *Solanum lyratum* Thunb.

茄科 Solanaceae　　茄属 *Solanum*　　地方名 毛尖（团）菜

形态特征：多年生草质藤本，长 0.5～1 m，茎及小枝均密被具节长柔毛。叶互生；叶片琴形或卵状披针形，长 2.5～8 cm，宽 1.5～6 cm，基部常 3～5 深裂，裂片全缘，两面均被白色发亮的长柔毛；叶柄长 0.5～3 cm，被具节长柔毛。聚伞花序顶生或腋外生，疏花；总花梗长 1～2.5 cm，被具节的长柔毛；花梗长 0.5～1 cm，无毛，顶端稍膨大，基部具关节；花萼杯状，长约 2 mm，无毛，5 浅裂，裂片先端钝圆；花冠蓝紫色或白色，长 5～8 mm，顶端 5 深裂，裂片椭圆状披针形，自基部向下反折；雄蕊 5，花丝极短，花药长圆形，长约 3 mm，顶孔向上；子房卵形，花柱丝状，长约 7 mm，柱头小，头状。浆果球形，直径 7～8 mm，具小宿萼，成熟时呈红色。种子近盘状，扁平，直径约 1.5 mm。花期为 7—8 月，果期为 10—11 月。

生境特征：生于山坡林下、溪边草丛或田边、路旁、村旁。

药用部分：全草入药，中药名为白毛藤。

采制加工：夏、秋季采集全草，晒干或鲜用。

性味功效：微苦，平。清热解毒，祛风利湿，消肿。

主治应用：用于风热感冒，发热，咳嗽，湿热黄疸，胆囊炎，风湿性关节炎，阴道炎，白带，痈肿。

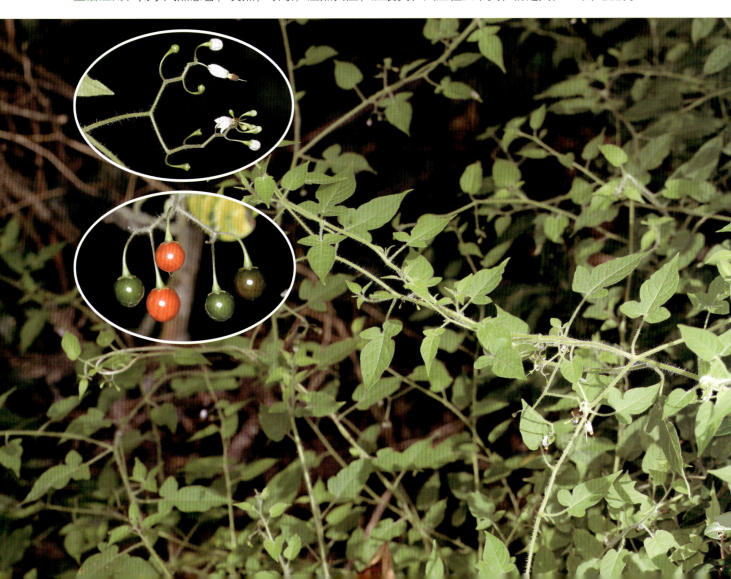

216 马蹄金 *Dichondra micrantha* Urb.

旋花科 Convolvulaceae　　马蹄金属 *Dichondra*　　地方名 螺厣草、黄疸草

形态特征：多年生匍匐小草本。茎细长，长 30～40 cm，被细柔毛，节上生根。叶片肾形至近圆心形，直径 0.4～2.2 cm，先端钝圆或微凹，基部深心形，全缘，上面近无毛，下面疏被毛；叶柄长 2～5 cm，被细柔毛。花单生于叶腋；花梗较叶柄短；萼片 5，倒卵状长椭圆形至匙形，长约 2 mm，外面及边缘被柔毛；花冠淡黄白色，宽钟状，较短至稍长于花萼，裂片 5，长圆状椭圆形，无毛；雄蕊着生于花冠裂片之间；子房被疏柔毛，花柱 2，柱头头状。蒴果近球形，直径约 1.5 mm，分果状，果皮薄壳质，疏被毛。种子 1～2 粒，扁球形，深褐色。花期为 4—5 月，果期为 7—8 月。

生境特征：生于山坡路边、石缝间或草地阴湿处。

药用部分：全草入药，中药名为荷包草。

采制加工：春、夏季拔取全草，理去杂草泥沙，晒干。

性味功效：辛，平。祛风利湿，清热解毒。

主治应用：用于湿热黄疸，肾炎水肿，扁桃体炎，慢性胆囊炎，乳痈，指头炎。

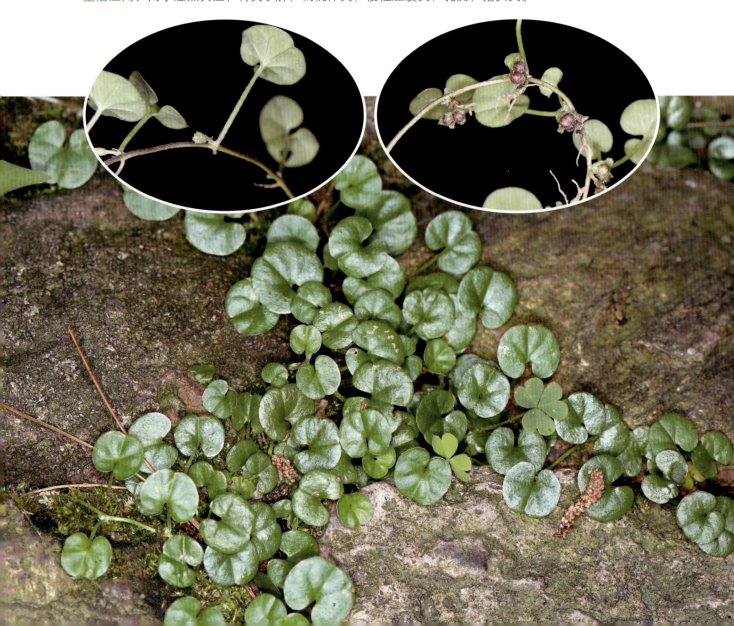

217　金灯藤　*Cuscuta japonica* Choisy

菟丝子科　Cuscutaceae　　菟丝子属　*Cuscuta*　　地方名　鬼寄

形态特征：一年生寄生草本。茎缠绕，肉质，较粗壮，直径1～2 mm，黄色，常带紫红色瘤状斑点，多分枝，无叶。花序穗状；花无梗或近无梗；苞片及小苞片鳞片状，卵圆形，长约1.5 mm；花萼碗状，长约2 mm，5深裂，裂片卵圆形，背面常具红紫色小瘤状斑点；花冠白色，钟形，长（3）4～5 mm，顶端5浅裂，裂片卵状三角形；雄蕊着生于花冠喉部裂片间，花药卵圆形；鳞片5，长圆形，边缘流苏状，着生于花冠筒基部；子房球形，平滑，2室，花柱合生为1，柱头2裂。蒴果卵圆形，长5～7 mm，于近基部周裂，花柱宿存。种子1粒，卵圆形，长2～2.5 mm，褐色。花、果期为8—10月。

生境特征：寄生于草本或灌木上。

药用部分：成熟的种子和全草入药。

采制加工：1. 种子：处暑前后，种子成熟时割取全茎，放竹簟上晒干后，击落种子，筛去杂屑。

2. 全草：大暑前后拉取接近开花的蔓茎，除去杂草，晒干。

性味功效：1. 种子：辛、甘，平。补肾固精，养肝明目。

2. 全草：辛、甘，平。补肝肾，安胎。

主治应用：1. 种子：用于肾虚阳痿，遗精，早泄，遗尿，小便频数，淋沥，目昏糊，腰酸，带下。

2. 全草：用于遗精，崩漏，带下，习惯性流产。

附　　注：同属植物南方菟丝子（*C. australis*）和菟丝子（*C. chinensis*）干燥成熟种子和全草入药，中药名分别为菟丝子和金丝草。本种在当地常作菟丝子入药。

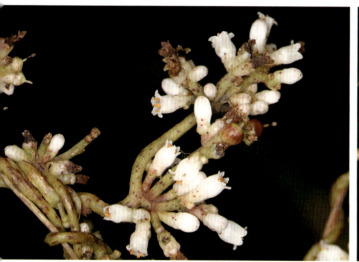
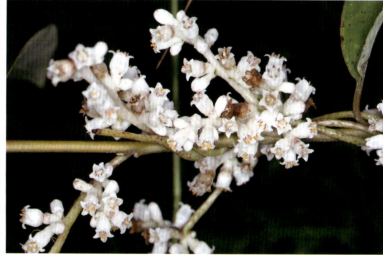
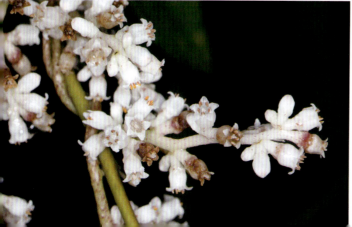
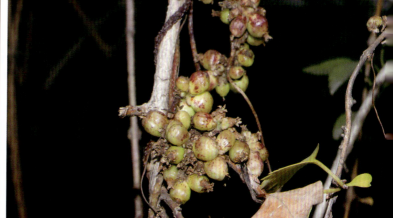

218　透骨草　*Phryma leptostachya* L. subsp. *asiatica* (H. Hara) Kitamura

马鞭草科　Verbenaceae　　透骨草属　*Phryma*

形态特征： 多年生草本。茎直立，高 30 ~ 80 cm，四棱形，节间于节上方常膨大，有倒生短柔毛。单叶对生；叶片卵形或卵状长圆形，长 5 ~ 10 cm，宽 4 ~ 7 cm，基部渐狭成翅，边缘具钝圆锯齿，两面脉上有短毛；具叶柄。总状花序顶生或腋生，细长；苞片和小苞片钻形；花疏生，具短柄，花蕾时直立，开放时平伸，果时下垂贴于花序轴上；花萼管状，显著 5 肋，上唇 3 齿，钻形、细长，顶端具钩，下唇 2 齿宿存，无芒；花冠管状，淡红色或白色，长约 5 mm，檐部二唇形，上唇直立，2 浅裂，下唇较大，3 浅裂；雄蕊 4，二强；花柱顶生，先端 2 浅裂。瘦果包于萼内，棒状。种子基生，种皮膜质，松弛，紧贴于果皮上。

生境特征： 生于沟谷阴湿林下或山坡林缘。

药用部分： 根及全草入药。中药名为马鞭透骨草。

采制加工： 夏、秋季采集，晒干或鲜用。

性味功效： 涩，凉。清热利湿，活血消肿。

主治应用： 用于黄水疮，疥疮，湿疹，跌打损伤。

附　　注： 本种与中药透骨草为同名异物，中药透骨草原植物为凤仙花（*Impatiens balsamina*）。

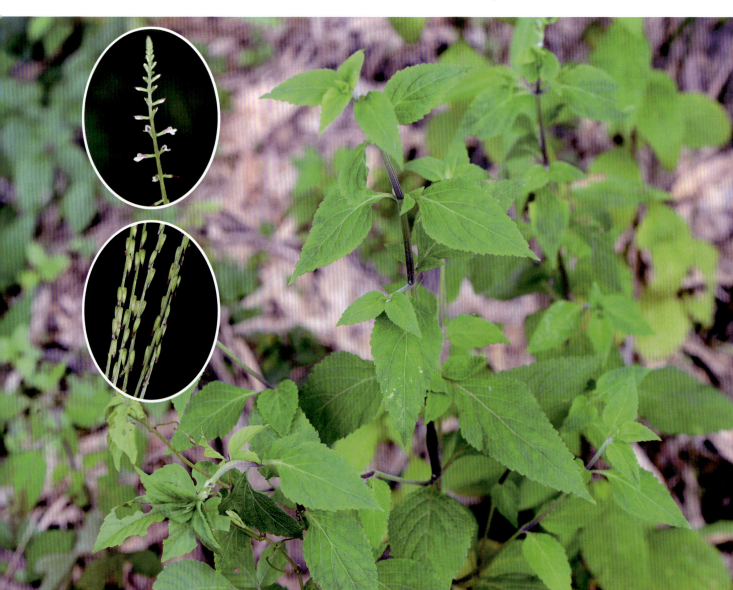

219　马鞭草　*Verbena officinalis* L.

马鞭草科　Verbenaceae　　　马鞭草属　*Verbena*　　　地方名　铁扫帚、苦荆芥

形态特征：多年生草本，高 30～120 cm。茎四方形，近基部可为圆形，节和棱上有硬毛。叶片卵圆形至长圆状披针形，长 2～8 cm，宽 1～5 cm；基生叶叶片边缘有粗锯齿和缺刻；茎生叶片 3 深裂或羽状深裂，裂片边缘有不整齐的锯齿，两面被硬毛，基部楔形下延于叶柄上。穗状花序顶生或生于茎上部叶腋，开花时伸长，长 10～25 cm；花小，初密集，果时疏离；苞片狭三角状披针形，稍短于花萼，与穗轴均具硬毛；花萼长约 2 mm，具硬毛，顶端有 5 齿；花冠淡紫红色至蓝色，长 4～8 mm，裂片 5。果实长圆形，长约 2 mm。花、果期为 4—10 月。

生境特征：生于山脚地边、路旁或村边荒地。

药用部分：地上部分入药。

采制加工：处暑前后，植物开花结籽时，割取地上部分，或连根拔起，去根晒干。

性味功效：苦，凉。活血散瘀，解毒，利水，退黄，截疟。

主治应用：用于癥瘕积聚，痛经经闭，月经不调，喉痹，痈肿，水肿，黄疸型肝炎，痢疾，疟疾，丝虫病，尿路感染，牙周炎；外治金疮出血，疔疮肿毒。

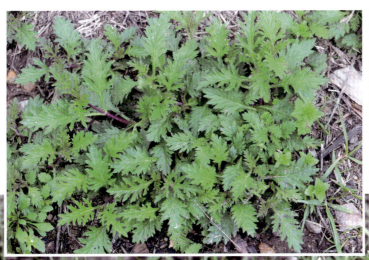
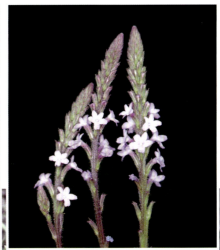
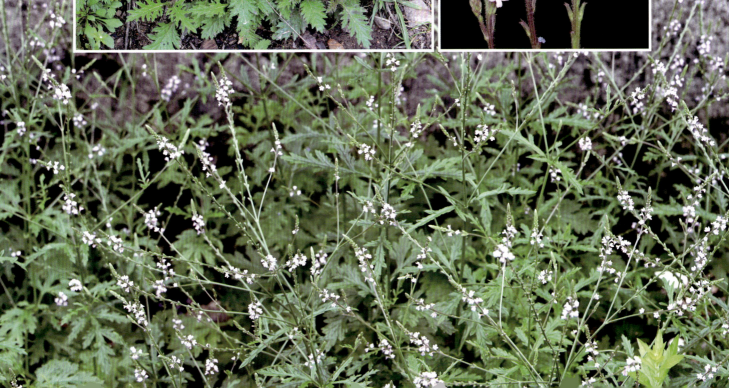

220 尖齿臭茉莉 *Clerodendrum lindleyi* Decne. ex Planch.

马鞭草科 Verbenaceae　　大青属 *Clerodendrum*　　地方名 臭芙蓉、臭牡丹

形态特征： 灌木，高约 1 m。幼枝有短柔毛。叶片纸质，宽卵形或卵形，长 7 ~ 15 cm，宽 6 ~ 12 cm，先端急尖，基部浅心形，边缘具不规则锯齿或小齿，两面有短柔毛，脉上较密，基部脉腋有数个盘状腺体；叶柄长 4 ~ 10 cm，被短柔毛。顶生聚伞花序密集成头状；苞片叶状，披针形，长 2.5 ~ 4 cm，常宿存；花萼钟形，被柔毛和少数盘状腺体，裂片披针形或线状披针形，长 4 ~ 7 cm；花冠紫红色或淡红色，花冠筒长 2 ~ 3 cm，裂片倒卵形，长 5 ~ 7 mm；雄蕊与花柱均伸出花冠外。核果近球形，直径约 6 mm，成熟时呈蓝黑色。花期为 6—7 月，果期为 9—11 月。

生境特征： 生于或栽培于山坡路边或村落、房舍旁。

药用部分： 根、茎或全草入药，中药名为过墙风。

采制加工： 根秋季采挖，叶夏季采集，全草全年可采，鲜用或晒干。

性味功效： 苦、辛，平。清热解毒，祛风除湿，消肿止痛。

主治应用： 用于肺脓疡，荨麻疹，痢疾，风湿痹痛，高血压，痈肿疮疖。

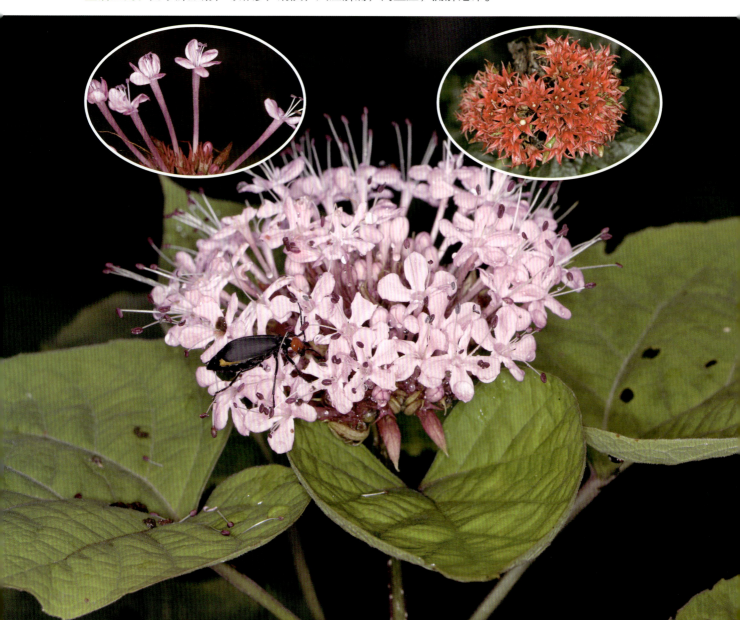

221 大青 *Clerodendrum cyrtophyllum* Turcz.

马鞭草科 Verbenaceae　　大青属 *Clerodendrum*　　地方名 空心菜、菜丰柿

形态特征： 灌木或小乔木，高 1 ～ 6 m。枝黄褐色，被短柔毛，髓白色，充实。叶片纸质，有臭味，椭圆形、卵状椭圆形或长圆状披针形，长 8 ～ 20 cm，宽 3 ～ 8 cm，先端渐尖或急尖，基部圆形或宽楔形，全缘，但萌枝上的叶片常有锯齿，两面沿脉疏生短柔毛，侧脉 6 ～ 10 对；叶柄长 2 ～ 6 cm。伞房状聚伞花序，生于枝顶或近枝顶叶腋；花序梗纤细，常略呈披散状下垂；苞片线形，长 3 ～ 5 mm；花萼杯状，外面被黄褐色短柔毛，长 3 ～ 4 mm，顶端 5 裂；花冠白色，花冠筒长约 1 cm，裂片卵形，长约 5 mm；雄蕊和花柱均伸出花冠外；柱头 2 浅裂。果实球形至倒卵形，直径约 8 mm，成熟时呈蓝紫色。花、果期为 7—12 月。

生境特征： 生于丘陵、山地林下或溪谷边。

药用部分： 根或叶入药。

采制加工： 根全年可采，洗净，切片，晒干；叶夏、秋季采集，洗净，阴干或鲜用。

性味功效： 微苦，寒。清热，凉血，解毒。

主治应用： 用于流感、流行性腮腺炎、麻疹、肺炎、急性咽喉炎、扁桃体炎、急性黄疸型肝炎，痢疾，肠炎，痈肿，丹毒，偏头痛或神经性头痛，骨蒸劳热，痱子。

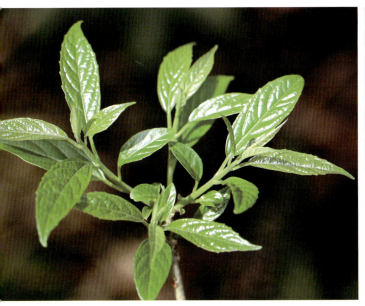
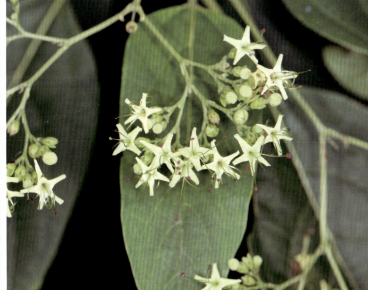
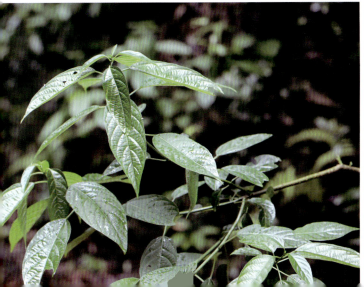
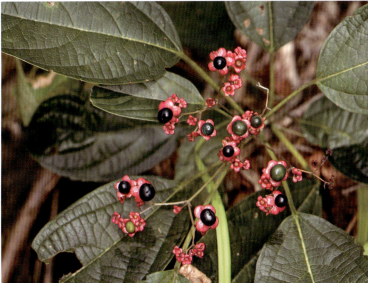

222　豆腐柴（腐婢）　*Premna microphylla* Turcz.

马鞭草科　Verbenaceae　　　豆腐柴属　*Premna*　　　地方名　豆腐柴、古楮饭、麻糍柴

形态特征： 落叶灌木。幼枝有柔毛，老枝变无毛。叶片纸质，揉之成团有气味，卵状披针形、椭圆形或卵形，长 4～11 cm，宽 1.5～5 cm，先端急尖或渐尖，基部楔形下延，边缘有疏锯齿至全缘，两面无毛至有短柔毛；叶柄长 0.2～1.5 cm。聚伞花序组成顶生塔状圆锥花序，近无毛；花萼杯状，长 1.5 mm，果时略增大，5 浅裂，裂片边缘有睫毛；花冠淡黄色，长 5～8 mm，外面有短柔毛和腺点，顶端 4 浅裂，略呈二唇形；雄蕊内藏。核果倒卵形至近球形，幼时呈绿色，成熟时呈紫黑色。花期为 5—6 月，果期为 8—10 月。

生境特征： 生于山坡路边、山谷溪旁或林缘灌木丛中。

药用部分： 根或叶入药，中药名为腐婢。

采制加工： 全年可采，鲜用或晒干。

性味功效： 苦、涩，寒。清热解毒，收敛止血，祛风湿。

主治应用： 用于阑尾炎，腹泻，痢疾，无名肿毒，水火烫伤，外伤出血，风湿痹痛，风火牙痛，毒蛇咬伤，解雷公藤中毒。

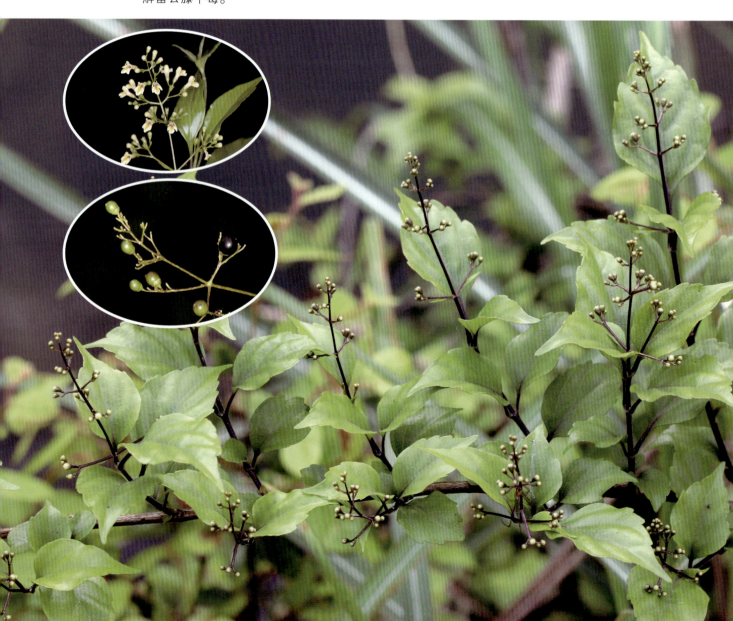

223 金疮小草 *Ajuga decumbens* Thunb.

唇形科 Lamiaceae **筋骨草属** *Ajuga* **地方名** 苦草

形态特征：一年生或二年生草本，全株被白色长柔毛，具匍匐茎。叶基生和茎生，基生叶花期为常存在，较茎生叶长而大，柄具狭翅；叶片薄纸质，匙形或倒卵状披针形，长 3～7 cm，宽 1～3 cm，先端钝或圆形，基部渐狭，下延，边缘具不整齐的波状圆齿或近全缘。轮伞花序多花，于茎中上部排列成长 5～12 cm 的间断假穗状花序；花萼漏斗状，长约 4.5 mm，萼齿 5，近相等；花冠白色，有时略带紫色，花冠筒基部略膨大成囊状，外面被疏柔毛，内面近基部有毛环，冠檐假单唇形，上唇短，直立，顶端微缺，下唇 3 裂；雄蕊 4。小坚果倒卵状三棱形，背部具网状皱纹。花、果期为 3—6 月。

生境特征：生于溪边、林缘、农地边或栽培于房前屋后。

药用部分：全草入药，中药名为筋骨草。

采制加工：全年可采，以春、夏季花开时拔取为佳，洗净，晒干或鲜用。

性味功效：苦，寒。清热解毒，凉血平肝，止咳化痰，利咽喉，止血消肿。

主治应用：用于上呼吸道感染，咽喉肿痛，肺炎，肺脓疡，过敏性紫癜，高血压，肝炎，阑尾炎，乳腺炎，急性眼结膜炎，急性肾盂肾炎，膀胱炎；外治跌打损伤，外伤出血，疖肿疮痈，皮肤化脓性感染，烫伤，毒蛇咬伤。

附　　注：同属植物紫背金盘（*A. nipponensis*）与本种形态和功效基本相同，作本种入药。

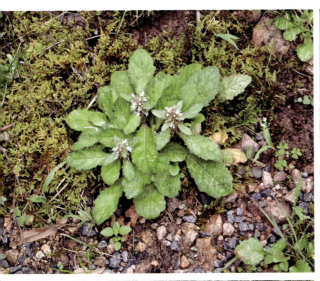
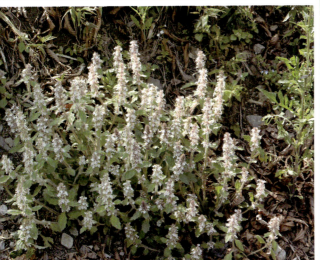
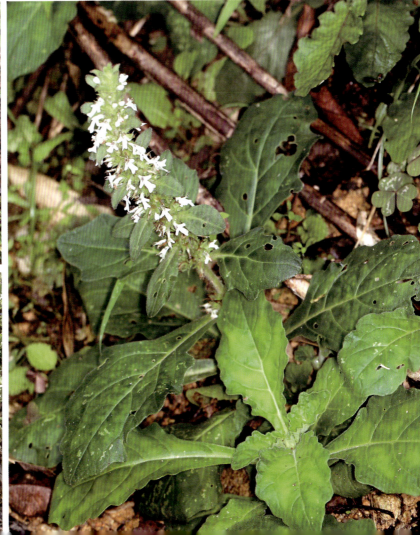

224　韩信草（印度黄芩）　*Scutellaria indica* L.

唇形科　Lamiaceae　　黄芩属　*Scutellaria*

形态特征：多年生草本，高 10 ~ 40 cm，全株被白色柔毛。茎常带暗紫色。叶片卵圆形或肾圆形，长 2 ~ 4.5 cm，宽 1.5 ~ 3.5 cm，先端圆钝，基部圆形、浅心形至心形，边缘有整齐圆锯齿，两面被毛，下面常带紫红色；叶柄长 0.5 ~ 2.5 cm。花对生，排列成长 3 ~ 8 cm 的顶生总状花序，常偏向一侧；花萼长约 2.5 mm，果时长可达 4 mm；花冠蓝紫色、淡紫红色或紫白色，长 1.5 ~ 2 cm，外面疏被微柔毛，花冠筒前方基部膝曲，上唇先端微凹，下唇中裂片具深紫色斑点。小坚果卵形，具小瘤状突起。花期为 4—5 月，果期为 5—9 月。

生境特征：生于山坡疏林下、山脊灌草丛或谷地草丛。

药用部分：全草入药。

采制加工：夏、秋季及冬初采集，洗净，晒干或鲜用。

性味功效：辛、微苦，平。清热解毒，活血止血，散瘀消肿。

主治应用：用于疔疮痈疽，咽喉肿痛，胸胁闷痛，牙痛，无名肿毒，毒蛇咬伤，跌打损伤，便血，吐血，带下。

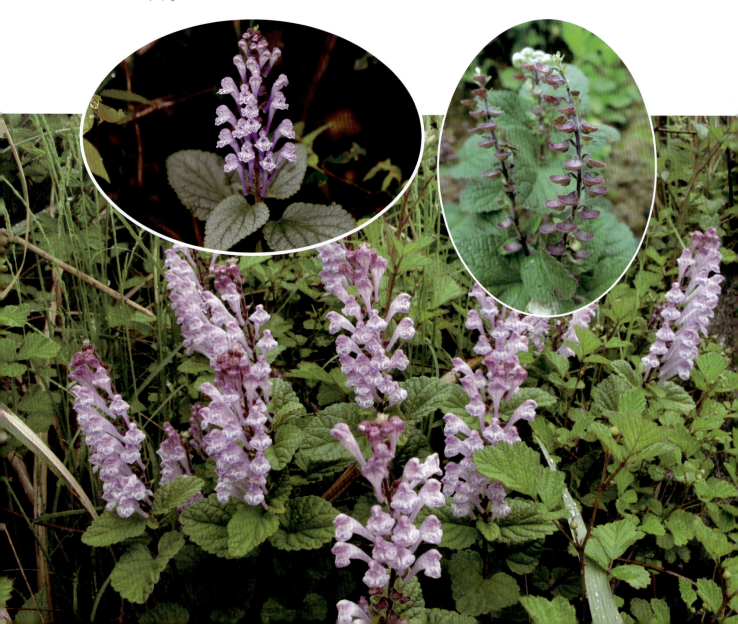

225　半枝莲　*Scutellaria barbata* D. Don

唇形科　Lamiaceae　　黄芩属　*Scutellaria*

形态特征：多年生草本，高 15 ~ 30 cm。茎无毛。叶片狭卵形或卵状披针形，有时披针形，长 1 ~ 3 cm，宽 0.5 ~ 1.5 cm，先端急尖或稍钝，基部宽楔形或近截形，边缘有浅牙齿，两面沿脉疏被紧贴的小毛或近无毛。花对生，偏向一侧，排列成长 4 ~ 10 cm 的顶生或腋生总状花序；花梗长 1 ~ 2 mm，有微柔毛；花萼长约 2 mm，果时长可达 4.5 mm，外面沿脉有微柔毛；花冠蓝紫色，长 1 ~ 1.4 cm，外被短柔毛，花冠筒基部囊状增大。小坚果褐色，扁球形，直径约 1 mm，具小疣状突起。花期为 4—5 月，果期为 6—8 月。

生境特征：生于水田边、溪边或湿润草地上。

药用部分：全草入药。

采制加工：夏、秋季茎叶茂盛时拔取全草，清除泥沙，晒干。

性味功效：辛、苦，寒。清热解毒，利尿消肿，化瘀。

主治应用：用于咽喉肿痛，肺脓疡，黄疸型肝炎，肝硬化腹水，肾炎水肿，痈疖肿毒，跌打伤痛，毒蛇咬伤。

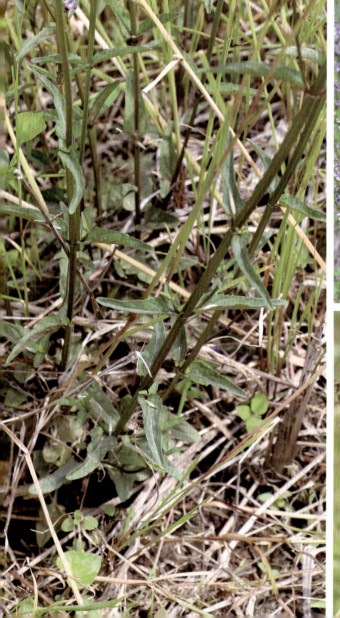
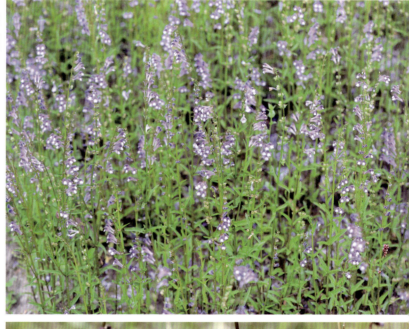
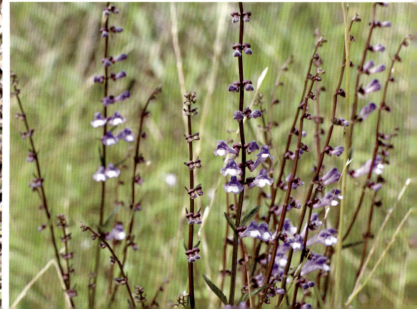

226 藿香 *Agastache rugosa* (Fisch. et C.A. Mey.) Kuntze

唇形科 Lamiaceae　　藿香属 *Agastache*　　地方名 香苏

形态特征：多年生直立草本，全株有强烈香味，高 0.4～1.2 m。茎被细短毛或近无毛。叶片心状卵形或长圆状披针形，长 3～10 cm，宽 1.5～6 cm，先端尾状渐尖，基部心形，边缘具粗齿，上面近无毛，下面脉上有柔毛，密生凹陷腺点；叶柄长 0.7～2.5 cm。轮伞花序具多花，密集成顶生的穗状花序，长 3～8 cm；花萼长约 6 mm，被黄色小腺点及具腺微柔毛，有明显 15 脉，萼齿三角状披针形；花冠淡紫红色或淡红色，偶白色，长约 8 mm，花冠筒稍伸出于花萼；雄蕊均伸出花冠外。小坚果卵状长圆形，长约 2 mm，顶端有毛。花期为 6—9 月，果期为 9—11 月。

生境特征：栽培于房前屋后或农地边。

药用部分：地上部分入药，中药名为土藿香。

采制加工：大暑前后，植株尚未开花时，择晴天割取全草，薄摊晒至日落后，收进堆叠过夜，次日再晒，也于日落后收进，次晨理齐捆扎包紧，以免走失香气。

性味功效：辛，微温。解暑发表，和中化湿，止呕。

主治应用：用于夏季感冒，暑湿头痛，湿阻胸闷，呕吐痛泻。

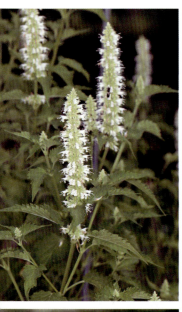
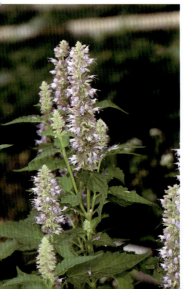
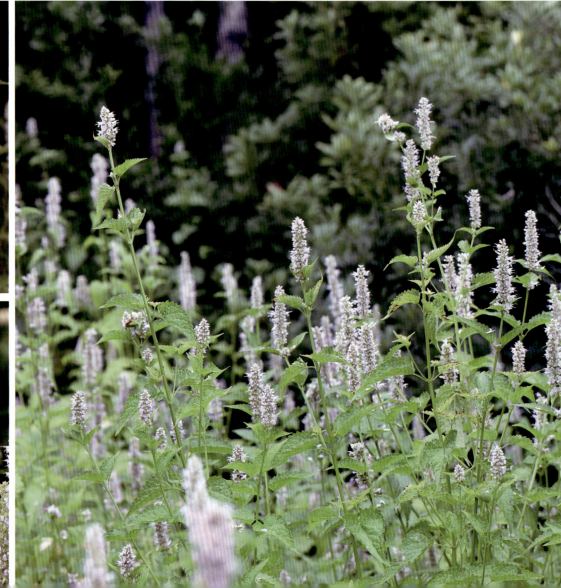

227　活血丹　*Glechoma longituba* (Nakai) Kupr.

唇形科 Lamiaceae　　**活血丹属** *Glechoma*　　**地方名** 金钱薄荷

形态特征： 多年生草本。茎匍匐，长达 50 cm，逐节生根，花枝上升，高 10～20 cm，幼嫩部分被疏长柔毛，后变无毛。叶片心形或近肾形，长 1～3 cm，宽 1～4 cm，两面有毛或近无毛。轮伞花序常具 2 朵花，稀具 4～6 朵花；花萼管状，长 8～10 mm，外面被长柔毛，萼齿 5，先端芒状，边缘具缘毛；花冠淡蓝、蓝色至紫色，花冠筒直立，先端膨大成钟形，有长筒和短筒两型，长的达 2 cm，短的约 1.2 cm，冠檐二唇形，下唇具深色斑点；雄蕊 4，内藏，无毛，花药 2 室，略叉开。小坚果长圆状卵形，顶端圆，基部略呈三棱形。花期为 3—5 月，果期为 5—6 月。

生境特征： 生于林缘、疏林下、草地中、田边等阴湿处。

药用部分： 地上部分入药，中药名为连钱草。

采制加工： 夏、秋季拔取全草，除净杂质，晒干，或洗净鲜用。

性味功效： 辛、微苦，微寒。清热解毒，排石通淋，散瘀消肿。

主治应用： 用于黄疸型肝炎，腮腺炎，胆囊炎，胆石症，疳积，热淋，石淋，溃疡病，多发性脓疡，乳儿湿疹，疮痈肿痛，跌打损伤。

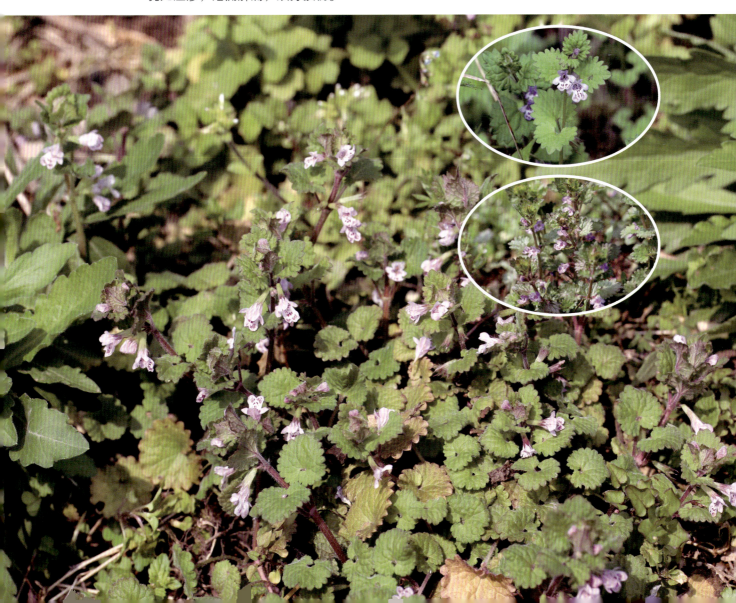

228　夏枯草　*Prunella vulgaris* L.

唇形科　Lamiaceae　**夏枯草属**　*Prunella*

形态特征：多年生草本，高 15～40 cm。茎常带紫红色，被稀疏的糙毛或近无毛。叶片卵状长圆形或卵形，长 1.5～5 cm，宽 1～2.5 cm，先端钝，基部圆形、截形至宽楔形，下延至叶柄成狭翅，边缘具不明显的波状齿或近全缘，上面具短硬毛或近无毛，下面近无毛。轮伞花序密集成顶生长 2～4.5 cm 的穗状花序，整体轮廓呈圆筒状，每一轮伞花序下承以苞片；苞片宽心形，先端锐尖或尾尖，背面和边缘有毛；花萼管状钟形，长 8～10 mm，檐部二唇形；花冠呈紫色、蓝紫色、红紫色或白色，长 13～18 mm。小坚果长圆状卵形，黄褐色，长约 1.8 mm。花期为 5—6 月，果期为 6—8 月。

生境特征：生于荒坡、草地、溪边及路旁等阴湿处。

药用部分：带果的花穗入药。

采制加工：夏至前后，花初凋、呈棕红色时摘取花穗，晒干。

性味功效：苦、辛，寒。清肝泻火，明目，散结消肿。

主治应用：用于高血压，肝热头痛头晕，瘰疬，瘿瘤，乳痈，乳癖，乳房胀痛，赤肿痛，目珠夜痛。

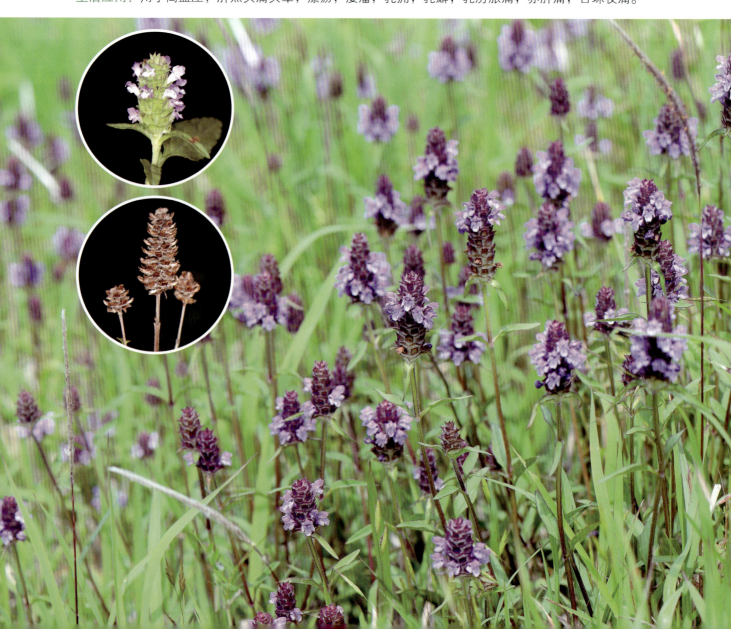

229 益母草 *Leonurus japonicus* Houtt.

唇形科 Lamiaceae　　**益母草属** *Leonurus*　　**地方名** 茵草

形态特征： 一年生或二年生草本。茎直立，高 0.3 ~ 1.2 m，有倒向糙伏毛，在节及棱上尤为密集。叶片轮廓变化很大，基生叶圆心形，直径 4 ~ 9 cm，边缘 5 ~ 9 浅裂，每裂片有 2 ~ 3 钝齿；茎下部叶为卵形，掌状 3 裂，中裂片长圆状菱形至卵形，长 2 ~ 6 cm，宽 1 ~ 4 cm，裂片上再分裂；茎中部叶为菱形，较小，通常分裂成 3 个长圆状条形的裂片；最上部的苞叶条形或条状披针形，全缘或具稀少牙齿。轮伞花序具 8 ~ 15 朵花，腋生，多数远离而组成长穗状花序；小苞片刺状；花萼管状钟形，长 6 ~ 8 mm；花冠粉红色、淡紫红色或白色，长 1 ~ 1.2 cm。小坚果长圆状三棱形，淡褐色，长约 2 mm。花、果期为 5—10 月。

生境特征： 生于向阳路边荒地、田头地角及山脚草丛。

药用部分： 地上部分入药，中药名为益母草；成熟的果实入药，中药名为茺蔚子。

采制加工： 1. 益母草：夏至后，植株茎叶茂盛、花未开或初开花时，割取全草，晒干或鲜用。

2. 茺蔚子：立秋后，植株果实成熟时，割取全草，放竹篓上晒干后，以棒敲击，使果实脱落，簸扬去杂屑，再晒干。

性味功效： 1. 益母草：苦、辛，微寒。活血调经，祛瘀生新，清热解毒，利尿消肿。

2. 茺蔚子：辛、苦，微寒。活血调经，清肝明目。

主治应用： 1. 益母草：用于月经不调，痛经经闭，产后瘀滞腹痛，恶露不尽，尿血，疮疡肿毒，急性肾炎浮肿尿少。

2. 茺蔚子：用于月经不调，痛经闭经，眩晕，高血压，目赤肿痛，目生翳障。

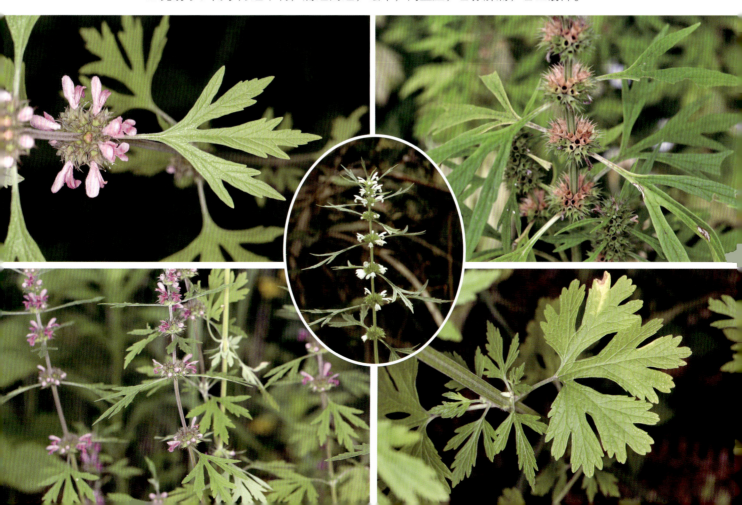

230　水苏　*Stachys japonica* Miq.

唇形科　Lamiaceae　　**水苏属**　*Stachys*

形态特征：多年生草本，高20~80 cm。茎直立，在棱及节上被小刚毛，其余无毛。叶片长圆状披针形，长3~10 cm，宽1~2.5 cm，先端微急尖，基部圆形至微心形，边缘具圆齿状锯齿，两面无毛；叶柄明显，长3~17 mm，向上渐短。轮伞花序具6~8花，下部者远离，上部者密集成长4~13 cm的穗状花序；花萼钟形，连齿长约7 mm，外面被具腺微柔毛，萼齿5，等大，三角状披针形，先端具刺尖，边缘具缘毛；花冠粉红色或淡红紫色，长约1.2 cm，花冠筒几乎不超出花萼。小坚果卵球状，棕褐色，无毛。花期为4—6月，果期为5—7月。

生境特征：生于溪边、田边及山谷阴湿处。

药用部分：根茎或全草入药。

采制加工：根茎小暑后立冬前采挖，鲜用；全草夏、秋季采集，鲜用或晒干。

性味功效：微甘，凉。清热解毒，利咽消肿，祛痰止咳。

主治应用：用于咽喉炎，扁桃体炎，咳嗽失音，百日咳，疔疮，带状疱疹。

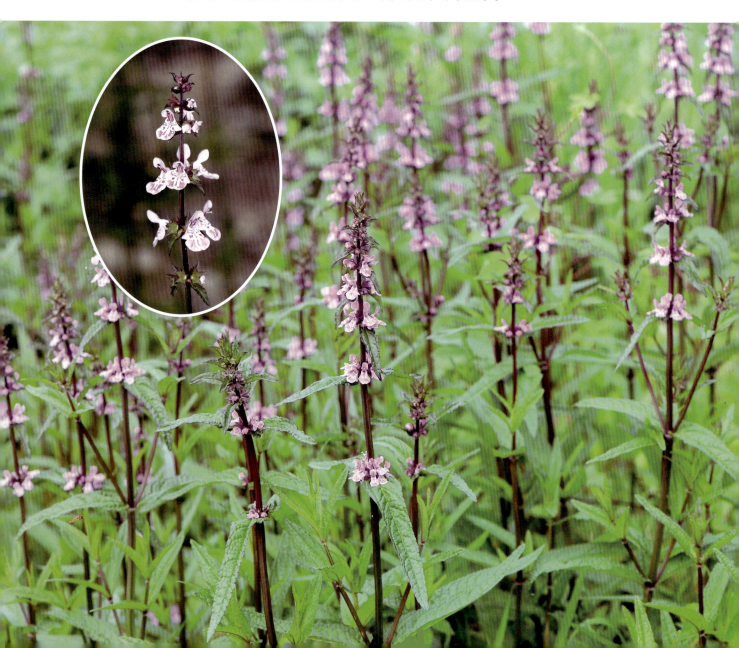

231 鼠尾草 *Salvia japonica* Thunb.

唇形科 Lamiaceae　　**鼠尾草属** *Salvia*　　**地方名** 坑苏

形态特征：多年生草本，高30～60 cm。茎沿棱疏被长柔毛。茎下部叶常为二回羽状复叶，具长柄；茎上部叶为一回羽状复叶或三出羽状复叶，具短柄，顶生小叶片菱形或披针形，长可达9 cm，宽可达3.5 cm，先端渐尖，基部长楔形，边缘具钝锯齿，两面疏被柔毛或近无毛，侧生小叶较小，基部偏斜，近圆形。轮伞花序具2～6花，组成顶生的总状或圆锥花序，花序轴密被具腺和无腺柔毛；花萼管形，长4～6.5 mm，外面疏被具腺柔毛或无腺小刚毛，内面喉部有白色毛环；花冠为淡红紫色至淡蓝色，稀白色，长约12 mm，外面被长柔毛；能育雄蕊外伸，药隔长约6 mm，关节处有毛，2下臂分离。小坚果椭圆形，无毛。花期为6—8月，果期为8—10月。

生境特征：生于山坡或沟边的林下、灌草丛中。

药用部分：地上部分入药，中药名为石见穿。

采制加工：夏至至大暑间，当植株初开花时拔取全草，除去根，洗净，晒干。

性味功能：苦、辛，微寒。清热利湿，活血调经，解毒消肿，止痛。

主治应用：用于黄疸，肝炎，乳腺炎，脘胁胀痛，赤白下痢，脓血不止，湿热带下，月经不调，痛经，疮疡肿毒，跌打损伤。

附　　注：中药石见穿的来源植物还包括华鼠尾草（*S. chinensis*）。

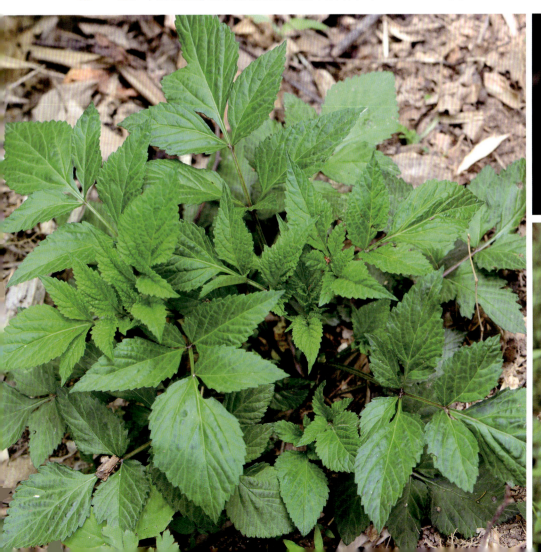

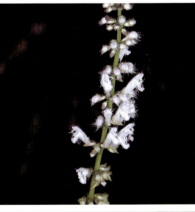

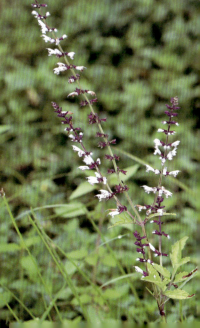

232　蔓茎鼠尾草（佛光草）　*Salvia substolonifera* E. Peter

唇形科　Lamiaceae　　　鼠尾草属　*Salvia*　　　地方名　月分草

形态特征：一年生草本。茎高 10～30 cm，具匍匐枝，被短柔毛或微柔毛。叶基生和茎生，基生叶大多数为单叶，茎生叶为单叶、三出羽状复叶或 3 裂；单叶叶片卵圆形，长 1～3 cm，宽 0.8～2 cm，先端圆形，基部截形或圆形，边缘具圆齿，两面近无毛；在三出羽状复叶或 3 裂叶中，顶生的明显较大；叶柄长 0.6～3.5 cm，被微柔毛。轮伞花序具 2～8 花，组成长 2～12 cm 的顶生或腋生总状花序，偶为圆锥花序；花萼钟形，长 3～4 mm，果时增大，外面被微柔毛及腺点；花冠淡红色或淡紫色，偶白色，长 5～7 mm；能育雄蕊不外伸，药隔短小，上下臂等长，2 下臂分离。小坚果卵圆形，淡褐色，顶端圆形，腹面具棱，无毛。花期为 4—5 月，果期为 5—6 月。

生境特征：栽培于房前屋后。

药用部分：全草入药，中药名为湖广草。

采制加工：春、夏、秋季采集，晒干或鲜用，以鲜用为佳。

性味功效：辛、微苦，平。清热利湿，调经止血，益肾平喘。

主治应用：用于痰多气喘，肺热咯血，肾虚腰酸，小便频数，带下，月经过多。

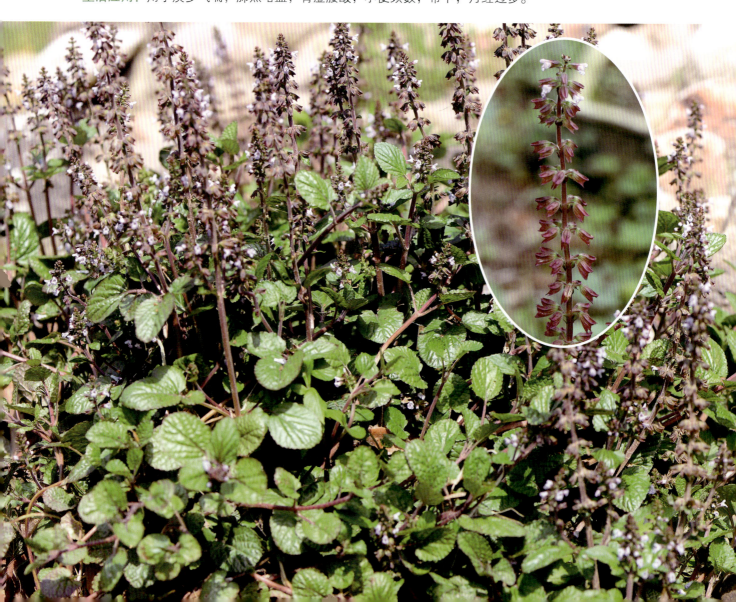

233　薄荷　*Mentha canadensis* L.

唇形科　Lamiaceae　　薄荷属　*Mentha*

形态特征：多年生草本，高 30 ~ 90 cm。茎直立或基部平卧，多分枝，上部被倒向微柔毛，下部仅沿棱上被微柔毛。叶片长圆状披针形、卵状披针形或披针形，长 3 ~ 5 cm，宽 0.8 ~ 3 cm，边缘在基部以上疏生粗大的牙齿状锯齿，两面疏被微柔毛或背面脉上有毛和腺点。轮伞花序腋生，轮廓球形；花萼管状钟形，长约 2.5 mm，外被微柔毛及腺点，内面无毛，萼齿 5；花冠白色、淡红色或青紫色，长约 4.5 mm，外面略被微柔毛，冠檐 4 裂，上裂片先端 2 裂，较大，其余 3 裂片近等大，长圆形，先端钝；雄蕊 4，前对较长，均伸出花冠外。小坚果卵形，黄褐色，具小腺窝。花、果期为 8—11 月。

生境特征：栽培于房前屋后。

药用部分：地上部分入药。

采制加工：栽培品可分两次收割，第一次在小暑前后收割，叫"头刀"；第二次在寒露前后收割，叫"二刀"。收割时都要选择晴天的早晨分批进行，当天晒干或晒至半干后，扎成小把再晒干，或阴干。

性味功效：辛，凉。疏散风热，清利头目，利咽，透疹，疏肝行气。

主治应用：用于风热感冒，风温初起，头痛，目赤，口疮，咽喉肿痛，胸胁胀闷，风疹，麻疹透发不畅，皮肤瘙疹。

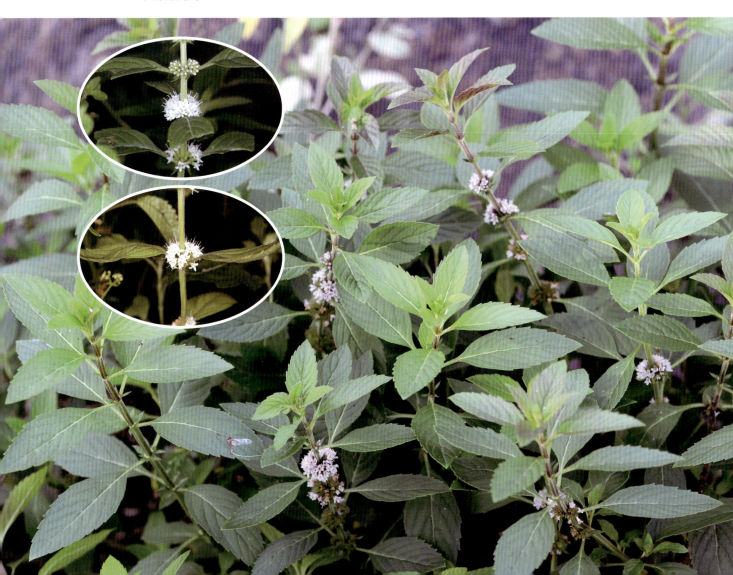

234 紫苏 *Perilla frutescens* (L.) Britton

唇形科 Lamiaceae　　**紫苏属** *Perilla*　　**地方名** 苏叶、苏管

形态特征：一年生直立草本，高 0.5～1 m。茎密被长柔毛。叶片宽卵形或近圆形，长 4～20 cm，宽 3～15 cm，先端急尖或尾尖，基部圆形或阔楔形，边缘有粗锯齿，两面绿色、紫色或仅下面紫色，上面疏被柔毛，下面被贴生柔毛；叶柄长 2.5～12 cm，密被长柔毛。轮伞花序具 2 花，密被长柔毛，组成长 2～15 cm 偏向一侧的顶生及腋生总状花序；花萼钟形，长约 3 mm，果时增大，长达 11 mm，外面被长柔毛，并夹有黄色腺点；花冠白色至紫红色，长 3～4 mm，外面略被微柔毛；雄蕊 4，几乎不伸出，前对稍长。小坚果近球形，灰褐色，具网纹，直径约 1.5 mm。花期为 8—10 月，果期为 9—11 月。

生境特征：生于或栽培于路边荒地中、低山疏林下、田头地角及房前屋后。

药用部分：茎入药，中药名为紫苏梗；叶（或带嫩枝）入药，中药名为紫苏叶；成熟的果实入药，中药名为紫苏子。

采制加工：1. 紫苏梗：收获紫苏子的同时，将粗大茎梗拔来，斩去根，剪去叶片、叉枝细梢后，趁鲜斜切成薄片，晒干。

2. 紫苏叶：大暑前后，植株茂盛未开花前，摘取叶和嫩梢，晒至日落 2 小时后收进，堆置过夜，次日晒干。

3. 紫苏子：霜降前后果实成熟宿萼未开裂时，用畚箕接在植株上部，棒打，使果实落入畚箕中，簸除杂质，晒干。

性味功效：1. 紫苏梗：辛，温。理气宽胸，止痛，解郁安胎。

2. 紫苏叶：辛，温。解表散寒，行气和胃。

3. 紫苏子：辛，温。降气定喘，化痰止咳，利膈宽胸，润肠通便。

主治应用：1. 紫苏梗：用于胸膈痞闷，气滞腹胀，胃脘疼痛，嗳气，妊娠呕吐，胎动不安。

2. 紫苏叶：用于风寒感冒，咳嗽呕恶，妊娠呕吐，鼻塞头痛，鱼蟹中毒。

3. 紫苏子：用于痰壅气逆，咳嗽气喘，胸闷呕逆，肠燥便秘。

附　注：变种野紫苏（var. *purpurascens*）成熟果实和茎也作药用，中药名分别为浙紫苏子和浙紫苏梗。

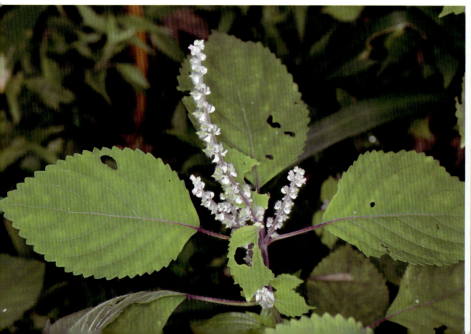
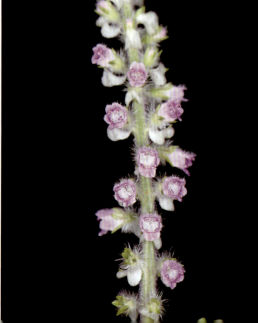

235　小花荠苎（小花石荠苎）　*Mosla cavaleriei* Lévl.

唇形科　Lamiaceae　　　石荠苎属　*Mosla*　　　地方名　土荆芥

形态特征：一年生草本，高 25～100 cm。茎被具节长柔毛。叶片卵形或卵状披针形，长 2～5 cm，宽 1～3 cm，先端急尖或渐尖，基部圆形至阔楔形，边缘具锯齿，两面被具节柔毛，下面散布凹陷小腺点。轮伞花序集成顶生总状花序，果时长可达 8 cm；苞片极小，卵状披针形，与花梗近等长或略长于花梗，疏被柔毛；花梗细而短，长约 1 mm，与花序轴被具节柔毛；花萼长约 1.3 mm，果时增大，可达 5 mm，外面疏被柔毛，略二唇形，上唇 3 齿极小，三角形，下唇 2 齿稍长于上唇，披针形；花冠紫色或粉红色，长约 2.5 mm，外被短柔毛。小坚果球形，黄褐色，直径约 1 mm，具疏网纹。花期为 8—10 月，果期为 10—11 月。

生境特征：生于路旁、山脚草丛中及山坡疏林下。

药用部分：全草入药，中药名为细叶七星剑。

采制加工：夏、秋季拔取全草，晒干或鲜用。

性味功效：辛，微温。发汗解暑，健脾利湿，止痒，解蛇毒。

主治应用：用于感冒，中暑，急性胃肠炎，消化不良，水肿；外治湿疹，疮疖肿毒，跌打肿痛，毒蛇咬伤。

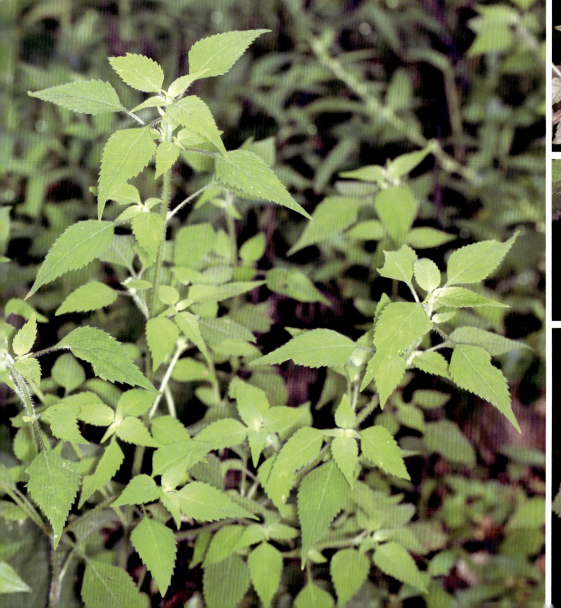
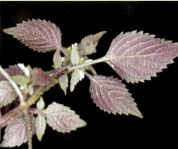
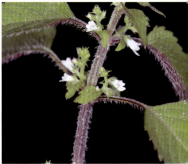
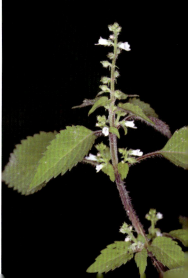

236 香薷 *Elsholtzia ciliata* (Thunb.) Hyl.

唇形科 Lamiaceae　　香薷属 *Elsholtzia*　　地方名 飞天蜈蚣

形态特征：一年生直立草本，高 25～45 cm。茎常呈麦秆黄色，老时变紫褐色，无毛或疏被柔毛。叶片卵状长圆形或椭圆状披针形，长 2～6 cm，宽 1～3 cm，先端渐尖，基部楔状下延成狭翅，边缘具锯齿，上面疏被小硬毛，下面仅沿脉上疏被小硬毛，散布腺点。轮伞花序密集成长 2～5 cm 偏向一侧的穗状花序；苞片宽卵圆形或扁圆形，先端具芒状突尖，背面近无毛，疏布腺点，内面无毛，边缘具缘毛；花萼外面疏被柔毛，疏生腺点，内面无毛；花冠淡紫色，冠檐二唇形；花柱内藏。小坚果长圆形，棕黄色，光滑，长约 1 mm。花、果期为 10—11 月。

生境特征：生于山坡灌草丛中、林下、路边荒地或溪岸草丛中。

药用部分：地上部分入药。

采制加工：夏、秋季抽穗开花时割取地上部分，去净杂质，低温干燥或鲜用。

性味功效：辛，微温。发汗解表，解暑，和中化湿。

主治应用：用于暑湿感冒，恶寒发热，头痛无汗，腹痛吐泻，肾炎水肿；外治指头炎。

附　注：本种与中药香薷为同名异物，中药香薷来源植物为石香薷（*Mosla chinensis*），注意鉴别使用。

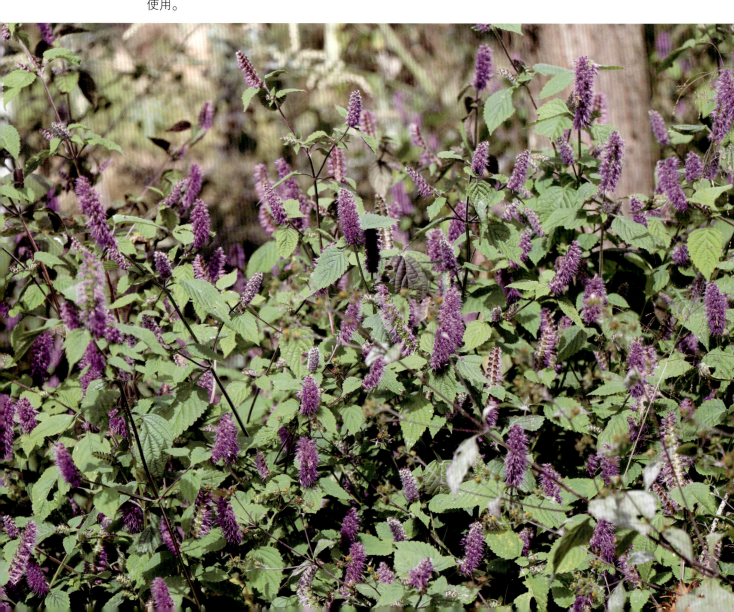

237 香茶菜 *Isodon amethystoides* (Benth.) H. Hara

唇形科 Lamiaceae　　香茶菜属 *Isodon*　　地方名　铁棱角

形态特征：多年生直立或倾斜草本。根状茎常肥大成疙瘩状。茎高 30 ~ 100 cm，密被倒向具节卷曲柔毛或短柔毛，在叶腋内常有不育的短枝，其上具较小型的叶。叶片卵状椭圆形、卵形至披针形，长 2.5 ~ 14 cm，宽 0.8 ~ 3.5 cm，先端渐尖或急尖，基部骤然收缩成楔形具狭翅的柄，边缘具圆齿，两面被毛或近无毛，下面被淡黄色小腺点；叶柄长 0.2 ~ 2.5 cm。聚伞花序具 3 至多花，分枝纤细而极叉开，组成顶生疏散的圆锥花序；花萼钟形，长约 2.5 mm，外面密被黄色腺点，萼齿 5，近相等；花冠白色或淡蓝紫色，长约 7 mm；雄蕊及花柱均内藏。小坚果卵形，黄栗色，有腺点，长约 2 mm。花期为 8—10 月，果期为 9—11 月。

生境特征：生于山地丘陵的沟谷林下或山坡灌草丛中。

药用部分：地上部分或根茎入药。

采制加工：夏、秋季开花时割取地上部分或秋后采挖根茎，除去杂质，鲜用或晒干。

性味功效：苦、微辛，凉。清热利湿，散瘀消肿，解毒。

主治应用：用于湿热黄疸，胃脘疼痛，闭经，乳痈，跌打损伤，筋骨酸痛，疔毒发背，疮疡肿痛，毒蛇咬伤。

附　　注：同属植物大萼香茶菜（*I. macrocalyx*）、线纹香茶菜（*I. lophanthoides*）等作本种入药。

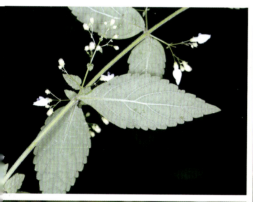
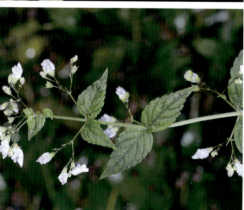
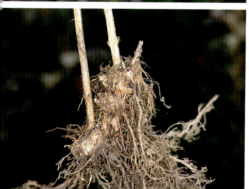
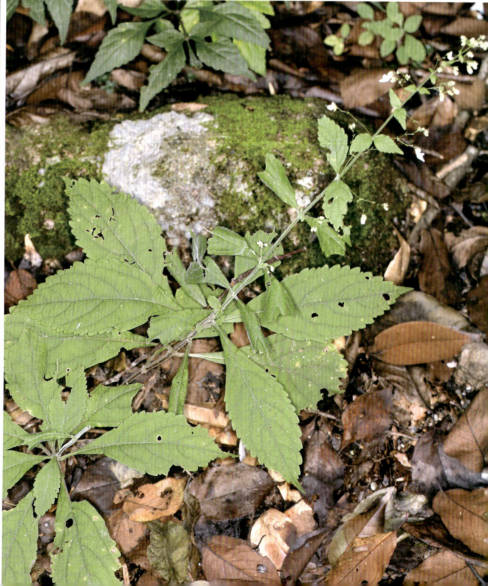

238 车前 *Plantago asiatica* L.

车前科 Plantaginaceae　　车前属 *Plantago*　　地方名　蛤蟆利嘘

形态特征：多年生草本。根状茎短而肥厚，须根多数。叶基生，呈莲座状；叶片纸质或薄纸质，卵形至宽卵形，长4～12 cm，宽4～9 cm，先端钝圆，全缘或有波状浅齿，基部宽楔形，两面疏生短柔毛，叶脉5～7；叶柄长达4 cm。花茎数条，高20～60 cm；穗状花序长20～30 cm；苞片狭卵状三角形或三角状披针形，长2～3 mm，长过于宽，龙骨突宽厚；花具短梗；花萼长2～3 mm，萼片先端钝圆或钝尖，龙骨突不延至顶端；花冠绿白色，裂片狭三角形，长约1.5 mm，向外反卷；雄蕊与花柱明显外伸，花药卵状椭圆形，长1～1.2 mm，新鲜时呈白色，干后呈淡褐色。蒴果卵状圆锥形，长3～4.5 mm，于基部上方盖裂。种子4～8粒，卵状或椭圆状多角形，长1.2～2 mm，黑褐色至黑色。花期为4—8月，果期为6—9月。

生境特征：生于圃地、荒地或路旁草地。

药用部分：成熟的种子入药，中药名为车前子；全草入药，中药名为车前草。

采制加工：1. 车前子：立秋后割取果穗，晒干，打下种子，簸去杂屑，晒干。

2. 车前草：夏、秋季采挖全草，除去须根，清除泥沙，晒干。

性味功效：1. 车前子：甘，寒。清热利尿通淋，渗湿止泻，明目，祛痰。

2. 车前草：甘，寒。清热利尿通淋，凉血止血，解毒，祛痰。

主治应用：1. 车前子：用于热淋涩痛，水肿胀满，暑湿泄泻，目赤肿痛，痰热咳嗽。

2. 车前草：用于小便不利，热淋涩痛，水肿尿少，暑湿泄泻，痢疾，湿热黄疸，痰热咳嗽，吐血，衄血，尿血；外治疮疖肿毒，外伤出血。

附　　注：同属植物大车前（*P. major*）的成熟种子和全草作药用，中药名分别为浙车前子和浙车前草，性味功用与本种基本相同。

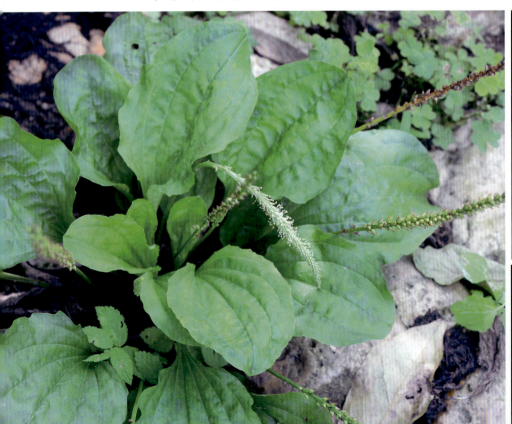
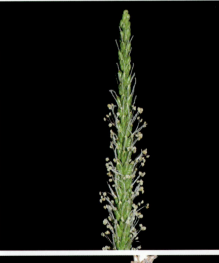
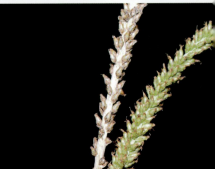

239 驳骨丹（白花醉鱼草） *Buddleja asiatica* Lour.

醉鱼草科 Buddlejaceae　　醉鱼草属 *Buddleja*　　地方名 白宿卜

形态特征：灌木，高 1 ~ 3 m。小枝近圆柱形，幼时被白色或浅黄色茸毛。叶对生；叶片纸质，披针形或狭披针形，长 5.5 ~ 12 cm，宽 0.7 ~ 2.5 cm，先端长渐尖，基部楔形，全缘或具小锯齿，上面无毛，下面有灰白色或浅黄色茸毛，中脉在上面略下凹，与侧脉在下面均突起；叶柄长 4 ~ 8 mm，有茸毛。花具芳香，排成长 6 ~ 11 cm 的穗状或圆锥花序，顶生或腋生，常下垂；小苞片线形；花梗极短；花萼钟形，长约 2 mm，4 裂，被毛；花冠白色，管状，花冠筒长 2 ~ 4 mm，外面疏生柔毛或无毛，4 裂，裂片近圆形；雄蕊 4，着生于花冠筒的中部；子房无毛，花柱短，柱头头状。蒴果卵状椭圆形，长约 5 mm。种子细小。花期为 1—10 月，果期为 3—12 月。

生境特征：生于溪沟边或村落旁灌草丛中。

药用部分：全株入药，中药名为白背枫。

采制加工：根全年可挖，切片，晒干或鲜用；枝及叶夏、秋季采集，晒干或鲜用。

性味功效：苦、辛，温；有小毒。祛风化湿，行气通络，杀虫。

主治应用：用于风湿痹痛，妇女产后头风痛，胃寒作痛，骨折，痢疾，丹毒，跌打损伤，虫积腹痛；外治阴囊湿疹，无名肿毒，皮肤湿痒。

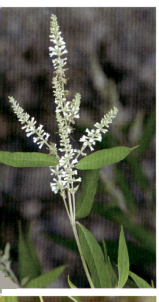
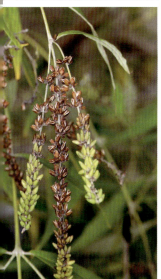
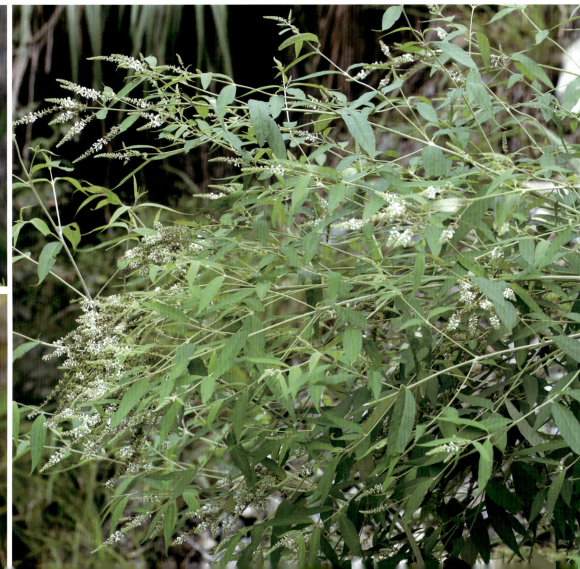

240　金钟花　*Forsythia viridissima* Lindl.

木犀科　Oleaceae　　连翘属　*Forsythia*　　地方名　水杨柳

形态特征： 落叶灌木，高可达 3 m。全株除花萼裂片外均无毛。小枝绿色或黄绿色，四棱形，节间具片状髓。单叶，叶片厚纸质，长圆形至披针形，长 3～7 cm，宽 1～2.5 cm，先端锐尖，基部楔形，通常上半部具锯齿，中脉和侧脉在上面凹入，下面突起；叶柄长 5～8 mm。1～3（4）花簇生于叶腋，先于叶开放或与叶同时开放；花梗长 3～7 mm；花萼 4 深裂，裂片长 2～4 mm，具睫毛；花冠黄色，稀白色，4 深裂，花冠筒长 4～6 mm，内面具橘黄色纵条纹，裂片卵状狭长圆形至长圆形，长 1.3～2.1 cm，宽 0.4～0.8 cm；当花中雄蕊长 3.5～5 mm 时，雌蕊长 5.5～7 mm，雄蕊长 6～7 mm 时，雌蕊长约 3 mm，子房卵形，柱头 2 浅裂。蒴果卵形，长 1～1.5 cm，基部稍圆，先端喙状渐尖，具皮孔；果梗长 6～7 mm。花期为 3—4 月，果期为 9—10 月。

生境特征： 生于山地、沟谷或溪边林缘，山坡路旁灌丛中。

药用部分： 根、叶及果实入药。

采制加工： 根全年可挖，洗净，切段，鲜用或晒干；叶春、夏、秋季采集，晒干；果夏季采集，晒干。

性味功效： 苦，凉。清热解毒，散结，祛湿泻火。

主治应用： 用于流行性感冒，感冒发热，颈淋巴结结核，目赤肿痛，筋骨酸痛，肠痈，丹毒，疥疮。

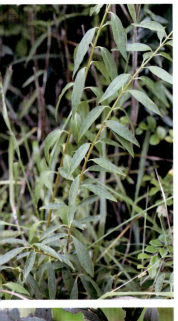
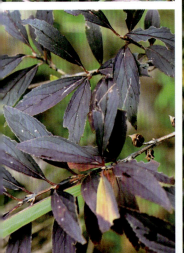
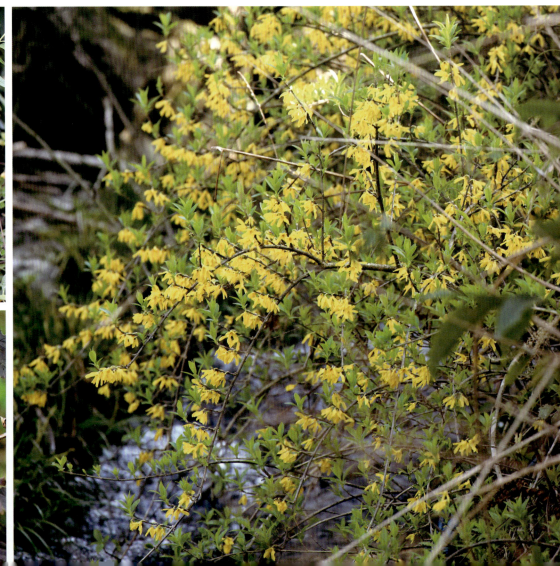

241 女贞 *Ligustrum lucidum* W. T. Aiton

木犀科 Oleaceae 　　女贞属 *Ligustrum* 　　地方名 白蜡树

形态特征： 常绿乔木或灌木，高可达 23 m。全株无毛。叶片革质，卵形、长卵形或椭圆形，长 7～13 cm，宽 3～6.5 cm，先端锐尖至渐尖，基部楔形至圆形，全缘，上面深绿色，有光泽，下面淡绿色，有腺点，侧脉 5～7（9）对，两面稍突起或有时不明显；叶柄长 1～3 cm。圆锥花序顶生，长 12～20 cm，花近无梗；花萼杯形，长约 1.5 mm；花冠长 4～5 mm，花冠筒长 1.5～2 mm；花药长圆形，长 1～2.5 mm；柱头棒状。果椭圆形或肾形，长 7～10 mm，直径 5～8 mm，成熟时呈紫黑色或红黑色，被白粉，内果皮纸质。核椭圆形，略弯曲，基部圆钝，先端锐尖；种子肾形，背面有深沟。花期为 6—7 月，果期为 12 月至次年 4 月。

生境特征： 生于低海拔的山谷林中，普遍栽培。

药用部分： 成熟的果实入药，中药名为女贞子；树皮、根、叶亦可入药，中药名分别为女贞皮、女贞根、女贞叶。

采制加工： 冬至前后，采集外皮呈紫褐色的成熟果实，置竹箩中，浸入沸水锅内 5～6 分钟捞出晒干。树皮、根、叶全年可采，晒干或鲜用。

性味功效： 1. 女贞子：甘、苦，凉。补肝肾，强腰膝，明目乌发。

2. 女贞皮：微苦，凉。强筋健骨。

3. 女贞根：苦，平。行气活血，平喘止咳，祛湿浊。

4. 女贞叶：微苦，平。祛风，明目，消肿，止痛。

主治应用： 1. 女贞子：用于肝肾阴虚，眩晕耳鸣，腰膝酸软，须发早白，眼目昏糊，内热消渴，骨蒸潮热，慢性气管炎，烫伤，咽喉肿痛。

2. 女贞皮：用于腰膝酸痛，两脚无力；外治水火烫伤。

3. 女贞根：用于咳喘，咳嗽，闭经，白带。

4. 女贞叶：用于头目昏痛，风热赤眼，疮肿溃烂，烧烫伤，放射性损伤，菌痢，口腔炎。

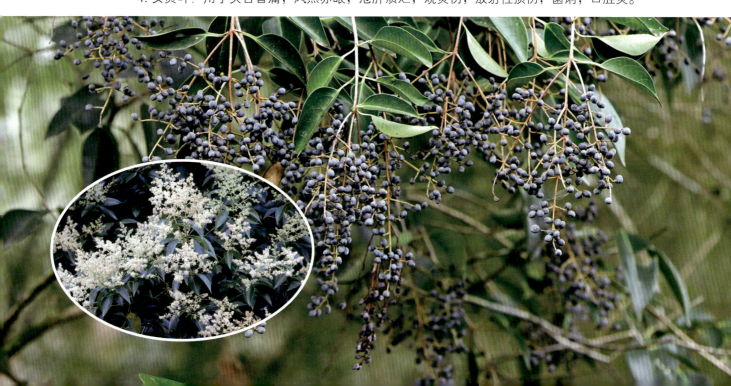

242　玄参　*Scrophularia ningpoensis* Hemsl.

玄参科　Scrophulariaceae　　玄参属　*Scrophularia*

形态特征：高大草本，可达 1 m。支根数条，纺锤形或胡萝卜状膨大，粗可达 3 cm 以上。茎四棱形，有浅槽，有时具极狭的翅，无毛或多少被白色卷毛，常分枝。叶在茎下部多对生而具柄，上部叶有时互生而柄极短；叶片多变化，多为卵形，也有卵状披针形至披针形，基部楔形至近心形，边缘具细锯齿，稀为不规则的细重锯齿，长可达 30 cm，宽可达 19 cm。花序为疏散的大圆锥花序，由顶生和腋生的聚伞圆锥花序组成，或仅有顶生聚伞圆锥花序，有腺毛；花萼裂片圆形，边缘稍膜质；花冠褐紫色，长 8~9 mm，花冠筒多少球形，上唇长于下唇，裂片圆形，相邻边缘相互重叠；雄蕊稍短于下唇，花丝肥厚，退化雄蕊大而近于圆形；花柱稍长于子房。蒴果卵圆形，连同短喙长 8~10 mm。花期为 6—10 月，果期 8—11 月。

生境特征：生于山坡林下及草丛中或栽培于房前屋后。

药用部分：根入药。

采制加工：立冬前后枝叶枯萎时掘取根部，截去残枝茎叶，摊晒 5~6 天，每晚耙拢加盖稻草，防止冰冻，晒至半干时，修剪芦头和须根，堆集 3~4 天，再摊晒，反复堆晒至全干。

性味功效：甘、苦、咸，微寒。清热凉血，解毒散结，滋阴降火。

主治应用：用于热入营血，温毒发斑，热病伤阴，舌绛烦渴，咽喉肿痛，目赤，瘰疬，白喉，痈肿疮毒，骨蒸劳嗽，津伤便秘。

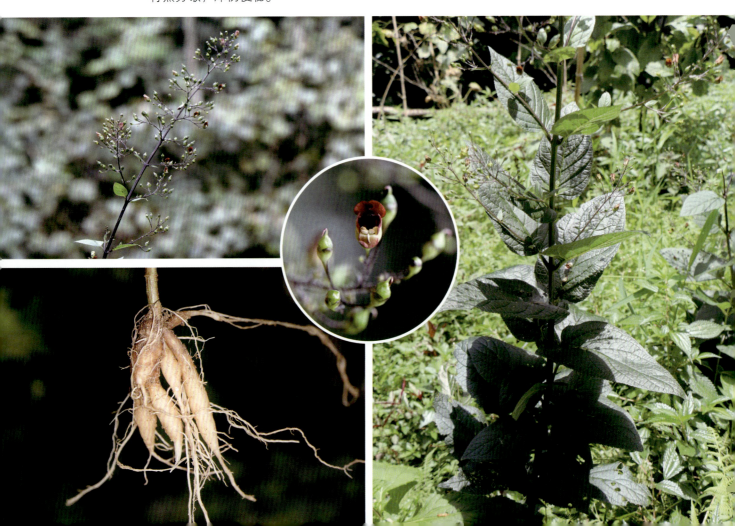

243　腺毛阴行草　*Siphonostegia laeta* S. Moore

玄参科　Scrophulariaceae　　　阴行草属　*Siphonostegia*　　　地方名　山油麻

形态特征： 一年生草本，干时稍变为黑色，全体密被腺毛。茎基部木质化，中空。叶对生，下部者多早枯，叶片下延成翅；叶片三角状长卵形，长 15 ~ 25 mm，宽 8 ~ 15 mm，近掌状 3 深裂，裂片菱状长卵形或羽状半裂至羽状浅裂。总状花序，花成对；苞片叶状；花萼管状钟形，10 条主脉细而微突，萼齿 5；花冠黄色，有时盔背部微带紫色，长 23 ~ 27 mm，外面密被混杂的长腺毛及长毛，内面被短毛，花冠筒细长，盔略作镰状弯曲，下唇约与盔等长，顶端 3 裂，具多细胞长缘毛，褶襞稍隆起；二强雄蕊，前方的 1 对较短，花丝密被短柔毛，花药 2 室，长椭圆形，背着，纵裂；子房长卵圆形，柱头头状，稍伸出于盔外。蒴果黑褐色，卵状长椭圆形。种子多数，黄褐色，长卵圆形，种皮具狭翅和网纹。花期为 7—9 月，果期为 9—10 月。

生境特征： 生于山坡、路旁或草地中。

采制加工： 立秋前后拔取开花全草，理除杂草后，晒干。

药用部分： 全草入药。

性味功效： 苦，寒。清热利湿，祛瘀活血，凉血止血。

主治应用： 用于黄疸型肝炎，胆囊炎，水肿，蚕豆病，泌尿系结石，热淋，尿血，便血，产后瘀滞腹痛，白带，跌打损伤，外伤出血。

附　　注： 同属植物阴行草（*S. chinensis*）中药名为北刘寄奴、铃茵陈，当地不产。本种习作阴行草入药。

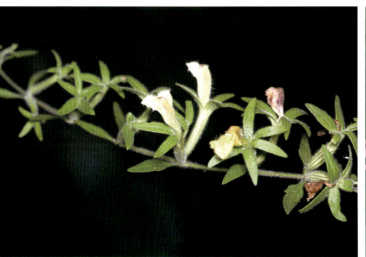
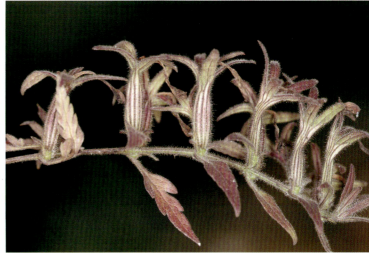
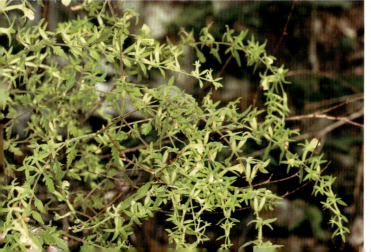
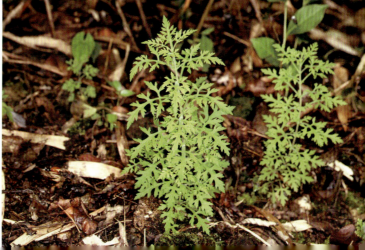

244 绵毛鹿茸草(沙氏鹿茸草) *Monochasma savatieri* Franch. ex Maxim.

玄参科 Scrophulariaceae   鹿茸草属 *Monochasma*   地方名 千年霜

形态特征：多年生草本，高 15 ~ 23 cm，常有残留的隔年枯茎，全体因密被绵毛而呈灰白色，上部近花处混生腺毛。茎多数，丛生，基部老时木质化，通常不分枝。叶交互对生或 3 叶轮生，下部者间距极短，密集，向上逐渐疏离，下方叶片最小，鳞片状，向上则逐渐增大，呈长圆状披针形至线状披针形，长 10 ~ 25 mm，宽 2 ~ 3 mm。总状花序顶生；花少数，单生于叶腋，具短梗；花萼管状，膜质，萼筒上有 9 条突起的粗肋，萼齿 4，线形或线状披针形；花冠淡紫色或近白色，长约为花萼的 2 倍，唇靠近喉部具黄色斑块，瓣片二唇形；雄蕊 4，二强，前方 1 对较长；子房长卵形，花柱细长，先端弯向前方。蒴果长圆形，先端渐细而成 1 稍弯的尖嘴。花、果期为 3—9 月。

生境特征：生于向阳山坡、岩石旁及松林下。

药用部分：全草入药，中药名为鹿茸草。

采制加工：夏、秋季采集，洗净，晒干或鲜用。

性味功效：苦，平。清热解毒，凉血止血。

主治应用：用于外感咳嗽，肺炎，咳血，小儿高热惊风，鹅口疮，牙龈炎，牙髓炎，乳腺炎，多发性疖肿，赤白带。

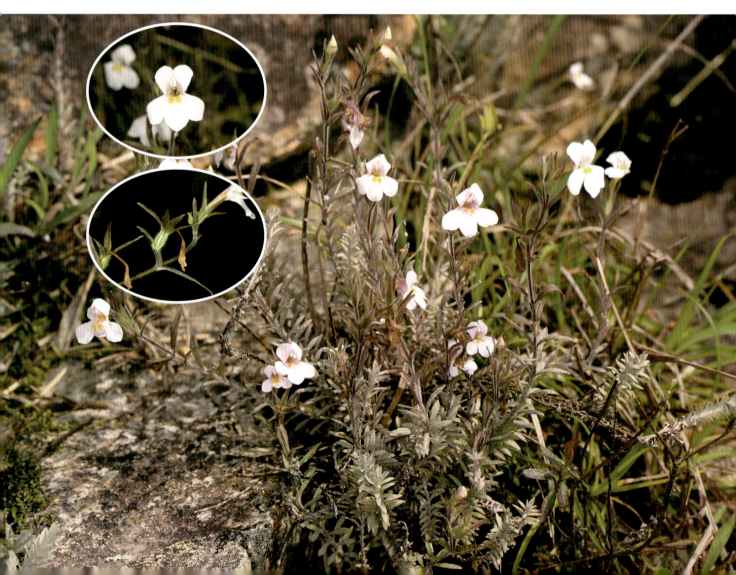

245　吊石苣苔　*Lysionotus pauciflorus* Maxim.

苦苣苔科　Gesneriaceae　　吊石苣苔属　*Lysionotus*　　地方名　石杨梅

形态特征： 附生的攀缘状小灌木。3叶轮生，有时对生或多叶轮生，具短柄或近无柄；叶片革质，形状变化大，线形、线状倒披针形、狭长圆形或倒卵状长圆形，长 1.5～6.8 cm，宽 0.4～1.5（2）cm，顶端急尖或钝，基部钝、宽楔形或近圆形，边缘在中部以上或上部有少数牙齿或小齿，有时近全缘，两面无毛，中脉上面下陷，侧脉每侧 3～5，不明显；叶柄上面常被短伏毛。花序具 1～2（5）花；花序梗和花梗无毛；苞片披针状线形，疏被短毛或近无毛；花萼 5 裂至近基部，无毛或疏被短伏毛，裂片狭三角形或线状三角形；花冠白色带淡紫色条纹或淡紫色带紫色条纹，长 3.5～4.8 cm，无毛，花冠筒细漏斗状，上唇 2 浅裂，下唇 3 裂；雄蕊无毛，退化雄蕊 3，无毛；花盘杯状，有尖齿；雌蕊无毛。蒴果线形，无毛。种子纺锤形，具毛。花期为 7—8 月，果期为 9—10 月。

生境特征： 生于丘陵、山地林中、阴湿处石崖上或树上。

药用部分： 地上部分入药，中药名为石吊兰。

采制加工： 夏、秋季茎叶茂盛时采割，除去杂质，洗净，晒干或鲜用。

性味功效： 苦、辛，凉。清热解毒，软坚散结，化痰止咳，祛风活血。

主治应用： 用于淋巴结结核，慢性支气管炎，风湿痹痛，咳嗽痰多，肺结核，瘰疬，月经不调，无名肿毒，跌打损伤。

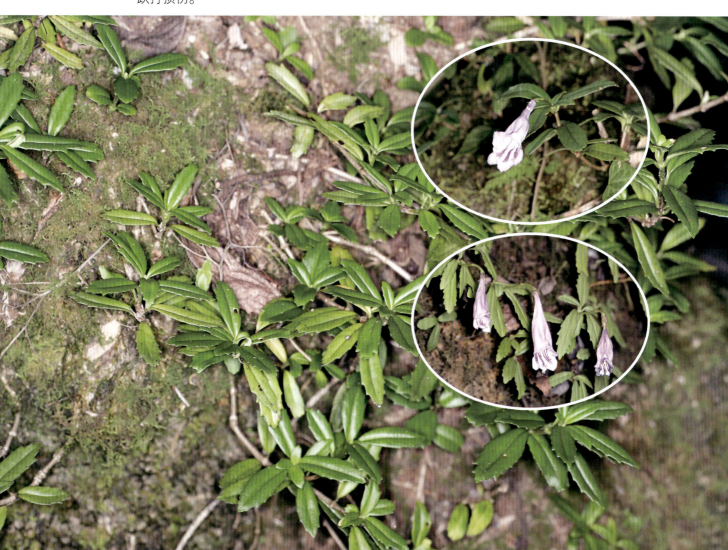

246 爵床 *Justicia procumbens* L.

爵床科 Acanthaceae　　爵床属 *Justicia*　　地方名 小青、番椒草

形态特征： 一年生匍匐或披散草本，植株高 10 ~ 50 cm。茎通常具 6 钝棱及浅槽，沿棱被倒生短毛，节稍膨大。叶片椭圆形至椭圆状长圆形，长 1.5 ~ 3.5 cm，宽 1.3 ~ 2 cm，先端锐尖或钝，基部宽楔形或近圆形，两面常被短硬毛；叶柄短，长 3 ~ 5 mm，被短硬毛。穗状花序顶生或生于上部叶腋，长 1 ~ 3 mm，宽 6 ~ 12 mm；苞片 1，小苞片 2，均披针形，长 4 ~ 6 mm，有缘毛；花萼裂片 4，线形，约与苞片等长，有膜质边缘和缘毛；花冠为粉红色或紫红色，长 7 mm，二唇形，下唇 3 浅裂；雄蕊 2，药室不等高，下方 1 室有距。蒴果线形，长约 6 mm，上部具 4 种子，下部实心似柄状。种子近卵圆形，黑色，表面有瘤状褶皱。花期为 8—11 月，果期为 10—11 月。

生境特征： 生于旷野草地、林下、路旁、水沟边阴湿处。

药用部分： 地上部分入药，中药名为小青草。

采制加工： 夏、秋季割取全草，理除杂草，晒干。

性味功效： 微苦，寒。清热解毒，利尿消肿。

主治应用： 用于感冒发热，咽喉肿痛，咳嗽，疟疾，疳积，痢疾，肠炎，肾炎水肿，疔疮痈肿，尿路感染，乳糜尿。

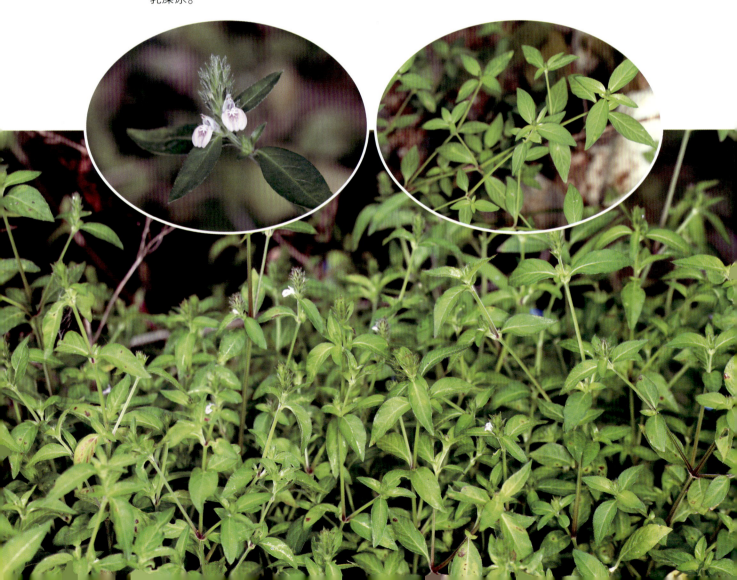

247 少花马蓝 *Strobilanthes oligantha* Miq.

爵床科 Acanthaceae 马蓝属 *Strobilanthes*

形态特征：多年生草本，植株高 30～60 cm，茎基部节膨大而膝曲，上部具沟槽，疏被白色柔毛，有时倒向毛。叶具柄，柄长 2～4 cm；叶片宽卵形至椭圆形，长 4～11 cm，宽 2～6 cm，顶端渐尖，基部宽楔形，边缘具疏锯齿，侧脉每边 4～6 条，上面白色钟乳体密而明显。数花集生成头状的穗状花序；苞片叶状，外方长约 1.5 cm，内方较小；小苞片条状匙形，长约 1 cm，苞片与小苞片均被多节（间隔）的白色柔毛；花萼 5 裂，裂片条形，约与小苞片等长；花冠筒圆柱形，稍弯曲，长 1.5 cm，向上扩大成钟形，长 2.5 cm，冠檐外面疏生短柔毛，里面有 2 列短柔毛，裂片 5，近相等，约 5 mm；雄蕊 4，二强，花丝基部有膜相连，花药直立。蒴果长约 1 cm，近顶端有短柔毛。种子 4 粒，具微毛。花期为 8—9 月，果期为 9—10 月。

生境特征：生于山坡林下、林缘阴湿处、溪旁或路边草丛中。

药用部分：全草入药，中药名为紫云菜。

采制加工：夏、秋季采集，洗净，晒干或鲜用。

性味功效：微苦、咸，寒。清热定惊，凉血止血。

主治应用：用于感冒发热，热病惊厥，高热发狂，外伤出血。

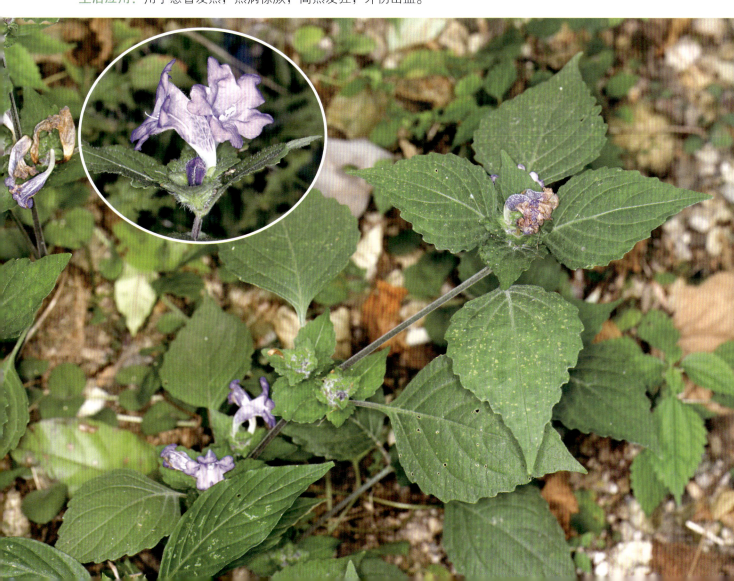

248 凌霄 *Campsis grandiflora* (Thunb.) K. Schum.

紫葳科 Bignoniaceae   **凌霄属** *Campsis*   **地方名** 骨底搜

形态特征：落叶攀缘藤本。茎表皮脱落，枯褐色，具气生根或无。叶对生；奇数羽状复叶；叶轴长 4 ~ 13 cm；小叶 7 ~ 9 片；小叶柄长 5 ~ 10 mm；小叶片卵形至卵状披针形，长 3 ~ 7 cm，宽 1.5 ~ 3 cm，先端长渐尖，基部宽楔形，两侧不等大，边缘具粗锯齿，侧脉 6 或 7 对，两面无毛，2 枚小叶柄间具淡黄色柔毛。圆锥花序顶生，具疏散的花；花序轴长 15 ~ 20 cm；花萼钟状，长约 3 cm，5 裂至中部，裂片披针形；花冠钟状漏斗形，长约 5 cm，直径约 7 cm，内面鲜红色，外面橙黄色，5 裂，裂片近等大，半圆形，扁平而直立；雄蕊着生于冠筒近基部，花丝细长，花药"丁"字形着生；花柱细长条形，柱头扁平，2 裂。蒴果长如豆荚，顶端钝。种子多数。花期为 5—8 月，果期为 10—11 月。

生境特征：栽培于房前屋后。

药用部分：初开的花朵入药，中药名为凌霄花；根入药，中药名为凌霄根。

采制加工：1. 凌霄花：夏、秋季或小暑后分批摘取初开花朵，薄摊晒干或低温干燥。

2. 凌霄根：秋季或初冬采集，洗净，切片，晒干或鲜用。

性味功效：1. 凌霄花：甘、酸，寒。活血通经，凉血祛风。

2. 凌霄根：苦，凉。活血散瘀，解毒消肿。

主治应用：1. 凌霄花：用于月经不调，瘀滞经闭，产后乳肿，风疹发斑，皮肤瘙痒，痤疮。

2. 凌霄根：用于风湿痹痛，跌打损伤，骨折，脱臼，急性胃肠炎。

附　注：同属植物美洲凌霄（*C. radicans*）作本种入药。

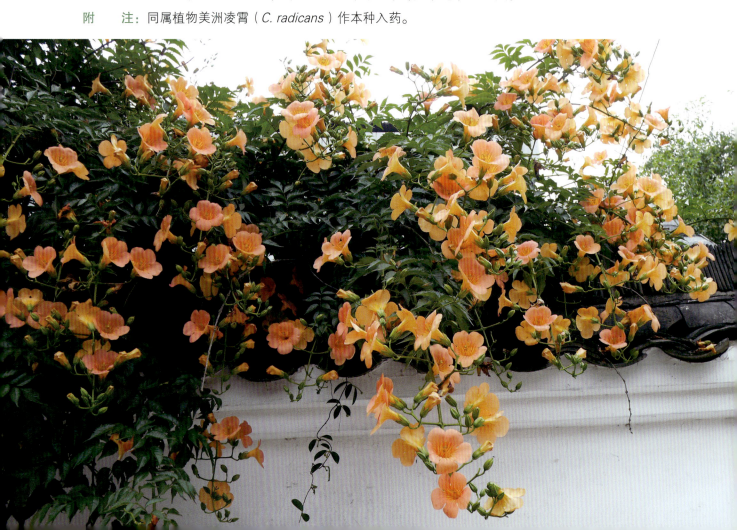

249 小花金钱豹（金钱豹） *Campanumoea javanica* Blume subsp. *japonica* (Makino) Hong

桔梗科 Campanulaceae　　金钱豹属 *Campanumoea*　　地方名 土党参

形态特征： 多年生缠绕草本。根胡萝卜状。茎细长，圆柱形，具乳汁。叶对生或互生；叶片卵状心形，长3～8 cm，宽2.5～6 cm，先端急尖，基部心形，边缘具浅钝锯齿，无毛；具长叶柄。花大，单生于叶腋；花梗长1.5～4 cm；花萼无毛，5深裂，裂片三角状披针形，长8～18 mm；花冠钟形，长10～13 mm，黄色或淡黄绿色，5裂至中部，裂片卵状三角形；雄蕊5，花丝细条形，基部变宽；子房下位，花柱无毛，柱头球状，4裂。浆果近球形，直径1～1.2 cm，黑紫色。种子多数，卵球形。花、果期为8—9月。

生境特征： 生于林下路边、山坡杂草丛中或阴湿处。

药用部分： 根入药，中药名为土党参。

采制加工： 以秋、冬季采挖为好，采后不要立即用水洗，以免折断，待根缩水变软后再洗净蒸熟，晒干。

性味功效： 甘，平。补中益气，润肺生津。

主治应用： 用于气虚乏力，脾虚泄泻，肺虚咳嗽，小儿疳积，乳汁稀少，劳伤脱力。

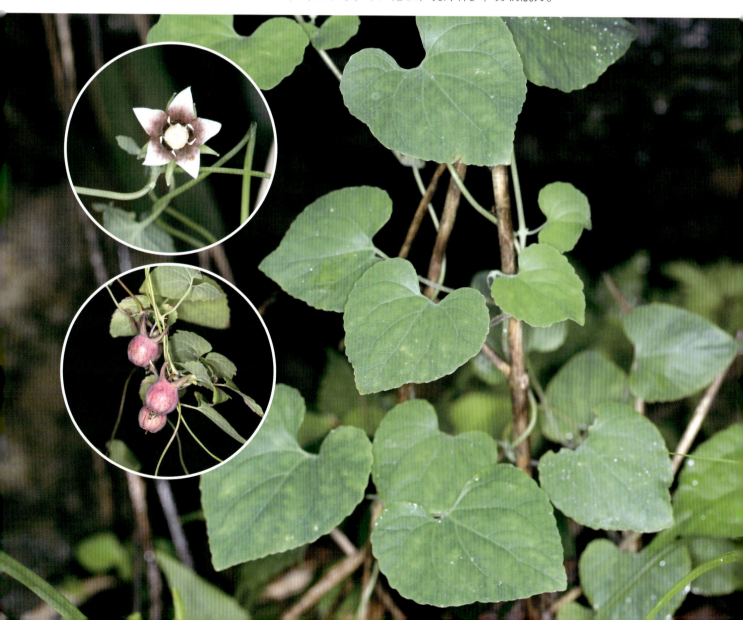

250 羊乳 *Codonopsis lanceolata* (Siebold et Zucc.) Trautv.

桔梗科 Campanulaceae   党参属 *Codonopsis*   地方名 奶奶菜

形态特征：多年生缠绕植物。根倒卵状纺锤形。茎光滑，无毛，稀疏被柔毛。叶在主茎上互生，叶片披针形或菱状狭卵形，长 0.8 ~ 1.4 cm，宽 3 ~ 7 mm；在小枝顶端通常 2 ~ 4 叶簇生，而近对生或轮生状，叶片菱状卵形、狭卵形或椭圆形，长 3 ~ 10 cm，宽 1.5 ~ 4 cm，先端急尖或钝，基部渐狭，通常全缘或具疏波状锯齿，两面常无毛；叶柄长 1 ~ 5 mm。花单生，或成对生于小枝顶端；花梗长 1 ~ 9 cm；花萼贴生于子房中部，筒部半球形，裂片卵状三角形，长 2 ~ 2.5 cm，宽 0.5 ~ 1 cm，全缘；花冠宽钟状，长 2 ~ 4 cm，黄绿色或乳白色，内有紫色斑，5 浅裂，裂片三角形，反卷；花盘肉质，无毛，深绿色；花丝钻状，基部微扩大，长 4 ~ 6 mm；子房半下位，柱头 3 裂。蒴果下部半球状，上部具喙，直径 2 ~ 2.5 cm，具宿萼，上部 3 瓣裂。种子多数，卵球形，棕色，具翅。花、果期为 9—10 月。

生境特征：生于山坡路边、林下沟边、林缘灌丛、荒地或草丛中。

药用部分：根入药。

采制加工：立秋前后，掘取根部，清除地上茎叶及须根，保留芦头，洗净泥沙，晒干。

性味功效：甘，平。补中益气，润肺祛痰，通乳，解毒排脓。

主治应用：用于病后体虚，产后缺乳，肺脓肿，咳嗽，乳腺炎，痈疖疮疡，毒蛇咬伤。

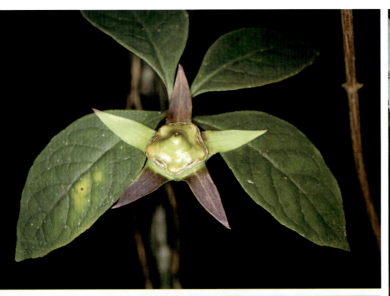
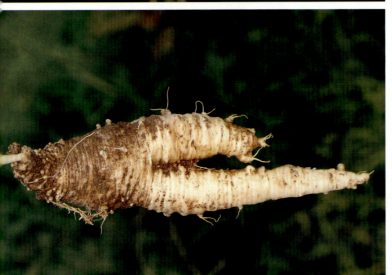
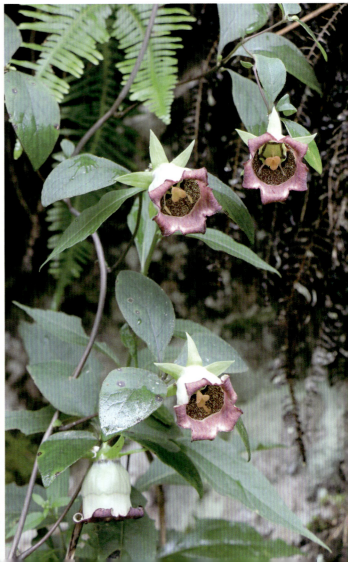

251 蓝花参 *Wahlenbergia marginata* (Thunb.) A. DC.

桔梗科 Campanulaceae　　蓝花参属 *Wahlenbergia*

形态特征：多年生草本。根细长，白色，胡萝卜状，直径达 4 mm。茎自基部多分枝，直立或向上伸展，高 20 ~ 40 cm，无毛或下部疏生长硬毛，具白色乳汁。叶互生；叶片倒披针形至条状披针形，长 1 ~ 3 cm，宽 2 ~ 4 mm，先端短尖，基部楔形至圆形，全缘或呈波状或具疏锯齿，无毛或疏生长硬毛；无叶柄。花顶生或腋生，具长花梗，单生或几朵排列成圆锥状；花萼筒部倒卵状圆锥形，5 深裂，裂片条状披针形，长 2 ~ 3 mm，直立；花冠钟形，蓝色，稀白色，长 5 ~ 8 mm，5 深裂，裂片椭圆形；雄蕊 5，花丝基部 3 裂，有缘毛。蒴果倒圆锥状，长 5 ~ 7 mm，直径 3 ~ 4 mm，具 10 不明显纵肋，基部渐狭成果颈。种子长圆球状，光滑，黄棕色。花、果期为 2—5 月。

生境特征：生于路边草丛中、山坡林下、荒地上、溪沟边。

药用部分：全草或根入药。

采制加工：4—10 月采集全草，根秋季采挖，鲜用或晒干。

性味功效：甘，凉。养阴清肺，止咳润燥，益气敛汗，止血。

主治应用：用于上呼吸道感染，肺燥咳血，自汗，盗汗，白带过多，腰膝酸软，跌打损伤。

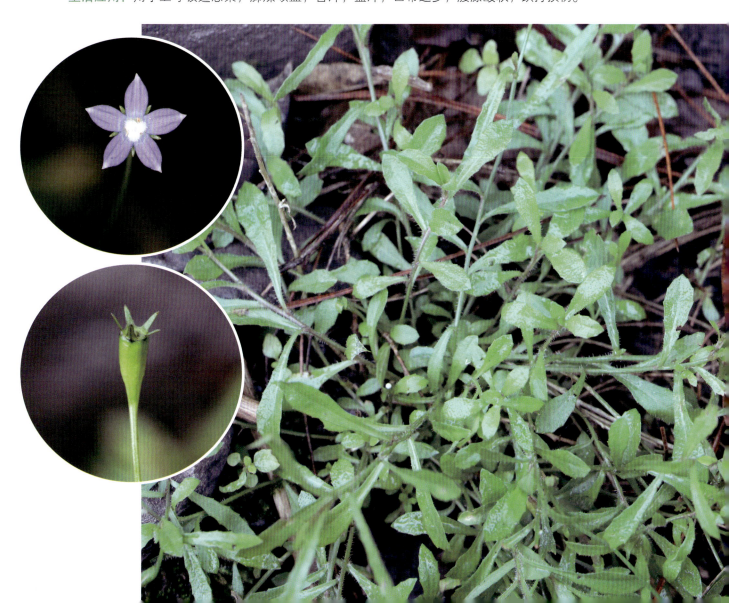

252 铜锤玉带草 *Pratia nummularia* (Lam.) A. Braun. et Asch.

桔梗科 Campanulaceae　　铜锤玉带草属 *Pratia*　　地方名 白珍珠

形态特征：多年生草本。茎匍匐，具白色乳汁，长12～50 cm，被开展柔毛，不分枝或基部分枝。叶互生；叶片圆卵形、心形或卵形，长1～2.5 cm，宽1～2 cm，先端圆钝或急尖，基部歪心形，边缘具齿，两面疏生腺状短柔毛，掌状脉或呈掌状的羽状脉；叶柄长2～7 mm，被开展短柔毛。花单生于叶腋；花梗长1～2 cm；花萼筒坛状，直径2～3 mm，无毛，5裂，裂片条状披针形，长2～4 mm，直伸，边缘具2或3对小齿；花冠紫红色、淡紫色、绿色或黄白色，长5～7 mm，二唇形，裂片5，上唇2裂片条状披针形，下唇3裂片披针形，冠筒外面无毛，内面被柔毛；雄蕊5，花丝中部以上连合，筒部无毛，花药管长约1 mm，外面被短柔毛，下方2花药顶端具髯毛；柱头头状。果为浆果，紫红色，椭球形，长1～2 cm。种子多数，近圆球形，稍压扁，表面具小疣突。花、果期为6—10月。

生境特征：生于山坡林缘、路边草丛中、田埂边及沟边。

药用部分：全草入药。

采制加工：夏、秋季采集，晒干或鲜用。

性味功效：甘、苦，平。利水消肿，解毒，补肾，涩精。

主治应用：用于遗精，带下，疳积，急性扁桃体炎，急性肾炎水肿，尿路感染，子宫下垂，风湿痹痛，疔疮痈肿，丹毒，外伤出血。

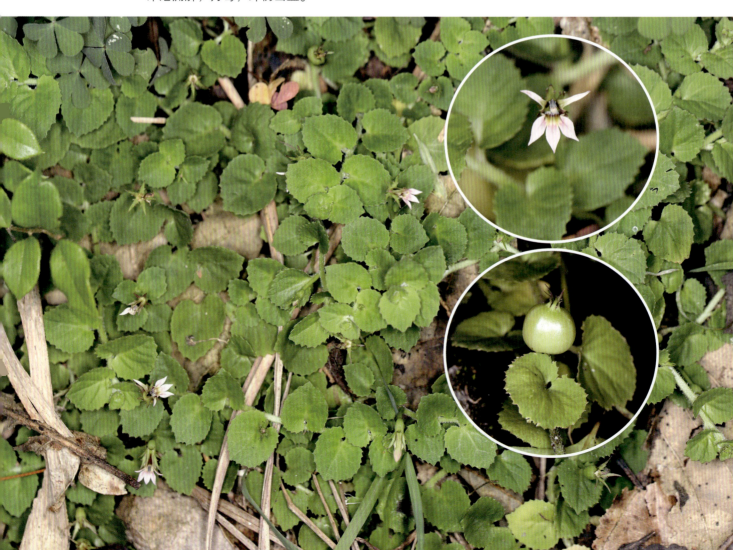

253　半边莲　*Lobelia chinensis* Lour.

桔梗科　Campanulaceae　　半边莲属　*Lobelia*　　地方名　老鼠舌、通奶草、奶草

形态特征：多年生矮小草本。茎细弱，常匍匐，节上常生根，分枝直立，高 6 ~ 15 cm，无毛。叶互生；叶片长圆状披针形或条形，长 8 ~ 20 mm，宽 3 ~ 7 mm，先端急尖，基部圆形至宽楔形，全缘或顶部具波状小齿，无毛。花单生于叶腋；花梗细，常超出叶外，基部通常具 2 小苞片；花萼筒倒长锥状，基部渐狭成柄，长 3 ~ 5 mm，无毛，5 裂，裂片披针形，约与萼筒等长，全缘或下部具 1 对小齿；花冠粉红色或白色，长 10 ~ 15 mm，5 裂，裂片近相等；雄蕊 5，花丝中部以上连合，花丝筒无毛，未连合部分侧面生柔毛，花药管长约 2 mm，背部无毛或疏生柔毛。蒴果倒圆锥状，长 5 ~ 6 mm。种子椭球形，稍压扁，近肉质。花、果期为 4—5 月。

生境特征：生于湿地、水田、田埂边或路旁潮湿处。

药用部分：全草入药。

采制加工：夏、秋季拔取全草，清除根部泥沙和杂草，晒干或鲜用。

性味功效：辛，平。清热解毒，利尿消肿。

主治应用：用于毒蛇咬伤，大腹水肿，面目水肿，肾炎，扁桃体炎，阑尾炎；外治痈疖，漆疮，皮炎。

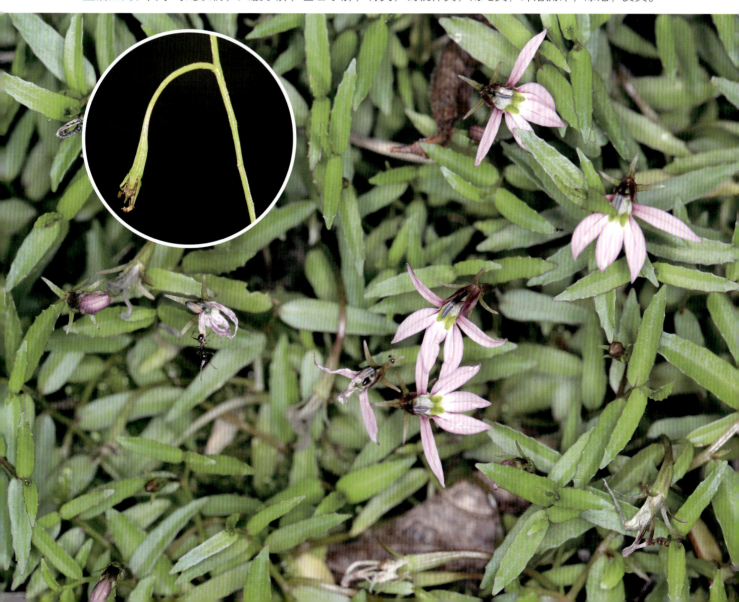

254　钩藤　*Uncaria rhynchophylla* (Miq.) Miq. ex Havil.

茜草科　Rubiaceae　　钩藤属　*Uncaria*

形态特征： 常绿攀缘灌木，长可达 10 m。小枝四棱形，光滑无毛。叶片椭圆形、宽椭圆形或宽卵形，长 6 ~ 12 cm，宽 3 ~ 6 cm，纸质或厚纸质，先端渐尖，基部圆形或宽楔形，全缘，干后上面变为暗红褐色，无毛或被极稀短粗毛，下面粉红褐色或锈红色，无毛或沿中脉有疏柔毛，脉腋内有簇毛；叶柄长 5 ~ 15 mm；托叶 2 深裂，裂片条形，长 8 ~ 12 mm，早落。头状花序单个腋生或几个排成顶生的总状花序，直径（不含花柱）1.5 ~ 2 cm；不孕花序的花序梗在叶腋上方弯转成钩状刺，孕性花序的花序梗长 2 ~ 4 cm，上部 1/3 处着生数枚苞片，脱落后留痕；花萼筒长约 2 mm，密被柔毛，萼檐裂片长不及 1 mm；花冠黄色，长 6 ~ 8 mm，裂片舌形，长 1 ~ 2 mm，边缘具柔毛。蒴果倒圆锥形，长 5 ~ 8 mm，直径 1.5 ~ 2 mm，被疏柔毛。种子长 2 ~ 3 mm。花期为 6—7 月，果期为 8—10 月。

生境特征： 生于向阳沟谷、林下灌丛中或溪边岩石上。

药用部分： 带钩的茎枝入药，中药名为钩藤；根入药，中药名为钩藤根。

采制加工： 立冬至次年清明前，剪取带钩刺的茎枝，上下两端剪平，清除残叶后，晒干；根全年可挖，切碎，晒干。

性味功效： 1. 钩藤：甘，凉。清热平肝，息风定惊，止痉。

2. 钩藤根：苦、涩，寒。舒经活络，清热消肿。

主治应用： 1. 钩藤：用于肝风内动，惊痫抽搐，高热惊厥，感冒夹惊，小儿惊啼，妊娠子痫，头痛眩晕，神经性头痛，高血压病。

2. 钩藤根：用于风湿痹痛，关节痛风，半身不遂，癫痫，水肿，跌打损伤。

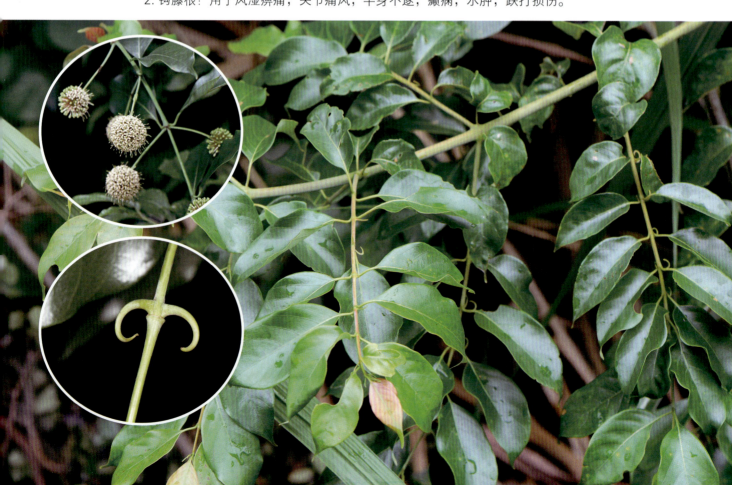

255 细叶水团花（水杨梅） *Adina rubella* Hance

茜草科 Rubiaceae   水团花属 *Adina*   地方名 水杨梅

形态特征：落叶灌木，高达 2 m。小枝红褐色，具稀疏皮孔，嫩枝密被短柔毛。叶片卵状椭圆形或宽卵状披针形，长 2 ~ 4.5 cm，宽 0.8 ~ 1.5 cm，纸质，先端短渐尖至渐尖，基部宽楔形，全缘，上面沿中脉被柔毛，下面沿脉被疏柔毛，侧脉 4 或 5 对；叶柄极短；托叶 2 深裂，裂片披针形。头状花序常单个顶生，直径（不含花柱）约 10 mm；花序梗长 2 ~ 4.5 cm，密被微柔毛，近中部具 5 枚轮生小苞片或无；花萼筒长 1.5 ~ 2 mm，萼檐 5 裂，裂片匙形或匙状棒形；花冠淡紫红色，长 3 ~ 4 mm，顶端 5 裂，裂片三角状卵形；雄蕊 5；花柱长 8 ~ 10 mm。蒴果长卵状楔形，长约 4 mm。种子长约 1.5 mm。花期为 6—7 月，果期 8—10 月。

生境特征：生于溪边灌草丛中或山麓岩石边。

药用部分：全株入药，中药名为水杨梅。

采制加工：根全年可采，地上部分夏、秋季采集，晒干或鲜用。

性味功效：微苦、涩，凉。清热解毒，散淤止痛。

主治应用：用于肺热咳嗽，湿热泻痢，肠炎，疮疖痈肿，风火牙痛，下肢溃疡，跌打损伤。

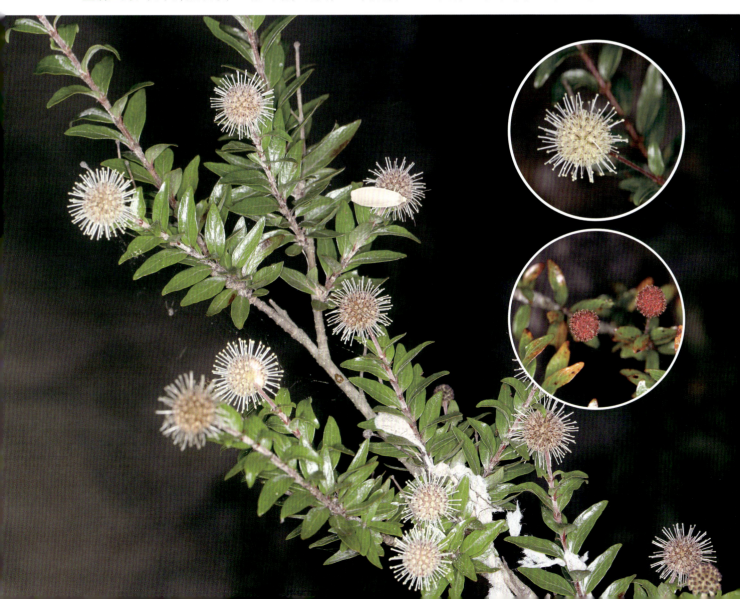

256　风箱树　*Cephalanthus tetrandrus* (Roxb.) Ridsdale et Bakh. f.

茜草科　Rubiaceae　　　风箱树属　*Cephalanthus*　　　地方名　水底存冰

形态特征：落叶灌木或小乔木，高达4 m。当年生小枝幼时被柔毛，稍压扁，近四棱形，后呈圆柱形。叶对生或3叶轮生；叶片椭圆形、长圆形至椭圆状披针形，长7~15 cm，宽2~7 cm，先端急尖至渐尖，基部圆形或宽楔形，全缘，上面无毛或沿中脉稍被柔毛，下面疏被柔毛，脉上较密，后变为无毛，中脉在上面凹陷，在下面突起，侧脉10~12对；叶柄长0.5~1.5 cm；托叶常三角形，长约4 mm，先端常具1黑色腺体。头状花序球形，再排成总状，顶生或生于上部叶腋，直径3~3.5 cm；花序梗长2.5~6 cm；小苞片刚毛状或条状匙形，被柔毛；花萼筒长1~1.5 mm，萼檐略扩大，裂片外面及边缘均被短柔毛，先端圆钝或平截，裂片间常具1黑色腺体；花冠白色，长7~12 mm，内面被毛，裂片长约1.5 mm，外面有白色短柔毛，裂口处具1黑色腺体；花柱长12~15 mm，柱头棒槌状。坚果稍扁，长4~5 mm，顶端具宿萼。种子具翅。花期为6—8月，果期为8—10月。

生境特征：生于小溪旁、田埂边等潮湿处。

药用部分：全株入药。

采制加工：根全年可采，地上部分夏、秋季采集，晒干或鲜用。

性味功效：苦、涩，凉。清热化湿，散淤消肿。

主治应用：用于感冒，咽喉肿痛，痢疾，肠炎，甲状腺肿，跌打肿痛，疮痈。

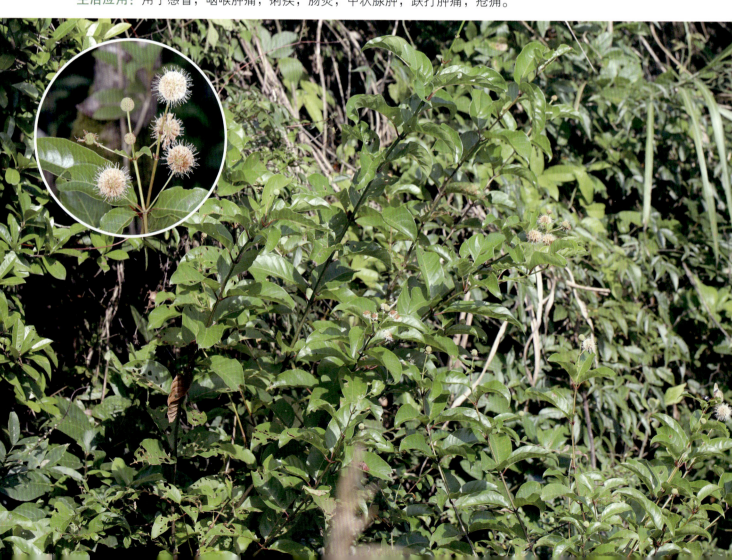

257　白花苦灯笼　*Tarenna mollissima* (Hook. et Arn.) B.L. Rob.

茜草科　Rubiaceae　　乌口树属　*Tarenna*　　地方名　白空心菜

形态特征：落叶灌木或小乔木，高 1～4 m。小枝近四棱形，后变为圆柱形，密被灰褐色柔毛。叶片卵状长圆形、卵形或长卵状披针形，长 8～16 cm，宽 2～5.5 cm，薄纸质至纸质，先端长渐尖或渐尖，基部楔形至宽楔形或略呈近圆形，全缘，上面密被短毡毛，下面密被柔毛，侧脉 8～11 对，连同中脉在下面明显突起；叶柄长 5～15 mm，密被短柔毛；托叶长 5～8 mm，密被紧贴柔毛。伞房状聚伞花序顶生，长 4～8 cm，密被短柔毛；苞片和小苞片条形；花梗长 3～6 mm；花萼筒近钟形，长 2～3 mm；花冠白色，长约 10 mm，顶端 4 或 5 裂，裂片长圆形，长 5～6 mm；花丝长约 1 mm，花药条形，长约 4 mm；每室具多数胚珠，花柱长约 10 mm。浆果球形，直径 5～6 mm，被短柔毛。花期为 7—8 月，果期为 9—11 月。

生境特征：生于山谷林下、溪边灌丛中。

药用部分：根入药，中药名为毛乌口树。

采制加工：根全年可采，切片，晒干。

性味功效：微甘、苦，凉。平肝清热，凉血解毒，止血。

主治应用：用于阴虚内热，急性热病发热，肺结核咯血，肝火头痛，胃火牙痛，急性扁桃体炎，风湿性关节炎，白带，痢疾，肠炎及血热妄行所致的各种出血症；外治创伤，疮疖脓肿。

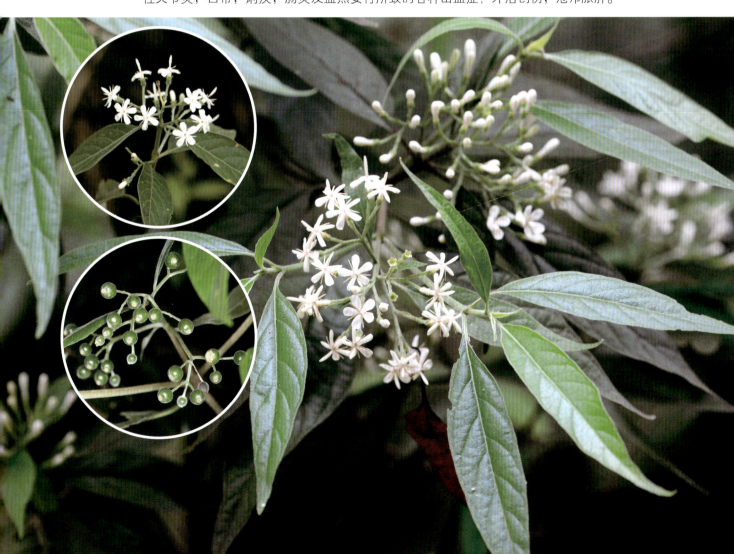

258 栀子 *Gardenia jasminoides* J. Ellis

茜草科 Rubiaceae 栀子属 *Gardenia* 地方名 黄栀

形态特征：常绿直立灌木，高通常1 m以上。小枝绿色，密被垢状毛。叶对生或3叶轮生；叶片倒卵状椭圆形至倒卵状长椭圆形，稀倒卵状披针形或长椭圆形，长4～14 cm，宽1～4 cm，革质，先端渐尖至急尖，有时略钝，基部楔形，全缘，两面无毛，侧脉7～12对；叶柄近无或至长4 mm；托叶鞘状。花单生于小枝顶端，稀生于叶腋，芳香；花萼长2～3.5 cm，顶端5～7裂，萼筒倒圆锥形，裂片条状披针形，长1.5～2.5 cm；花冠高脚碟状，白色，直径4～6 cm，冠筒长3～4 cm，顶端5至多裂，裂片倒卵形或倒卵状椭圆形；花丝短，花药条形；花柱粗厚，柱头扁宽。浆果常卵形，橙黄色至橙红色，长1.5～2.5 cm，具5～8纵棱。花期为5—7月，果期为8—11月。

生境特征：生于山谷溪边、路旁林下、灌丛中或岩石上。

药用部分：成熟或近成熟的果实入药，中药名为栀子；根及根茎入药，中药名为栀子根。

采制加工：1. 栀子：霜降后摘取成熟或近成熟的果实，放淘箩内浸沸水中，复沸5～10分钟，取出沥去水分，晒至八九成干时，间断2～3天，使内部水分向外渗透，再晒干。

2. 栀子根：秋、冬季采挖，除去泥沙，晒干。

性味功效：1. 栀子：苦，寒。泻火除烦，清热解毒，凉血止血。

2. 栀子根：甘、苦，寒。清热利湿，凉血止血。

主治应用：1. 栀子：用于热病心烦，湿热黄疸，内热出血，热毒疮疡，扭伤瘀肿。

2. 栀子根：用于湿热黄疸，水肿臌胀，疮痈肿毒，风火牙痛，跌打损伤。

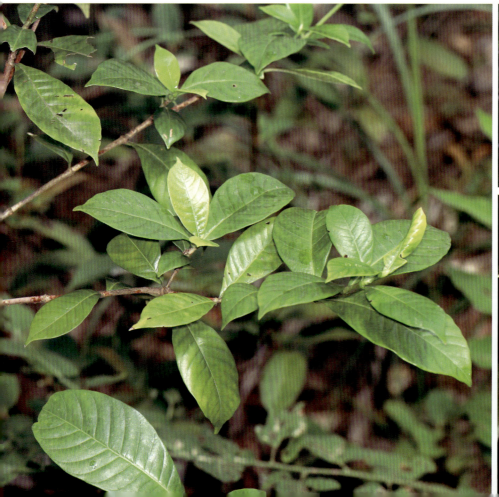

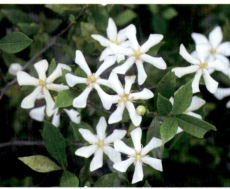

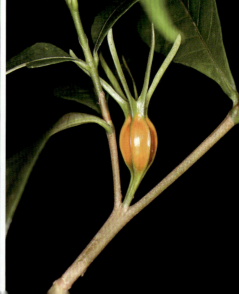

259 虎刺 *Damnacanthus indicus* C.F. Gaertn.

茜草科 Rubiaceae   虎刺属 *Damnacanthus*   地方名 绣花针、老鼠刺

形态特征： 常绿小灌木，高可达 1 m。根通常粗壮，具分枝，有时缢缩成念珠状。茎多分枝，小枝被糙硬毛，逐节生针状刺，刺长 1～2 cm，稀较短，对生于叶柄间。叶片卵形至宽卵形，长 1～2.5 cm，宽 0.8～1.5 cm，革质或亚革质，具光泽，先端急尖，稀短渐尖，基部圆形，略偏斜，全缘，干后反卷，两面均无毛或仅下面沿中脉疏被柔毛，中脉在上面多少突起，侧脉 2 或 3 对，不显著；叶柄短，密被柔毛。花单生或成对生于叶腋；花梗短；花萼筒长 1～1.5 mm，萼檐 4 或 5 裂，裂片长约 1 mm，渐尖；花冠白色，长 1～1.5 cm，顶端 4 或 5 裂，裂片三角状卵形。核果成熟时呈红色，近球形，直径 3～5 mm，分核（1）2～4。花期为 4—5 月，果期为 7 月至次年 1 月。

生境特征： 生于林下、溪边草丛中或山坡路边。

药用部分： 根或全株入药。

采制加工： 全年可采，洗净，切碎，鲜用或晒干。

性味功效： 苦、甘，平。清热利湿，舒筋活血，祛风止痛。

主治应用： 用于肝炎，坐骨神经痛，风湿痹痛，龋齿痛，月经不调，水肿，跌打损伤，劳伤脱力，荨麻疹。

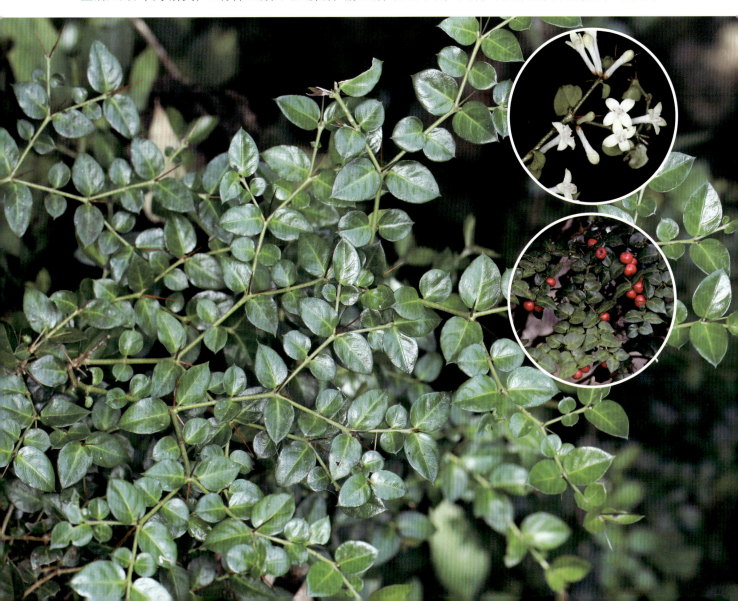

260 白马骨（山地六月雪）　*Serissa serissoides* (DC.) Druce

茜草科　Rubiaceae　　六月雪属　*Serissa*　　地方名　月月有

形态特征： 小灌木，多分枝，高30～100 cm。小枝灰白色，幼枝被短柔毛。叶片通常卵形或长圆状卵形，长1～3 cm，宽0.5～1.2 cm，纸质或坚纸质，先端急尖，具短尖头，基部楔形至长楔形，全缘，干后稍反卷，有时略具缘毛，上面中脉被短柔毛，下面沿脉疏被柔毛，叶脉在两面均突起；叶柄极短；托叶膜质，基部宽，先端分裂成刺毛状。花数朵簇生；无梗；萼檐4～6裂，裂片钻状披针形，长3～4 mm，边缘有缘毛；花冠白色，漏斗状，长约5 mm，顶端4～6裂。核果小，干燥。花期为7—8月，果期为10月。

生境特征： 生于山谷中、田埂上、林下路边。

药用部分： 全草入药，中药名为六月雪；根亦可单独入药。

采制加工： 大暑前后割取初开花的地上部分或拔取全株，清除泥沙杂草，晒干；根全年可采，洗净，切片，晒干。

性味功效： 苦、辛，凉。活血通经，平肝利湿，健脾止泻。

主治应用： 用于湿热黄疸，肠炎腹泻，风湿痹痛，白带，闭经，小儿疳积。

附　　注： 同属植物六月雪（*S. japonica*）与本种功效基本相同，多为栽培，但叶片较小，狭椭圆形或狭椭圆状倒卵形，长6～15 mm，宽2～6 mm，花冠白色带红紫色，可与本种相区别。

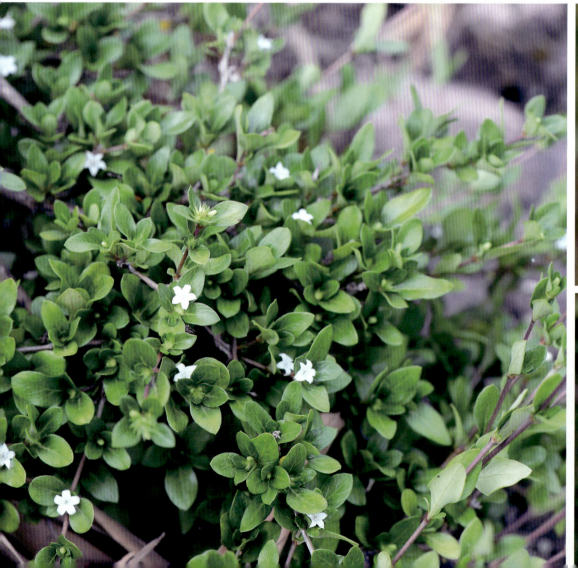
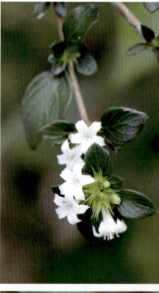
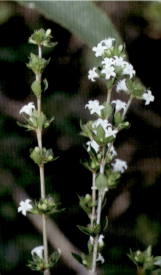

261　鸡屎藤　*Paederia foetida* L.

茜草科　Rubiaceae　鸡屎藤属　*Paederia*

形态特征：柔弱半木质缠绕藤本。茎长3～5 m，灰褐色，幼时被柔毛，后渐脱落至无毛。叶片通常卵形、长卵形至卵状披针形，长5～11（16）cm，宽3～7（10）cm，纸质，先端急尖至短渐尖，基部心形至圆形，稀平截，全缘，上面无毛、沿脉被柔毛或散被粗毛，下面沿脉被柔毛，脉腋内有簇毛，后渐脱落，侧脉4～6对，连同中脉在两面均突起；叶柄长1.5～7 cm，被柔毛，后渐脱落；托叶长3～5 mm，初时被缘毛。圆锥状聚伞花序腋生或顶生，扩展，被疏柔毛；花萼筒陀螺形，长1～2 mm，萼檐5裂，裂片三角形，长约0.5 mm；花冠钟状，浅紫色，长约1 cm，外面被灰白色细绒毛，内面被绒毛，顶端5裂，裂片长1～2 mm。果球形，成熟时呈蜡黄色，直径5～7 mm，平滑，具光泽，顶端具宿萼檐和花盘。花期7—8月，果期为9—11月。

生境特征：生于山坡谷地中、溪边、路旁林下灌丛中。

药用部分：根或全草入药。

采制加工：夏、秋季采集，挖根或取其全草，晒干或鲜用。

性味功效：辛、微苦，温。活血镇痛，祛风燥湿，解毒杀虫，补脾肾，强筋骨。

主治应用：用于风湿痹痛，外伤疼痛，胆肾绞痛，肝脾肿大，慢性腹泻，阑尾炎，皮炎，湿疹瘙痒，骨髓炎，带状疱疹，麻风病。

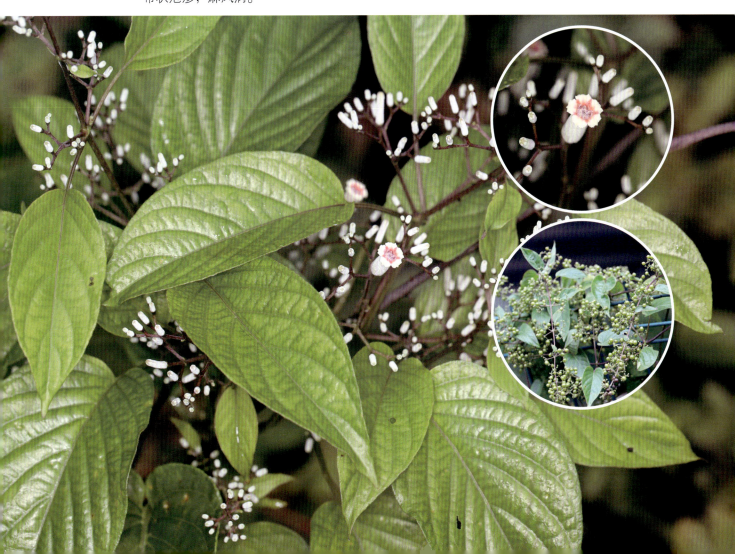

262 白花蛇舌草（二叶葎） *Hedyotis diffusa* Willd.

茜草科 Rubiaceae　　耳草属 *Hedyotis*

形态特征： 一年生纤细草本。茎多分枝，高 20～50 cm，圆柱形。小枝具纵棱。叶片膜质，老时草质，条形，长 1～4 cm，宽 1～3 mm，先端急尖至渐尖，基部楔形，干后边缘略反卷，有时稍被柔毛，上面无毛，下面有时粗糙，中脉在上面凹陷或略平，在下面突起，侧脉不显露；无叶柄；托叶长 1～2 mm，基部合生，顶端齿裂。花单生或成对生于叶腋；花梗长 2～5 mm，较粗壮，有时可长达 10 mm；花萼筒近球形，长约 1 mm，萼檐 4 裂，裂片长圆状披针形，长 1.5～2 mm；花冠管状，白色，长约 3.5 mm，顶端 4 裂，裂片卵状长圆形，长约 2 mm，先端钝；雄蕊着生于花冠喉部，花药突出；花柱顶端 2 裂。蒴果扁球形，直径 2～3 mm，具宿萼裂片，成熟时室背开裂。花期为 6—7 月，果期为 8—10 月。

生境特征： 生于山坡草丛中或田边。

药用部分： 全草入药。

采制加工： 夏、秋季采集，鲜用或晒干。

性味功效： 甘、淡、凉。清热解毒，消肿止痛，利水。

主治应用： 用于急性阑尾炎，急慢性胆囊炎，急性肾炎，气管炎，盆腔炎，子宫颈糜烂，乳腺炎，尿路感染，肺脓疡，肿瘤，毒蛇咬伤，肠风下血。

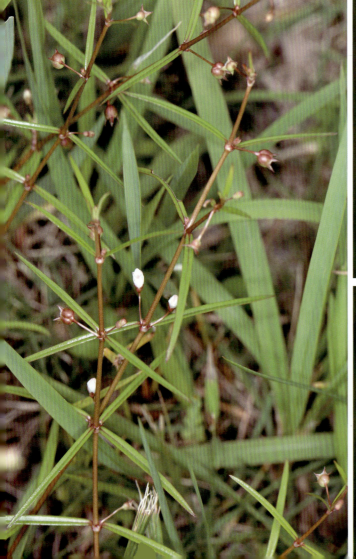
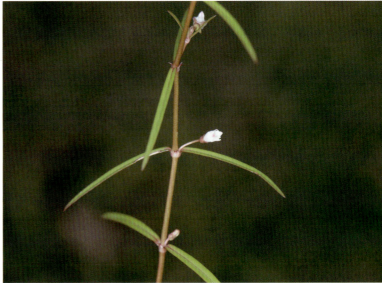
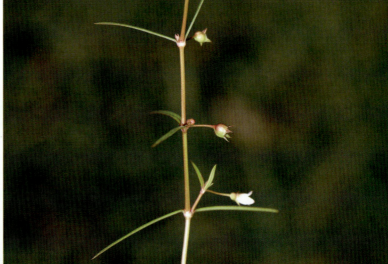

263 金毛耳草 *Hedyotis chrysotricha* (Palib.) Merr.

茜草科 Rubiaceae　　耳草属 *Hedyotis*　　地方名 过路蜈蚣

形态特征： 多年生匍匐草本。植株干后变为黄绿色。茎被金黄色柔毛。叶片薄纸质或纸质，椭圆形、卵状椭圆形或卵形，长 1 ~ 2.4（2.8）cm，宽 0.6 ~ 1.5 cm，先端急尖，基部圆形，干后边缘略反卷，具缘毛，上面黄褐色，被疏生短粗毛或无毛，下面黄绿色，被金黄色柔毛，在脉上较密，侧脉 2 或 3 对，在上面略平坦或凹陷，在下面突起；叶柄长 1 ~ 3 mm；托叶合生，顶端齿裂，裂片不等长。花 1 ~ 3 朵生于叶腋；花梗长约 2 mm，被毛；花萼筒钟形，长 1 ~ 1.5 mm，密被长柔毛，萼檐 4 裂，裂片披针形，长 2 ~ 3 mm；花冠漏斗状，淡紫色或白色，长 5 ~ 6 mm，4 裂，裂片长圆形，与冠筒等长或稍短；雄蕊着生于花冠喉部，花药内藏；花柱丝状，柱头棒状，2 裂。蒴果近球形，直径约 2 mm，被长柔毛，具数条纵棱及宿萼裂片，成熟时不开裂。花期为 6—8 月，果期为 7—9 月。

生境特征： 生于山坡路边、荒地上、田边草丛中或疏林下。

药用部分： 全草入药，中药名为黄毛耳草。

采制加工： 全年可采，鲜用或晒干。

性味功效： 辛、苦，平。清热利湿。

主治应用： 用于暑热泄泻，湿热黄疸，急性肾炎，赤白带下。

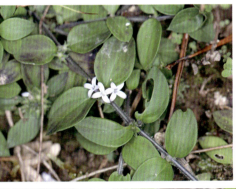
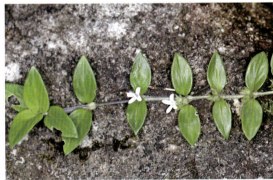
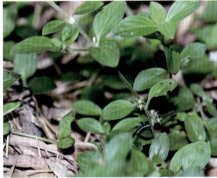
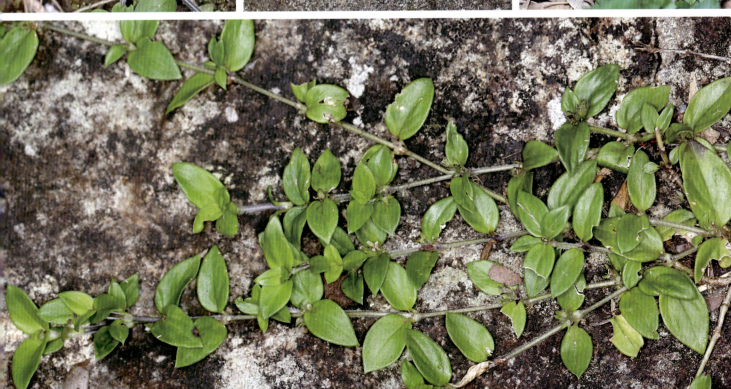

264　东南茜草　*Rubia argyi* (H. Lév. et Vaniot) H. Hara ex Lauener et D.K. Ferguson

茜草科　Rubiaceae　　**茜草属**　*Rubia*　　**地方名**　染卵草

形态特征：多年生攀缘草本。根圆柱形，多条簇生，紫红色或橙红色。茎具4棱，棱上倒生小刺。叶通常4枚轮生，但主茎上有时可6枚轮生；叶片纸质，卵状心形至圆心形，长1～5 cm，宽1～4.5 cm，先端急尖或短尖，基部心形，极少浅心形至圆形，边缘倒生小刺，上面粗糙，具短刺毛，下面脉上倒生小刺，基出脉5～7，在上面凹陷，在下面突起；叶柄长0.5～5 cm。圆锥状聚伞花序腋生或顶生；花萼筒短，长约0.5 mm，近球形，无毛；花冠白色，花冠管长0.5～0.7 mm，裂片卵形至披针形，长约1.3 mm，斜展或近平展；雄蕊着生于花冠喉部；花柱上部2裂。果近球形，直径5～7 mm，成熟时呈黑色。花期为7—9月，果期为9—11月。

生境特征：生于山坡路边、溪边潮湿处、林下灌丛中。

药用部分：根入药，中药名为茜草；地上部分入药，中药名为过山龙。

采制加工：1. 茜草：立秋前后，掘取根部，理除细须泥沙，晒干。

2. 过山龙：立秋后拉取带叶蔓茎，清除杂草枯叶、残根，扎成小把，晒干。

性味功效：1. 茜草：苦，寒。凉血，止血，祛瘀，通经。

2. 过山龙：辛，微寒。活血消肿。

主治应用：1. 茜草：用于吐血、衄血、崩漏、外伤出血等各种出血，瘀阻经闭，月经不调，跌打损伤，风湿痹痛。

2. 过山龙：用于跌打损伤，痈肿。

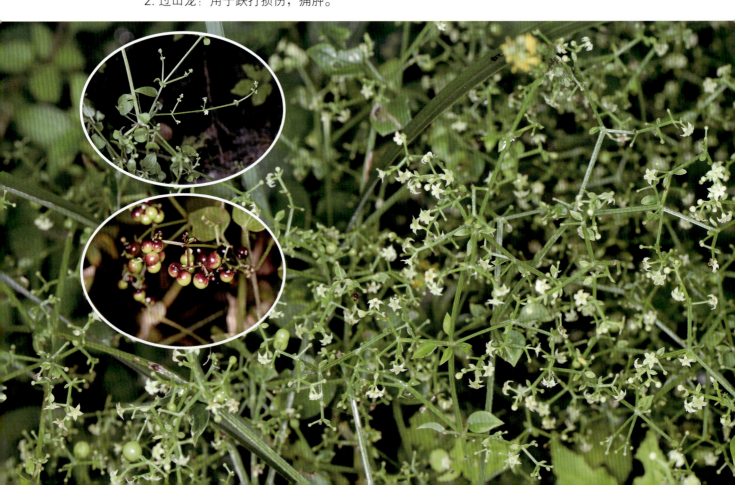

265　接骨草（蒴藋）　*Sambucus javanica* Reinw. ex Blume subsp. *chinensis* (Linedl.) Fukuoka

忍冬科　Caprifoliaceae　　接骨木属　*Sambucus*　　地方名　撒杖

形态特征：多年生草本或亚灌木。茎具纵棱，髓部白色。奇数羽状复叶，小叶 3～9 片；顶生小叶片卵形或倒卵形，基部楔形，有时与第一对小叶相连；侧生小叶片披针形或椭圆状披针形，长 5～17 cm，宽 2.5～6 cm，先端渐尖，基部偏斜或宽楔形，边缘具细密锐锯齿；小叶柄短或近无；托叶叶状，早落，或退化成腺体。复伞形状花序大而疏散，分枝 3～5 出，基部总苞片叶状；不孕花变成黄色杯状腺体，不脱落，孕性花小；花冠白色。果实橙黄色或红色，近球形，直径 3～4 mm。分核 2 或 3，卵球形，表面具瘤状突起。花期为 6—8 月，果期为 8—10 月。

生境特征：生于山坡上、林下、沟边、村宅旁草丛中。

药用部分：全草入药，中药名为陆英。

采制加工：全年可采，洗净，切碎，晒干，多鲜用。

性味功效：苦，温。活血祛瘀，祛风利湿，利尿消肿，疏肝止痛。

主治应用：根多用于关节脱臼，跌打损伤，血肿未破者；全草多用于牙痛，三叉神经痛，腹痛，腰腿痛，风湿痹痛，肾炎水肿，气管炎，黄疸，产后恶露不行，风疹瘙痒，丹毒，疖肿，荨麻疹；叶捣汁可治烫伤。

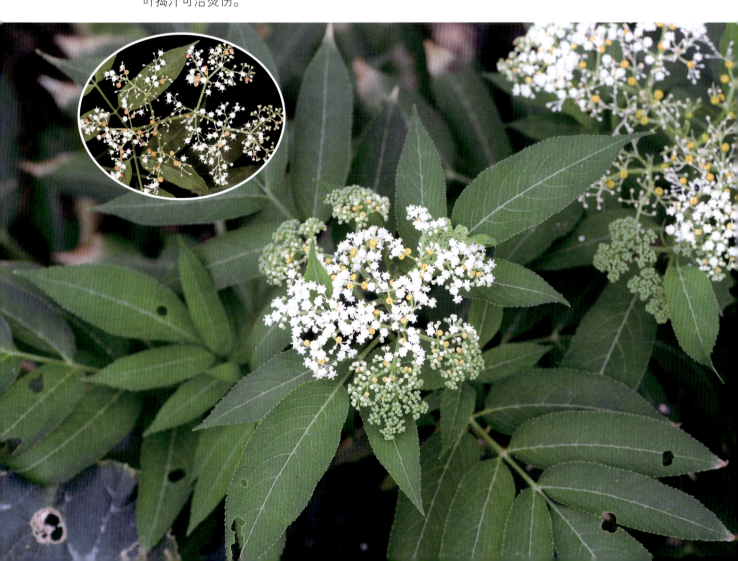

266 荚蒾 *Viburnum dilatatum* Thunb.

忍冬科 Caprifoliaceae　　荚蒾属 *Viburnum*　　地方名　酒团、猪母拧

形态特征： 落叶灌木。一年生小枝基部具环状芽鳞痕，连同芽、叶柄、花序均被开展的小刚毛状糙毛和星状毛，老时毛基呈小瘤状突起。叶片纸质，干后不变为黑色，宽倒卵形、宽椭圆形或宽卵形，长3～13 cm，宽2～7 cm，先端急尖或短渐尖，基部微心形至楔形，边缘具锐齿，两面多少被毛，下面脉腋有簇聚毛，全面被金黄色至淡黄色或几无色的透亮腺点，最下方1对侧脉以下区域内具腺体，侧脉6～8对，直达齿端；叶柄长1～1.5（3.5）mm；无托叶。复伞形状花序直径4～10 cm，第一级辐射枝5出；花序梗长0.3～3.5 cm；花萼外面被毛和微腺点；花冠辐状，白色，外面通常被簇状糙毛；雄蕊长不及花冠的2倍。果实卵球形或近球形，长7～8 mm，红色；果序梗不下弯；核扁，有2条浅背沟和3条浅腹沟。花期为5—6月，果期为9—11月。

生境特征： 生于丘陵山地的山坡、沟谷疏林下、林缘及山麓灌丛中。

药用部分： 根、茎叶和果实入药。

采制加工： 根、茎叶可在夏、季秋采集，切片，晒干；果实可在秋季成熟时采集，晒干或鲜用。

性味功效：
1. 根：辛、涩，微寒。祛瘀消肿，解毒。
2. 茎叶：酸，微寒。清热解毒，疏风解表。
3. 果实：酸、甘，平。补气平肝，消食止痢，解毒平喘。

主治应用：
1. 根：用于跌打损伤，牙痛，丝虫病引发的淋巴结炎。
2. 茎叶：用于风热感冒，疔疮发热；外治过敏性皮炎。
3. 果实：用于食欲不振，心悸气短，支气管哮喘，咳嗽，小儿疳积，痢疾，牙痛，蛇虫咬伤。

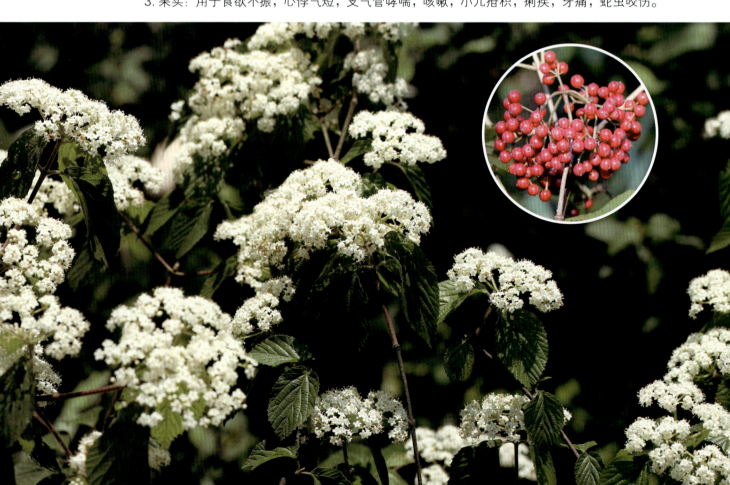

267 忍冬（金银花） *Lonicera japonica* Thunb.

忍冬科 Caprifoliaceae　　忍冬属 *Lonicera*

形态特征： 半常绿木质藤本。幼枝密被黄褐色开展糙毛及腺毛。叶片纸质，卵形至长圆状卵形，萌发枝之叶偶有钝缺刻，长 3 ~ 5（9.5）cm，宽 1.5 ~ 3.5（5.5）cm，先端短尖至渐尖，稀圆钝或微凹，基部圆形或近心形，两面均密被短柔毛，枝下部者常无毛；叶柄长 4 ~ 8 mm，被毛。花成对腋生于枝端；花序梗与叶柄等长或稍短，下方者长可达 4 cm，密被短柔毛和腺毛；苞片叶状，卵形至椭圆形，长 2 ~ 3 cm，常被毛；小苞片长为花萼筒的 1/2 ~ 4/5；花萼筒无毛，萼齿被毛；花冠白色，后变为黄色，长 3 ~ 4.5（6）cm，唇形，外面被倒生糙毛和腺毛；雄蕊和花柱均伸出花冠。果实球形，直径 6 ~ 7 mm，成熟时呈蓝黑色。花期 4—6 月，果期为 10—11 月。

生境特征： 生于山坡灌丛、疏林中、乱石堆上、山麓路旁及村庄墙垣上。

药用部分： 花蕾或初开的花入药，中药名为金银花；茎枝入药，中药名为忍冬藤。

采制加工： 1. 金银花：芒种前后，选晴天分批摘取含苞未开的花蕾或初开的花朵，薄摊烘箱中，用文火缓缓烘干；或者将花蕾薄摊竹匾上，当天晒干，晒热时不能翻动，以免颜色变黑；当天不能晒干，第二天不能再晒，要阴干，以保证色泽不变。

2. 忍冬藤：霜降前后，砍取匀条茎枝，修去细枝残叶，扎成小把晒干。

性味功效： 1. 金银花：甘，寒。清热解毒，疏散风热。

2. 忍冬藤：甘，寒。清热解毒，疏风通络。

主治应用： 1. 金银花：用于痈肿疔疮，喉痹，丹毒，热毒血痢，风热感冒，温病发热，肠炎，菌痢，急性肾炎。

2. 忍冬藤：用于温病发热，热毒血痢，痈肿疮疡，风湿热痹，关节红肿热痛。

附　　注： 同属植物菰腺忍冬（*L. hypoglauca*）在本地分布较广，功效相似，作本种入药。

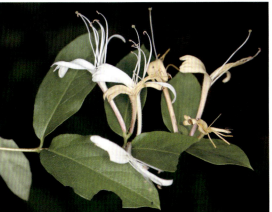

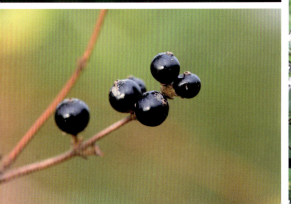

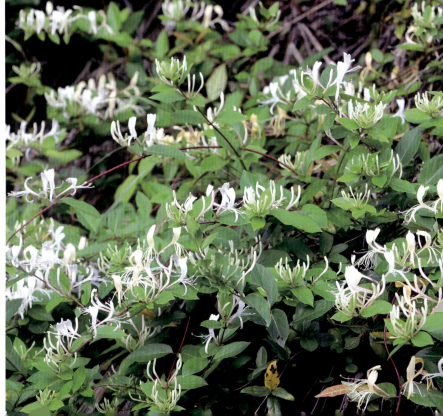

268　白花败酱（攀倒甑）　*Patrinia villosa* (Thunb.) Juss.

败酱科　Valerianaceae　　　败酱属　*Patrinia*　　　地方名　苦荬、苦叶菜

形态特征：多年生草本。根状茎长而横走，偶在地表匍匐生长。茎直立，高 50～100 cm，密被倒生白色粗毛，或仅沿两侧各有 1 列倒生短粗伏毛，上部稍有分枝。基生叶丛生，叶片宽卵形或近圆形，先端渐尖，基部楔形下延，边缘具粗齿，不分裂或大头状深裂，叶柄较叶片稍长；茎生叶对生，叶片卵形或狭椭圆形，长 4～11 cm，宽 2～5 cm，先端渐尖，基部楔形下延，边缘羽状分裂或不裂，两面疏生粗毛，脉上尤密，叶柄长 1～3 cm；茎上部叶片近无柄。聚伞花序多分枝，排列成伞房状圆锥花序；花序梗上密生粗毛或仅具 2 列粗毛，花序分枝基部有 1 对总苞片，较狭；花萼细小，5 齿裂；花冠钟状，白色，直径 4～6 mm，顶端 5 裂，裂片不等形；雄蕊 4，伸出；子房能育室边缘及表面有毛，花柱较雄蕊短。瘦果倒卵球形，直径约 5 mm，基部贴生在增大的圆翅状膜质苞片上。花期为 8—10 月，果期为 10—12 月。

生境特征：生于山坡上、路边、林下、草丛中。

药用部分：地上部分入药，中药名为败酱草。

采制加工：小暑前后或秋季割取全草，理除杂草，晒干。

性味功效：辛、苦，凉。清热解毒，活血行瘀，消痈排脓。

主治应用：用于阑尾炎，阑尾脓肿，肺脓疡，肝炎，肠炎，痢疾，眼结膜炎，产后瘀血腹痛，痈肿疔疮，无名肿毒。

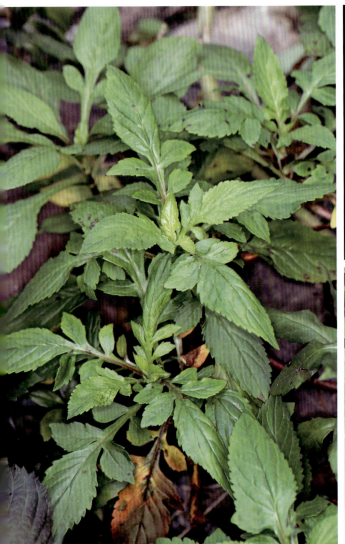
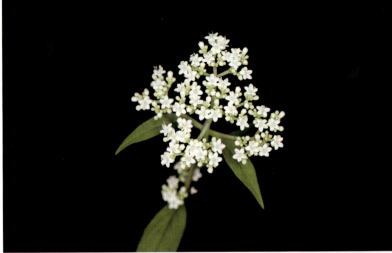
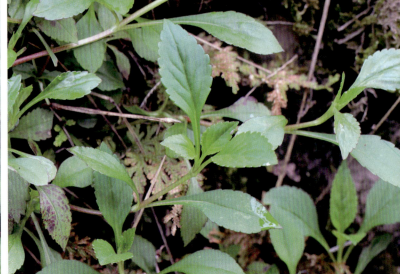

269　一枝黄花　*Solidago decurrens* Lour.

菊科　Asteraceae　　一枝黄花属　*Solidago*　　地方名　黄花团

形态特征：多年生草本。茎直立或向上斜展，高 20 ~ 70 cm，单生或少数簇生，不分枝或中部以上有分枝。叶互生；全部叶片质地较厚，叶片两面、叶脉及叶缘有短柔毛或下面无毛；叶片椭圆形、长椭圆形、卵形或宽披针形，长 4 ~ 10 cm，宽 1.5 ~ 4 cm，先端急尖，基部楔形，有具翅的柄，仅中部以上边缘有细齿或全缘，向上叶渐小。头状花序直径 5 ~ 9 mm，单一或 2 ~ 4 个聚生于腋生短枝上，再排列成总状或圆锥状；总苞狭钟状，长 3.5 ~ 6 mm；总苞片 3 层或 4 层，披针形或狭披针形，先端急尖或渐尖。缘花舌状，约 8 朵，黄色；盘花管状，黄色。果圆筒形，长 2 ~ 3 mm，具肋，无毛，极少在顶端被稀疏柔毛；冠毛粗糙，白色。花、果期 9—11 月。

生境特征：生于山坡路旁、林下草地或荒地上。

药用部分：全草入药。

采制加工：秋季花期采收，拣除杂质，晒干。

性味功效：辛、苦，凉。清热解毒，疏散风热，消肿止痛，止血。

主治应用：用于感冒发热，咽喉肿痛，痰热咳嗽，肺炎，百日咳，急性肾炎，疮痈肿毒，外伤出血，毒蛇咬伤。

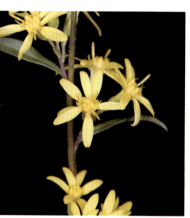
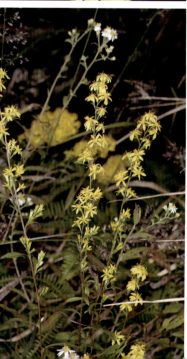
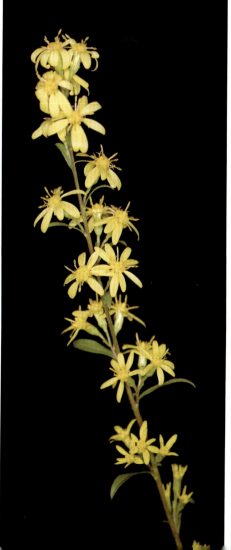
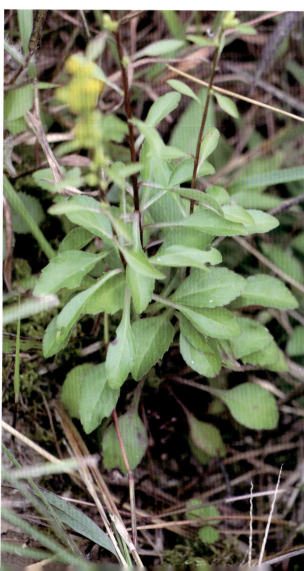

270 马兰 *Kalimeris indica* (L.) Sch. Bip.

菊科 Asteraceae　　　马兰属 *Kalimeris*　　　地方名 马兰头

形态特征：多年生草本。根状茎有匍匐枝，有时具直根。茎直立，高 30～70 cm，上部有短毛，上部或自下部分枝。全部叶片稍薄质，两面或上面有疏微毛或近无毛，边缘及下面沿脉有短粗毛，中脉在下面突起；基部叶花时凋落；茎生叶叶片倒披针形或倒卵状矩圆形，长 3～7 cm，先端钝或尖，基部渐狭成具翅长柄，边缘从中部以上具有小尖头钝齿或尖齿，有时具羽状裂片；上部叶小，全缘，基部急狭至无柄。头状花序单生于枝端且排列成疏伞房状，直径 2～3 cm；总苞半球形，直径 6～9 mm；总苞片 2 或 3 层，外层的倒披针形，内层的倒披针状矩圆形，先端钝或稍尖，上部草质，有疏短毛，边缘膜质，有缘毛。缘花舌状，1 层，舌片浅紫色；盘花管状，被短密毛。果极扁，倒卵状矩圆球形，褐色，长 1.5～2 mm，边缘浅色而有厚肋，上部被腺及短柔毛；冠毛短毛状，易脱落，不等长。花期为 5—10 月。

生境特征：生于山坡沟边、路边草丛或湿地中。

药用部分：根或全草入药。

采制加工：根秋季采挖，全草春、夏季采集，鲜用或晒干。

性味功效：辛、苦、涩，凉。清热解毒，平肝和胃，化湿利尿，凉血止血。

主治应用：根多用于胃炎，胃溃疡疼痛；全草多用于腮腺炎，咽喉肿痛，支气管炎，急慢性肝炎，急慢性结膜炎，急性扁桃体炎，尿路感染，衄血，尿血，外伤出血。

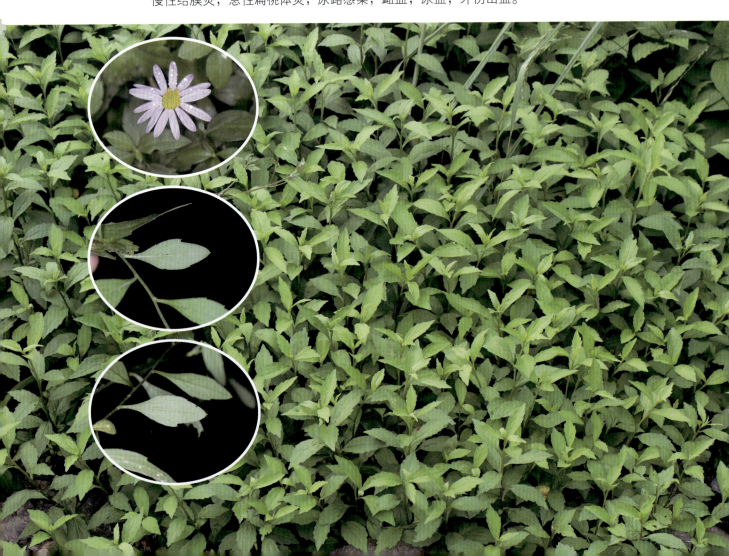

271 东风菜 *Doellingeria scaber* (Thunb.) Nees

菊科 Asteraceae　　东风菜属 *Doellingeria*　　地方名 烂股臀

形态特征：多年生草本。根状茎粗壮。茎直立，高 20~100 cm，上部有向上斜展的分枝，被微毛。全部叶片两面被微糙毛，基出脉 3 或 5；基生叶花时凋落，叶片心形，长 9~15 cm，宽 6~15 cm，先端尖，边缘有具小尖的齿，基部急狭成长 10~15 cm 的被微毛的柄；中部叶较小，叶片卵状三角形，基部圆形或稍截形，有具翅短柄；上部叶小，叶片矩圆披针形或条形。头状花序排列成圆锥伞房状，直径 1.8~2.4 cm；总苞半球形，直径 4~5 mm；总苞片约 3 层，无毛，边缘宽膜质，有微缘毛，先端尖或钝。缘花舌状，舌片白色；盘花管状，檐部钟状，裂片条状披针形。果倒卵球形或椭球形，长 3~4 mm，具 5 或 6 肋，无毛；冠毛污黄白色，有多数微糙毛。花、果期为 6—10 月。

生境特征：生于林缘草丛中、溪边林下、山坡灌丛中。

药用部分：根状茎或全草入药。

采制加工：根状茎秋季采挖，全草夏、秋季采集，晒干或鲜用。

性味功效：辛、甘，寒。清热解毒，明目利咽，祛风止痛。

主治应用：用于中暑腹痛，咽喉肿痛，急性肾炎，淋巴管炎，阴囊湿疹，毒蛇咬伤，跌打损伤，关节疼痛。

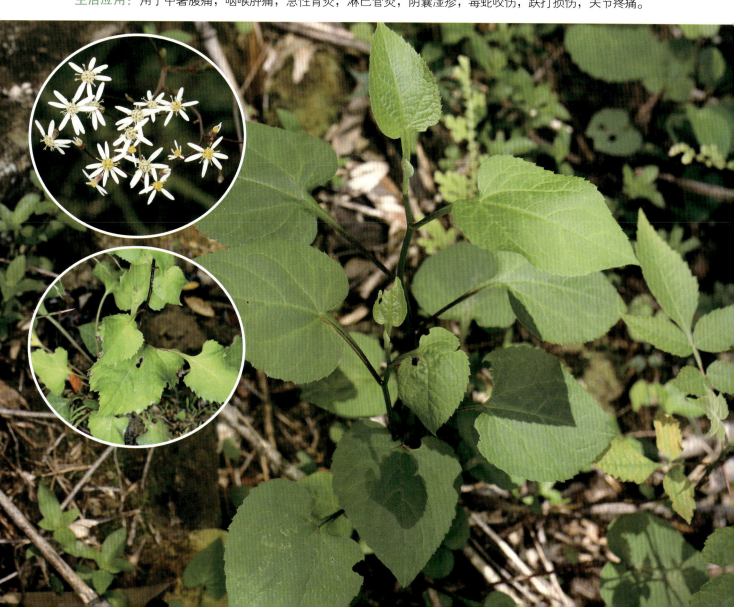

272　陀螺紫菀　*Aster turbinatus* S. Moore

菊科　Asteraceae　　紫菀属　*Aster*

形态特征：多年生草本。根状茎短粗。茎直立，高 60～100 cm，粗壮，常单生，有时具长分枝，被糙毛或有长粗毛，下部有较密的叶。全部叶片厚纸质，两面被短糙毛，下面沿脉有长糙毛，中脉在下面突起，离基三出脉；下部叶花时常凋落，叶片卵圆形或卵圆状披针形，长 4～10 cm，宽 3～7 cm，先端尖，基部截形或圆形，渐狭成长 4～8（12）cm 的具宽翅的柄，具疏齿；中部叶叶片长圆状或椭圆状披针形，先端尖或渐尖，基部有抱茎圆形小耳，具浅齿，无柄；上部叶渐小，叶片卵圆形或披针形。头状花序直径 2～4 cm，单生，有时 2 个或 3 个簇生于上部叶腋，有密集而渐变为总苞片的苞叶；总苞倒锥状，直径 10～18 mm；总苞片约 5 层（不包括总苞片的苞叶），呈覆瓦状排列，厚干膜质，背面近无毛，边缘膜质，常常带紫红色，有缘毛，外层的卵圆形，先端圆形或急尖，内层的长圆状条形，先端圆形。缘花舌状，舌片蓝紫色；盘花管状。果倒卵状长圆球形，长约 3 mm，两面有肋，被密粗毛；冠毛白色，有近等长的微糙毛。花、果期为 8—11 月。

生境特征：生于山坡草丛、沟谷灌丛中、溪边、低山山坡上、林下阴地中。

药用部分：根或全草入药，中药名分别为单头紫菀根和单头紫菀。

采制加工：夏、秋季采收，鲜用或晒干。

性味功效：微苦，凉。清热解毒，健脾，止痢。

主治应用：用于感冒发热，痢疾，急性乳腺炎，急性扁桃体炎，小儿疳积，消化不良。

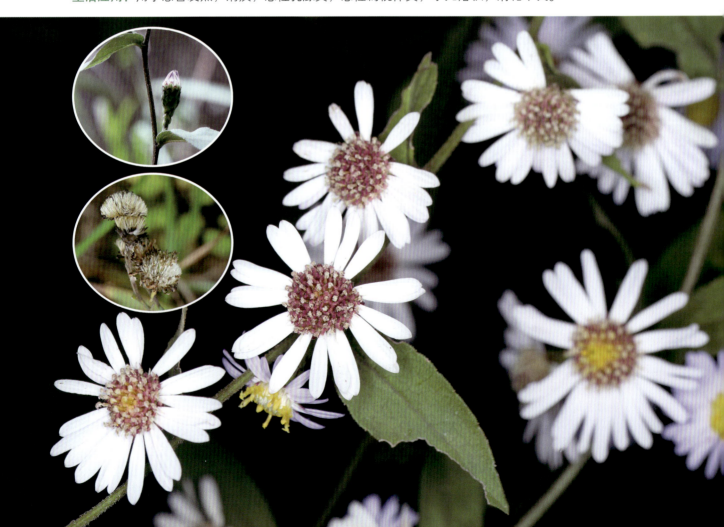

273　仙白草　*Aster chekiangensis* (C. Ling ex Ling) Y.F. Lu et X.F. Jin

菊科　Asteraceae　　紫菀属　*Aster*

形态特征：多年生草本。具短根状茎。茎直立，高 40 ~ 150 cm，被短硬毛，上部多分枝。叶互生；全部叶厚纸质，两面被短糙毛，下面沿脉有长糙毛；中下部叶叶片自中部以下急缩成柄状，长 12 ~ 18 cm，宽 4 ~ 7 cm，先端急尖，基部耳状抱茎，边缘具粗齿，花序枝上的叶明显变小且无柄。头状花序常单生于上部分枝的叶腋，直径 2 ~ 4 cm；梗短或近无；总苞倒圆锥状，直径 6 ~ 9 mm；总苞片 3 ~ 5 层，卵形至长圆形，边缘干膜质，有疏纤毛，由外向内逐渐变长。缘花舌状，舌片白色；盘花管状，黄色。果扁平，有毛；冠毛淡褐色。花期为 9—10 月。

生境特征：生于山坡疏林下、灌草丛中、岩石上。

药用部分：根或全草入药。

采制加工：夏、秋季采集，洗净，晒干或鲜用。

性味功效：辛、涩，温。消肿止痛，解蛇毒。

主治应用：用于各种毒蛇咬伤，小儿疳积。

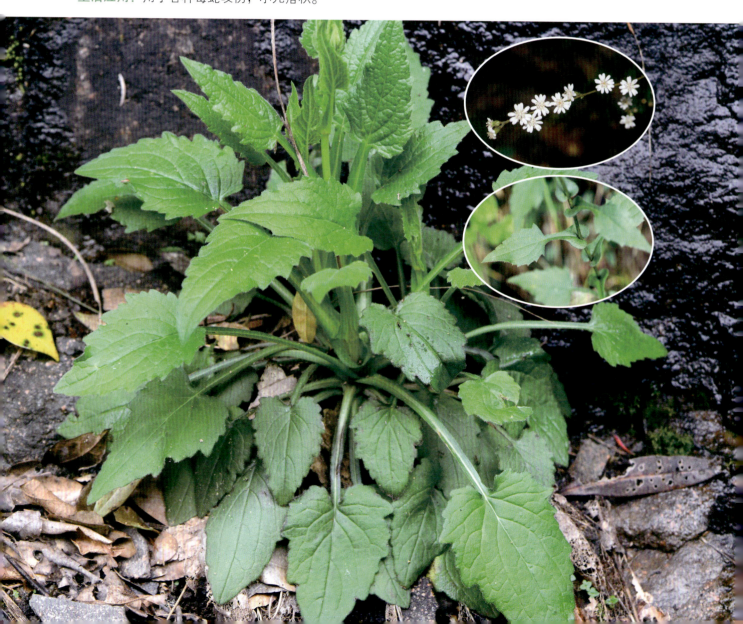

274 华泽兰（多须公） *Eupatorium chinense* L.

菊科 Asteraceae　　　泽兰属 *Eupatorium*　　　地方名 白头翁

形态特征： 多年生草本或小灌木，或亚灌木。茎直立，高 70 ~ 100（250）cm，茎基部、下部或中部以下常木质，多分枝，分枝向上斜展，茎上部分枝伞房状，被污白色短柔毛，后脱落。叶对生；具柄或无柄；叶片卵形、宽卵形，少卵状披针形、长卵形或披针状卵形，先端渐尖或钝，基部圆形，羽状脉 3 ~ 7 对，边缘具规则圆锯齿，两面粗糙，被白色短柔毛及黄色腺点，下面及沿脉的毛较密；基部叶花时枯萎；茎中部叶叶片长 4.5 ~ 10 cm，宽 3 ~ 5 cm，茎自中部向上及向下的叶渐小。头状花序多数，在茎顶及枝端排列成大型疏散的复伞房状，直径达 30 cm；总苞钟状，长约 5 mm；总苞片 3 层，呈覆瓦状排列，外层的短，卵形或披针状卵形，外面被短柔毛及稀疏腺点，长 1 ~ 2 mm，中层及内层的渐长，长椭圆形或长椭圆状披针形，长 5 ~ 6 mm，上部及边缘白色，膜质，背面无毛但有黄色腺点，先端钝或圆形。全部小花管状，两性；花冠白色、粉色或红色，长 5 mm，外面被稀疏黄色腺点。果椭球形，淡黑褐色，长约 3 mm，有 5 肋，散布黄色腺点。花、果期为 6—11 月。

生境特征： 生于林下路边、灌草丛中、山坡溪沟边、岩石缝间。

药用部分： 地上部分入药，中药名为华泽兰；根入药，中药名为广东土牛膝。

采制加工： 夏、秋季采收，根和茎叶分别晒干。

性味功效： 1. 华泽兰：辛、苦，平；有小毒。清热解暑，疏肝活血，理气止痛。

2. 广东土牛膝：辛、苦，凉；有小毒。祛风消肿，清热解毒，利咽化痰。

主治应用： 1. 华泽兰：多用于夏季伤暑，胸闷腹胀，扁桃体炎，胃肠炎，流行性感冒。

2. 广东土牛膝：多用于白喉，扁桃体炎，咽喉炎，感冒发热，麻疹，肺炎，支气管炎，风湿性关节炎，痈疖肿毒，毒蛇咬伤。

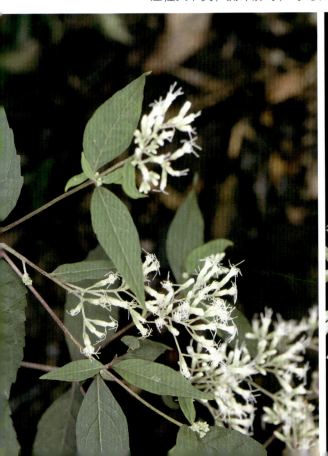
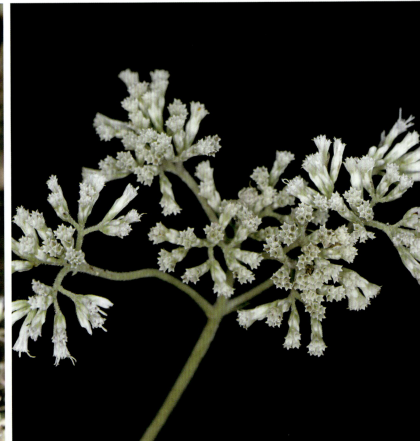

275 千里光 *Senecio scandens* Buch.-Ham. ex D. Don

菊科 Asteraceae　　千里光属 *Senecio*　　地方名 黄茄菜

形态特征：多年生草本。茎通常蔓生，长达2 m，多分枝，疏被短柔毛。叶互生；叶片卵状披针形，长2.5～12 cm，宽2～4.5 cm，先端渐尖，基部楔形或截形，边缘具浅或深齿，有时羽裂，稀全缘，两面被短柔毛或无毛，叶柄长0.3～1 cm；上部叶渐小，叶片披针形。头状花序多数，在枝端排列成开展复聚伞圆锥状；梗长1～2 cm，具数枚钻形小苞片；总苞钟形，直径3～6 mm，基部具数枚披针形外苞片；总苞片约12，披针形，先端渐尖，背部被短柔毛。缘花舌状，黄色，雌性，结实；盘花管状，黄色，顶端5裂，两性，结实。果圆柱形，被短毛；冠毛白色。花、果期为8月至次年4月。

生境特征：生于田边地角、溪沟边、山坡荒地上、林缘灌丛中。

药用部分：地上部分入药。

采制加工：全年皆可采收，尤宜在8—10月割取地上部分，理除杂草，扎成小把，晒干。

性味功效：苦，寒；有小毒。清热解毒，凉血消肿，清肝明目。

主治应用：用于风火赤眼，上呼吸道感染，扁桃体炎，咽喉炎，肺炎，眼结膜炎，痢疾，肠炎，阑尾炎，急性淋巴管炎，丹毒，疥肿，湿疹，过敏性皮炎，痔疮。

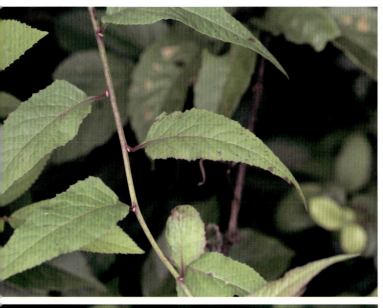
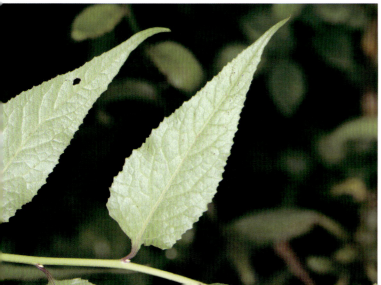
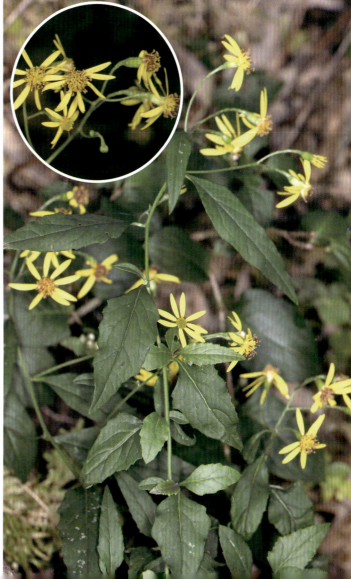

276 苍耳 *Xanthium strumarium* L.

菊科 Asteraceae   苍耳属 *Xanthium*   地方名 琴丝、羊屎来

形态特征：一年生草本。茎直立，高30～60 cm，被灰白色粗伏毛。叶片三角状卵形或心形，长4～9 cm，宽5～10 cm，先端钝或略尖，基部两耳间楔形，稍延入叶柄，全缘或具不明显3～5浅裂，边缘具不规则粗锯齿，基出脉3，下面苍白色，被糙伏毛；叶柄长达10 cm。雄头状花序球形，直径4～6 mm；总苞片长圆状披针形，被短柔毛，先端尖，具多数雄花；雄花管状钟形，顶端5裂。雌头状花序椭圆形；总苞片2层，外层的披针形，小，被短柔毛，内层的结合成囊状，宽卵形，淡黄绿色，外面疏生具钩的刺，刺长1.5～2.5 mm，喙坚硬，锥形，上端呈镰刀状，常不等长，少有结合。果2，倒卵球形。花、果期为7—9月。

生境特征：生于荒地、原野、路边及村落旷地。

药用部分：带总苞的成熟果实入药，中药名为苍耳子；地上部分入药，中药名为苍耳草。

采制加工：1. 苍耳子：白露前后，待果实呈青黄色时掘取全株，晒干，打下果实，碾去刺。

2. 苍耳草：夏、秋季割取地上部分，切段，晒干或鲜用。

性味功效：1. 苍耳子：甘、苦，温；有毒。散风寒，祛风湿，通鼻窍。

2. 苍耳草：苦、辛，微寒；有小毒。祛风除湿，止血，止痒，解毒。

主治应用：1. 苍耳子：用于风寒头痛，鼻塞流涕，鼻衄，鼻渊，慢性鼻窦炎，副鼻窦炎，疟疾，风湿性关节炎，湿疹，麻风。

2. 苍耳草：用于筋骨酸痛，头痛，风湿性关节炎，功能性子宫出血，深部脓肿，菌痢，肠炎，麻风病，皮肤瘙痒，湿疹，疥癣，虫伤。

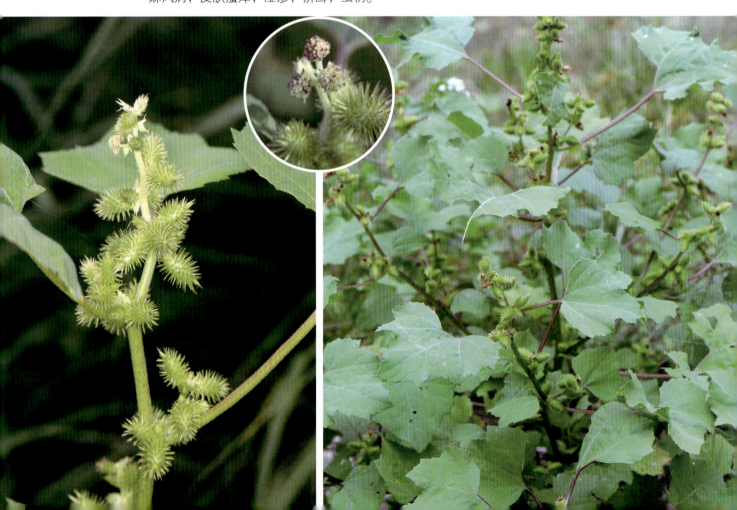

277 鬼针草（三叶鬼针草） *Bidens pilosa* L.

菊科 Asteraceae　　鬼针草属 *Bidens*　　地方名 一包针、蟹钳

形态特征：一年生草本。茎直立，高 30 ~ 60 cm，钝四棱形，无毛或上部被极稀疏的柔毛。茎下部叶较小，叶片 3 裂或不分裂，通常开花前枯萎；中部叶叶片 3 全裂，稀羽状全裂，裂片 5，侧裂片椭圆形或卵状椭圆形，长 2 ~ 4.5 cm，宽 1.5 ~ 2.5 cm，先端急尖，基部近圆形或宽楔形，有时偏斜，不对称，边缘具锯齿，具短柄，顶裂片较大，长椭圆形或卵状长圆形，长 3.5 ~ 7 cm，无毛或疏被短柔毛，先端渐尖，基部渐狭或近圆形，边缘具锯齿，叶柄长 1 ~ 2 cm；上部叶小，3 裂或不分裂，条状披针形。头状花序直径 8 ~ 9 mm；梗长达 5 cm；总苞基部被短柔毛；总苞片 7 或 8，条状匙形，上部稍宽，草质，边缘疏被短柔毛或几无毛；外层托片披针形，干膜质，内层托片条状披针形。缘花 1 ~ 4，舌状，白色，舌片长约 3.5 mm，或无舌状花；盘花管状，黄褐色，顶端 5 齿裂，两性，结实。果略扁，条状披针形，黑色，具棱，上部具稀疏瘤状突起及刚毛，顶端渐狭，芒刺 3 或 4，具倒刺毛。花、果期为 8—11 月。

生境特征：生于路边草丛中、荒地上。

药用部分：地上部分入药。

采制加工：秋季开花后割取地上部分，切段，晒干或鲜用。

性味功效：苦，平。清热解毒，健脾止泻，祛风除湿。

主治应用：用于消化不良，腹痛腹泻，咽喉肿痛，肺炎，阑尾炎，痢疾，风湿性关节炎，腰痛，毒蛇咬伤。

附　　注：同属植物金盏银盘（*B. biternata*）和婆婆针（*B. bipinnata*）功效与本种相似，作本种入药。

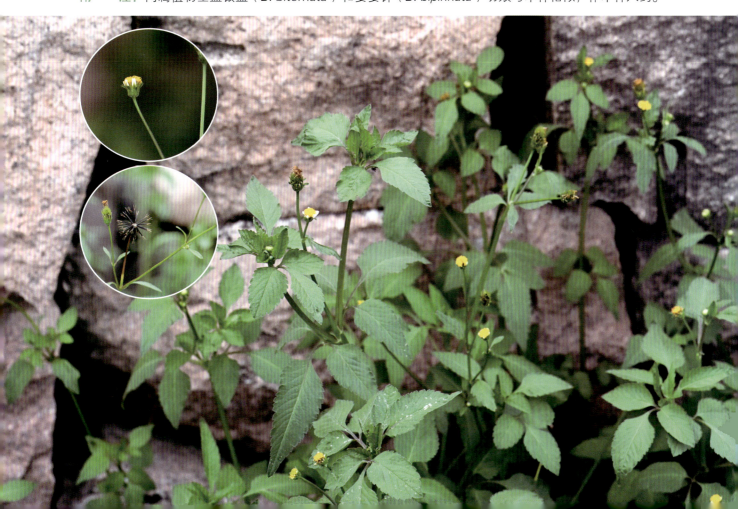

278　腺梗豨莶　*Sigesbeckia pubescens* Makino

菊科　Asteraceae　　豨莶属　*Sigesbeckia*　　地方名　鸡厕粘

形态特征：一年生草本。茎直立，高 30 ~ 100 cm，粗壮，上部多分枝，被开展灰白色长柔毛和糙毛。叶对生；叶片上面深绿色，下面淡绿色，基出 3 脉，两面被平贴短柔毛，沿脉具长柔毛；基部叶叶片卵状披针形，花时枯萎；中部叶叶片宽卵形或宽卵状三角形，长 7 ~ 20 cm，宽 5 ~ 8 cm，先端渐尖，基部宽楔形，下延成具翼的柄，边缘具大小不等的尖齿；上部叶渐小，叶片披针形或卵状披针形。头状花序直径 2 ~ 3 cm，多数，于枝顶排列成伞房状；梗较长，密生紫褐色头状具柄的腺毛和长柔毛；总苞宽钟状；总苞片 2 层，草质，外面密生紫褐色头状具柄的腺毛，外层的条状匙形或宽条形，内层的卵状长圆形。缘花舌状，舌片顶端常具 2 或 3 齿裂，雌性，结实；盘花管状，顶端 4 或 5 裂，两性，结实。果倒卵球形，具 4 棱，顶端有灰褐色环状突起；冠毛无。花、果期为 8—11 月。

生境特征：生于林下路边、溪边、荒地上或草丛中。

药用部分：地上部分入药，中药名为豨莶草。

采制加工：大暑前当植物未开花或花期时，割取全草，摊晒至七八成干时，扎成小把，再晒干。

性味功效：辛、苦，寒。祛风湿，利关节，解毒，降血压。

主治应用：用于风湿痹痛，筋骨无力，腰膝酸软，四肢麻痹，半身不遂，高血压，失眠，肝炎，疟疾，风疹湿疮。

附　　注：同属植物豨莶（*S. orientalis*）和毛梗豨莶（*S. glabrescens*）亦作豨莶草入药。

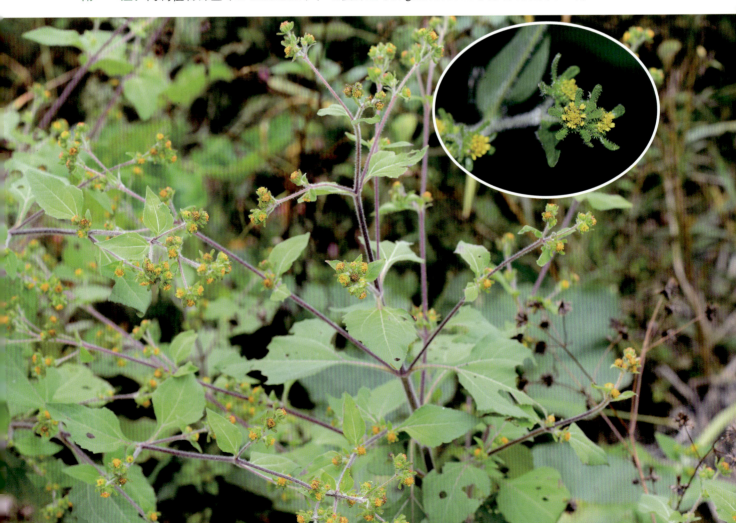

279 鳢肠（墨旱莲） *Eclipta prostrata* (L.) L.

菊科 Asteraceae　　鳢肠属 *Eclipta*　　地方名 墨草

形态特征：一年生草本。茎匍匐状或近直立，高达 50 cm，通常自基部分枝，被糙硬毛，全株干后常变为黑色。叶对生；叶片长圆状披针形或条状披针形，长 3～10 cm，宽 5～15 mm，先端渐尖，基部楔形，全缘或具细齿，两面密被硬糙毛，基出脉 3；无叶柄。头状花序 1 或 2，腋生或顶生，卵球形，直径 5～8 mm，具梗；总苞球状钟形；总苞片 2 层，5 或 6 枚，卵形或长圆形，外被紧贴硬糙毛，先端钝或急尖。缘花舌状，2 层，白色，顶端 2 浅裂或全缘，雌性，结实；盘花管状，白色，顶端 4 齿裂，两性，结实。缘花的果三棱形，盘花的果扁四棱形，顶端截形，具 1～3 细齿，基部稍缩小，边缘具白色的肋，表面具小瘤状突起，无毛；冠毛退化成 2 或 3 小鳞片。花、果期为 6—10 月。

生境特征：生于路边潮湿地、溪边草丛中、田埂边。

药用部分：地上部分入药，中药名为墨旱莲。

采制加工：夏至前后或开花后，割取地上部分，晒干。

性味功效：甘、酸，寒。补益肝肾，凉血止血。

主治应用：用于肝肾阴亏，眩晕耳鸣，须发早白，牙齿松动，腰膝酸软，阴虚血热所致的吐血、衄血、尿血等各种出血，血痢，外伤出血；外治脚癣、湿疹、疱疮。

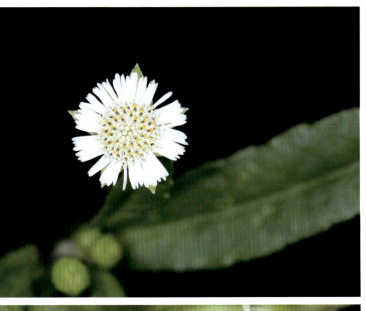
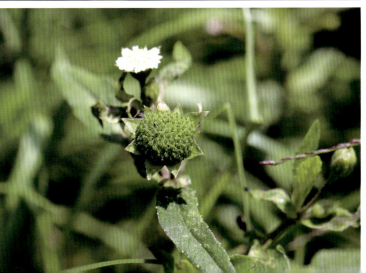
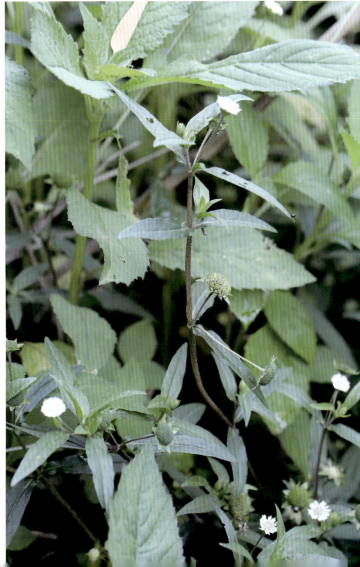

280 野菊 *Chrysanthemum indicum* L.

菊科 Asteraceae　　菊属 *Chrysanthemum*　　地方名 野菊花

形态特征：多年生草本。茎直立或铺散，高可达1 m，分枝，或仅在茎顶有花序分枝，被稀疏的毛或无毛。基生叶和下部叶花时脱落；茎中部叶叶片卵形、长卵形或椭圆状卵形，长3～9 cm，宽1.5～3 cm，一回羽状浅裂，稀深裂，或分裂不明显而边缘具浅锯齿，基部截形、稍心形或宽楔形，上面深绿色，疏被毛及腺体，下面灰绿色，疏被毛或无毛，常具紫黑色腺体，叶柄长1～2 cm，假托叶具锯齿，或无假托叶。头状花序直径1.5～2.5 cm，多数在茎枝顶端排列成疏松圆锥状或不规则伞房状；总苞半球形；总苞片4层或5层，边缘宽膜质，外层的卵形或卵状三角形，中层的卵形，内层的长椭圆形。缘花舌状，黄色，舌片顶端全缘，有时具2或3齿裂，雌性；盘花管状，两性。果稍压扁，倒卵球形，黑色，无毛，有光泽，具数条细肋；冠毛无。花、果期为8—11月。

生境特征：生于林缘灌草丛中、林下山坡上。

药用部分：头状花序入药，中药名为野菊花；全草亦可入药，中药名为野菊。

采制加工：霜降前后，待花朵初开放时摘取，拣去残叶，放蒸笼中蒸至蒸气上升、花朵蒸瘪时倒出，薄摊晒干；或将鲜花放热锅中，炒至花朵呈珠状，倒出，晒干。全草夏、秋季采集，除去杂质，鲜用或晒干。

性味功效：苦、辛，微寒。清热解毒，泻火平肝。

主治应用：用于疔疮痈肿，目赤肿痛，头痛眩晕，防治流行性脑脊髓膜炎，预防流行性感冒，感冒，高血压，肝炎，肠炎，痢疾，毒蛇咬伤。

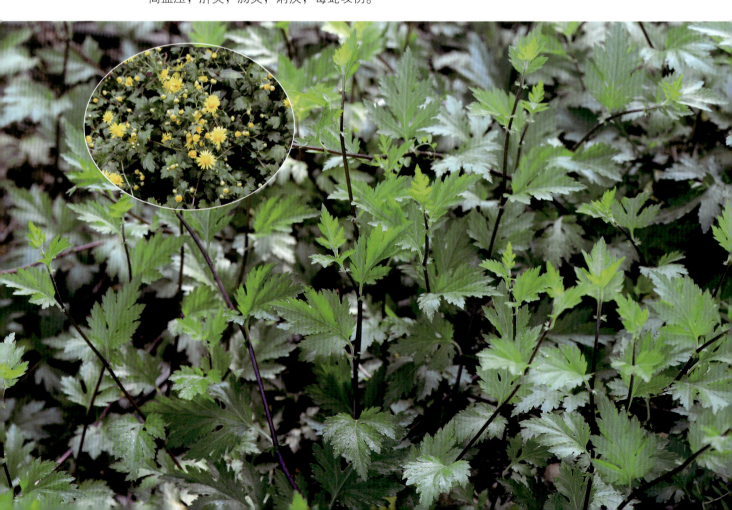

281 奇蒿（刘寄奴、六月霜） *Artemisia anomala* S. Moore

菊科　Asteraceae　　蒿属　*Artemisia*　　地方名　六月雪

形态特征：多年生草本。茎直立，高60～120 cm，中部以上常分枝，被短柔毛。茎中下部叶叶片长圆形、卵状披针形或椭圆状卵形，长7～11 cm，宽3～4 cm，不裂，先端渐尖，基部渐狭成短柄，边缘具尖锯齿，上面被微糙毛，下面色淡，近无毛，或被稀疏至密的短柔毛，侧脉5～8对；上部叶渐变小。头状花序多数，密集生于花枝上，在茎顶和上部叶腋排列成圆锥状；总苞圆筒形或卵状钟形，直径2～2.5 mm，无毛；总苞片3层或4层，外层的卵圆形，中层的椭圆形，内层的狭长椭圆形，淡黄色，边缘宽膜质。小花管状，白色，均结实；缘花雌性；盘花多数，两性。果长圆球形，光滑；冠毛无。花、果期为6—10月。

生境特征：生于路边草丛、山坡林缘、林下灌草丛中。

药用部分：带花的地上部分入药，中药名为刘寄奴。

采制加工：大暑前后花开时割取地上部分，理除杂草后，晒干。

性味功效：苦，温。清热利湿，活血行瘀，通经止痛，解暑止泻。

主治应用：用于月经不畅，跌打损伤，暑热泄泻，食积不消，腹痛胀满，月经不调，肠炎，痢疾，风湿疼痛，产后瘀阻，外伤出血。

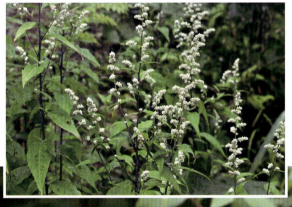
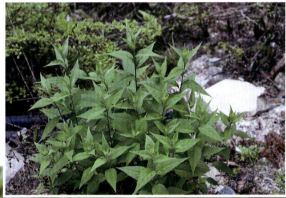
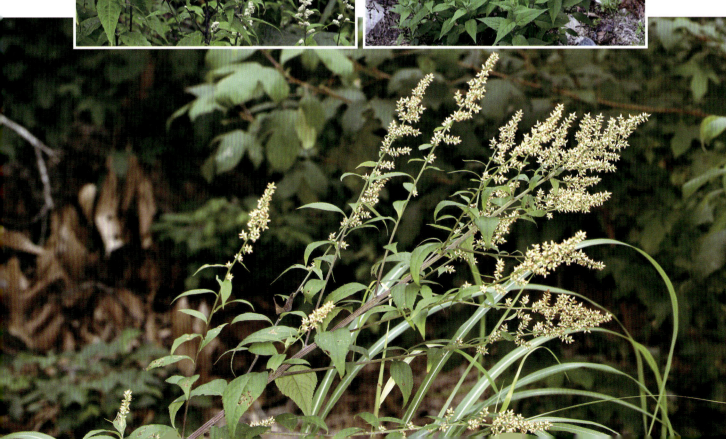

282　石胡荽　*Centipeda minima* (L.) A. Braun et Asch.

菊科　Asteraceae　　　石胡荽属　*Centipeda*　　　地方名　地胡椒

形态特征：一年生小草本。茎多分枝，高 5 ~ 20 cm，匍匐状，微被蛛丝状毛或无毛。叶互生；叶片楔状倒披针形，长 7 ~ 20 mm，宽 3 ~ 5 mm，先端钝，基部楔形，边缘具数锯齿，无毛或下面微被蛛丝状毛及腺点。头状花序小，直径 3 ~ 4 mm，扁球形，单生于叶腋，无梗或具极短的梗；总苞半球形；总苞片 2 层，外层的较大，椭圆状披针形，绿色，边缘透明膜质。缘花细管状，多层，顶端 2 或 3 微裂，雌性；盘花管状，淡紫红色，顶端 4 深裂，两性，结实。果圆柱形，具 4 棱，棱上有长毛；冠毛鳞片状，或缺。花、果期为 6—11 月。

生境特征：生于路边或花坛杂草丛中、田边或溪沟边。

药用部分：全草入药，中药名为鹅不食草。

采制加工：大暑前后当植株开花时拔取全草，理除泥杂，晒干。

性味功效：辛，温。通窍散寒，祛风利湿，散瘀消肿，止咳嗽。

主治应用：用于风寒头痛，咳嗽痰多，鼻塞不通，鼻渊流涕，急、慢性鼻炎，百日咳，慢性支气管炎，疟疾，跌打损伤，风湿痹痛，蛔虫性肠梗阻，毒蛇咬伤。

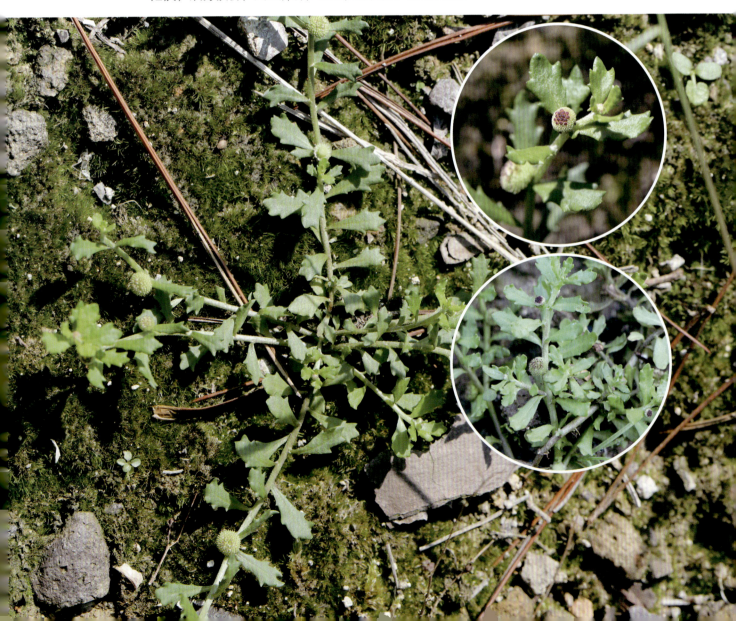

283　地胆草　*Elephantopus scaber* L.

菊科　Asteraceae　　地胆草属　*Elephantopus*　　地方名　披地挂、羊下巴、猴子垫座

形态特征：多年生草本。茎直立，高 20 ~ 60 cm，常多数二歧分枝，密被白色贴生长硬毛。全部叶片上面被疏长糙毛，下面密被长硬毛和腺点；基生叶花时宿存，莲座状，叶片匙形或倒披针形，长 5 ~ 18 cm，宽 2 ~ 4 cm，先端圆钝或具短尖头，基部渐狭成宽短柄，边缘具圆齿状锯齿；茎生叶少数而小，倒披针形或长圆状披针形。头状花序多数，在茎或枝端密集成复头状，再排列成复伞房状，复头状花序基部有 3 枚叶状苞叶，绿色，宽卵形或长圆状卵形，先端渐尖，具明显突起的脉，被长糙毛和腺点；总苞圆锥形，直径 2 mm；总苞片 2 层，长圆状披针形，先端渐尖而具刺尖，被短糙毛和腺点。小花管状，4 朵，淡紫色，两性。果长圆状条形，具棱，被短柔毛；冠毛污白色，具 4 ~ 6 根硬刺毛，基部宽扁。花、果期为 8—10 月。

生境特征：生于山坡疏林、灌草丛中、田边地头。

药用部分：全草入药。

采制加工：夏至后拔取全草，理除杂草，洗净，晒干或鲜用。

性味功效：苦，凉。清热解毒，利尿消肿。

主治应用：用于感冒，百日咳，扁桃体炎，咽喉炎，眼结膜炎，流行性乙型脑炎，肝炎，肾炎，疮疖肿痛，湿疹。

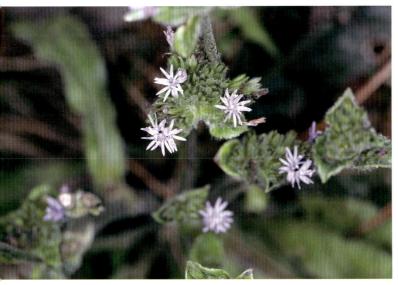

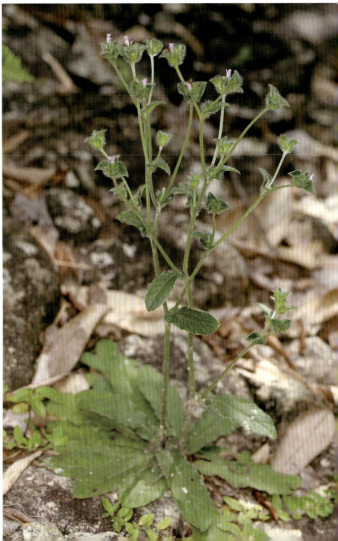

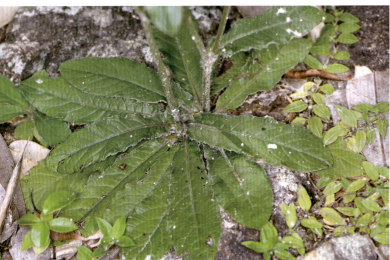

284 杏香兔儿风 *Ainsliaea fragrans* Champ. ex Benth.

菊科 Asteraceae　　兔儿风属 *Ainsliaea*　　地方名　一支香

形态特征：多年生草本。茎直立，高 25～60 cm，被褐色长柔毛或脱落。叶聚生于茎基部，莲座状；叶片卵状长圆形，长 3～10 cm，宽 2～6 cm，先端圆钝，基部心形，全缘或具疏离的芒状齿，有向上弯拱的缘毛，上面无毛或被疏毛，下面有时紫红色，被较密长柔毛；叶柄长，密被长柔毛。头状花序具3小花，在茎上部排列成长穗状，具短梗；总苞狭筒状，直径 3～3.5 mm；总苞片约5层，外层的短，卵形，内层的狭长圆形，背部具纵纹，无毛。全部小花管状，白色，两性，结实。果棒状圆柱形，具8棱，密被硬毛；冠毛多层，淡褐色，羽毛状。花、果期为11—12月。

生境特征：生于山坡林下、路边草丛中。

药用部分：全草入药。

采制加工：夏、秋季采集，鲜用或晒干。

性味功效：甘、淡，寒。清肺解毒，散结止血。

主治应用：用于肺病咯血，支气管扩张咯血，乳腺炎，急性骨髓炎，小儿疳积，疮疡肿毒，毒蛇咬伤。

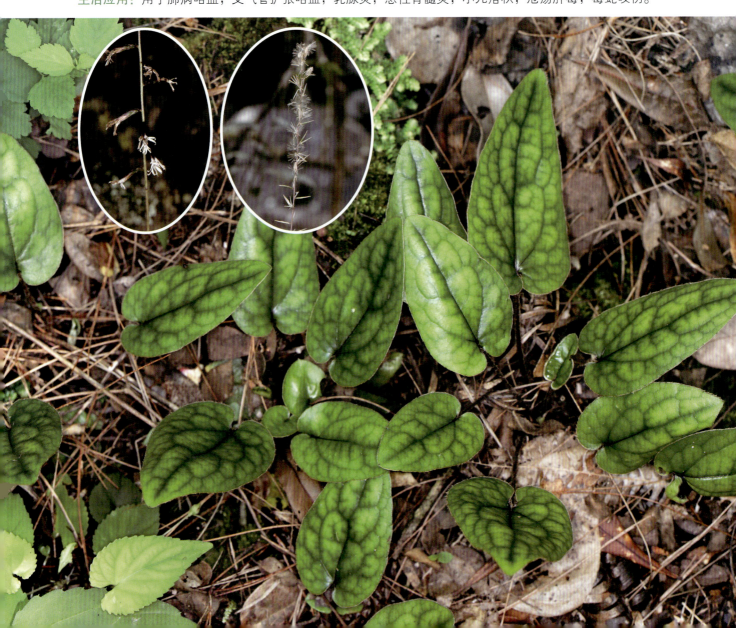

285　羊耳菊　*Duhaldea cappa* (Buch.-Ham. ex D. Don) Pruskiet Anderb.

菊科　Asteraceae　　羊耳菊属　*Duhaldea*　　地方名　山毛将军

形态特征：亚灌木。茎直立，高 40～150 cm，粗壮，多分枝，被污白色或浅褐色的绢状或绵状密茸毛。叶片长圆形或长圆状披针形，长 10～16 cm，先端钝或急尖，基部圆形或近楔形，边缘有小尖头状细齿，上面被密糙毛，下面被白色或污白色绢状厚茸毛，网脉明显；叶柄长约 0.5 cm。头状花序多数，倒卵圆形，直径 5～8 mm，于茎枝端排列成聚伞圆锥状，被绢状密茸毛，苞叶条形；总苞近钟形；总苞片约 5 层，条状披针形，外层的较短，先端稍尖，外面被污白色或带褐色绢状茸毛。缘花舌状，1 层，顶端 3 或 4 裂，或无舌片而具 4 退化雄蕊；盘花管状，顶端有三角状卵圆形裂片，两性，结实。果长圆柱形，被白色长绢毛；冠毛污白色。花、果期为 6—11 月。

生境特征：生于低山丘陵地、荒地上及灌木丛中。

药用部分：根或全草入药。

采制加工：全年可采，洗净，鲜用或晒干。

性味功效：辛、微苦，温。散寒解表，祛风活血，消肿解毒。

主治应用：用于风寒感冒，风湿痹痛，神经性头痛，肺结核，小儿疳积，肾炎水肿，乳腺炎，肠炎，月经不调，湿疹疮疖，毒蛇咬伤。

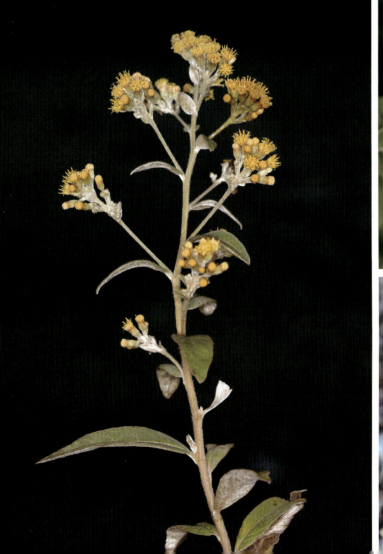
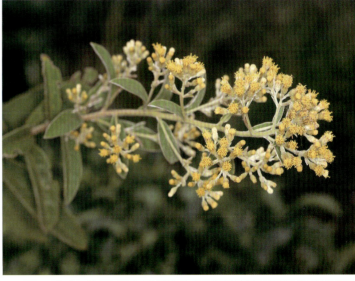
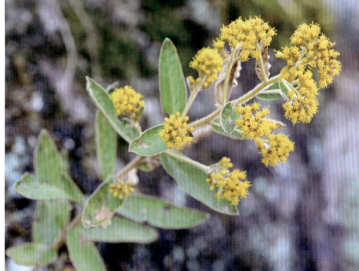

286　长圆叶艾纳香　*Blumea oblongifolia* Kitam.

菊科　Asteraceae　　艾纳香属　*Blumea*　　地方名　大黄草

形态特征：多年生草本。茎直立，高 50 ~ 150 cm，被长柔毛。中部叶叶片长圆形，长 9 ~ 13 cm，宽 4 ~ 6 cm，先端急尖或钝，基部楔形，边缘有不规则重锯齿，上面被短柔毛，下面多少被长柔毛，侧脉 5 ~ 7 对，近无柄；上部叶渐小，叶片长圆形或长圆状披针形，无柄。头状花序多数，直径 8 ~ 12 mm，排列成顶生开展的疏圆锥状；梗长达 2 cm；总苞球状钟形；总苞片约 4 层，外层的条状披针形，先端尾状渐尖，背面密被长柔毛，中层和内层的条形或条状披针形；花序托蜂窝状，被白色粗毛。全部小花管状，黄色；缘花多数，雌性，顶端 3 裂或 4 裂，无毛；盘花少数，两性，顶端 5 裂，被白色疏毛和腺体。果圆柱形，具棱，疏被白色粗毛；冠毛糙毛状，白色。花、果期为 8 月至次年 4 月。

生境特征：生于山坡灌丛、路边草丛中。

药用部分：全草入药，中药名为大黄草。

采制加工：夏、秋季或寒露前后采集，晒干或鲜用。

性味功效：苦、微辛，凉。清热解毒，利尿消肿。

主治应用：用于急性气管炎，痢疾，肠炎，急性肾炎，尿路感染，疖肿，外伤肿痛。

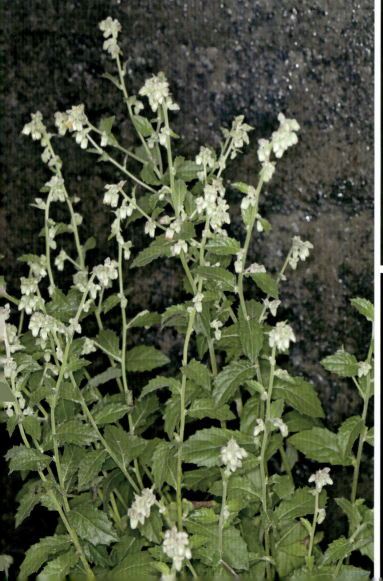
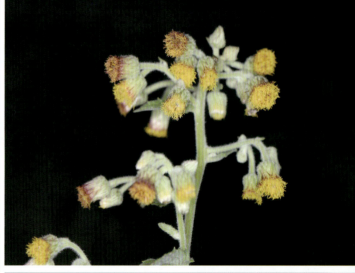
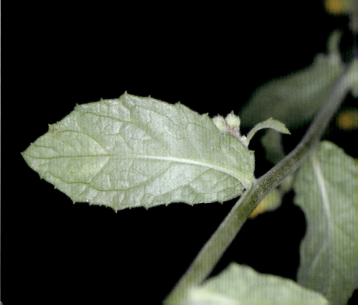

287　细叶鼠麴草（白背鼠麴草）　*Gnaphalium japonicum* Thunb.

菊科　Asteraceae　　鼠麴草属　*Gnaphalium*　　地方名　天青地白、铁曲、地棉

形态特征： 多年生草本。茎直立，不分枝或自基部发出数条匍匐的小枝，花时高 8～25 cm，密被白色绵毛。基生叶花时宿存，莲座状，叶片条状披针形或条状倒披针形，长 3～10 cm，宽 0.3～0.7 cm，先端具短尖，基部渐狭下延，边缘多少反卷，上面绿色，疏被绵毛，下面厚被白色绵毛，叶脉 1 条；茎生叶向上渐小，叶片条形。头状花序少数，在枝端密集成球状，无梗；总苞近钟形，直径 2～3 mm；总苞片 3 层，外层的宽椭圆形，干膜质，红褐色，先端钝，背面被疏毛，中层的倒卵状长圆形，上部带红褐色，内层的条形，红褐色。缘花丝状，多数，雌性；盘花管状，少数，两性。果椭球形，密被棒状腺体；冠毛粗糙，白色。花、果期为 4—7 月。

生境特征： 生于路边、荒地上及林缘。

药用部分： 全草入药，中药名为天青地白。

采制加工： 夏、秋季采挖，鲜用或晒干。

性味功效： 甘、淡，微寒。清热解毒，利尿通淋，解表明目。

主治应用： 用于风热感冒，口腔炎，乳腺炎，肾盂肾炎，尿路感染、结石；外治角膜白斑，湿疹，疖肿，毒蛇咬伤。

附　　注： 蔷薇科植物茅莓（*Rubus parvifolius*）的地上部分入药，中药名也称天青地白，功用有异，注意鉴别使用。

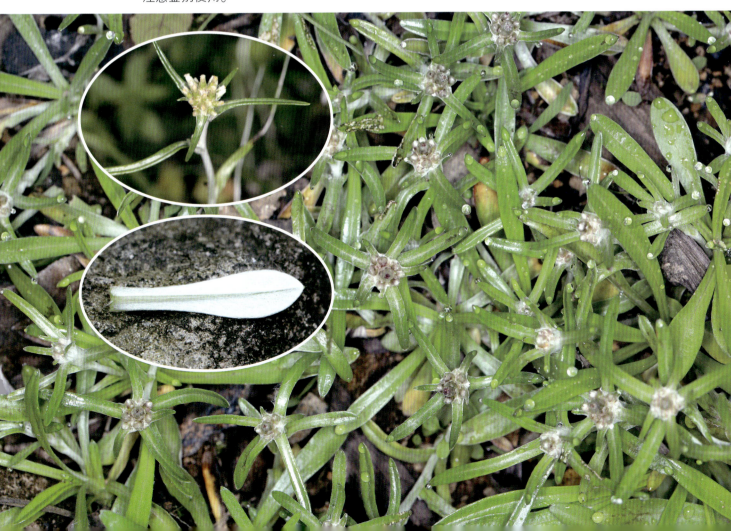

288 蓟（大蓟） *Cirsium japonicum* DC.

菊科 Asteraceae　　蓟属 *Cirsium*　　地方名　牛不嗅

形态特征：多年生草本。块根纺锤形。茎直立，高 30～60 cm，分枝或上部分枝，密被多节毛。基生叶花时存在，叶片卵形至长椭圆形，长 8～20 cm，宽 2.5～10 cm，羽状深裂至全裂，边缘具不等锯齿，齿端具针刺，基部下延成翼柄；茎中部叶片长圆形，羽状深裂，齿端具针刺，基部抱茎；上部叶渐小。头状花序少数至多数排列成伞房状，顶生或腋生，直立；总苞钟形，直径约 3 cm；总苞片多层，外层向内层渐变长，先端渐尖，顶端具针刺。小花两性，结实；花冠紫红色或紫色，少有白色，管状，先端不等 5 裂。果稍压扁，倒长卵球形，顶端斜截；冠毛浅褐色，羽毛状，基部连合成环，整体脱落。花、果期为 5—8 月。

生境特征：生于路边草丛中、田边荒地上。

药用部分：根入药，中药名为大蓟根；地上部分入药，中药名为大蓟。

采制加工：1. 大蓟根：秋后植株枯萎时，掘取根部，理除泥屑细须，晒干。
2. 大蓟：立夏前后开花时割取全草，理除杂草，晒干，扎小把。

性味功效：甘、苦，凉。凉血止血，散瘀解毒，消痈。

主治应用：用于咯血，吐血，衄血，尿血，崩漏，肝炎，肾炎，乳腺炎，跌打损伤；外治外伤出血，痈疖肿毒。

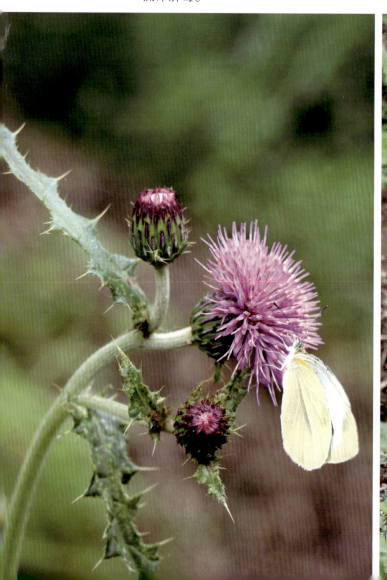
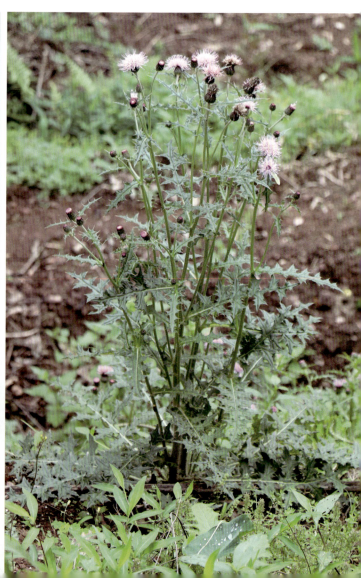

289 菖蒲 *Acorus calamus* L.

菖蒲科 Acoraceae　　菖蒲属 *Acorus*

形态特征： 多年生草本。根状茎粗壮，直径 0.5～2.5 cm，芳香，肉质根多数，具毛发状须根。叶基部两侧膜质叶鞘宽 4～5 mm；叶片剑状条形，长达 150 cm，宽 1～3 cm，基部宽、对褶，中部以上渐狭，两面具明显隆起的中肋，侧脉 3～5 对，大都伸延至叶尖。花序梗三棱形，长 15～50 cm；叶状佛焰苞剑状条形，长 20～50 cm；肉穗花序狭锥状圆柱形，长 4～8 cm，直径 0.6～2 cm，花密集；花黄绿色，直径约 2 mm；花被片长约 2.5 mm；花丝长 2～2.5 mm，宽约 0.5 mm；子房长圆柱形，长 2.5～3.5 mm，粗 1～2.3 mm。果序粗达 2 cm，浆果长圆球形，红色。种子椭球形至卵球形，浅棕色，长 2.5～3 mm，宽 1～1.2 mm。花、果期为 4—9 月。

生境特征： 生于池塘边、沟渠、沼泽湿地等潮湿地，也常见栽培。

药用部分： 根状茎入药，中药名为藏菖蒲。

采制加工： 秋、冬季采挖，除去须根和泥沙，洗净，晒干。

性味功效： 辛、苦，温。温胃，消炎止痛。

主治应用： 用于补胃阳，消化不良，食物积滞，白喉，炭疽，疥疮。

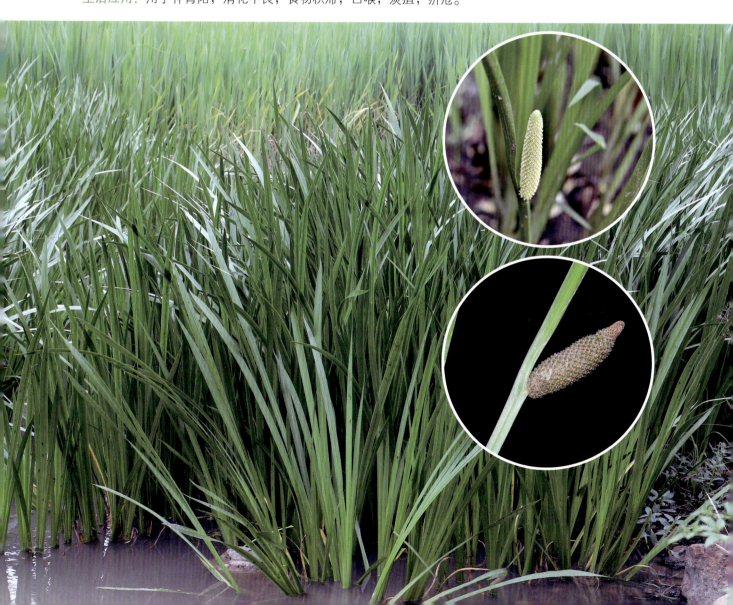

290　金钱蒲（石菖蒲）　*Acorus gramineus* Soland.

菖蒲科　Acoraceae　　菖蒲属　*Acorus*　　地方名　溪鲜、比八

形态特征：多年生草本。根状茎细弱，直径通常不及 1 cm，横走或斜伸，芳香，根肉质，须根密集。叶基部两侧膜质叶鞘宽 2 ~ 3 mm；叶片狭条形，长 10 ~ 50 cm，宽常不及 1.5 cm，先端长渐尖，无中肋，平行脉多数。花序梗三棱形，长 2.5 ~ 15 cm；叶状佛焰苞长 8 ~ 25 cm；肉穗花序狭锥状圆柱形，长 2.5 ~ 10 cm，直径 3 ~ 7 mm，花密集；花黄绿色，或多少带白色，直径约 2 mm；花被片长约 1.5 mm；花丝长 1.5 mm；子房长圆柱形，长 2.5 ~ 3 mm，粗约 2 mm。果序粗达 1.5 cm，浆果倒卵球形，黄绿色。种子椭球形，浅棕色，具长刚毛，长 2.5 ~ 3 mm，宽 1 ~ 1.2 mm。花、果期为 5—8 月。

生境特征：生于山谷、山涧流水的岩石缝隙和阴湿石壁上。

药用部分：根状茎入药，中药名为石菖蒲。

采制加工：全年可掘取，以秋季为佳，掘取根状茎后，剪去叶片，洗除泥沙，晒至六七成干时，用火燎去须根细毛，簸去杂质，晒干，或随采随用。

性味功效：辛、苦，温。开窍豁痰，醒神益智，化湿开胃。

主治应用：用于神昏癫痫，健忘失眠，耳聋耳鸣，脘痞不饥，噤口下痢。

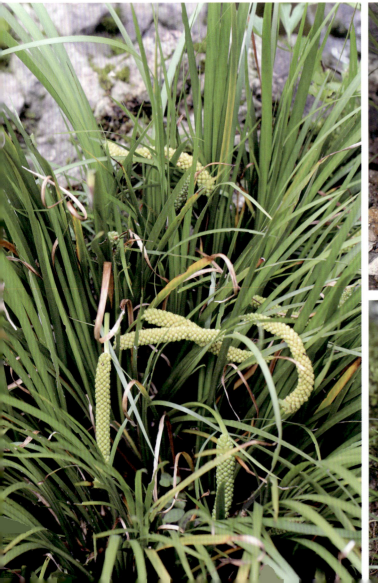

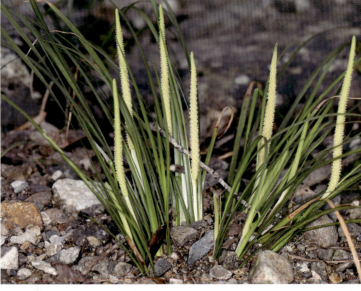

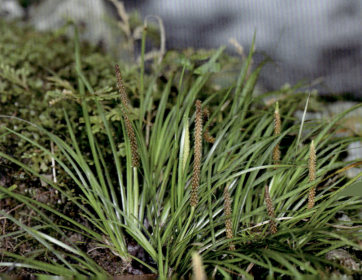

291　滴水珠　*Pinellia cordata* N.E. Br.

天南星科　Araceae　　半夏属　*Pinellia*　　地方名　红岩芋

形态特征：球茎球形或卵球形。叶1；叶片长圆状卵形、长三角状卵形或心状戟形，长5～15 cm，宽3～8 cm，先端长渐尖或有时呈尾状，基部深心形，常在弯曲处上面有1珠芽，上面绿色，常带白色斑纹，下面常带淡紫色，全缘；叶柄长8～25 cm，紫色或绿色，具紫斑，近无鞘，在中部以下生1珠芽。花序梗短于叶柄；佛焰苞绿色、淡黄紫色，长2～7 cm，管部卵圆形，檐部椭圆形，展平时宽1.2～3 cm；肉穗花序雄花在上，雌花在下，前者长于后者；附属器绿色，长6～20 cm，常弯曲呈"之"字形上升。花期为4—6月，果期为7—9月。

生境特征：生于阴湿渗水的崖壁上或石缝中。

药用部分：球茎入药。

采制加工：全年可采，鲜用或晒干。

性味功效：辛，温；有毒。消肿解毒，散结止痛。

主治应用：用于乳痈，肿毒，毒蛇咬伤，深部脓肿，瘰疬，头痛，胃痛，腰痛，跌打损伤。

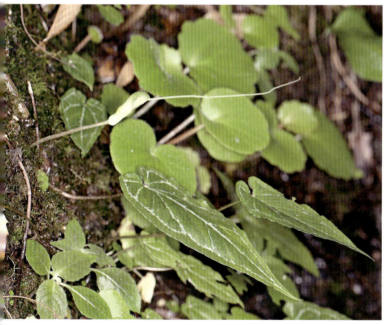
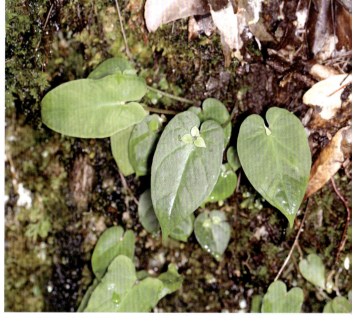
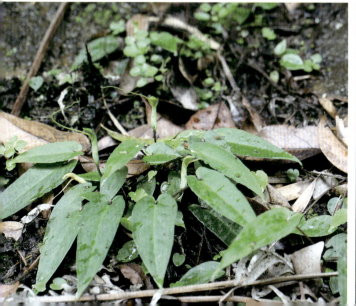
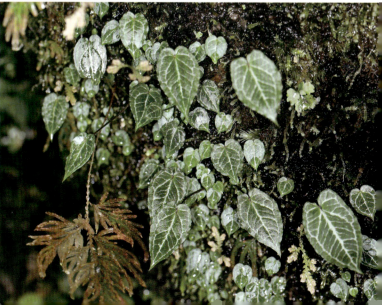

292　鸭跖草　*Commelina communis* L.

鸭跖草科　Commelinaceae　　　鸭跖草属　*Commelina*　　　地方名　百日晒、日头黄、鸡公草

形态特征： 一年生披散草本。茎匍匐，多分枝，长可达 1 m。叶片披针形至卵状披针形，长 3～9 cm，宽 1.5～2 cm，两面无毛；叶鞘无毛。蝎尾状聚伞花序下面一枝具 1～2 不育花，花梗长 8 mm，上面一枝具 3～4 可育花，具短梗，几乎不伸出总苞片，花时花梗长约 3 mm，果期为弯曲，长不过 6 mm；总苞片佛焰苞状，与叶对生，心状卵形，长 1.2～2.5 cm，折叠，顶端短急尖，基部心形，边缘常有硬毛；萼片膜质，长约 5 mm；花瓣深蓝色，内方 2 枚具爪，长近 1 cm。蒴果椭圆形，长 5～7 mm，2 室，2 瓣裂，每室 2 粒种子。种子长 2～3 mm，棕黄色，半椭圆形，一端平截，腹面平，有不规则窝孔。花期为 7—9 月，果期为 9—10 月。

生境特征： 生于田边、路边或山坡沟边潮湿处。

药用部分： 全草入药。

采制加工： 夏、秋季采收，洗净，鲜用或晒干。

性味功效： 甘、淡，寒。清热泻火，凉血解毒，利尿消肿。

主治应用： 用于感冒发热，热病烦渴，咽喉肿痛，上呼吸道感染，腮腺炎，水肿尿少，热淋涩痛，尿路感染，痈肿疔疮。

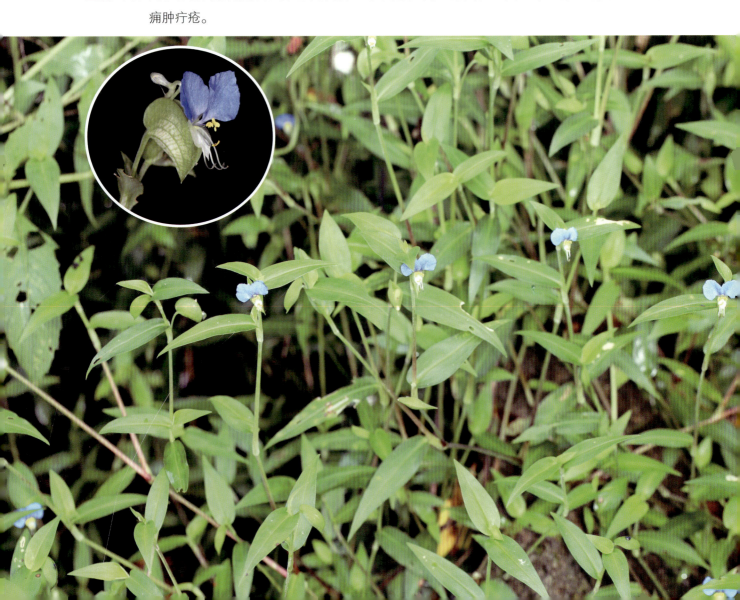

293 裸花水竹叶 *Murdannia nudiflora* (L.) Brenan

鸭跖草科 Commelinaceae　　水竹叶属 *Murdannia*　　地方名 节节烂

形态特征：多年生草本。根须状，纤细，直径不及 0.3 mm，无根状茎。茎多条自基部发出，披散，长 10 ~ 50 cm，无毛。叶茎生，有时 1 ~ 2 叶基生；叶鞘长一般不及 1 cm；叶片禾叶状或披针形，顶端钝或渐尖，长 2.5 ~ 10 cm，宽 0.5 ~ 1 cm。蝎尾状聚伞花序数枚，排成顶生圆锥花序，或仅单枚；总苞片下部叶状，上部的很小，长不及 1 cm；聚伞花序具数朵密集排列的花，具纤细而长达 4 cm 的总梗；苞片早落；花梗细而挺直，长 3 ~ 5 mm；萼片椭圆形，长约 3 mm；花瓣淡紫色，倒卵圆形；可育雄蕊 2，花丝下部有须毛，退化雄蕊 2 ~ 4，顶端 3 全裂。蒴果卵球状三棱形，长 3 ~ 4 mm，每室 2 粒种子。种子黄棕色，有窝孔，或同时有辐射状排列的白色瘤状突起。花、果期为 6—10 月。

生境特征：生于沼泽湿地、山谷沟边或田边潮湿处。

药用部分：全草入药。

采制加工：夏、秋季采集，洗净，鲜用或晒干。

性味功效：甘、淡，平。清肺热，消疮肿。

主治应用：用于肺热咳血，乳腺炎，疮疖。

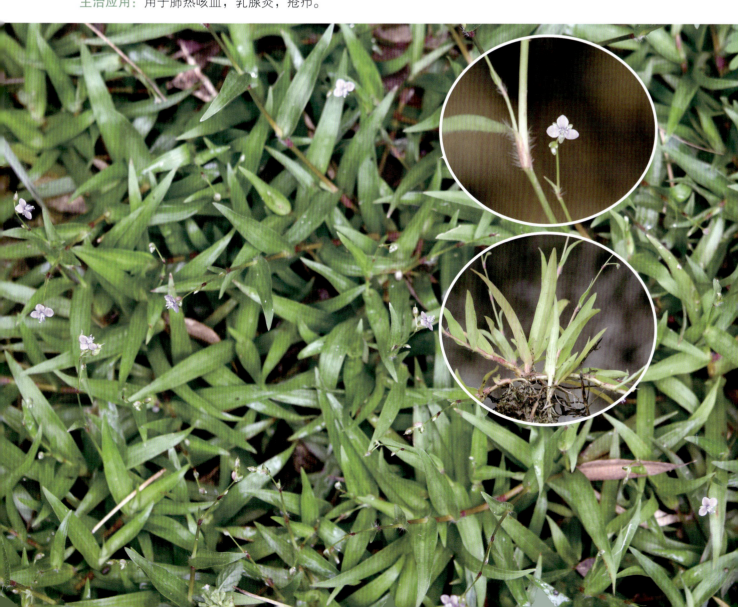

294　谷精草　*Eriocaulon buergerianum* Körn.

谷精草科　Eriocaulaceae　　谷精草属　*Eriocaulon*　　地方名　耳朵刷

形态特征： 叶基生；叶片长披针状条形，长 6～20 cm，宽 4～6 mm，具横格。花葶多数，长短不一，高可达 30 cm；花序成熟时近球形，禾秆色，直径 4～6 mm；总苞片倒卵形或近圆形，长 2～2.5 mm，麦秆黄色，背面上部被白色棒状毛；苞片倒卵形，先端骤尖，上部密生白色短毛；花序托具长柔毛；雄花萼片 3，合生，佛焰苞状，先端具 3 圆齿和白色柔毛，花冠裂片 3，合生成上部 3 浅裂的高脚杯状，先端具白色柔毛，雄蕊 6，花药黑色；雌花萼片 3，合生，佛焰苞状，先端 3 裂，花瓣 3，离生，棍棒状，近先端有 1 个黑色腺体，具细长毛，子房 3 室，花柱分枝 3。种子长椭圆球形。花、果期为 9—10 月。

生境特征： 生于溪沟、田边水沟或沼泽湿地。

药用部分： 带花茎的头状花序入药。

采制加工： 秋分前后拔取带花茎的花序，理去残叶杂草，将茎端理齐，扎成小把，晒干。

性味功效： 辛、甘、平。疏散风热，明目退翳。

主治应用： 用于风热目赤，肿痛羞明，眼生翳膜，风热头痛，牙痛。

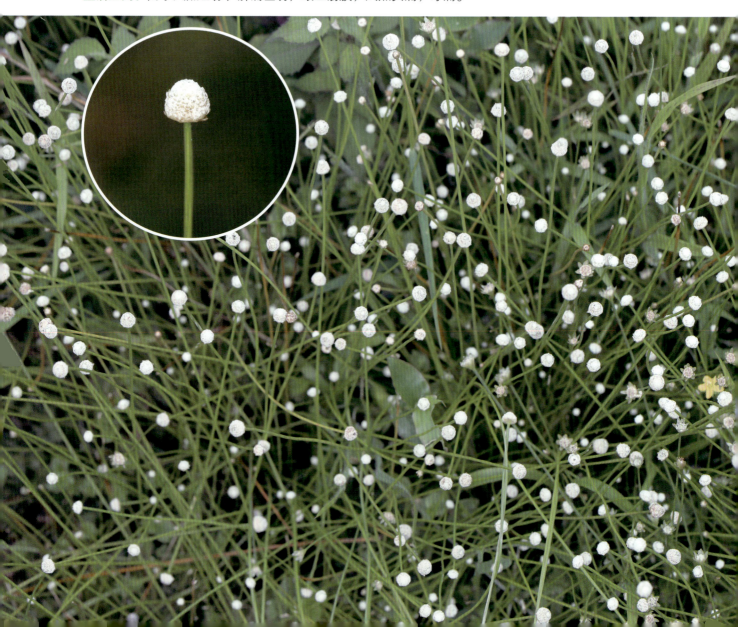

295 灯心草 *Juncus effusus* L.

灯心草科　Juncaceae　　　灯心草属　*Juncus*　　　地方名　蛤蟆竹

形态特征： 多年生草本。根状茎横走。茎簇生，圆柱形，高 40 ~ 100 cm，直径 1.5 ~ 4 mm，有多数细纵棱。叶基生或近基生；叶片大多退化殆尽；叶鞘中部以下紫褐色至黑褐色；叶耳缺。复聚伞花序假侧生，通常较密集；总苞片似茎的延伸，直立，长 5 ~ 20 cm；先出叶宽卵形，长约 0.5 mm，膜质；花被片条状披针形，外轮的长 2 ~ 2.5 mm，内轮的有时稍短，边缘膜质；雄蕊 3，稀 6，长约为花被片的 2/3，花药稍短于花丝；子房 3 室。蒴果三棱状椭圆形，成熟时稍长于花被片，顶端钝或微凹。种子黄褐色，椭圆形，长约 0.5 mm，无附属物。花期为 3—4 月，果期为 4—7 月。

生境特征： 生于沟边、田边及路边潮湿处。

药用部分： 全草或茎髓入药。

采制加工： 全草全年可采，洗净，切碎，晒干或鲜用；夏末至秋季割取茎，晒干，取出茎髓，理直，扎成小把。

性味功效： 甘、淡，微寒。清心火，利小便，除烦安神。

主治应用： 用于心烦失眠，尿少涩痛，肾炎水肿，糖尿病，口舌生疮。

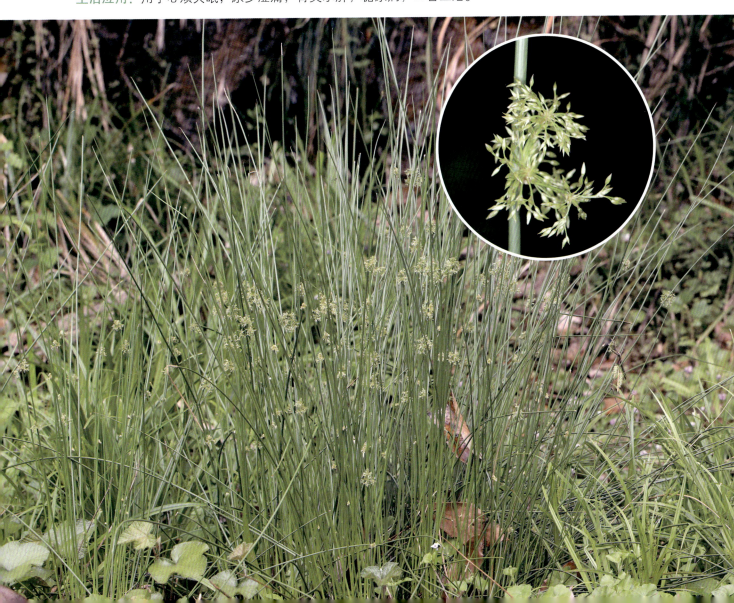

296　淡竹叶　*Lophatherum gracile* Brongn.

禾本科　Poaceae　　　淡竹叶属　*Lophatherum*　　　地方名　竹丫卵

形态特征：多年生草本。须根中部有膨大呈纺锤形的小块根。秆直立，高 40～80 cm，具 5～6 节。叶片披针形，长 6～20 cm，宽 1.5～2.5 cm，具横脉。圆锥花序开展，长 12～25 cm，分枝细长，长 5～12 cm；小穗在花序分枝上排列稀疏，线状披针形，长 7～12 mm，宽 1.5～2 mm，花后横展；颖顶端钝，具 5 脉，第一颖长 3～4.5 mm，第二颖长 4.5～5 mm；第一外稃宽约 3 mm，具 7 脉，顶端具尖头，内稃较短；不育外稃向上渐狭小，顶端具长约 1.5 mm 的刺状短芒。颖果长椭圆形。花、果期为 7—10 月。

生境特征：生于山坡、山脊、山谷林下或灌草丛中。

药用部分：茎叶入药。

采制加工：芒种至大暑间，在未抽穗前，拔取全草，清除杂质，斩去根部，薄摊晒至七八成干时，扎成小把，晒干。

性味功效：甘、淡，寒。清热泻火，除烦止渴，利尿通淋。

主治应用：用于热病烦渴，小便短赤涩痛，口舌生疮，湿热黄疸。

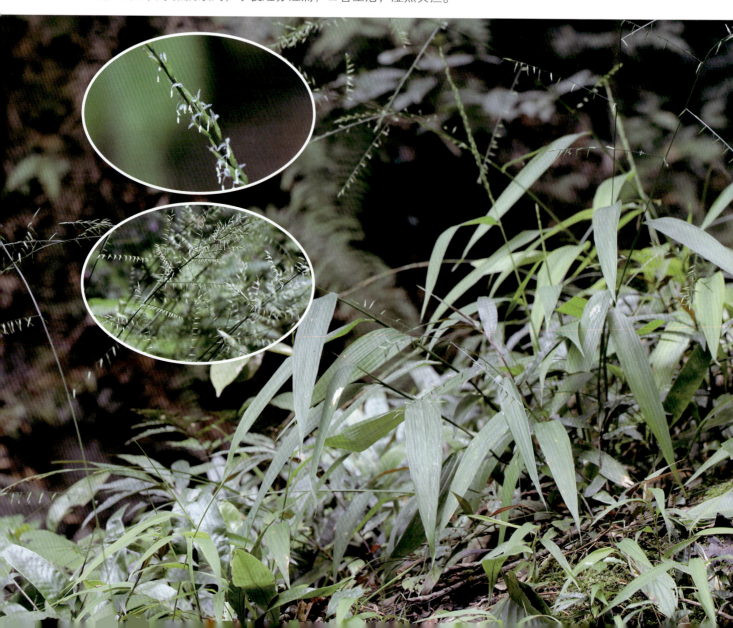

297　牛筋草　*Eleusine indica* (L.) Gaertn.

禾本科　Poaceae　　穆属　*Eleusine*　　地方名　千斤拔

形态特征： 一年生草本。根系极发达。秆丛生，高 10 ~ 80 cm。叶鞘两侧压扁而具脊；叶舌长约 1 mm；叶片条形，长 10 ~ 15 cm，宽 3 ~ 5 mm。穗状花序 2 ~ 7 枚指状着生于秆顶，很少单生，长 3 ~ 10 cm，宽 3 ~ 5 mm；小穗长 4 ~ 7 mm，宽 2 ~ 3 mm，含 3 ~ 6 小花；颖披针形，具脊，脊粗糙，第一颖长 1.5 ~ 2 mm，第二颖长 2 ~ 3 mm；第一外稃长 3 ~ 4 mm，卵形，膜质，具脊，脊上有狭翼；内稃短于外稃，具 2 脊，脊上具狭翼。种子卵形，长约 1.5 mm，具明显的波状皱纹。花、果期为 7—11 月。

生境特征： 生于田边和路旁草丛中或荒地上。

药用部分： 全草入药。

采制加工： 夏、秋季采集，洗净，晒干或鲜用。

性味功效： 甘，凉。清热解毒，祛风利湿，散瘀止痛，截疟止痢。

主治应用： 用于流行性乙型脑炎，风湿性关节炎，黄疸型肝炎，肠炎，痢疾，尿道炎；外治跌打损伤，外伤出血。

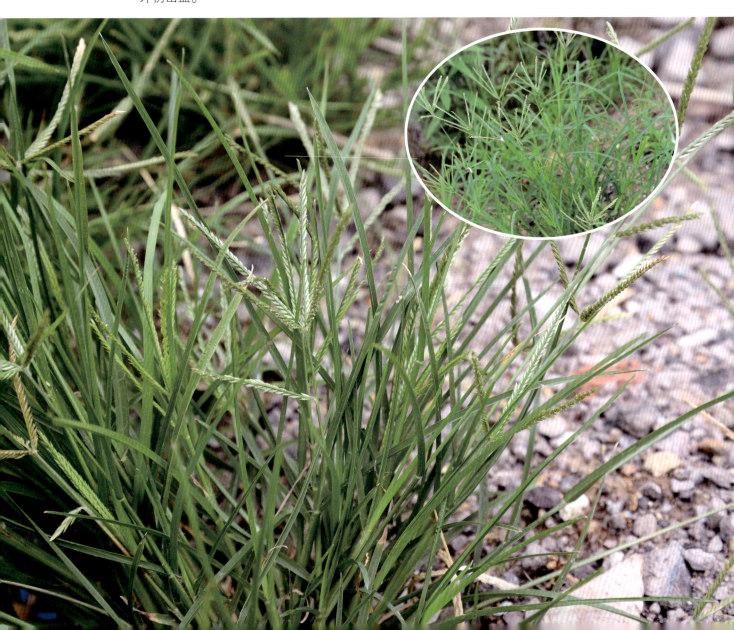

298 大白茅（丝茅） *Imperata cylindrica* (L.) Raeusch. var. *major* (Nees) C.B. Hubb.

禾本科 Poaceae　　白茅属 *Imperata*　　地方名 蛤蟆草根、黄毛草根

形态特征：多年生草本。根状茎密生鳞片。秆丛生，直立，高 25 ~ 70 cm，具 2 ~ 3 节，节上具长 4 ~ 10 mm 之柔毛。叶鞘无毛，老时在基部常破碎成纤维状；叶舌干膜质，长约 1 mm；叶片扁平，长 15 ~ 60 cm，宽 4 ~ 8 mm，下面及边缘粗糙，主脉在下面明显突出而渐向基部变粗而质硬。圆锥花序圆柱状，长 5 ~ 20 cm，宽 1.5 ~ 3 cm，分枝短缩密集；小穗披针形或长圆形，长 3 ~ 4 mm，基盘及小穗柄均密生丝状长绵毛；第一颖较狭，具 3 ~ 4 脉，第二颖较宽，具 4 ~ 6 脉；第一外稃卵状长圆形，长约 1.5 mm；第二外稃披针形，长约 1.2 mm；雄蕊 2，花药长 2 ~ 3 mm。花、果期为 5—11 月。

生境特征：生于旱作地、田边、堤坝、路边荒地草丛或山坡林中及灌草丛中。

药用部分：根状茎入药，中药名为白茅根；带花茎的圆锥花序入药，中药名为白茅花。

采制加工：1. 白茅根：立秋后掘取根状茎，清除茎叶、泥沙，趁鲜除去须根、叶鞘，洗净，晒干。
2. 白茅花：立夏后采取带短茎的花序，理除残叶，整齐扎成小把，晒干。

性味功效：1. 白茅根：甘，寒。清热利尿，凉血止血。
2. 白茅花：甘，温。止血，定痛。

主治应用：1. 白茅根：用于血热吐血，衄血，尿血，热病烦渴，湿热黄疸，肾炎水肿尿少，热淋涩痛。
2. 白茅花：用于吐血，衄血，刀伤出血。

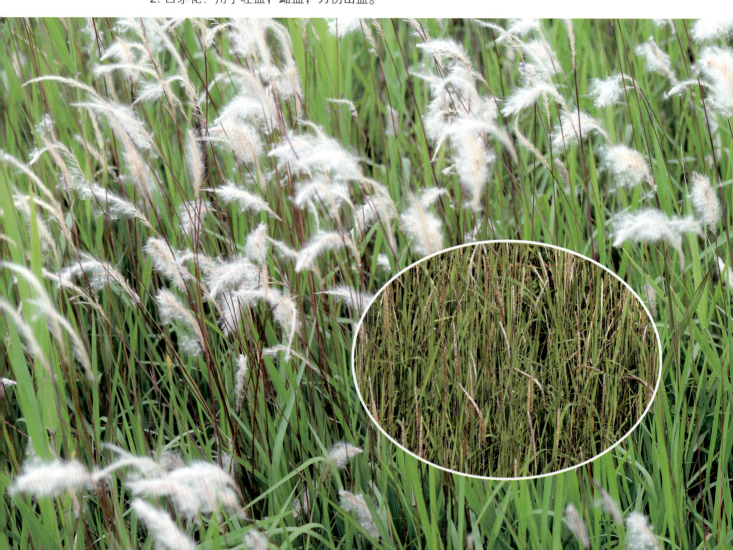

299 金丝草 *Pogonatherum crinitum* (Thunb.) Kunth

禾本科 Poaceae　　金发草属 *Pogonatherum*　　地方名 牛毛草、笔毛草

形态特征：多年生矮小草本。秆丛生，高10～30 cm，直径0.5～0.8 mm。叶鞘短于或长于节间；叶舌短，纤毛状；叶片条形，长2～5 cm，宽2～4 mm。穗形总状花序单生于秆顶，长1.5～3 cm（芒除外）；无柄小穗含2小花；有柄小穗与无柄小穗同形，但较小。第一颖背腹扁平，长约1.5 mm，第二颖舟形，具1脉而呈脊状，先端2裂，脉延伸成弯曲的长芒；第一小花完全退化或仅存一外稃；第二小花两性，外稃先端2裂，裂齿间伸出芒，芒长18～24 mm；内稃宽卵形，具2脉；雄蕊1。颖果卵状长圆形，长约0.8 mm。花、果期为5—10月。

生境特征：生于田埂、岩壁石缝或山坡灌草丛中。

药用部分：全草入药。

采制加工：夏、秋季采集，鲜用或晒干。

性味功效：甘、淡，凉。清热凉血，利尿通淋。

主治应用：用于感冒高热，中暑，夏季热，疳热，黄疸型肝炎，糖尿病，尿路感染，肾炎，赤白带，梦遗，白浊。

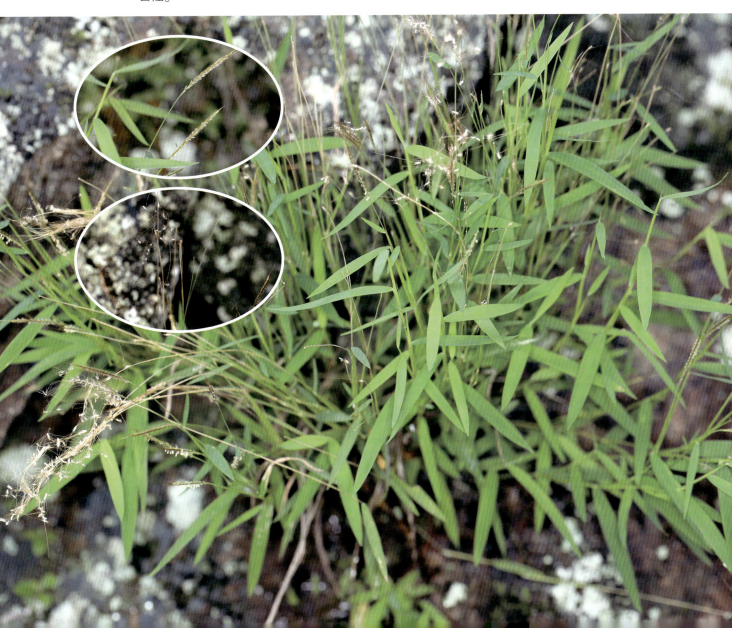

300 玉米（玉蜀黍） *Zea mays* L.

禾本科 Poaceae　　**玉蜀黍属** *Zea*　　**地方名** 苞萝

形态特征： 一年生草本。秆高 1 ~ 4 m，通常不分枝，基部各节具气生支柱根。叶鞘具横脉；叶片宽大，长披针形，长 50 ~ 90 cm，宽 3 ~ 12 cm，边缘波状皱褶，具强壮之中脉。雄性小穗长 7 ~ 10 mm；两颖几等长，背部隆起，具 9 ~ 10 脉；外稃和内稃几与颖等长；花药橙黄色，长 4 ~ 5 mm；雌小穗孪生，成 16 ~ 30 行排列于粗壮而呈海绵状的穗轴上；两颖等长，甚宽，无脉而具纤毛；第一外稃内具内稃或缺；第二外稃似第一外稃，具内稃；雌蕊具极长而细弱之花柱。成熟的果穗（玉米棒）长 10 ~ 30 cm，直径 5 ~ 10 cm；颖果略呈扁球形，成熟后超出颖片或稃片，黄色、白色或黑色。花、果期为 5—10 月。

生境特征： 本地普遍栽培。

药用部分： 花柱连柱头入药，中药名为玉米须。

采制加工： 秋后收获剥取玉米时采集，整理齐正，扎小把，晒干。

性味功效： 甘，平。利尿消肿，降血压。

主治应用： 用于小便不利，肾炎水肿，高血压，糖尿病，胆囊炎，胆结石，肝炎，肝硬化腹水。

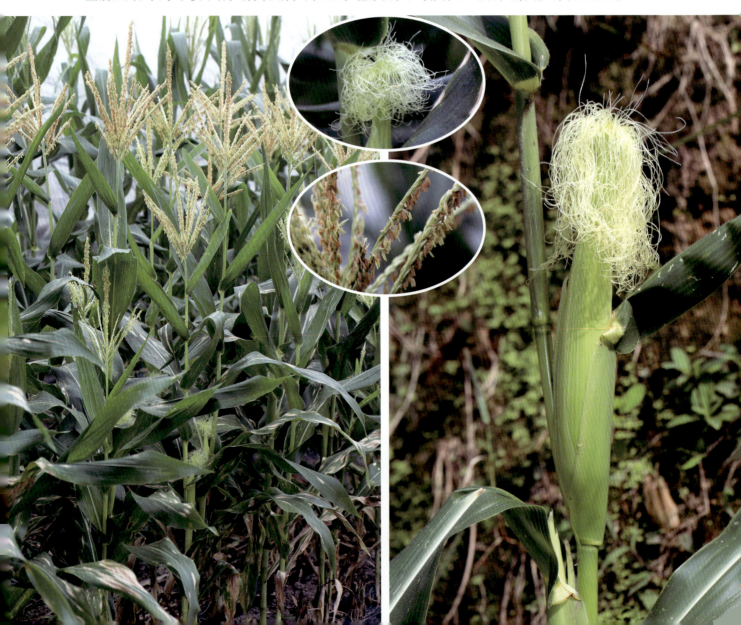

301 芭蕉 *Musa basjoo* Siebold et Zucc.

芭蕉科 Musaceae　　芭蕉属 *Musa*

形态特征：植株高 2.5 ~ 4 m。叶片长圆形，长 2 ~ 3 m，宽 25 ~ 30 cm，先端钝，基部圆形或不对称，上面鲜绿色，有光泽；叶柄粗壮，长达 30 cm。花序顶生，下垂；苞片红褐色或紫色；雄花生于花序上部，雌花生于花序下部，雌花在每苞片内有 10 ~ 16 朵，排成二列；合生花被片长 4 ~ 4.5 cm，具 5 齿裂，离生花被片几与合生花被片等长，先端具小尖头。浆果三棱状长圆形，长 5 ~ 7 cm，具 3 ~ 5 棱，近无柄，肉质，内具多数种子。种子黑色，具疣突及不规则棱角，宽 6 ~ 8 mm。花期为夏季至秋季。

生境特征：栽培于村旁荒地。

药用部分：根状茎、花、叶、茎汁入药。中药名分别为芭蕉根、芭蕉花、芭蕉叶、芭蕉油。

采制加工：1. 芭蕉根：全年可采，掘根，洗净，鲜用或晒干。

2. 芭蕉叶：全年可采，鲜用或晒干。

3. 芭蕉花：夏、秋季花未开或初开时采集。

4. 芭蕉油：取嫩茎绞汁或在茎干近根部挖 5 cm 小孔渗滴引流取得。

性味功效：1. 芭蕉根：甘，寒。清热解毒，止渴利尿，消肿，通便。

2. 芭蕉叶：甘、淡，寒。清热，利尿，解毒。

3. 芭蕉花：甘、微辛，寒。化痰软坚，平肝，化瘀，通经。

4. 芭蕉油：甘，寒。清热解毒，止渴。

主治应用：1. 芭蕉根：用于糖尿病，黄疸，关节肿痛，颈淋巴结核，崩漏，白带，痈肿疔毒，烫伤，脚气。

2. 芭蕉叶：用于热病，中暑，脚气，痈肿热毒，烫伤。

3. 芭蕉花：用于胸膈饱胀，脘腹痞痛，吞酸反胃，呕吐痰涎，头目昏眩，心痛怔忡，妇女经行不畅。

4. 芭蕉油：用于热病烦渴，惊风，癫痫，疔疮痈疽，烫伤。

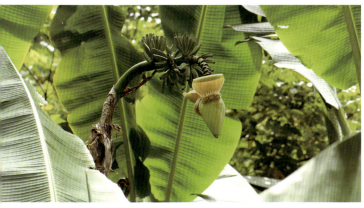
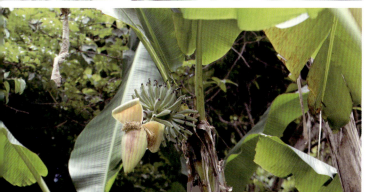
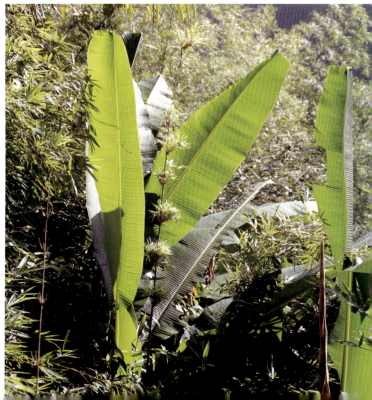

302 郁金 *Curcuma aromatica* Salisb

姜科 Zingiberaceae　　姜黄属 *Curcuma*　　地方名 穿三七

形态特征： 多年生草本。根状茎多分枝，粗大，肉质，芳香；根细长，先端膨大成纺锤状的块根。茎高约 1 m，叶具鞘，花期为尚幼小；叶片椭圆形或长圆形，长 30～65 cm，宽 14～22 cm，先端短渐尖或短尾状，基部楔形或渐狭，背面具短柔毛；上部的叶柄长达 30 cm。穗状花序由根状茎处生出，花序圆柱形，长 15～30 cm，花稠密；花序梗长 15～20 cm；下部的苞片绿色，舟状宽卵形，长 3～5 cm，先端钝圆或微尖，外折，上部的苞片长圆形，长 5～8 cm，先端钝尖；小苞片椭圆形或长圆形，白色，长 1～2.5 cm；2 或 3 花生于下苞片内，通常 1 花能育；花萼白色，具不规则 3 齿，微被短柔毛；花冠白色，花冠筒喉部密被柔毛，裂片 3，后方 1 裂片较大，兜状；侧生退化雄蕊花瓣状，黄色；唇瓣宽卵形，黄色，反折，基部有 2 棒状附属体，花药淡紫色，基部有距；花柱细长，子房外面被柔毛。花期为 4—6 月。

生境特征： 本地有栽培。

药用部分： 根状茎入药，其中蒸至透心者，中药名为温莪术，其鲜品的纵切厚片，中药名为片姜黄；块根入药，中药名为温郁金。

采制加工： 冬至前后掘取全株，除去地上茎叶，把块根、根状茎分别加工：

1. 温莪术：将根状茎洗去泥土，刮去细根须和糙皮，放蒸笼内蒸熟后，取出，晒干。
2. 片姜黄：将根状茎除去泥土和细须，趁鲜纵向切片，晒干。
3. 温郁金：剪取块根，修除细须后倒入箩内，洗去泥土，放蒸笼中蒸熟，取出，晒干。

性味功效： 1. 温莪术：苦、辛，温。破血祛瘀，消积止痛。

2. 片姜黄：苦、辛，温。破血行气，通经止痛。
3. 温郁金：辛、苦，寒。凉血清心，行气解郁，祛瘀止痛，利胆退黄。

主治应用： 1. 温莪术：用于血滞经闭，产后瘀滞腹痛，癥瘕积聚，饮食积滞，脘腹胀痛。

2. 片姜黄：用于胸胁疼痛，经闭腹痛，风湿痹痛。
3. 温郁金：用于湿温热病，浊邪蒙蔽清窍，胸脘痞闷，癫痫，胁肋刺痛，湿热黄疸，月经不调，痛经，产后瘀滞腹痛。

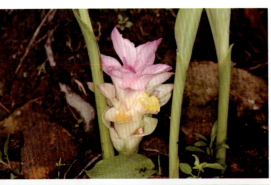
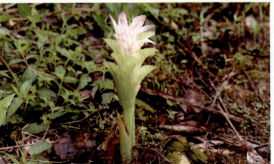
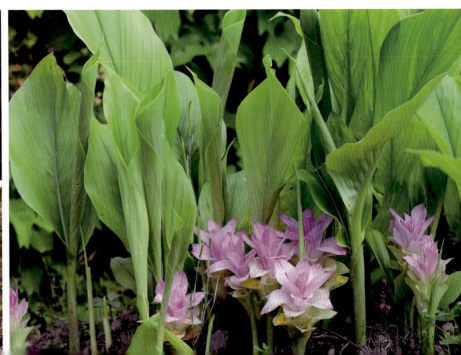

303 华重楼（七叶一枝花） *Paris polyphylla* Sm. var. *chinensis* (Franch.) H. Hara

百合科　Liliaceae　　重楼属　*Paris*

形态特征：根状茎粗壮，稍扁，不等粗，密生环节，直径 10～30 mm。茎连同花梗高 100～150 cm，基部有膜质鞘。叶通常 5～10 轮生于茎顶；叶片长圆形、倒卵状长圆形或倒卵状椭圆形，长 7～20 cm，宽 2.5～8 cm，先端渐尖或短尾状，基部圆钝或宽楔形，具长 0.5～3 cm 的叶柄。花单生于茎顶，花梗长 5～20 cm，花被片每轮 4～7，外轮花被片叶状，绿色，长 3～8 cm，宽 1～3 cm，开展，内轮花被片狭条形，通常远短于外轮花被片；雄蕊 8～12，花丝长 5～8 mm，花药远长于花丝；子房具棱，4～7 室，顶端具盘状花柱基，花柱分枝 4～7，粗短而外弯，短于或等长于合生部分。蒴果近圆形，直径 1.5～2.5 cm，具棱，暗紫色，室背开裂。种子具红色肉质的外种皮。花期为 4—6 月，果期为 7—10 月。

生境特征：生于山坡林下阴湿处或沟边草丛中。

药用部分：根状茎入药，中药名为重楼。

采制加工：夏、秋季掘取地下根状茎，剪去地上茎叶，晒干后用麻袋盖在上面，用手揉去泥须，洗净，晒干。

性味功效：苦，微寒；有小毒。清热解毒，消肿止痛，凉肝定惊，散结。

主治应用：用于疔疮肿毒，咽喉肿痛，蛇虫咬伤，跌扑伤痛，惊风抽搐，白喉，乙型脑炎。

附　　注：其变种狭叶重楼（*P. polyphylla* var. *stenophylla*）与本种功效相似，中药名为浙重楼，但叶 8～14 枚轮生，叶片宽 0.5～2.5 cm，条状披针形、披针形可与本种相区别。华重楼和狭叶重楼的野生个体均已被列为国家二级重点保护野生植物，严禁采挖。

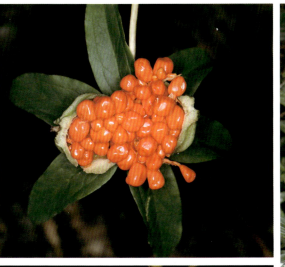

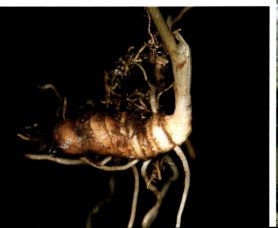

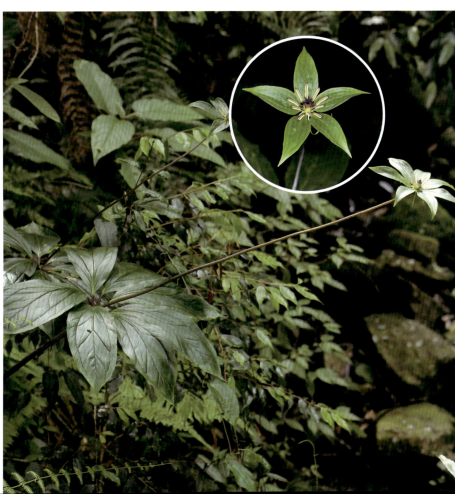

304　天门冬　*Asparagus cochinchinensis* (Lour.) Merr.

百合科　Liliaceae　　天门冬属　*Asparagus*

形态特征： 根状茎粗短，具中部或近末端肉质纺锤状膨大的根。茎攀缘，常弯曲或扭曲，长可达2 m，分枝具纵棱或狭翅；叶状枝常3枚簇生，稍呈镰刀状，扁平，长10～40 mm，宽1～1.5 mm，中脉龙骨状隆起。鳞片状叶膜质，主茎上的基部具长2.5～3.5 mm的硬刺状距，分枝上的基部距较短或不明显。花小，淡绿色，常2朵簇生于叶腋，单性，雌雄异株；花梗长2～6 mm，中部或中下部具关节，雄花花被片椭圆形，长2～3 mm，雄蕊着生于花被片的基部，花药卵形，近背着；雌花与雄花近等大。浆果圆球形，直径6～7 mm，成熟时呈红色。种子1粒。花期为5—6月，果期为8—9月。

生境特征： 生于山坡林下或灌丛草地上。

药用部分： 块根入药，中药名为天冬。

采制加工： 立秋以后挖取地下块根，剪除地上茎和芦头及须根，洗净泥沙，倾入沸水中蒸煮至透心，捞起后趁热剥净外皮，洗净，晒干。

性味功效： 甘、苦，寒。润肺止咳，养阴生津，清热解毒。

主治应用： 用于肺燥干咳，顿咳痰黏，肺结核，支气管炎，白喉，百日咳，腰膝酸痛，骨蒸潮热，内热消渴，热病津伤，咽干口渴，肠燥便秘；外治疮疡肿毒，毒蛇咬伤。

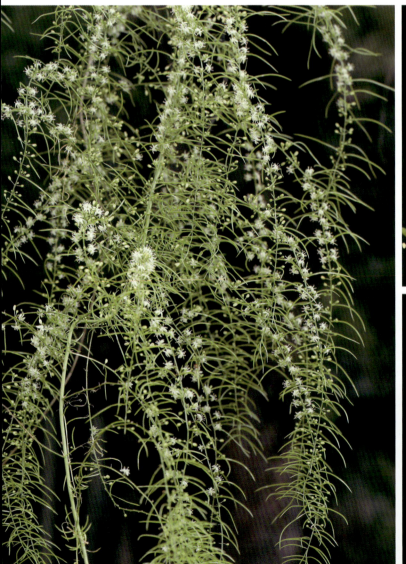
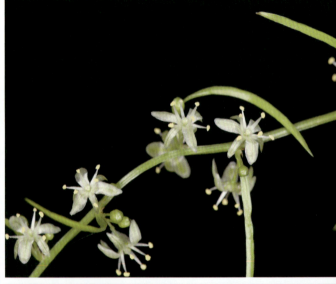
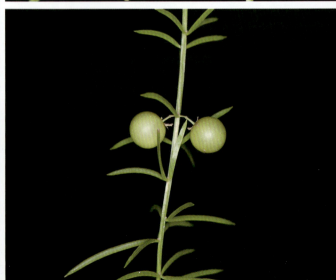

305 麦冬（麦门冬） *Ophiopogon japonicus* (Thunb.) Ker-Gawl.

百合科　Liliaceae　　沿阶草属　*Ophiopogon*

形态特征： 根较粗壮，中部或近末端常膨大成椭圆形或纺锤形的小块根。根状茎粗短，木质，具细长的地下走茎。叶基生，无柄；叶片长条形，长 15 ~ 50 cm，宽 1 ~ 4 mm，边缘具细锯齿；叶鞘膜质，白色至褐色。花葶从叶丛中抽出，远短于叶簇，扁平而两侧具明显的狭翼；总状花序长 2 ~ 7 cm，稍下弯；苞片披针形，下部的长于花梗；花紫色或淡紫色，常 2 花簇生于苞片内；花梗长 2 ~ 6 mm，常下弯，关节位于其中上部至中下部；花被片披针形，长 4 ~ 5.5 mm，先端尖；雄蕊着生于花被片的基部，花丝不明显，花药圆锥形，长 2.5 ~ 3 mm，顶端尖；花柱基部稍宽，略呈长圆锥形，长 3 ~ 5 mm，高出雄蕊。种子圆球形，小核果状，直径 7 ~ 8 mm，成熟时呈暗蓝色。花期为 6—7 月，果期为 7—8 月。

生境特征： 生于山坡林下阴湿处或沟边草地上。

药用部分： 块根入药。

采制加工： 立夏至小满采掘块根，清除泥沙及地上部分，把块根放入竹箩内，浸水中淘洗洁白，堆放在竹簟上，晒至八成干时，剪除须根，拣取麦冬，再继续晒干。

性味功效： 甘、微苦，微寒。清心润肺，养阴生津。

主治应用： 用于肺虚热咳，肺燥干咳，肺结核咯血，阴虚劳嗽，咽喉肿痛，心烦失眠，热病伤津，内热消渴，肠燥便秘。

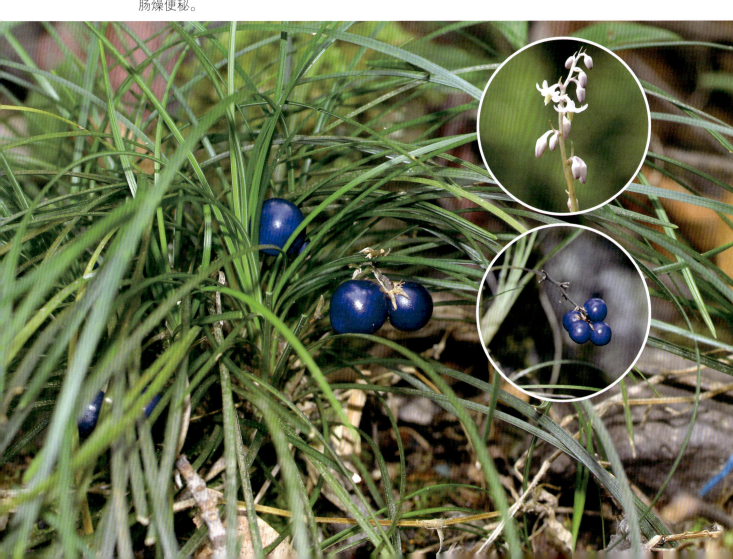

306 黄花菜（金针菜） *Hemerocallis citrina* Baroni

百合科 Liliaceae 萱草属 *Hemerocallis*

形态特征： 根多数，稍肉质，其中一部分顶端膨大成纺锤状。根状茎极短，不明显。叶基生，二列；叶片宽长条形，长 30～80 cm，宽 0.6～1.8 cm，通常暗绿色。花葶高可达 1.5 m，其上具少数无花的苞片，圆锥花序近二歧蜗壳状；苞片小，披针形至卵形；花大型，淡黄色，有香气，近漏斗状，长 9～17 cm；花梗长 3～10 mm；花被片下部合生成长 3～5 cm 的花被筒，外轮 3 裂片倒披针形，宽 1～1.5 cm，内轮 3 裂片长圆状椭圆形，宽 1.5～3 cm，盛开时略外弯；雄蕊着生于花被筒的上部，伸出筒口，花丝细长，花药长圆形，近基着；花柱细长，柱头小。蒴果椭圆形，长 2.5～3 cm，具 3 钝棱。种子黑色，有棱角。花期为 7—9 月，通常下午开放，次日上午凋谢。

生境特征： 农村房前屋后常有栽培。

药用部分： 根状茎和根入药，中药名为萱草根。

采制加工： 夏至后植物尚未抽花茎时，掘取根和根状茎，洗净泥土，切片，晒干或鲜用。

性味功效： 甘，凉；有毒。清热利湿，凉血止血，解毒消肿。

主治应用： 用于咯血，衄血，黄疸，扁桃体炎，腮腺炎，乳腺炎，痢疾，肾炎水肿，崩漏，遗精，白带。

附　　注： 萱草根的来源植物还包括萱草（*H. fulva*）。

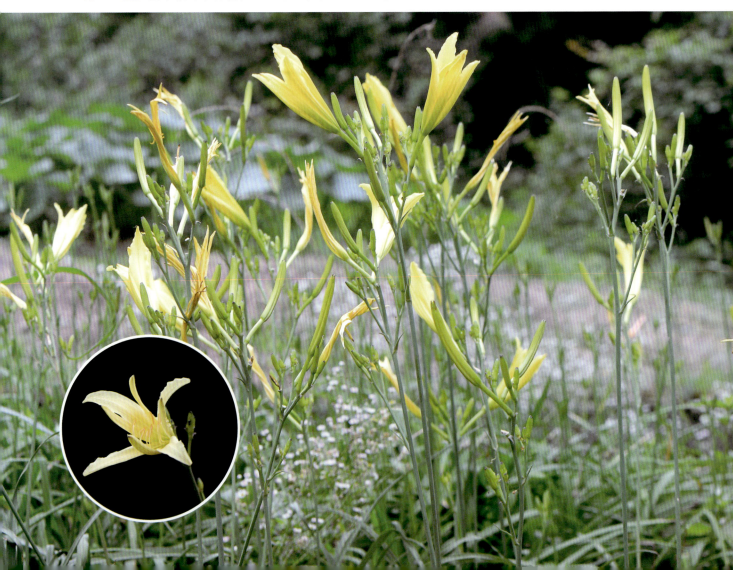

307 蜘蛛抱蛋　*Aspidistra elatior* Bl.

百合科　Liliaceae　　**蜘蛛抱蛋属**　*Aspidistra*　　**地方名**　单张包叶

形态特征：根状茎横生，直径 5～10 mm，节上有覆瓦状的鳞片。叶单生于根状茎的各节，彼此相距 1～3 cm；叶片近革质，近椭圆形至长圆状披针形，长 22～80 cm，宽 8～11 cm，先端急尖，基部楔形，两面绿色，有时稍具黄白色的斑点或条纹；叶柄粗壮，长 5～35 cm。花序梗长 0.5～2 cm；苞片 3 或 4，膜质，其中 2 苞片紧贴于花的基部；花紫色，肉质，钟状，长 12～18 mm，直径 10～15 mm；花被片 8，稀 6，中部以下合生，裂片近三角形，开展或外弯，先端钝，内面具 4 条明显、肉质、光滑的脊状隆起；雄蕊着生于花被筒的基部，花丝短，花药椭圆形；子房 4 室，稀 3 室，花柱无关节，柱头裂片先端微凹，边缘常向上反卷。花期为 5—6 月。

生境特征：房前屋后常有栽培。

药用部分：根入药。

采制加工：全年可采，洗净，晒干或鲜用。

性味功效：甘，平。清热利尿，活血止痛，补虚止咳。

主治应用：用于肺虚咳嗽，咯血，砂淋，闭经腹痛，腰痛，跌打损伤，风湿筋骨痛，蛇咬伤。

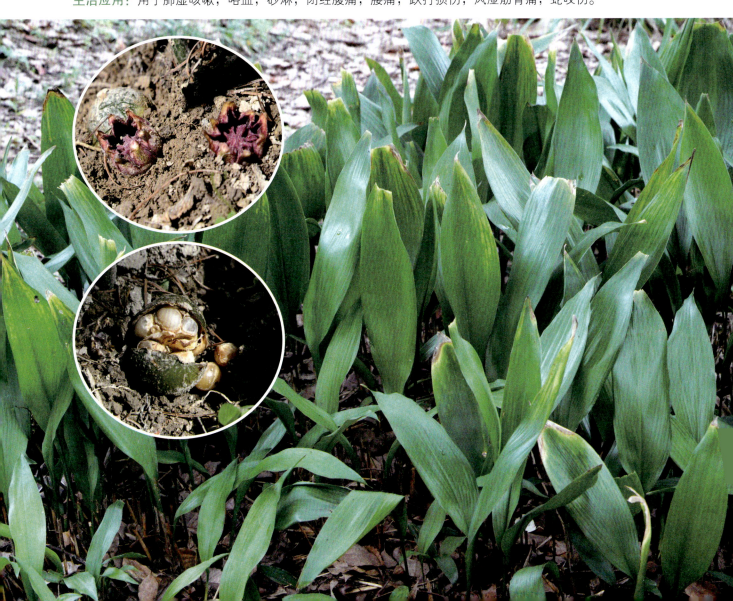

308　多花黄精（白芨黄精）　*Polygonatum cyrtonema* Hua

百合科　Liliaceae　　　黄精属　*Polygonatum*　　　地方名　山姜、千年润、甜罐头

形态特征： 根状茎连珠状，稀结节状，直径 10～25 mm。茎弯拱，高 50～100 cm。叶互生；叶片椭圆形至长圆状披针形，长 8～20 cm，宽 3～8 cm，先端急尖至渐尖，平直，基部圆钝，两面无毛。伞形花序通常具 2～7 花，下弯；花序梗长 0.7～1.5 cm；苞片长条形，位于花梗的中下部，早落。花绿白色，近圆筒形，长 1.5～2 cm；花梗长 0.7～1.5 cm；花被筒基部收缩成短柄状，裂片宽卵形，长约 3 mm；雄蕊着生于花被筒的中部，花丝稍侧扁，被短绵毛，花药长圆形，长 3.5～4 mm；花柱不伸出花被之外。浆果直径约 1 cm，成熟时呈黑色。种子 3～14 粒。花期为 5—6 月，果期为 8—10 月。

生境特征： 生于山坡林下阴湿处或沟边。

药用部分： 根状茎入药，中药名为黄精。

采制加工： 夏、秋季掘取根状茎，洗净泥沙，置蒸笼中蒸 8 个小时，晾晒，再继续蒸煮，再晾晒，反复 5～6 次使其颜色变黑褐色方可入药。

性味功效： 甘，平。补气养阴，健脾润肺，益肾生津。

主治应用： 用于脾胃气虚，体倦乏力，胃阴不足，口干食少，肺虚燥咳，劳嗽咳血，精血不足，腰膝酸软，须发早白，内热消渴。

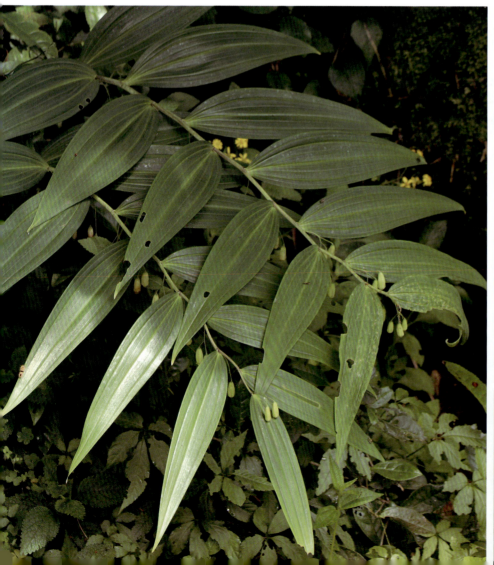
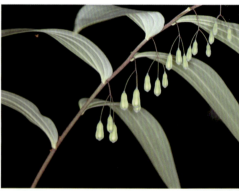
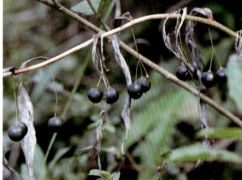
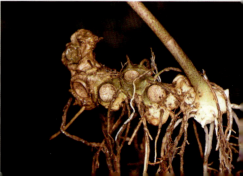

309　野百合　*Lilium brownii* F. E. Br. ex Miellez

百合科　Liliaceae　　百合属　*Lilium*

形态特征：鳞茎近圆球形，直径 2～4.5 cm；鳞片披针形，长 1.8～4 cm，宽 0.8～1.4 cm。茎高 70～200 cm，带紫色，有排成纵行的小乳头状突起。叶互生；叶片线状披针形至披针形，长 7～15 cm，宽 0.6～1.5 cm，向上稍变小但不呈苞片状，基部渐狭成柄状，边缘有小乳头状突起。花单生或数朵排成顶生近伞房状花序；叶状苞片披针形；花乳白色，喇叭形，稍下垂；花梗长 3～10 cm，中部有 1 小苞片；花被片倒卵状披针形，长 13～18 cm，宽 3～4 cm，背面稍带紫色，内面无斑点，上部张开或先端外弯但不反卷，蜜腺两侧有小乳头状突起；花丝中部以下密被柔毛，花药背着；花柱长 10～12 cm。蒴果长圆形，长 4.5～6 cm。花期为 5—6 月，果期为 7—9 月。

生境特征：生于山坡林缘、路边、溪旁。

药用部分：肉质鳞片入药，中药名为百合。

采制加工：立秋后茎叶枯萎时挖取鳞茎，去掉须根剥开鳞片，用沸水焯过，一般以"水沸起，百合内外呈玉色"为度即捞出，薄摊，晒干。

性味功效：甘，寒。润肺止咳，宁心安神。

主治应用：用于阴虚燥咳，劳嗽咳血，肺结核咳血，虚烦惊悸，神经衰弱，失眠多梦，精神恍惚；外治疗疮和多发性脓疡。

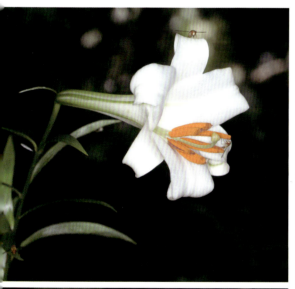

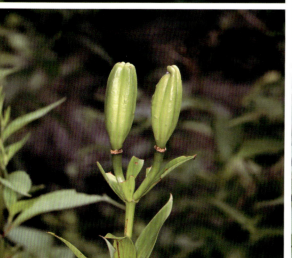

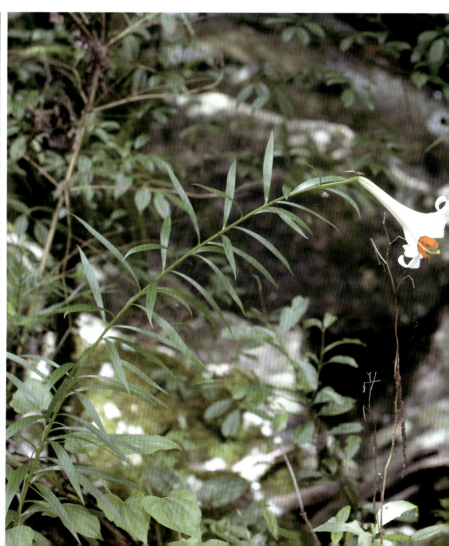

310　文殊兰　*Crinum asiaticum* L. var. *sinicum* (Roxb. ex Herb.) Baker

百合科　Liliaceae　　文殊兰属　*Crinum*　　地方名　握蕉、扭筋草

形态特征：多年生粗壮草本。鳞茎长柱形。叶 20～30 片，多列，带状披针形，长可达 1m，叶宽达 12 cm，顶端渐尖，具 1 急尖头，边缘明显波状，亮绿色。花茎直立，高达 90 cm，伞形花序具 10～24 花，佛焰苞状总苞片披针形，长 6～10 cm，膜质，小苞片狭长条形，长 3～7 cm；花梗长 0.5～2.5 cm；花高脚碟状，芳香；花被筒纤细，伸直，长 10～14 cm，直径 1.5～2 mm，绿白色，花被裂片长条形，长 7.5～9 cm，宽 6～9 mm，向顶端渐狭，白色；雄蕊淡红色，花丝长 4～5 cm，花药长条形，顶端渐尖，长 1.5 cm 或更长；子房纺锤形，长不及 2 cm。蒴果近球形，直径 3～5 cm。通常种子 1。花期为夏季。

生境特征：栽培于村旁空地及房前屋后。

药用部分：鳞茎和叶入药，中药名为文殊兰或罗裙带。

采制加工：全年可采，洗净，多鲜用，或晒干。

性味功效：辛，凉；有毒。活血止痛，消肿解毒。

主治应用：用于跌打损伤，牙痛，喉痛，头痛，关节痛，下肢溃疡，指头炎。

附　　注：本种全株有毒，多外用，内服需谨慎。

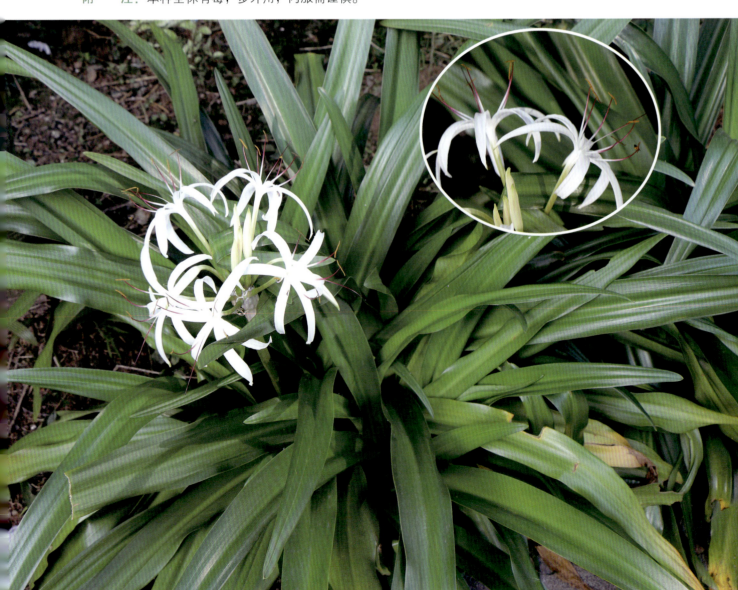

311 射干 *Belamcanda chinensis* (L.) Redouté

鸢尾科 Iridaceae　　射干属 *Belamcanda*　　地方名 金剪刀

形态特征：根状茎粗壮，不规则结节状，鲜黄色。茎直立，高 0.5～1.5 m。叶片剑形，长 20～60 cm，宽 1～4 cm，基部鞘状抱茎，先端纤尖，无中脉。二歧状伞房花序顶生；花梗与分枝基部均有数枚膜质苞片，苞片卵形至狭卵形，先端钝，长约 1 cm；花梗细，长约 1.5 cm；花为橙红色，散生暗红色斑点，直径 4～5 cm；外轮花被裂片倒卵形至长椭圆形，长约 2.5 cm，宽约 1 cm，先端钝圆或微凹，基部楔形，内轮花被裂片较外轮的稍短而狭；雄蕊长 1.8～2 cm，花药条形，长约 1 cm；子房倒卵球形，花柱顶端稍扁，裂片稍外卷，具短细毛。蒴果倒卵球形或长椭圆球形，长 2.5～3 cm，直径 1.5～2.5 cm，顶端常宿存凋萎花被。种子圆球形，黑色，有光泽。花期为 6—8 月，果期为 7—9 月。

生境特征：生长于林缘、旷野、岩石旁或溪沟边草丛中。

药用部分：根状茎入药。

采制加工：春初或立秋后茎叶枯萎时掘取根状茎，除去残叶和泥沙，摊晒至半干，用火烧去须根，晒干。

性味功效：苦，寒；有小毒。清热解毒，化痰止咳，利咽。

主治应用：用于热毒痰火郁结，咽喉肿痛，痰涎壅盛，咳嗽气喘，气管炎，腮腺炎，乳腺炎，疮疡肿毒。

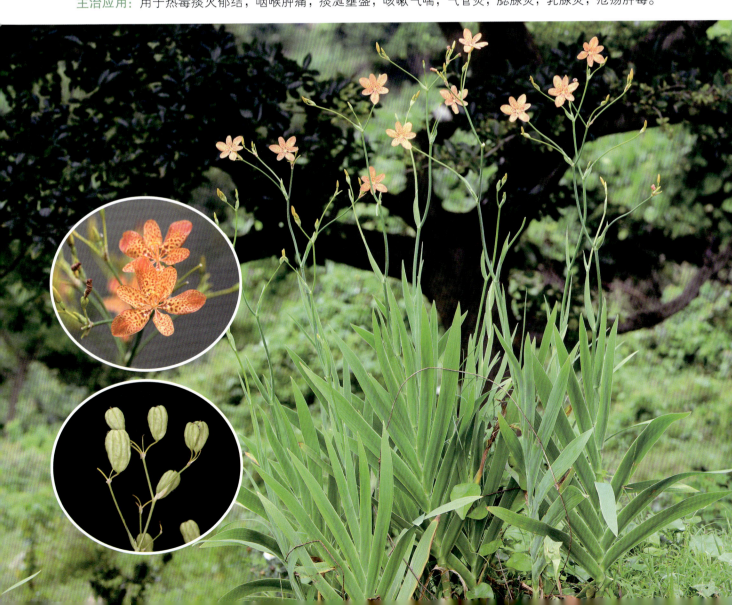

312　玉簪　*Hosta plantaginea* Asch.

龙舌兰科　Agavaceae　　玉簪属　*Hosta*　　地方名　白鹤花

形态特征：多年生草本。根状茎粗短。叶基生；叶片卵状心形、卵圆形或卵形，长 14 ~ 24 cm，宽 8 ~ 16 cm，先端短渐尖，基部心形或圆形；叶柄长 20 ~ 40 cm。花葶高 40 ~ 80 cm，具 1 ~ 3 无花的苞片；总状花序具数花至 10 余花；苞片膜质，白色，卵形或披针形；花白色，芳香，单生，或 2 ~ 3 花簇生于苞片内；小苞片小；花梗长约 1 cm；花被裂片长椭圆形；雄蕊下部与花被筒贴生，与花被近等长。蒴果近圆柱状，长约 6 cm，直径约 1 cm，具 3 棱。花、果期为 8—10 月。

生境特征：栽培于花盆及房前屋后。

药用部分：根、花或全草入药。

采制加工：全草全年可采，花在夏季未开时采集，根在秋后采挖，鲜用或晒干。

性味功效：甘、辛，寒；有毒。清热解毒，消肿止痛，拔毒生肌。

主治应用：用于乳腺炎，疮疖痈肿，中耳炎，顽固性溃疡，烧伤，颈淋巴结核，蛇咬伤。

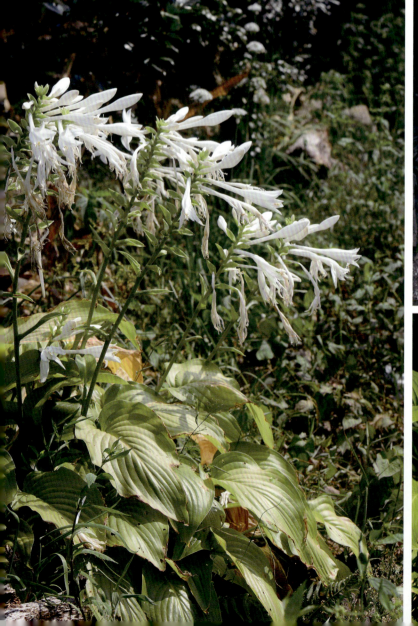
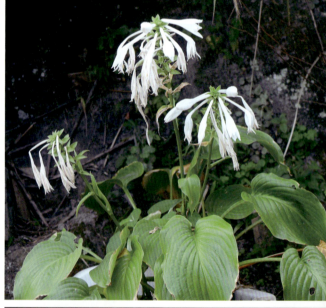
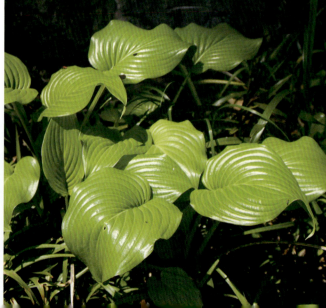

313　龙舌兰　*Agave americana* L.

龙舌兰科　Agavaceae　　　龙舌兰属　*Agave*　　　地方名　铁兰

形态特征：多年生常绿草本。茎极短。叶片肉质，披针形，长 1～2 m，宽 8～20 cm，厚 6～8 mm，先端具尖刺，刺长 1.5～2.5 cm，褐色，边缘有小刺状锯齿。圆锥花序大型，远超出叶，多分枝；花黄绿色；花被管长约 1.2 cm，花被裂片长 2.5～3 cm；雄蕊 6，着生于花被裂片基部，长约为花被的 2 倍；子房长圆柱形。蒴果长圆柱形，棕黑色，长约 5 cm，直径约 2 cm。种子棕灰色。

生境特征：栽培或逸生于村旁荒地、岩石缝中及房前屋后。

药用部分：叶入药。

采制加工：全年可采，鲜用。

性味功效：辛、苦，温；有毒。拔脓，解毒，杀虫，止血。

主治应用：用于外治顽固性溃疡，疥癣，足底脓肿，盆腔炎，子宫出血。

附　　注：其变种金边龙舌兰（*A. americana* var. *variegata*）亦作本种入药，但叶片边缘有黄白色条带，并有红或紫褐色的刺状锯齿可与本种相区别。

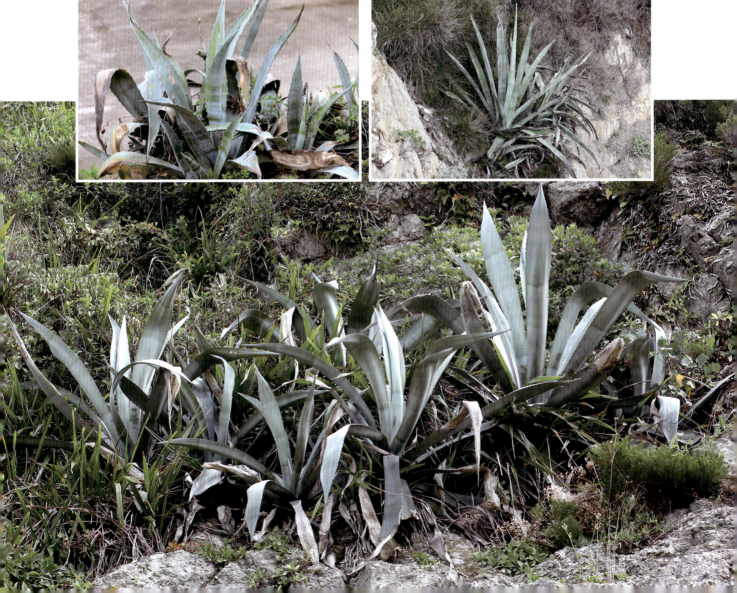

314 土茯苓（光叶菝葜） *Smilax glabra* Roxb.

菝葜科 Smilacaceae　　菝葜属 *Smilax*　　地方名　山猪团、山疗头

形态特征：常绿攀缘灌木。根状茎块根状，有时近连珠状，表面黑褐色。茎无刺。叶片薄革质，长圆状披针形至披针形，长 6 ~ 15 cm，宽 1 ~ 4 cm，先端骤尖至渐尖，基部圆形或楔形，下面有时苍白色，具 3 主脉；叶柄长 5 ~ 15 mm，占全长的 1/4 ~ 2/3 具翅状鞘，翅狭披针形，脱落点位于叶柄的近顶端，具卷须。伞形花序；花序梗明显短于叶柄，极少与叶柄近等长；花序托膨大，连同多数宿存的小苞片，多少呈莲座状；花绿白色，六棱状扁球形；雄花雄蕊 6，花丝极短；雌花具 3 退化雄蕊。浆果球形，直径 6 ~ 8 mm，成熟时呈紫黑色，具白粉。花期为 7—8 月，果期为 11 月至次年 4 月。

生境特征：生于山坡林下、林缘、灌丛中。

药用部分：根状茎入药。

采制加工：1. 鲜土茯苓：秋冬季掘取根状茎，除去地上部分，藏地穴中，拌以潮湿细沙，以备随时取用。
2. 土茯苓片：取新鲜根状茎，洗净泥沙，削去细须根梢，切成薄片，晒干。

性味功效：甘、淡、平。清热解毒，除湿通络，利关节。

主治应用：用于梅毒及汞中毒所致的肢体拘挛，筋骨疼痛，风湿痹痛，咽喉肿痛，瘰疬，湿热淋浊，带下，疥癣，痈肿疮毒，钩端螺旋体病。

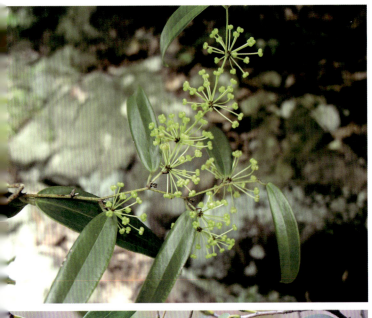

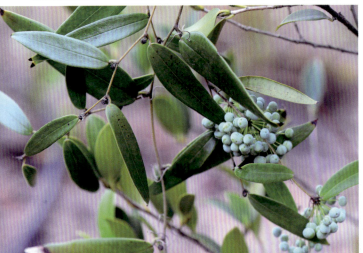

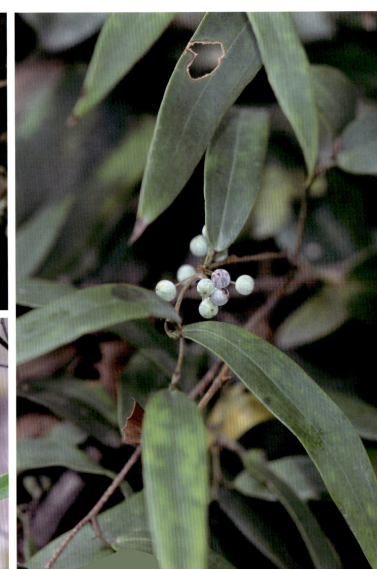

315 菝葜（金刚刺） *Smilax china* L.

菝葜科 Smilacaceae 菝葜属 *Smilax* 地方名 金刚挪

形态特征： 攀缘灌木。根状茎粗壮，灰白色。茎常疏生刺。叶片厚纸质至薄革质，干后红褐色或近古铜色，近卵形或椭圆形，长3～10 cm，宽1.5～8 cm，萌发枝上的叶片长可达16 cm，宽可达12 cm，先端突尖至骤尖，基部宽楔形或圆形，有时微心形，下面淡绿色，有时具粉霜，具3或5（或7）主脉；叶柄长5～25 mm，占全长的4/5～1/2具翅状鞘，鞘线状披针形或披针形，具卷须，脱落点位于卷须着生点处。伞形花序生于叶尚幼嫩的小枝上；花序梗长10～30 mm；花序托膨大，小苞片宿存；花黄绿色；雄花具6雄蕊；雌花具6退化雄蕊。浆果球形，直径6～15 mm，成熟时呈红色，有时具白粉。花期为4—6月，果期为6—10月。

生境特征： 生于山坡上和沟谷林下、路边和山顶灌草丛中。

药用部分： 根状茎及叶入药。

采制加工： 根状茎全年可采，洗净，切片，晒干或鲜用，或用盐水浸泡数小时后蒸熟，晒干；叶夏季采集，晒干或鲜用。

性味功效： 甘、微苦、涩，平。利湿去浊，祛风除痹，解毒散瘀。

主治应用： 用于小便淋浊，带下量多，风湿痹痛，湿热黄疸，肠炎，痢疾，跌打损伤，烫伤，疔疮痈肿，牛皮癣。

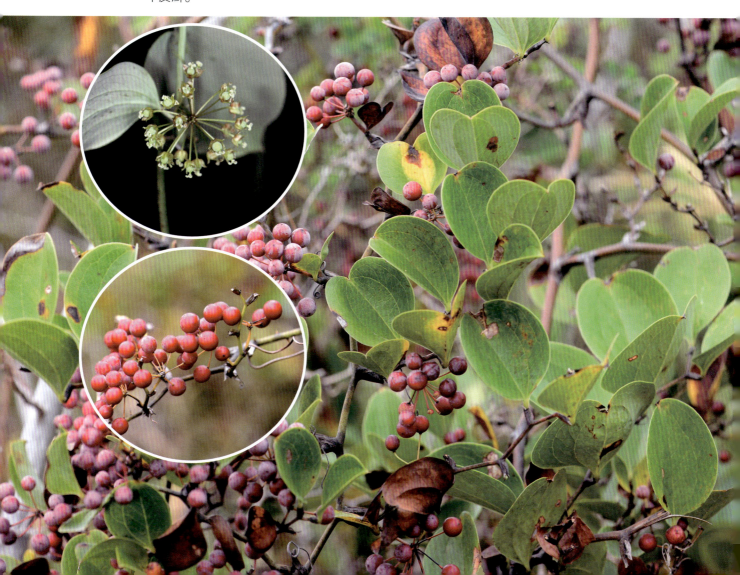

316　黄独　*Dioscorea bulbifera* L.

薯蓣科　Dioscoreaceae　　薯蓣属　*Dioscorea*　　地方名　果揽

形态特征：缠绕草质藤本。块茎卵圆形或梨形，直径 3～7 cm，外皮棕黑色，表面密生须根，断面鲜时白色至淡黄色，干后变黄色至黄棕色。茎左旋，无毛。叶腋内有紫棕色的球形或卵圆形珠芽，表面有斑点。叶片宽卵状心形或卵状心形，长 9～26 cm，宽 6～26 cm，先端尾尖，两面无毛。雄花序穗状或再排成圆锥状，花被片离生，紫红色，雄蕊全育；雌花序常 2 至数个簇生，长 20～50 cm。蒴果长圆形，长 1.5～3 cm，宽 0.8～1.5 cm，两端浑圆，成熟时呈草黄色，表面密被紫色小斑点，果梗反折。种子生于中轴顶部，种翅三角状倒卵形。花期为 7—10 月，果期为 8—11 月。

生境特征：常生于或栽培于林缘或房前屋后。

药用部分：块茎入药，中药名为黄药子。

采制加工：秋后掘取块茎，修除须根，洗净，切片，晒干。

性味功效：苦、辛，凉；有小毒。凉血止血，化痰散结，清热消肿。

主治应用：用于甲状腺肿大或机能亢进，咽喉肿痛，咳嗽气喘，咯血，吐血，瘰疬，疮疡肿毒，蛇犬咬伤。

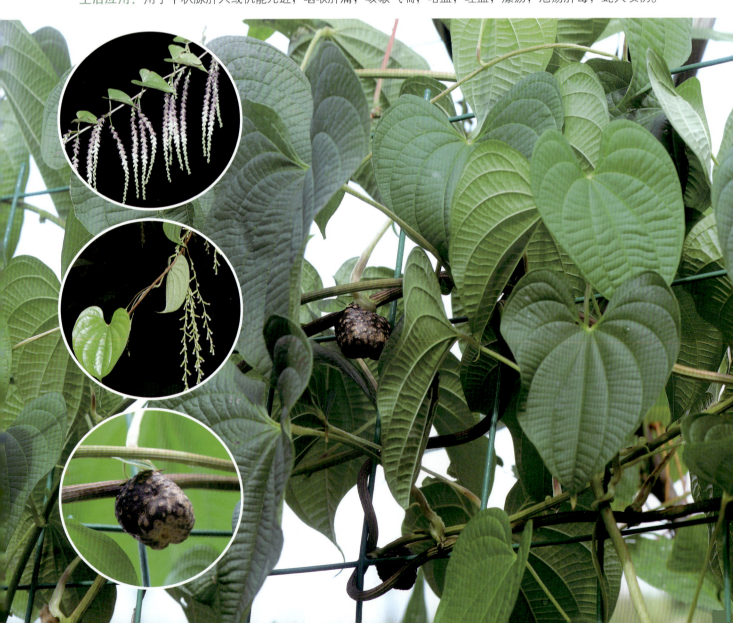

317 薯莨（红孩儿） *Dioscorea cirrhosa* Lour.

薯蓣科 Dioscoreaceae　　薯蓣属 *Dioscorea*　　地方名 染布薯、血三七

形态特征： 多年生木质藤本。块茎卵形、长圆形或葫芦状，长 6 ~ 13 cm，直径 3 ~ 6 cm，不分枝，外皮黑褐色，凹凸不平，断面鲜时红色，干后紫黑色，味极涩。茎右旋，无毛，下部有刺。叶在茎下部的互生，中部以上的对生；叶片革质，长椭圆状卵形或狭披针形，长 5 ~ 17 cm，宽 1.5 ~ 4 cm，基部圆形，两面无毛，背面粉绿色，基出脉 3 ~ 5，网脉明显。雄花序穗状，长 2 ~ 10 cm，常排成圆锥花序；雌花序长达 12 cm。蒴果扁圆形，长 1.8 ~ 3.5 cm，宽 2.5 ~ 4.3 cm，果梗不反折。种子生于中轴中部，种翅长圆形。花期为 4—6 月，果期为 7 月至次年 1 月。

生境特征： 生于向阳山坡上或溪谷边的疏林下。

药用部分： 块茎入药。

采制加工： 夏、秋季采收，除去须根，切片，晒干。

性味功效： 苦、微酸、涩，凉。活血，止血，止痢。

主治应用： 用于跌打损伤，月经不调，功能性子宫出血，外伤出血，细菌性痢疾，肠炎，牙痛。

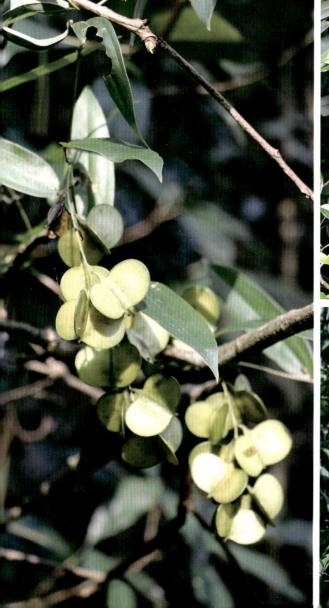
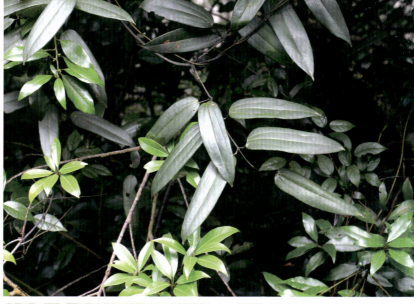
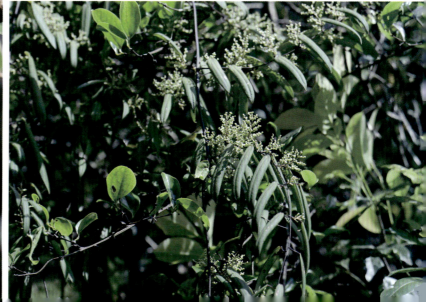

318　日本薯蓣（尖叶薯蓣）　*Dioscorea japonica* Thunb.

薯蓣科 Dioscoreaceae　　薯蓣属 *Dioscorea*　　地方名　野山药

形态特征： 缠绕草质藤本。块茎长圆柱形，垂直生长，长 7 ~ 12 cm，直径 1 ~ 1.5 cm，不分枝，外皮棕黄色，断面鲜时乳白色，富含黏液，干后粉白色，味淡至微甜。茎右旋。叶在茎下部的互生，中部以上的对生；叶片纸质，变异大，常为三角状披针形，有时茎下部的为宽卵心形，长 3 ~ 18 cm，宽 2 ~ 9 cm，两面无毛；叶腋内有珠芽。雄花序穗状，长 2 ~ 8 cm，近直立，1 至数个簇生，花被片绿白色或淡黄色；雌花序长 6 ~ 20 cm，1 ~ 3 个簇生。蒴果扁球形，长 1 ~ 2 cm，宽 1.5 ~ 3 cm，果梗不反折。种子生于中轴中部，种翅长圆形。花期为 5—10 月，果期为 7—11 月。

生境特征： 生于向阳山坡、山谷、溪边或草丛中。

药用部分： 块茎入药。

采制加工： 立冬期间将茎叶割去，掘取块茎，切去芦头，洗去泥土，戴手套用竹刀或铜刀刮净外皮和腐烂处，洗净糊状物，排列放架上进熏房，用硫磺熏约 24 小时，变软后，出熏房，切厚片，晒干。

性味功效： 甘，平。健脾胃，益肺肾，涩精止泻。

主治应用： 用于脾虚久泻，肾虚遗精，白带，慢性肾炎，糖尿病，耳鸣，高血脂，阴虚盗汗；外敷治疗产后乳肿、冻疮。

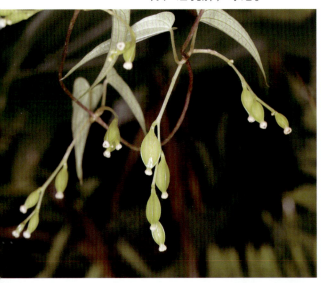
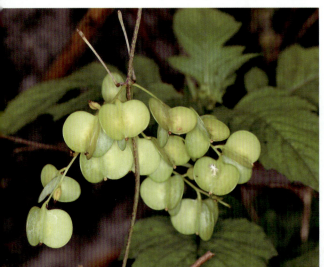
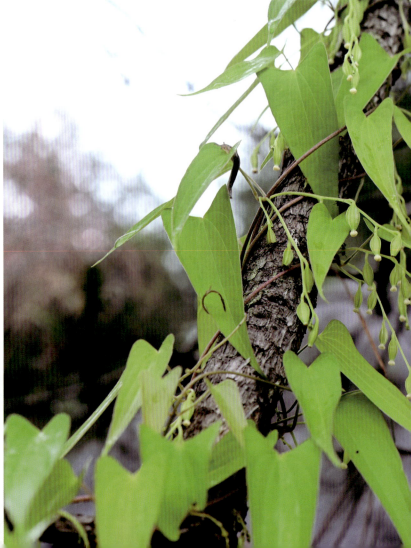

319　东亚舌唇兰（小花蜻蜓兰）　*Platanthera ussuriensis* (Regel et Maack) Maxim.

兰科　Orchidaceae　　舌唇兰属　*Platanthera*　　地方名　虎头蕉

形态特征：植株高 20 ~ 55 cm。根状茎肉质，指状，细长，弓曲。茎直立，通常较纤细，基部具 1 或 2 筒状鞘，鞘之上具叶，下部的 2 或 3 叶较大，向上渐小成苞片状小叶。大叶片匙形或狭长圆形，直立伸展，先端钝或急尖，基部收狭成抱茎的鞘。总状花序具 10 ~ 20 余较疏生的花，长 3 ~ 9 cm；花苞片直立伸展，狭披针形，最下部的稍长于子房；花较小，淡黄绿色；中萼片直立，凹陷成舟状，宽卵形，侧萼片张开或反折，偏斜，狭椭圆形；花瓣直立，狭长圆状披针形，与中萼片相靠合且近等长或狭很多，先端钝或近平截；唇瓣舌状披针形，肉质，基部 3 裂，两侧各具 1 近半圆形的小侧裂片，中裂片舌状条形；距纤细，细圆筒状，下垂，与子房近等长，向末端几乎不增粗。花期为 7—8 月，果期为 9—10 月。

生境特征：生于山坡林下、林缘或沟边阴湿地。

药用部分：全草入药。

采制加工：秋季采集，洗净，晒干或鲜用。

性味功效：微苦、辛，凉。祛风湿，利关节，清热解毒，消肿。

主治应用：用于虚火牙痛，鹅口疮，风湿痹痛，跌打肿痛，无名肿痛，毒蛇咬伤。

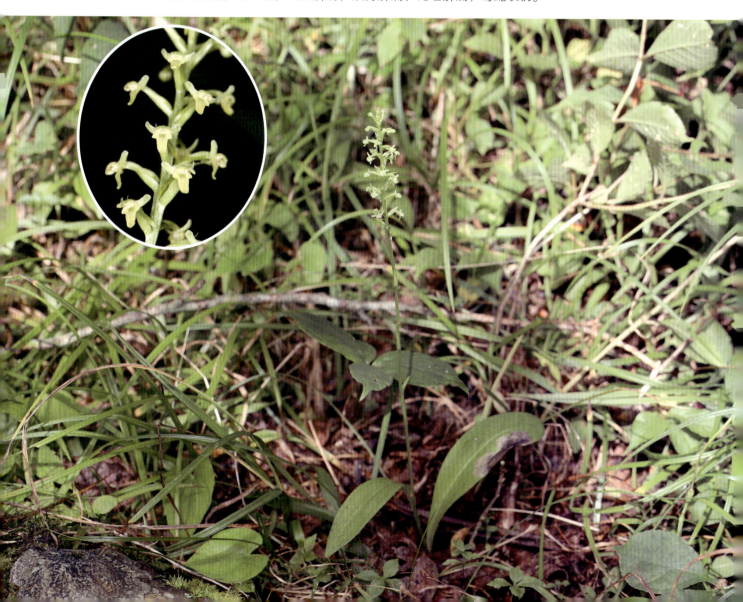

320 斑叶兰 *Goodyera schlechtendaliana* Rchb. f.

兰科 Orchidaceae   斑叶兰属 *Goodyera*   地方名 银线莲

形态特征：植株高 15 ~ 25 cm。茎上部直立，具长柔毛，下部匍匐伸长成根状茎，基部具 4 ~ 6 叶。叶互生；叶片卵形或卵状披针形，上面绿色，具黄白色斑纹，下面淡绿色；叶柄基部扩大成鞘状抱茎。总状花序长 8 ~ 20 cm，疏生数花至 20 余花；花序轴被柔毛；苞片披针形；花白色，偏向同一侧；萼片外面被柔毛，具 1 脉，中萼片狭椭圆状披针形，长 7 ~ 10 mm，舟状，先端急尖，与花瓣黏合成兜状，侧萼片卵状披针形，长 7 ~ 10 mm，先端急尖；花瓣倒披针形，具 1 脉；唇瓣基部囊状，囊内面具稀疏刚毛，基部围抱蕊柱；蕊柱极短；蕊喙 2 裂，呈叉状；花药卵形。花期为 9—11 月，果期为 10—11 月。

生境特征：生于山坡林下富含腐殖质的阴湿处或阴湿岩石上。

药用部分：全草入药。

采制加工：夏、秋季采集，洗净，晒干或鲜用。

性味功效：甘、淡，寒。清肺止咳，解毒消肿。

主治应用：用于肺痨咳嗽，气管炎，淋巴结结核，毒蛇咬伤，痈肿疮疖。

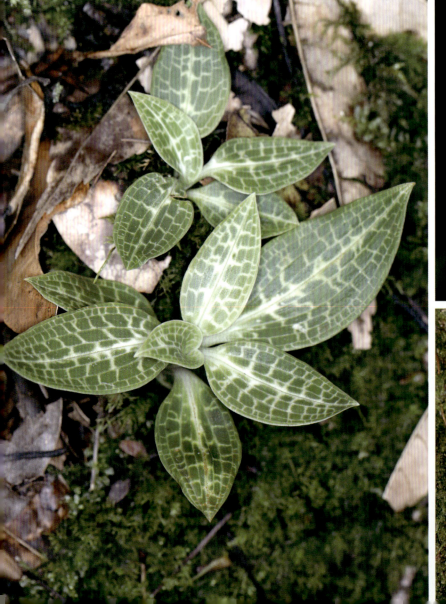
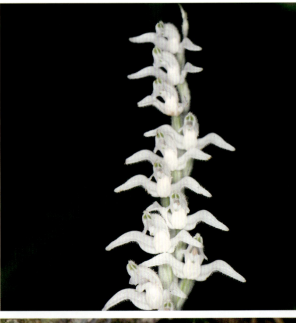
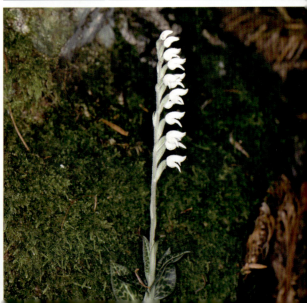

321　金线兰（花叶开唇兰）　*Anoectochilus roxburghii* (Wall.) Lindl.

兰科　Orchidaceae　　　金线兰属　*Anoectochilus*　　　地方名　金线莲

形态特征：植株高 8～14 cm。茎上部直立，下部具 2～4 叶。叶片卵圆形或卵形，上面暗紫色，具金黄色网纹脉和丝绒状光泽，下面淡紫红色，叶脉 5～7，具叶柄，基部扩展抱茎。总状花序长 3～5 cm，疏生 2～6 花；苞片卵状披针形，先端尾尖；花白色或淡红色；中萼片卵形，向内凹陷，侧萼片卵状椭圆形，稍偏斜，与中萼片近等长；花瓣近镰刀状，和中萼片靠合成兜状；唇瓣前端 2 裂，呈"Y"字形，裂片舌状条形，边缘全缘，中部具爪，两侧具 6 条流苏状细条，基部具距；距末端指向唇瓣，中部生有胼胝体；子房长圆柱形。花期为 9—10 月。

生境特征：生于常绿阔叶林下或沟谷阴湿处。

药用部分：全草入药。

采制加工：夏、秋季采集，鲜用或晒干。

性味功能：淡，微温；有小毒。祛风湿，舒筋络。

主治应用：用于风湿性及类风湿性关节炎。

附　　注：野生个体已被列为国家二级重点保护野生植物，严禁采挖。

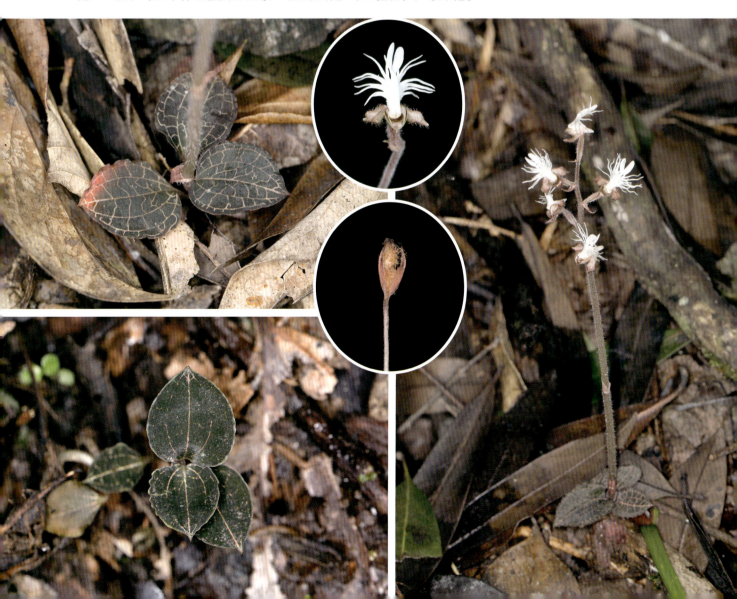

322　绶草（盘龙参）　*Spiranthes sinensis* (Pers.) Ames

兰科　Orchidaceae　　绶草属　*Spiranthes*　　地方名　扭兰

形态特征：植株高 15 ~ 45 cm。茎直立，基部簇生数条肉质根。叶 2 ~ 8 片；叶片稍肉质，下部的条状倒披针形或条形，先端尖，中脉微凹，上部的呈苞片状。穗状花序长 4 ~ 20 cm，具多数呈螺旋状排列的小花；苞片长圆状卵形，稍长于子房，先端长渐尖；花粉红色或紫红色；萼片几等长，中萼片长圆形，与花瓣靠合成兜状，侧萼片较狭；花瓣与萼片等长；唇瓣长圆形，先端平截，皱缩，基部全缘，中部以上呈啮齿皱波状，表面具皱波纹和硬毛，基部稍凹陷，呈浅囊状，囊内具 2 突起；蕊柱短，先端扩大，基部狭窄。花期为 5—9 月。

生境特征：生于林缘草地、路边草地或沟边草丛中。

药用部分：根或全草入药，中药名为盘龙参。

采制加工：根秋季采挖，除去茎叶，洗净晒干；全草春、夏季采集，洗净，晒干或鲜用。

性味功效：甘、苦，平。清热解毒，滋阴润肺。

主治应用：用于病后体虚，神经衰弱，糖尿病，扁桃体炎，咽喉炎，肺结核咳嗽，咯血，指头炎，牙痛，白带，带状疱疹，毒蛇咬伤。

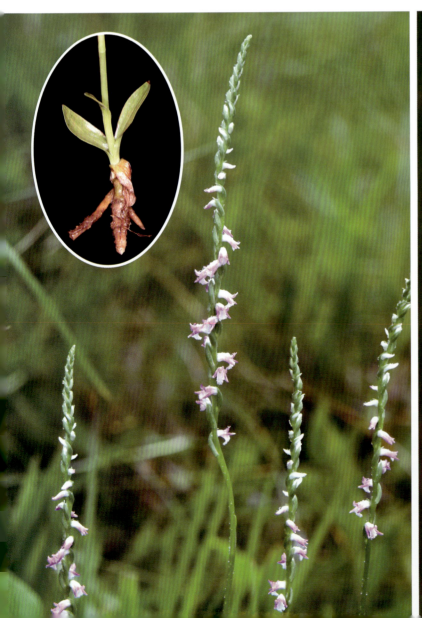
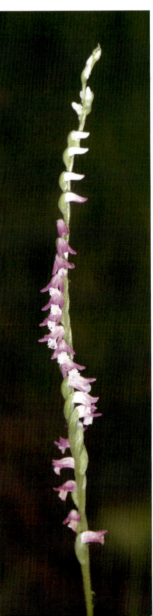
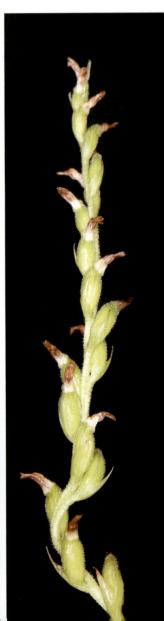

323　纤叶钗子股　*Luisia hancockii* Rolfe

兰科　Orchidaceae　　　钗子股属　*Luisia*　　　地方名　枫树兰、枫树寄生

形态特征： 植株高 10～20 cm。茎稍木质，通常不分枝，圆柱形。叶互生，二列；叶片纤细，肉质，圆柱形，先端钝，基部具关节。总状花序腋生，甚短，具 2 花或 3 花；苞片小，三角状宽卵形，凹陷；花黄带紫色；中萼片椭圆状长圆形，凹陷，先端钝，侧萼片较中萼片稍短；花瓣倒卵状匙形，先端钝，萼片和花瓣均具 5 脉；唇瓣肉质，长约 8 mm，宽约 4 mm，暗紫色，近中部稍缢缩，前部先端浅 2 裂，后部基部扩大成耳状，唇盘基部凹陷，具数条疣状突起；蕊柱甚短。蒴果椭圆柱形。花期为 5—6 月，果期为 8 月。

生境特征： 附生于沟谷石壁上或山地疏林中树干上。

药用部分： 全草入药，中药名为钗子股。

采制加工： 夏、秋季采集，洗净，鲜用或晒干。

性味功效： 甘、酸，温。散风祛痰，解毒消肿，祛风利湿，催吐。

主治应用： 用于风湿性关节炎，痈肿初起，喉头炎，跌打肿痛，胸胁伤痛，水肿，白带，食物或药物中毒。

附　　注： 本品生粉吞服可催吐以解毒。

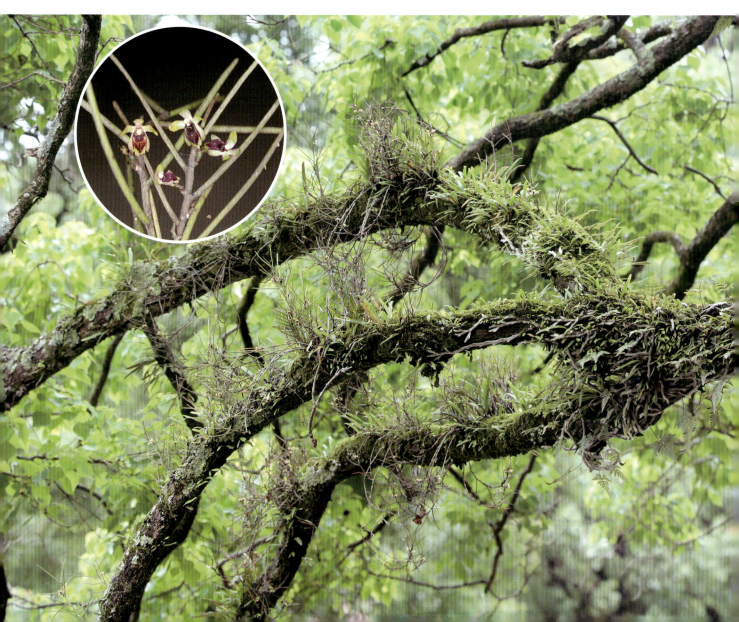

323　春兰（草兰）　*Cymbidium goeringii* (Rchb. f.) Rchb. f.

兰科　Orchidaceae　　兰属　*Cymbidium*　　地方名　兰花

形态特征： 地生草本。根状茎短。假鳞茎集生于叶丛中。叶基生，4～6片成束；叶片带形，先端锐尖，基部渐尖，边缘略具细齿。花葶直立，高3～7 cm，具1花，稀2花；苞片膜质，鞘状包围花葶；花淡黄绿色，具清香，直径6～8 cm；萼片较厚，长圆状披针形，中脉紫红色，基部具紫纹；花瓣卵状披针形，具紫褐色斑点，中脉紫红色，先端渐尖；唇瓣乳白色，不明显3裂，中裂片向下反卷，先端钝，侧裂片较小，位于中部两侧，唇盘中央从基部至中部具2褶片；蕊柱直立，长约1.2 cm，宽约5 mm。蒴果长椭圆柱形。花期为2—4月，果期为4—6月。

生境特征： 生于多石山坡、林缘、林中透光处。

药用部分： 根入药，中药名为兰花根。

采制加工： 全年可采挖，鲜用或晒干。

性味功效： 辛，微寒。清热利湿，润肺止咳，活血止血，消肿解毒，杀虫。

主治应用： 用于湿热白带，热淋，肺结核咯血，百日咳，急性胃肠炎，便血，崩漏，月经不调，疮痈肿毒，蛔虫病腹痛，狂犬咬伤；外治跌打损伤。

附　　注： 野生个体已被列为国家二级重点保护野生植物，严禁采挖。

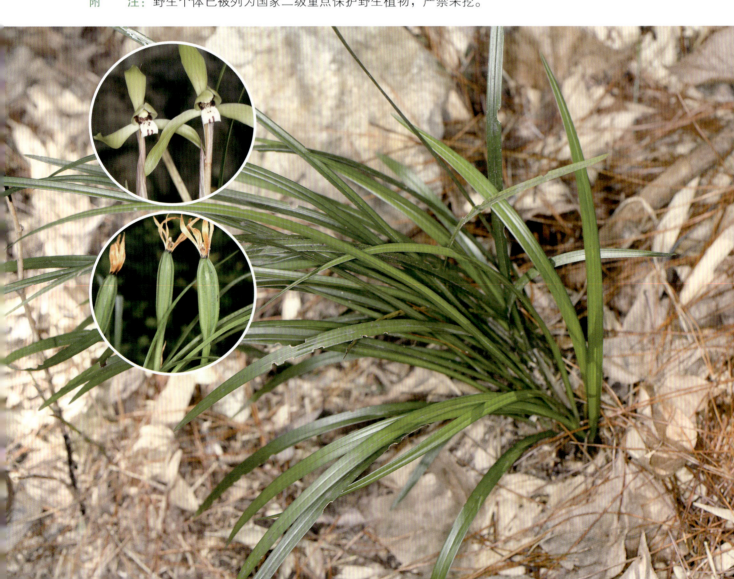

325　广东石豆兰　*Bulbophyllum kwangtungense* Schltr.

兰科　Orchidaceae　　　石豆兰属　*Bulbophyllum*　　　地方名　岩豆

形态特征：根状茎长而匍匐。假鳞茎长圆柱形，在根状茎上远离着生，彼此相距 2～7 cm，顶生 1 叶。叶片革质，长圆形，先端钝圆而凹，基部渐狭成楔形，具短柄，有关节，中脉明显。花葶从假鳞茎基部长出，高出于叶，长达 8 cm，有 3～5 膜质鞘；总状花序短，呈伞形状，具 2～4 花；花淡黄色；萼片近同形，条状披针形，中萼片长披针形，侧萼片稍长，上部边缘上卷呈筒状，先端尾状，基部贴生于蕊柱基部和蕊柱足上；花瓣狭披针形，长渐尖，全缘；唇瓣对折，较花瓣短，唇盘上具 4 褶片。蒴果长椭圆球形。花期为 5—6 月，果期为 9—10 月。

生境特征：附生于溪沟边石壁上或树干上。

药用部分：全草入药，中药名为石豆兰。

采制加工：夏、秋季采收，鲜用或略蒸后晒干。

性味功效：甘、淡，凉。滋阴降火，清热解毒，软坚散结，止咳化痰。

主治应用：用于外感发热，阴虚内热，肺热喘咳，淋巴结结核，慢性支气管炎，小儿惊风，咽喉肿痛，风湿痹痛，跌打损伤。

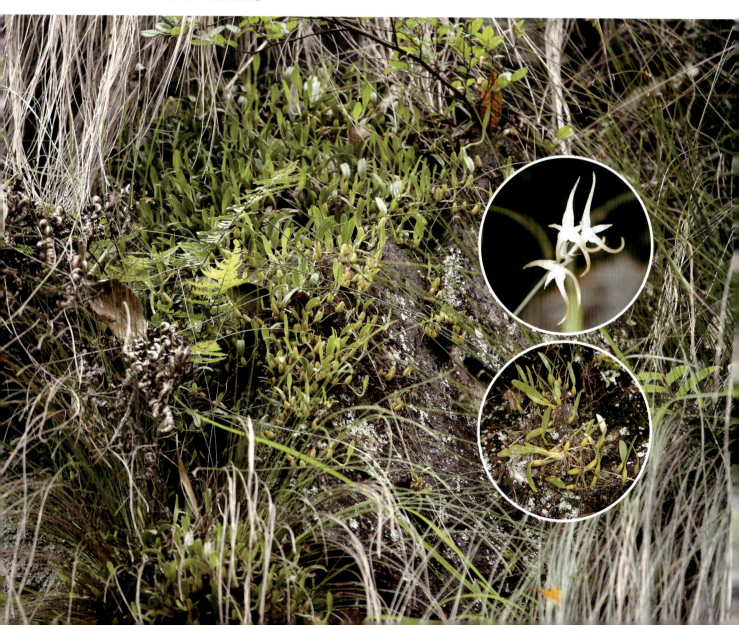

326 铁皮石斛 *Dendrobium officinale* Kimura et Migo

兰科 Orchidaceae　　石斛属 *Dendrobium*　　地方名 吊兰

形态特征： 附生草本。茎圆柱形，长 9~35 cm，粗 4~8 mm，不分枝，具多节，节间长 1.3~1.7 cm，干后呈青灰色。叶 5~8 片，在茎中部以上互生；叶片纸质，长圆状披针形，长 3~7 cm，宽 0.9~1.2 cm，先端钝且多少钩转，基部下延为抱茎的鞘，叶鞘常具紫斑，老时其上缘与茎松离而张开，与节留下 1 环状铁青的间隙。总状花序 2 至数个，侧生于已落叶的老茎上部，常具 2 或 3 花；苞片卵形，干膜质，白色；花黄绿色至淡黄色，直径 2.5~4 cm；萼片和花瓣近相似，长圆状披针形，侧萼片基部较宽阔；唇瓣白色，卵状披针形，不裂或不明显 3 裂，基部具 1 绿色或黄色的胼胝体，中部以下两侧具紫红色条纹，唇盘密布细乳突状的毛，在中部以上具 1 紫红色斑块；蕊柱黄绿色；药帽长卵状三角形，顶端近锐尖并且 2 裂。花期为 4—5 月。

生境特征： 本地未发现野生种群，仅有人工栽培。

药用部分： 茎入药。

采制加工： 鲜用或晒干。茎的鲜品 11 月后采收；干品 11 月至翌年 3 月采收，除去叶片和杂质，干品切段，低温烘干或边加热边扭成螺旋形或弹簧状，习称铁皮枫斗。

性味功效： 甘、淡，微寒。滋阴清热，养胃生津。

主治应用： 用于热病伤津，胃热烦渴，食少干呕，肺虚干咳，病后虚热，目暗不明。

附　　注： 同属植物细茎石斛（*D. moniliforme*），又称铜皮石斛，功效相似，在本地有野生分布，但其茎较细（直径 3~5 mm），花白色或黄绿色可区别于本种。细茎石斛野生个体已被列为国家二级重点保护野生植物，严禁采挖。

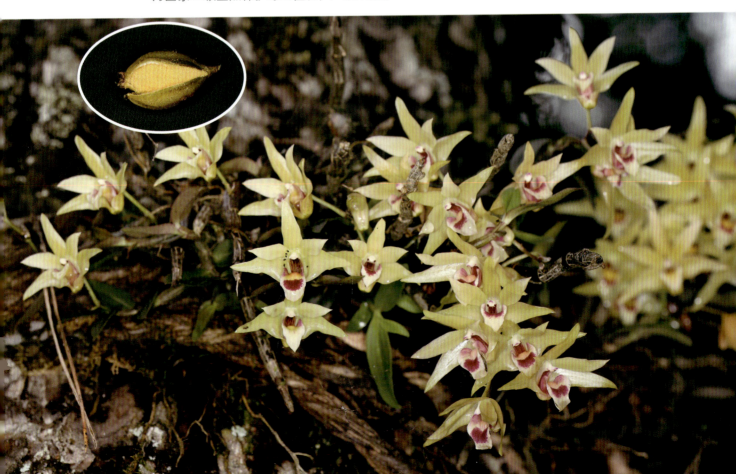

327 见血青 *Liparis nervosa* (Thunb.) Lindl.

兰科 Orchidaceae   羊耳蒜属 *Liparis*   地方名 虎头蕉

形态特征：植株高 12～30 cm，地生。假鳞茎聚生，圆柱形，肉质，暗绿色，具节，外被膜质鳞片。叶通常 2～5 片；叶片干后膜质，宽卵形或卵状椭圆形，先端渐尖，基部鞘状抱茎。花葶顶生，长 8～30 cm；总状花序疏生 5～15 花；苞片细小；花暗紫色；中萼片条形，先端钝，侧萼片卵状长圆形，稍偏斜，先端钝，通常扭曲反折；花瓣条状；唇瓣倒卵形，长约 7 mm，宽约 5 mm，先端平截或钝头，中央微凹而具短尖头，中部弯曲反折，基部稍收狭，上面具 2 胼胝体；蕊柱长约 4 mm，上部具翅，近先端的翅钝圆。花期为 5—6 月，果期为 9—10 月。

生境特征：生于山坡路旁阔叶林林缘或毛竹林下。

药用部分：全草入药，中药名为见血清。

采制加工：夏、秋季采集，多鲜用，或晒干。

性味功效：苦，寒。清热解毒，凉血止血。

主治应用：用于肺热咯血，吐血，肠风下血，血崩，手术出血，外伤出血，毒蛇咬伤，小儿惊风，疔肿。

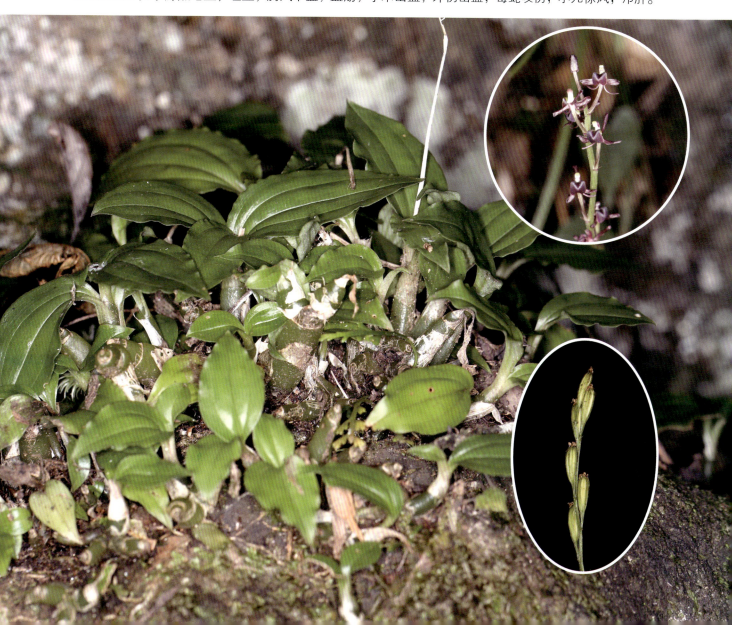

328　细叶石仙桃　*Pholidota cantonensis* Rolfe

兰科　Orchidaceae　　石仙桃属　*Pholidota*　　地方名　白岩豆

形态特征：根状茎长而匍匐，被鳞片。假鳞茎疏生于根状茎上，卵球形至卵状长圆球形，顶端具2叶，幼时被鳞片。叶片革质，条状披针形，先端钝或短尖，基部收狭为短柄，叶脉明显。花葶着生于幼假鳞茎顶端；总状花序具10余朵二列排列的花；苞片卵状长圆形，开花时脱落；花小，白色或淡黄色；萼片近相似，椭圆状长圆形，离生，具1脉，侧萼片背面具狭脊；花瓣卵状长圆形，与萼片等长，但较宽，先端急尖；唇瓣兜状，唇盘上无褶片；蕊柱短，长约3 mm，顶端具3浅裂的翅。蒴果椭圆形。花期为3—4月，果期为8月。

生境特征：附生于沟谷或林下石壁上。

药用部分：全草入药，中药名为石仙桃。

采制加工：全年可采，鲜用或开水烫后晒干。

性味功效：苦、微酸，凉。清热，滋阴，润肺，解毒。

主治应用：用于风热感冒，轻度脑震荡，头痛头晕，肺热咳嗽，咯血，急性胃肠炎，慢性骨髓炎，胃火牙痛，咽喉肿痛，关节肿痛，梦遗，热淋，跌打损伤，外伤出血。

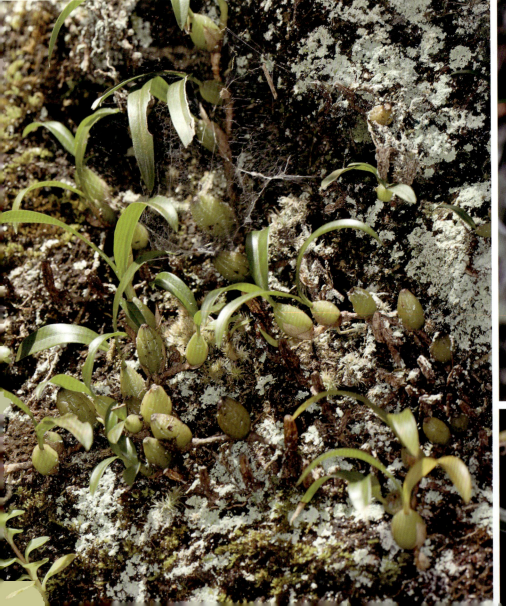
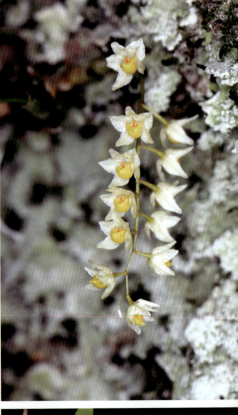
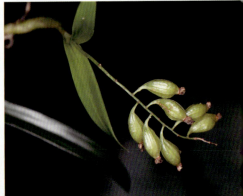

329　台湾独蒜兰　*Pleione formosana* Hayata

兰科　Orchidaceae　　　独蒜兰属　*Pleione*　　　地方名　红岩豆

形态特征：半附生或附生草本。假鳞茎卵球形，绿色或暗紫色，顶端具1叶。叶在花期尚幼嫩，长成后叶片椭圆形或倒披针形，纸质。花葶从无叶的老假鳞茎基部发出，直立，长7～16 cm，基部有2或3个膜质的圆筒状鞘，顶端通常具1花，偶见2花；苞片条状披针形，明显长于花梗连同子房；花粉红色，稀白色；唇瓣色泽常略浅于花瓣，上面具有黄色、红色或褐色斑，有时略芳香；中萼片狭椭圆状倒披针形，侧萼片狭椭圆状倒披针形，多少偏斜；花瓣条状倒披针形；唇瓣宽卵状椭圆形至近圆形，不明显3裂，先端微缺，上部边缘撕裂状，上面具2～5褶片，中央1褶片短或不存在，褶片常有间断，全缘或啮蚀状；蕊柱长2.8～4 cm，顶部多少膨大并具齿。蒴果纺锤状，黑褐色。花期为4—5月，果期为7月。

生境特征：生于林下或林缘腐殖质丰富的岩石上。

药用部分：假鳞茎入药。

采制加工：立夏至夏至掘取假鳞茎，除去地上茎叶及须根，洗净泥沙，放沸水中煮十分钟左右，捞出，薄摊晒干，或鲜用。

性味功效：甘、微辛，凉；有小毒。清热解毒，消肿散结。

主治应用：用于痈肿疔毒，淋巴结结核，毒蛇咬伤。

附　　注：野生个体已被列为国家二级重点保护野生植物，严禁采挖。

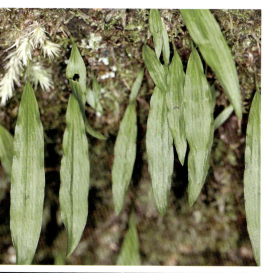

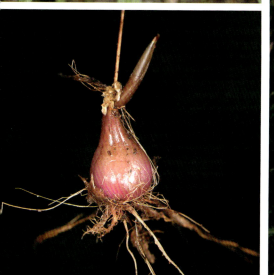

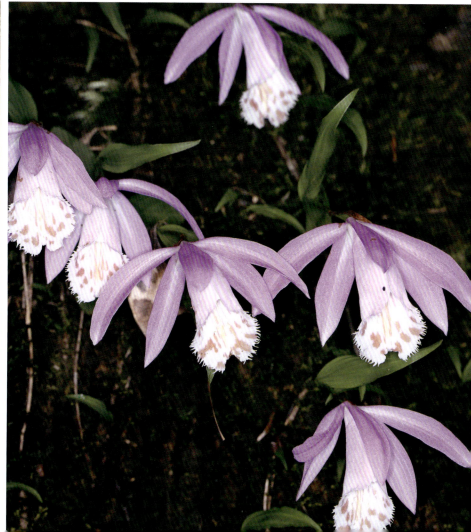

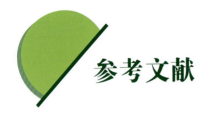

参考文献

［1］《中国植物志》编委会．中国植物志［M］．北京：科学出版社，1959–2004．

［2］浙江省革命委员会生产指挥组卫生办公室．浙江民间常用草药［M］．杭州：浙江人民出版社，1969–1972．

［3］《浙南本草新编》编写组．浙南本草新编［M］．温州：浙江温州地区浙南印刷厂，1975．

［4］《全国中草药汇编》编写组．全国中草药汇编［M］．北京：人民卫生出版社，1975．

［5］《浙江药用植物志》编写组．浙江药用植物志［M］．杭州：浙江科学技术出版社，1980．

［6］国家中医药管理局《中华本草》编委会．中华本草［M］．上海：上海科学技术出版社，1999．

［7］浙江省食品药品监督管理局．浙江省中药炮制规范［M］．杭州：中国医药科技出版社，2016．

［8］甘慈尧．浙南本草新编［M］．北京：中国中医药出版社，2016．

［9］丁炳扬，金川．温州植物志［M］．北京：中国林业出版社，2017．

［10］甘慈尧．浙南本草新编（续编）［M］．北京：中国中医药出版社，2018．

［11］梅旭东，沈晓霞，王志安等．中国畲药植物图鉴［M］．杭州：浙江科学技术出版社，2018．

［12］赵维良．法定药用植物志（华东篇）［M］．北京：科学出版社，2019．

［13］国家药典委员会．中华人民共和国药典（一部）．北京：中国医药科技出版社，2020．

［14］《浙江植物志（新编）》编委会．浙江植物志（新编）［M］．杭州：浙江科学技术出版社，2021．

［15］《泰顺乡村医药选编》编辑委员会．泰顺乡村医药选编［M］．北京：中医古籍出版社，2021．

［16］雷祖培，张芬耀，刘西．浙江乌岩岭国家级自然保护区珍稀濒危植物图鉴［M］．杭州：浙江大学出版社，2022．

［17］艾铁民．中国药典中药材及原植物志［M］．北京：中国医药科技出版社，2022．

附录 I 植物中文名索引
Appendix I Chinese Species Name Index

A

矮茎紫金牛（九管血）	117	凹叶厚朴	33

B

八宝	125	白英	217
八角枫	172	百两金	116
芭蕉	303	斑叶兰	322
菝葜	317	半边莲	255
白背鼠麴草	289	半枝莲	227
白背叶	182	薄荷	235
白花败酱	270	抱石莲	24
白花胡枝子	153	杯盖阴石蕨	22
白花苦灯笼	259	杯茎蛇菰	175
白花蛇舌草	264	薜荔	73
白花醉鱼草	241	萹蓄	84
白芨黄精	310	驳骨丹	241
白马骨	262		

C

苍耳	278	车前	240
草兰	326	秤星树	180
草珊瑚	39	赤车	75
侧柏	32	赤楠	167
菖蒲	291	樗叶花椒	193
常春油麻藤	157	垂盆草	127
长柱小檗	53	春兰	326
朝天罐	171	椿叶花椒	193

刺犁头	88	楤木	202
刺毛杜鹃	110	粗叶榕	72
刺葡萄	188	翠云草	7

D

大白茅	300	吊石苣苔	247
大果卫矛	177	东风菜	273
大蓟	290	东南茜草	266
大青	223	东亚舌唇兰	321
大血藤	57	豆腐柴	224
单叶铁线莲	51	杜鹃	111
淡竹叶	298	杜仲	64
灯心草	297	短萼黄连	49
滴水珠	293	对萼猕猴桃	93
地胆草	285	多花勾儿茶	184
地耳草	97	多花黄精	310
地菍	168	多须公	276
点腺过路黄	120		

F

二叶葎	264	凤了蕨	16
梵天花	99	凤仙花	197
费菜	126	佛光草	234
粉叶羊蹄甲	145	扶芳藤	176
风箱树	258	福建观音座莲	10
枫香树	62	腐婢	224

G

杠板归	88	构棘	69
高粱泡	136	谷精草	296
隔山香	207	瓜蒌	107
钩藤	256	栝楼	107
狗脊	19	管花马兜铃	45
枸杞	215	贯众	20

冠盖藤	124	广东石豆兰	327
光叶菝葜	316	鬼箭羽	178
光叶毛果枳椇	183	鬼针草	279

H

孩儿参	83	虎耳草	128
海金沙	12	虎尾铁角蕨	17
海金子	122	虎杖	90
韩信草	226	花叶开唇兰	323
何首乌	89	华肺形草	208
黑鳗藤	213	华双蝴蝶	208
红毒茴	46	华泽兰	276
红果乌药	38	华重楼	305
红孩儿	319	黄独	318
红蓼	85	黄花菜	308
红柳叶牛膝	79	活血丹	229
茜草	85	火炭母	87
槲蕨	28	藿香	228
虎刺	261		

J

鸡冠花	78	江南卷柏	5
鸡屎藤	263	江南星蕨	27
鸡眼草	156	接骨草	267
积雪草	205	节节草	8
棘茎楤木	201	结香	166
蕺菜	42	截叶铁扫帚	155
蓟	290	金疮小草	225
檵木	63	金灯藤	219
荚蒾	268	金刚刺	317
假地豆	150	金鸡脚	26
假死柴	37	金锦香	170
尖齿臭茉莉	222	金毛耳草	265
尖叶薯蓣	320	金毛狗	13
见血青	329	金钱豹	251

金钱蒲	292	金钟花	242
金荞麦	91	堇菜	105
金丝草	301	锦鸡儿	161
金丝梅	96	井栏边草	15
金线吊乌龟	60	景天三七	126
金线兰	323	九管血	117
金银花	269	九节龙	118
金樱子	139	卷柏	6
金针菜	308	爵床	248

K

苦参	146	宽叶金粟兰	40

L

蓝花参	253	六月霜	283
榔榆	65	龙舌兰	315
老鸦柿	114	龙须藤	144
了哥王	165	龙芽草	141
鳢肠	281	裸花水竹叶	295
链珠藤	210	络石	211
凌霄	250	绿爬山虎	185
刘寄奴	283	绿叶地锦	185
柳叶白前	212	䕡草	66
六角莲	55		

M

马鞭草	221	蔓胡颓子	163
马齿苋	81	蔓茎葫芦茶	152
马兰	272	蔓茎堇菜	104
马蹄金	218	蔓茎鼠尾草	234
马蹄细辛	44	莽草	46
麦冬	307	毛冬青	179
麦门冬	307	毛茛	52
满江红	30	毛花猕猴桃	94

毛茎紫金牛	118	绵毛鹿茸草	246
毛山苍子	36	墨旱莲	281
毛山鸡椒	36	木芙蓉	100
茅莓	132	木槿	101
梅叶冬青	180	木通	58

N

南岭荛花	165	牛筋草	299
南五味子	47	农吉利	162
念珠藤	210	女贞	243

P

攀倒甑	270	苹	29
盘龙参	324	蘋	29
蓬藟	133	破铜钱	204
披针叶茴香	46	匍匐堇	104
枇杷	130	普通鹿蹄草	113

Q

七叶一枝花	305	千日红	80
奇蒿	283	黔岭淫羊藿	56
荠	109	青桐	98
荠菜	109	全叶榕	71
千里光	277		

R

忍冬	269	日本水龙骨	23
日本薯蓣	320		

S

三白草	41	三叶崖爬藤	187
三叶鬼针草	279	桑	67
三叶青	187	桑寄生	174

沙氏鹿茸草	246	石菖蒲	292
山地六月雪	262	石胡荽	284
山矾	115	石楠	129
山胡椒	37	石松	3
山蒟	43	石韦	25
山莓	134	绶草	324
山木通	50	鼠尾草	233
山茱萸	173	薯莨	319
少花龙葵	216	水蓼	86
少花马蓝	249	水龙骨	23
蛇含	137	水苏	232
蛇含委陵菜	137	水杨梅	257
蛇莓	138	硕苞蔷薇	140
蛇葡萄	186	蒴藋	267
歙县绞股蓝	108	丝瓜	106
射干	313	丝茅	300
深绿卷柏	4	四川寄生	174
肾蕨	21	算盘子	181
石斑木	131		

T

台湾独蒜兰	331	铁角蕨	18
桃	142	铁皮石斛	328
藤构	68	通脱木	198
藤黄檀	147	铜锤玉带草	254
藤葡蟠	68	透骨草	220
天胡荽	204	土茯苓	316
天葵	48	土黄芪	161
天门冬	306	土圞儿	158
天台小檗	53	土人参	82
天仙果	70	陀螺紫菀	274

W

莨芝	69	卫矛	178
尾叶挪藤	59	文殊兰	312

乌饭树	112	五倍子树	192
乌蕨	14	五岭龙胆	209
梧桐	98		

X

细叶石仙桃	330	香樟	35
细叶鼠麴草	289	小果十大功劳	54
细叶水团花	257	小花黄堇	61
细柱五加	200	小花金钱豹	251
夏枯草	230	小花荠苎	237
仙白草	275	小花蜻蜓兰	321
纤叶钗子股	325	小花石荠苎	237
腺梗豨莶	280	小槐花	149
腺毛阴行草	245	小叶三点金草	151
香茶菜	239	星毛金锦香	171
香港远志	189	星宿菜	121
香花崖豆藤	148	杏香兔儿风	286
香薷	238	玄参	244

Y

鸭跖草	294	益母草	231
崖花海桐	122	阴地蕨	9
盐肤木	192	银杏	31
羊耳菊	287	印度黄芩	226
羊乳	252	映山红	111
羊蹄	92	鱼腥草	42
野百合	311	玉米	302
野葛	159	玉蜀黍	302
野豇豆	160	玉簪	314
野菊	282	郁金	304
野老鹳草	196	圆盖阴石蕨	22
野荞麦	91	圆叶节节菜	164
野鸦椿	190	圆锥绣球	123
一枝黄花	271	云实	143
异叶茴芹	206		

Z

樟树	35	中华野海棠	169
长圆叶艾纳香	288	竹节参	203
掌叶覆盆子	135	竹叶椒	194
折冠牛皮消	214	苎麻	76
浙黄连	49	紫果槭	191
珍珠莲	74	紫花地丁	103
栀子	260	紫金牛	119
蜘蛛抱蛋	309	紫茉莉	77
中国旌节花	102	紫萁	11
中华常春藤	199	紫苏	236
中华胡枝子	154	紫玉兰	34
中华猕猴桃	95	酢浆草	195

附录 II 植物学名索引
Appendix II Scientific Species Name Index

A

Acer cordatum	191	*Anoectochilus roxburghii*	323
Achyranthes longifolia form. *rubra*	79	*Apios fortunei*	158
Acorus calamus	291	*Aralia echinocaulis*	201
Acorus gramineus	292	*Aralia hupehensis*	202
Actinidia chinensis	95	*Ardisia brevicaulis*	117
Actinidia eriantha	94	*Ardisia crispa*	116
Actinidia valvata	93	*Ardisia japonica*	119
Adina rubella	257	*Ardisia pusilla*	118
Agastache rugosa	228	*Aristolochia tubiflora*	45
Agave americana	315	*Artemisia anomala*	283
Agrimonia pilosa	141	*Asarum ichangense*	44
Ainsliaea fragrans	286	*Asparagus cochinchinensis*	306
Ajuga decumbens	225	*Aspidistra elatior*	309
Akebia quinata	58	*Asplenium incisum*	17
Alangium chinense	172	*Asplenium trichomanes*	18
Alyxia sinensis	210	*Aster chekiangensis*	275
Ampelopsis glandulosa	186	*Aster turbinatus*	274
Amygdalus persica	142	*Azolla pinnata* subsp. *asiatica*	30
Angiopteris fokiensis	10		

B

Balanophora subcupularis	175	*Bidens pilosa*	279
Bauhinia championii	144	*Blumea oblongifolia*	288
Bauhinia glauca	145	*Boehmeria nivea*	76
Belamcanda chinensis	313	*Bredia sinensis*	169
Berberis lempergiana	53	*Broussonetia kaempferi* var. *australis*	68
Berchemia floribunda	184	*Buddleja asiatica*	241

Bulbophyllum kwangtungense   327

C

Caesalpinia decapetala	143	*Clerodendrum cyrtophyllum*	223
Campanumoea javanica subsp. *japonica*	251	*Clerodendrum lindleyi*	222
Campsis grandiflora	250	*Codonopsis lanceolata*	252
Capsella bursa-pastoris	109	*Commelina communis*	294
Caragana sinica	161	*Coniogramme japonica*	16
Celosia cristata	78	*Coptis chinensis* var. *brevisepala*	49
Centella asiatica	205	*Cornus officinalis*	173
Centipeda minima	284	*Corydalis racemosa*	61
Cephalanthus tetrandrus	258	*Crinum asiaticum* var. *sinicum*	312
Chloranthus henryi	40	*Crotalaria sessiliflora*	162
Chrysanthemum indicum	282	*Curcuma aromatica*	304
Cibotium barometz	13	*Cuscuta japonica*	219
Cinnamomum camphora	35	*Cymbidium goeringii*	326
Cirsium japonicum	290	*Cynanchum boudieri*	214
Clematis finetiana	50	*Cynanchum stauntonii*	212
Clematis henryi	51	*Cyrtomium fortunei*	20

D

Dalbergia hancei	147	*Dioscorea japonica*	320
Damnacanthus indicus	261	*Diospyros rhombifolia*	114
Dendrobium officinale	328	*Doellingeria scaber*	273
Desmodium heterocarpon	150	*Drynaria roosii*	28
Desmodium microphyllum	151	*Duchesnea indica*	138
Dichondra micrantha	218	*Duhaldea cappa*	287
Dioscorea bulbifera	318	*Dysosma pleiantha*	55
Dioscorea cirrhosa	319		

E

Eclipta prostrata	281	*Elephantopus scaber*	285
Edgeworthia chrysantha	166	*Eleusine indica*	299
Elaeagnus glabra	163	*Eleutherococcus nodiflorus*	200

Elsholtzia ciliata	238	Euonymus alatus	178
Epimedium leptorrhizum	56	Euonymus fortunei	176
Equisetum ramosissimum	8	Euonymus myrianthus	177
Eriobotrya japonica	130	Eupatorium chinense	276
Eriocaulon buergerianum	296	Euscaphis japonica	190
Eucommia ulmoides	64		

F

Fagopyrum dibotrys	91	Ficus pumila	73
Fallopia multiflora	89	Ficus sarmentosa var. henryi	74
Ficus erecta var. beecheyana	70	Firmiana platanifolia	98
Ficus hirta	72	Forsythia viridissima	242
Ficus pandurata var. holophylla	71		

G

Gardenia jasminoides	260	Glochidion puber	181
Gentiana davidii	209	Gnaphalium japonicum	289
Geranium carolinianum	196	Gomphrena globosa	80
Ginkgo biloba	31	Goodyera schlechtendaliana	322
Glechoma longituba	229	Gynostemma shexianense	108

H

Hedera nepalensis var. sinensis	199	Hovenia trichocarpa var. robusta	183
Hedyotis chrysotricha	265	Humata griffithiana	22
Hedyotis diffusa	264	Humulus scandens	66
Hemerocallis citrina	308	Hydrangea paniculata	123
Hibiscus mutabilis	100	Hydrocotyle sibthorpioides	204
Hibiscus syriacus	101	Hylotelephium erythrostictum	125
Hosta plantaginea	314	Hypericum japonicum	97
Houttuynia cordata	42	Hypericum patulum	96

I

Ilex asprella	180	Illicium lanceolatum	46
Ilex pubescens	179	Impatiens balsamina	197

Imperata cylindrica var. *major*	300	*Isodon amethystoides*	239

J

Jasminanthes mucronata	213	*Justicia procumbens*	248
Juncus effusus	297		

K

Kadsura japonica	47	*Kummerowia striata*	156
Kalimeris indica	272		

L

Leonurus japonicus	231	*Lobelia chinensis*	255
Lepidogrammitis drymoglossoides	24	*Lonicera japonica*	269
Lespedeza bicolor var. *alba*	153	*Lophatherum gracile*	298
Lespedeza chinensis	154	*Loropetalum chinense*	63
Lespedeza cuneata	155	*Luffa aegyptiaca*	106
Ligustrum lucidum	243	*Luisia hancockii*	325
Lilium brownii	311	*Lycium chinense*	215
Lindera aggregata form. *rubra*	38	*Lycopodium japonicum*	3
Lindera glauca	37	*Lygodium japonicum*	12
Liparis nervosa	329	*Lysimachia fortunei*	121
Liquidambar formosana	62	*Lysimachia hemsleyana*	120
Litsea cubeba var. *formosana*	36	*Lysionotus pauciflorus*	247

M

Maclura cochinchinensis	69	*Millettia dielsiana*	148
Magnolia liliiflora	34	*Mirabilis jalapa*	77
Magnolia officinalis subsp. *biloba*	33	*Monochasma savatieri*	246
Mahonia bodinieri	54	*Morus alba*	67
Mallotus apelta	182	*Mosla cavaleriei*	237
Marsilea quadrifolia	29	*Mucuna sempervirens*	157
Melastoma dodecandrum	168	*Murdannia nudiflora*	295
Mentha canadensis	235	*Musa basjoo*	303
Microsorum fortunei	27		

N

Nephrolepis cordifolia	21

O

Ohwia caudata	149	Osmunda japonica	11
Ophiopogon japonicus	307	Ostericum citriodorum	207
Osbeckia chinensis	170	Oxalis corniculata	195
Osbeckia stellata	171		

P

Paederia foetida	263	Pleione formosana	331
Panax japonicus	203	Pogonatherum crinitum	301
Paris polyphylla var. chinensis	305	Polygala hongkongensis	189
Parthenocissus laetevirens	185	Polygonatum cyrtonema	310
Patrinia villosa	270	Polygonum aviculare	84
Pellionia radicans	75	Polygonum chinense	87
Perilla frutescens	236	Polygonum hydropiper	86
Phedimus aizoon	126	Polygonum orientale	85
Pholidota cantonensis	330	Polygonum perfoliatum	88
Photinia serratifolia	129	Polypodiodes niponica	23
Phryma leptostachya subsp. asiatica	220	Portulaca oleracea	81
Phymatopteris hastata	26	Potentilla sundaica	137
Pileostegia viburnoides	124	Pratia nummularia	254
Pimpinella diversifolia	206	Premna microphylla	224
Pinellia cordata	293	Prunella vulgaris	230
Piper hancei	43	Pseudostellaria heterophylla	83
Pittosporum illicioides	122	Pteris multifida	15
Plantago asiatica	240	Pueraria montana var. lobata	159
Platanthera ussuriensis	321	Pyrola decorata	113
Platycladus orientalis	32	Pyrrosia lingua	25

R

Ranunculus japonicus	52	Rhaphiolepis indica	131
Reynoutria japonica	90	Rhododendron championae	110

Rhododendron simsii	111	Rubus chingii	135
Rhus chinensis	192	Rubus corchorifolius	134
Rosa bracteata	140	Rubus hirsutus	133
Rosa laevigata	139	Rubus lambertianus	136
Rotala rotundifolia	164	Rubus parvifolius	132
Rubia argyi	266	Rumex japonicus	92

S

Salvia japonica	233	Serissa serissoides	262
Salvia substolonifera	234	Sigesbeckia pubescens	280
Sambucus javanica subsp. chinensis	267	Siphonostegia laeta	245
Sarcandra glabra	39	Smilax china	317
Sargentodoxa cuneata	57	Smilax glabra	316
Saururus chinensis	41	Solanum americanum	216
Saxifraga stolonifera	128	Solanum lyratum	217
Sceptridium ternatum	9	Solidago decurrens	271
Scrophularia ningpoensis	244	Sophora flavescens	146
Scutellaria barbata	227	Sphenomeris chinensis	14
Scutellaria indica	226	Spiranthes sinensis	324
Sedum sarmentosum	127	Stachys japonica	232
Selaginella doederleinii	4	Stachyurus chinensis	102
Selaginella moellendorffii	5	Stauntonia obovatifoliola subsp. urophylla	59
Selaginella tamariscina	6	Stephania cephalantha	60
Selaginella uncinata	7	Strobilanthes oligantha	249
Semiaquilegia adoxoides	48	Symplocos caudata	115
Senecio scandens	277	Syzygium buxifolium	167

T

Tadehagi pseudotriquetrum	152	Tetrastigma hemsleyanum	187
Talinum paniculatum	82	Trachelospermum jasminoides	211
Tarenna mollissima	259	Trichosanthes kirilowii	107
Taxillus sutchuenensis	174	Tripterospermum chinense	208
Tetrapanax papyrifer	198		

U

Ulmus parvifolia	65	*Urena procumbens*	99
Uncaria rhynchophylla	256		

V

Vaccinium bracteatum	112	*Viola arcuata*	105
Verbena officinalis	221	*Viola diffusa*	104
Viburnum dilatatum	268	*Viola philippica*	103
Vigna vexillata	160	*Vitis davidii*	188

W

Wahlenbergia marginata	253	*Woodwardia japonica*	19
Wikstroemia indica	165		

X

Xanthium strumarium	278		

Z

Zanthoxylum ailanthoides	193	*Zea mays*	302
Zanthoxylum armatum	194		